现代神经病学理论

XIANDAI SHENJINGBINGXUE LILUN

刘金泉 著

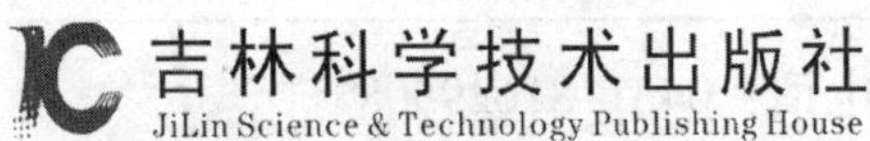

图书在版编目（CIP）数据

现代神经病学理论 / 刘金泉著 . -- 长春 : 吉林科学技术出版社 , 2020.9

ISBN 978-7-5578-7613-5

Ⅰ . ①现… Ⅱ . ①刘… Ⅲ . ①神经病学 Ⅳ . ① R741

中国版本图书馆 CIP 数据核字 (2020) 第 193877 号

现代神经病学理论

著　　者　刘金泉
出 版 人　宛　霞
责任编辑　许晶刚　李红梅
助理编辑　陆海艳
封面设计　王婧羽
制　　版　长春美印图文设计有限公司
幅面尺寸　185mm × 260mm　1/16
字　　数　400千字
页　　数　409
印　　张　26.25
印　　数　1-1500册
版　　次　2020年9月第1版
印　　次　2021年5月第2次印刷

出　　版　吉林科学技术出版社
发　　行　吉林科学技术出版社
地　　址　长春市净月区福祉大路5788号
邮　　编　130118
发行部电话/传真　0431-81629529　81629530　81629531
81629532　81629533　81629534
储运部电话　0431-86059116
编辑部电话　0431-81629518
印　　刷　保定市铭泰达印刷有限公司

书　　号　ISBN 978-7-5578-7613-5
定　　价　112.00元

目 录

绪 论

神经病学是研究神经系统疾病的病因、发病机制、病理、临床表现、诊断、预后以及治疗和预防的科学，属于临床医学的一个分支，和神经生物、神经解剖、神经生理、神经病理、神经生化、神经药理、神经心理等分支学科有密切的关系。

神经系统疾病的病因是多种多样的。生物学方面的病因包括有遗传、发育异常、感染、中毒、外伤、营养和代谢障碍、变性、免疫功能异常、内分泌异常和肿瘤等。在神经系统疾病的病因中必然还包括社会心理的因素。

神经系统可以分为中枢神经系统和周围神经系统两部分。前者包括大脑、小脑、脑干和脊髓，其主要的生理功能是分析和综合获得的信息并做出反应。周围神经系统包括颅神经和脊神经，其功能是传导神经冲动至中枢神经系统，或将来自中枢的冲动传至效应器官。此外，按功能的区别可以将神经系统分为躯体神经系统和植物（自律）神经系统。躯体神经系统的功能是传导和加工感觉与知觉，完成随意运动，言语和思维等。自主神经系统与体内的各种器官、组织的活动有关，其主要功能是保持机体内环境的相对稳定。

神经系统和人体其他各系统间的关系是相互影响和依存的，因此在神经系统疾病状态下，不但可以出现其他系统的症状和体征，其他系统疾病也可以以神经系统疾病的表现为主要症状和体征。分析神经系统疾病的过程和确定诊断应包括病变的部位（定位诊断）。必须运用神经系统的解剖生理知识分析全部症状和体征以及辅助检查所获结果做出定位诊断。疾病性质的确定（定性诊断）需依靠对疾病演变过程，不同症状出现的次序及病情的演变作详细了解。辅助检查对神经系统疾病的诊断有不可忽视的作用。

临床神经病学和内科各系统的其他临床学科也有着密切关系。神经系统疾病可引发其他系统的损害，其他系统的疾病也可反过来造成神经系统的病损。因此拓宽知识面，注意了解各有关学科的进展是神经科医师应给予充分注意的事情。

第一篇 神经系统的解剖、诊断、检查

第一章 神经系统的解剖、生理

神经系统疾病的诊断包括定位诊断（病变部位诊断）和定性诊断（病因诊断）两个部分。临床医师根据解剖学、生理学和病理学知识及辅助检查结果对症状进行分析，推断其发病部位，称为定位诊断；在此基础上确定病变的性质和原因，这一过程称为定性诊断。定位诊断是诊断神经系统疾病的第一步，正确完成定位诊断取决于三个因素，一是对神经系统解剖、生理和病理的理解，二是对这些结构病损后症状的掌握，三是临床基本功的扎实运用。本章主要讨论神经结构病损与临床症状之间的关系，为临床定位诊断提供理论基础。

神经结构病损后出现的症状，按其表现可分为四组，即缺损症状、刺激症状、释放症状和断联休克症状。①缺损症状：指神经结构受损时，正常功能的减弱或消失。例如一侧大脑内囊区梗死时，破坏了通过内囊的运动和感觉传导束而出现对侧偏瘫和偏身感觉缺失；面神经炎时引起面肌瘫痪等。②刺激症状：指神经结构受激惹后所引起的过度兴奋表现，例如大脑皮质运动区受肿瘤、瘢痕刺激后引起的癫痫；腰椎间盘突出引起的坐骨神经痛等。③释放症状：指高级中枢受损后，原来受其抑制的低级中枢因抑制解除而出现功能亢进。如上运动神经元损害后出现的锥体束征，表现为肌张力增高、腱反射亢进和病理征阳性；基底节病变引起的舞蹈症和手足徐动症等。④断联休克症状：指中枢神经系统局部发生急性严重损害时，引起功能上与受损部位有密切联系的远隔部位神经功能短暂丧失。如较大量内囊出血急性期，患者出现对侧肢体偏瘫、肌张力减低、深浅反射消失和病理征阴性，称脑休克；急性脊髓横贯性损伤时，损伤平面以下表现弛缓性瘫痪，称脊髓休克。休克期过后，多逐渐出现受损结构的功能缺损症状或释放症状。

第一节 中枢神经

中枢神经系统（CNS）包括脑和脊髓，脑分大脑、间脑、脑干和小脑等部分，脊髓由含有神经细胞的灰质和含上、下行传导束的白质组成。不同的神经结构受损后，其临床症状各有特点。

一、大脑半球

大脑半球的表面由大脑皮质所覆盖，在脑表面形成脑沟和脑回，内部为白质、基底节及侧脑室。两侧大脑半球由胼胝体连接。每侧大脑半球借中央沟、大脑外侧裂和其延长线、顶枕沟和枕前切迹的连线分为额叶、顶叶、颞叶和枕叶，根据功能又有不同分区。此外，大脑还包括位于大脑外侧裂深部的岛叶和位于半球内侧面的由边缘叶、杏仁核、丘脑前核、下丘脑等构成的边缘系统。

两侧大脑半球的功能不完全对称，按功能分优势半球和非优势半球。优势半球为在语言、逻辑思维、分析综合及计算功能等方面占优势的半球，多位于左侧，只有一小部分右利手和约半数左利手者可能在右侧。非优势半球多为右侧大脑半球，主要在音乐、美术、综合能力、空间、几何图形和人物面容的识别及视觉记忆功能等方面占优势。不同部位的损害产生不同的临床症状。

（一）额叶

1. 解剖结构及生理功能

额叶占大脑半球表面的前 1/3，位于外侧裂上方和中央沟前方，是大脑半球主要功能区之一。前端为额极，外侧面以中央沟与顶叶分界，底面以外侧裂与颞叶分界，内侧面以扣带沟与扣带回分界。中央沟前有与之略平行的中央前沟，两沟之间为中央前回，是大脑皮质运动区。中央前回前方从上向下有额上沟及额下沟，将额叶外侧面的其余部分分为额上回、额中回和额下回。

额叶的主要功能与精神、语言和随意运动有关。其主要功能区包括：①皮质运动区：位于中央前回，该区大锥体细胞的轴突构成了锥体束的大部，支配对侧半身的随意运动。身体各部位代表区在此的排列由上向下呈“倒入状”，头部在下，最接近外侧裂；足最高，位于额叶内侧面。②运动前区：位于皮质运动区前方，是锥体外系的皮质中枢，发出纤维到丘脑、基底节和红核等处，与联合运动和姿势调节有关；该区也发出额桥小脑束，与共济运动有关；此外，此区也是自主神经皮质中枢的一部分；还包括肌张力的抑制区。此区受损瘫痪不明显，可出现共济失调和步态不稳等锥体外系症状。③皮质侧视中枢：位于额中回后部，司双眼同向侧视运动。④书写中枢：位于优势半球的额中回后部，与支配手部的皮质运动区相邻。⑤运动性语言中枢（Broca 区）：位于优势半球外侧裂上方和额下回后部交界的三角区，管理语言运动。⑥额叶前部：有广泛的联络纤维，与记忆、判断、抽象思维、情感和冲动行为有关。

2. 病损表现及定位诊断

额叶病变时主要引起以下症状和表现。

（1）外侧面 以脑梗死、肿瘤和外伤多见。①额极病变：以精神障碍为主，表现为记忆力和注意力减退，表情淡漠，反应迟钝，缺乏始动性和内省力，思维和综合能力下降，可有欣快感或易怒。②中央前回病变：刺激性病变可导致对侧上、下肢或面部的抽搐（Jackson 癫痫）或继发全身性癫痫发作；破坏性病变多引起单瘫。中央前回上部受损产生对侧下肢瘫痪，下部受损产生对侧面、舌或上肢的瘫痪；严重而广泛的损害可出现对侧偏瘫。③额上回后部病变：可产生对侧上肢强握和摸索反射。强握反射是指物体触及患者病变对侧手掌时，引起手指和手掌屈曲反应，出现紧握该物不放的现象；摸索反射是指当病变对侧手掌碰触到物体时，该肢体向各方向摸索，直至抓住该物紧握不放的现象。④额中回后部病变：刺激性病变引起双眼向病灶对侧凝视，破坏性病变双眼向病灶侧凝视；更后部位的病变产生书写不能。⑤优势侧额下回后部病变：产生运动性失语。

（2）内侧面 以大脑前动脉闭塞和矢状窦旁脑膜瘤多见。后部的旁中央小叶病变可使对侧膝以下瘫痪，矢状窦旁脑膜瘤可压迫两侧下肢运动区而使其产生瘫痪，伴有尿便障碍，临床上可凭膝关节以下瘫痪严重而膝关节以上无瘫痪与脊髓病变相鉴别。

（3）底面 以额叶底面的挫裂伤、嗅沟脑膜瘤和蝶骨嵴脑膜瘤较为多见。病损主要位于额叶眶面，表现为饮食过量、胃肠蠕动过度、多尿、高热、出汗和皮肤血管扩张等症状。额叶底面肿瘤可出现同侧嗅觉缺失和视神经萎缩，对侧视盘水肿，称为福斯特－肯尼迪综合征。

（二）顶叶

1. 解剖结构及生理功能

顶叶位于中央沟后、顶枕沟前和外侧裂延线的上方。前面以中央沟与额叶分界，后面以顶枕沟和枕前切迹的连线与枕叶分界，下面以外侧裂与颞叶分界。中央沟与中央后沟之间为中央后回，为大脑皮质感觉区。中央后回后面有横【链接】行的顶间沟，将顶叶分为顶上小叶和顶下小叶。顶下小叶由围绕外侧裂末端的缘上回和围绕颞上沟终点的角回组成。

顶叶主要有以下功能分区：①皮质感觉区：中央后回为深浅感觉的皮质中枢，接受对侧肢体的深浅感觉信息，各部位代表区的排列也呈“倒入状”，头部在下而足在顶端。顶上小叶为触觉和实体觉得皮质中枢。②运用中枢：位于优势半球的缘上回，与复杂动作和劳动技巧有关。③视觉性语言中枢：又称阅读中枢，位于角回，靠近视觉中枢，为理解看到的文字和符号的皮质中枢。

2. 病损表现及定位诊断

顶叶病变主要产生皮质性感觉障碍、失用和失认症等。

（1） 中央后回和顶上小叶病变 破坏性病变主要表现为病灶对侧肢体复合性感觉障碍，如实体觉、位置觉、两点辨别觉和皮肤定位觉得减退和缺失。刺激性病变可出现病灶对侧肢体的部分性感觉性癫痫，如扩散到中央前回运动区，可引起部分性运动性发作，也可扩展为全身抽搐及意识丧失。

（2）顶下小叶（缘上回和角回）病变

1）体象障碍：顶叶病变可产生体象障碍。

2）古茨曼综合征：为优势侧角回损害所致，主要表现有：计算不能（失算症）、手指失认、左右辨别不能（左右失认症）、书写不能（失写症），有时伴失读。

3）失用症：优势侧缘上回是运用功能的皮质代表区，发出的纤维至同侧中央前回运动中枢，再经胼胝体到达右侧中央前回运动中枢，因此优势侧缘上回病变时可产生双侧失用症。

（三）颞叶

1. 解剖结构及生理功能

颞叶位于外侧裂的下方，顶枕裂前方。以外侧裂与额、顶叶分界，后面与枕叶相邻。颞叶前端为颞极，外侧面有与外侧裂平行的颞上沟以及底面的颞下沟，两沟界限了颞上回、颞中回和颞下回。颞上回的一部分掩入外侧裂中，为颞横回。

颞叶的主要功能区包括：①感觉性语言中枢（Wernicke 区）：位于优势半球颞上回后部。②听觉中枢：位于颞上回中部及颞横回。③嗅觉中枢：位于沟回和海马回前部，接受双侧嗅觉纤维的传入。④颞叶前部：与记忆、联想和比较等高级神经活动有关。⑤颞叶内侧面：此区域属边缘系统，海马是其中的重要结构，与记忆、精神、行为和内脏功能有关。

2. 病损表现及定位诊断

颞叶病变时主要引起听觉、语言、记忆及精神活动障碍。

（1）优势半球颞上回后部（Wernicke 区）损害 患者能听见对方和自己说话的声音，但不能理解说话的含义，即感觉性失语。

（2）优势半球颞中回后部损害 患者对于一个物品，能说出它的用途，但说不出它的名称。如对钥匙，只能说出它是“开门用的”，但说不出“钥匙”名称。如果告诉他这叫“钥匙”，患者能复述，但很快又忘掉，称之为命名性失语。

（3）颞叶钩回损害 可出现幻嗅和幻味，做舔舌、咀嚼动作，称为钩回发作。

（4）海马损害 可发生癫痫，出现错觉、幻觉、自动症、似曾相识感、情感异常、精神异常、内脏症状和抽搐，还可以导致严重的近记忆障碍。

（5）优势侧颞叶广泛病变或双侧颞叶病变 可出现精神症状，多为人格改变、情绪异常、记忆障碍、精神迟钝及表情淡漠。

（6）颞叶深部的视辐射纤维和视束受损 可出现视野改变，表现为两眼对侧视野的同向上象限盲。

（四）枕叶

1. 解剖结构及生理功能

枕叶位于顶枕沟和枕前切迹连线的后方，为大脑半球后部的小部分。其后端为枕极，内侧面以距状裂分成楔回和舌回。围绕距状裂的皮质为视中枢，亦称纹状区，接受外侧膝状体传来的视网膜视觉冲动。距状裂上方的视皮质接受上部视网膜传来的冲动，下方的视皮质接受下部视网膜传来的冲动。枕叶主要与视觉有关。

2. 病损表现及定位诊断

枕叶损害主要引起视觉障碍。

（1）视觉中枢病变 刺激性病变可出现闪光、暗影、色彩等幻视现象，破坏性病变可出现视野缺损。视野缺损的类型取决于视皮质损害范围的大小：①双侧视觉中枢病变产生皮质盲，表现为全盲，视物不见，但对光反射存在。②一侧视中枢病变可产生偏盲，特点为对侧视野同向性偏盲，而中心视力不受影响，称黄斑回避。③距状裂以下舌回损害可产生对侧同向性上象限盲；距状裂以上楔回损害可产生对侧同向性下象限盲。

（2）优势侧纹状区周围病变 患者并非失明，但对图形、面容或颜色等都失去辨别能力，有时需借助于触觉方可辨认。如给患者看钥匙不能认识，放在手上触摸一下即能辨认，称之为视觉失认。

（3）顶枕颞交界区病变 可出现视物变形。患者对所看物体发生变大、变小、形状歪斜及颜色改变等现象，这些症状有时是癫痫的先兆。

（五）岛叶

岛叶又称脑岛，呈三角形岛状，位于外侧裂深面，被额、顶、颞叶所覆盖。岛叶的功能与内脏感觉和运动有关。刺激人的岛叶可以引起内脏运动改变，如唾液分泌增加、恶心、呃逆、胃肠蠕动增加和饱胀感等。该叶损害多引起内脏运动和感觉的障碍。

（六）边缘叶

边缘叶由半球内侧面位于胼胝体周围和侧脑室下角底壁的一圆弧形结构构成，包括隔区、扣带回、海马回、海马旁回和钩回。边缘叶与杏仁核、丘脑前核、下丘脑、中脑被盖、岛叶前部、额叶眶面等结构共同组成边缘系统。边缘系统与网状结构和大脑皮质有广泛联系，参与高级神经、精神（情绪和记忆等）和内脏的活动。边缘系统损害时可出现情绪及记忆障碍、行为异常、幻觉、反应迟钝等精神障碍及内脏活动障碍。

二、内囊

（一）解剖结构及生理功能

内囊是宽厚的白质层，位于尾状核、豆状核及丘脑之间，其外侧为豆状核，内侧为丘脑，前内侧为尾状核，由纵行的纤维束组成，向上呈放射状投射至皮质各部。在水平切面上，内囊形成尖端向内的钝角形，分为前肢、后肢和膝部。

内囊前肢位于尾状核与豆状核之间，上行纤维是丘脑内侧核至额叶皮质的纤维（丘脑前辐射），下行纤维是额叶脑桥束（额桥束）；内囊膝部位于前、后肢相连处，皮质延髓束于此通过；内囊后肢位于丘脑与豆状核之间，依前后顺序分别为皮质脊髓束（支配上肢者靠前，支配下肢者靠后）、丘脑至中央后回的丘脑皮质束（丘脑中央辐射），其后为听辐射、颞桥束、丘脑后辐射和视辐射等。

（二）病损表现及定位诊断

1. 完全性内囊损害 内囊聚集了大量的上下行传导束，特别是锥体束在此高度集中，如完全损害，病灶对侧可出现偏瘫、偏身感觉障碍及偏盲，谓之“三偏”综合征，多见于脑出血及脑梗死等。

2. 部分性内囊损害 由于前肢、膝部、后肢的传导束不同，不同部位和程度的损害可出现偏瘫、偏身感觉障碍、偏盲、偏身共济失调、一侧中枢性面舌瘫或运动性失语中的1 ~ 2个或更多症状。

三、基底神经节

（一）解剖结构及生理功能

基底神经节亦称基底节，位于大脑白质深部，其主要由尾状核、豆状核、屏状核、杏仁核组成，另外红核、黑质及丘脑底核也参与基底节系统的组成。尾状核和豆状核合称为纹状体，豆状核又分为壳核和苍白球两部分。尾状核和壳核种系发生较晚，称为新纹状体；苍白球出现较早，称为旧纹状体；杏仁核是基底神经节中发生最古老的部分，称为古纹状体。基底节是锥体外系统的中继站，各核之间有密切的纤维联系，其经丘脑将信息上传至大脑皮质，又经丘脑将冲动下传至苍白球，再通过红核、黑质、网状结构等影响脊髓下运动神经元。基底神经节与大脑皮质及小脑协同调节随意运动、肌张力和姿势反射，也参与复杂行为的调节。

（二）病损表现及定位诊断

基底节病变主要产生运动异常（动作增多或减少）和肌张力改变（增高或降低）。

1. 新纹状体病变 可出现肌张力减低—运动过多综合征，主要产生舞蹈样动作、手足徐动症和偏身投掷运动等。壳核病变可出现舞蹈样动作，表现为不重复、无规律和无目的急骤运动；尾状核病变可出现手足徐动症，表现为手指、足趾的缓慢如蚯蚓蠕动样动作；丘脑底核病变可出现偏侧投掷运动，表现为一侧肢体大幅度、有力的活动。此类综合征可见于风湿性舞蹈病、遗传性舞蹈病、肝豆状核变性等。

2. 旧纹状体及黑质病变 可出现肌张力增高—运动减少综合征，表现为肌张力增高、动作减少及静止性震颤。此多见于帕金森病和帕金森综合征。

四、间脑

间脑位于两侧大脑半球之间，是脑干与大脑半球连接的中继站。间脑前方以室间孔与视交叉上缘的连线为界，下方与中脑相连，两侧为内囊。左右间脑之间的矢状窄隙为第三脑室，其侧壁为左右间脑的内侧面。间脑包括丘脑、上丘脑、下丘脑和底丘脑四部分。

间脑病变多无明显定位体征，此区占位病变与脑室内肿瘤相似，临床上常称为中线肿瘤。主要表现为颅内压增高症状，临床定位较为困难，需要全面分析。

（一）丘脑

1. 解剖结构及生理功能

丘脑是间脑中最大的卵圆形灰质团块，对称分布于第三脑室两侧。丘脑前端凸隆，称丘脑前结节；后端膨大，为丘脑枕，其下方为内侧膝状体和外侧膝状体。丘脑被薄层 Y 形白质纤维（内髓板）分隔为若干核群，主要有前核群、内侧核群、外侧核群。丘脑是各种感觉（嗅觉除外）传导的皮质下中枢和中继站，其对运动系统、感觉系统、边缘系统、上行网状系统和大脑皮质的活动发生着重要影响。

（1）前核群 位于丘脑内髓板分叉部的前上方，为边缘系统的中继站，与下丘脑、乳头体及扣带回联系，与内脏活动有关。

（2）内侧核群 位于内髓板内侧，包括背内侧核和腹内侧核。背内侧核与丘脑其他核团、额叶皮质、海马和纹状体等均有联系；腹内侧核与海马和海马会有联系。内侧核群为躯体和内脏感觉的整合中枢，亦与记忆功能和情感调节有关。

（3）外侧核群 位于内髓板外侧，分为背侧核群和腹侧核群两部分，其中腹侧核群包括：①腹前核：接受小脑齿状核、苍白球、黑质等的传入，与额叶运动皮质联系，调节躯体运动。②腹外侧核：接受经结合臂的小脑丘脑束或红核丘脑束的纤维，并与大脑皮质运动前区联系，与锥体外系的运动协调有关。③腹后外侧核：接受内侧丘系和脊髓丘脑束的纤维，由此发出纤维形成丘脑皮质束的大部，终止于大脑中央后回皮质感觉中枢，传导躯体和四肢的感觉。④腹后内侧核：接受三叉丘系及味觉纤维，发出纤维组成丘脑皮质束的一部分，终止于中央后回下部，传导面部的感觉和味觉。

另外，靠近丘脑枕腹侧的外侧膝状体和内侧膝状体也属于丘脑特异性投射核团，可以看做是腹侧核群向后方的延续。内侧膝状体接受来自下丘臂的传导听觉的纤维，发出纤维至颞叶的听觉中枢，参与听觉冲动的传导。外侧膝状体接受视束的传入纤维，发出纤维至枕叶的视觉中枢，与视觉有关。

2. 病损表现及定位诊断

丘脑病变可产生丘脑综合征，主要为对侧的感觉缺失和（或）刺激症状，对侧不自主运动，并可有情感与记忆障碍。丘脑受损主要产生如下症状：

（1）丘脑外侧核群尤其是腹后外侧核和腹后内侧核受损产生对侧偏身感觉障碍，具有如下特点：①各种感觉均发生障碍；②深感觉和精细触觉障碍重于浅感觉；③肢体及躯干的感觉障碍重于面部；④可有深感觉障碍所导致的共济失调；⑤感觉异常；⑥对侧偏身自发性疼痛（丘脑痛），疼痛部位弥散、不固定；疼痛的性质多难以描述；疼痛可因各种情绪刺激而加剧；常伴有自主神经功能障碍，如血压增高或血糖增高。

（2）丘脑至皮质下（锥体外系统）诸神经核的纤维联系受累时产生面部表情分离性

运动障碍，即当患者大哭大笑时，病灶对侧面部表情丧失，但令患者做随意动作时，面肌并无瘫痪。

（3）丘脑外侧核群与红核、小脑、苍白球的联系纤维受损产生对侧偏身不自主运动，可出现舞蹈样动作或手足徐动样动作。

（4）丘脑前核与下丘脑及边缘系统的联系受损产生情感障碍，表现为情绪不稳及强哭强笑。

（二）下丘脑

1. 解剖结构及生理功能

下丘脑又称丘脑下部。位于丘脑下沟的下方，由第三脑室周围的灰质组成，体积很小，约占全脑重量的 0.3% 左右，但其纤维联系却广泛而复杂，与脑干、基底节、丘脑、边缘系统及大脑皮质之间有密切联系。下丘脑的核团分为 4 个区：①视前区；视前核所在，位于第三脑室两旁，终板后方。分为视前内侧核和视前外侧核，与体温调节有关。②视上区：内有两个核，视上核在视交叉之上，发出视上垂体束至神经垂体，与水代谢有关；室旁核在第三脑室两旁，前连合后方，与糖代谢有关。③结节区：内有下丘脑内侧核群的腹内侧核和背内侧核及漏斗核，腹内侧核是位于乳头体之前视上核之后的卵圆形灰质块，与性功能有关；背内侧核居于腹内侧核之上、第三脑室两旁及室旁核腹侧，与脂肪代谢有关。④乳头体区：含有下丘脑后核和乳头体核，下丘脑后核位于第三脑室两旁，与产热保温有关。

下丘脑是调节内脏活动和内分泌活动的皮质下中枢，下丘脑的某些细胞既是神经元又是内分泌细胞。下丘脑对体温、摄食、水盐平衡和内分泌活动进行调节，同时也参与情绪活动。

2. 病损表现及定位诊断

下丘脑损害可出现一系列十分复杂的症状和综合征。

（1）视上核、室旁核及其纤维束损害可产生中枢性尿崩症。此症是由于抗利尿激素分泌不足引起的，表现为多饮烦渴、多尿、尿比重降低（一般低于 1.006）、尿渗透压低于 290mmo1/L，尿中不含糖。

（2）下丘脑的散热和产热中枢损害时可产生体温调节障碍。散热中枢在前内侧区，尤其是视前区，对体温的升高敏感。当体温增高时，散热功能被发动，表现为皮肤血管扩张和大量出汗，通过热辐射和汗液的蒸发散失多余的热量，以维持正常的体温。此区病变破坏了散热机制，表现为中枢性高热和不能忍受高温环境。下丘脑的产热中枢在后外侧区，对低温敏感，受到低于体温的温度刺激时，可发动产热机制，表现血管收缩、汗腺分泌减少、竖毛、心率增加和内脏活动增强等，通过这些活动来减少散热和产生热量，以维持正常的体温。如此区病变破坏了产热机制，则可表现体温过低。

（3）下丘脑饱食中枢和摄食中枢受损可产生摄食异常。饱食中枢（下丘脑腹内侧核）损害，表现为食欲亢进、食量增大，往往导致过度肥胖，称下丘脑性肥胖；摄食中枢（灰结节的外侧区）损害，表现为食欲缺乏、厌食，消瘦甚至恶病质。

（4）下丘脑视前区与后区网状结构损害可产生睡眠觉醒障碍。下丘脑视前区与睡眠有关，此区损害可出现失眠。下丘脑后区属网状结构的一部分，参与上行激活系统的功能，与觉醒有关，损害时可产生睡眠过度、嗜睡，还可出现“发作性睡病”。

（5）下丘脑腹内侧核和结节区损害可产生生殖与性功能障碍。腹内侧核为性行为抑制中枢，病损时失去抑制，可出现性早熟、智力低下等。下丘脑结节区的腹内侧核是促性腺中枢，损害时促性腺激素释放不足，有时病损波及相近的调节脂肪代谢的神经结构，常同时出现向心性肥胖，性器官发育迟缓，男性睾丸较小，女性原发性闭经等，称为肥胖性生殖无能症。

（6）下丘脑的后区和前区损害可出现自主神经功能障碍。下丘脑的后区和前区分别为交感神经与副交感神经的高级中枢，损害时可出现血压不稳、心率改变、多汗、腺体分泌障碍及胃肠功能失调等，还可出现严重的胃肠功能障碍，有时可导致胃和十二指肠溃疡和出血。

（三）上丘脑

上丘脑位于丘脑内侧，第三脑室顶部周围。主要结构有：①松果体：位于两上丘之间，长约 1cm，呈锥体形，其基底附着于缰连合。②缰连合：位于两上丘中间，松果体前方，由横行的纤维束组成。③后连合：位于松果体下方，亦由横行的纤维束组成。

上丘脑的病变常见于松果体肿瘤，可出现由肿瘤压迫中脑四叠体而引起的帕里诺综合征，表现为：①瞳孔对光反射消失（上丘受损）；②眼球垂直同向运动障碍，特别是向上的凝视麻痹（上丘受损）；③神经性聋（下丘受损）；④小脑性共济失调（结合臂受损）。症状多为双侧。

（四）底丘脑

底丘脑外邻内囊，位于下丘脑前内侧，是位于中脑被盖和背侧丘脑的过渡区域，红核和黑质的上端也伸入此区。主要结构是丘脑底核，属于锥体外系的一部分，接受苍白球和额叶运动前区的纤维，发出的纤维到苍白球、黑质、红核和中脑被盖。参与锥体外系的功能。

丘脑底核损害时可出现对侧以上肢为重的舞蹈运动，表现为连续的不能控制的投掷运动，称偏身投掷。

五、脑干

脑干上与间脑下与脊髓相连，包括中脑、脑桥和延髓。内部结构主要有神经核、上下行传导束和网状结构。

（一）解剖结构及生理功能

1. 脑干神经核　为脑干内的灰质核团。中脑有第Ⅲ、Ⅳ对脑神经的核团；脑桥有第Ⅴ、Ⅵ、Ⅶ、Ⅷ对脑神经的核团；延髓有第Ⅸ、Ⅹ、Ⅺ、Ⅻ对脑神经的核团。除上述脑神经核以外还有传导深感觉的中继核（薄束核和楔束核）及与锥体外系有关的红核和黑质等。

2. 脑干传导束　为脑干内的白质，包括深浅感觉传导束、锥体束、锥体外通路及内侧纵束等。

3. 脑干网状结构　脑干中轴内呈弥散分布的胞体和纤维交错排列的“网状”区域，称网状结构，其中细胞集中的地方称为网状核，与大脑皮质、间脑、脑干、小脑、边缘系统及脊髓均有密切而广泛的联系。在脑干网状结构中有许多神经调节中枢，如心血管运动中枢、血压反射中枢、呼吸中枢及呕吐中枢等，这些中枢在维持机体正常生理活动中起着重要的作用。网状结构的一些核团接受各种信息，又传至丘脑，再经丘脑非特异性核团中继后传至大脑皮质的广泛区域，以维持人的意识清醒，因此被称为上行网状激活系统。如网状结构受损，可出现意识障碍。

（二）病损表现及定位诊断

脑干病变大都出现交叉性瘫痪，即病灶侧脑神经周围性瘫痪和对侧肢体中枢性瘫痪及感觉障碍。病变水平的高低可依受损脑神经进行定位，如第Ⅲ对脑神经麻痹则病灶在中脑；第Ⅴ、Ⅵ、Ⅶ、Ⅷ对脑神经麻痹则病灶在脑桥；第Ⅸ、Ⅹ、Ⅺ、Ⅻ对脑神经麻痹则病灶在延髓。脑干病变多见于血管病、肿瘤和多发性硬化等。

1. 延髓

（1）延髓上段的背外侧区病变：可出现延髓背外侧综合征。主要表现为：①眩晕、恶心、呕吐及眼震（前庭神经核损害）；②病灶侧软腭、咽喉肌瘫痪，表现为吞咽困难、构音障碍、同侧软腭低垂及咽反射消失（疑核及舌咽、迷走神经损害）；③病灶侧共济失调（绳状体及脊髓小脑束、部分小脑半球损害）；④ Horner 综合征（交感神经下行纤维损害）；⑤交叉性感觉障碍，即同侧面部痛、温觉缺失（三叉神经脊束核损害），对侧偏身痛、温觉减退或丧失（脊髓丘脑侧束损害）。常见于小脑后下动脉、椎基底动脉或外侧延髓动脉缺血性损害。

（2）延髓中腹侧损害：可出现延髓内侧综合征。主要表现为：①病灶侧舌肌瘫痪及肌肉萎缩（舌下神经损害）；②对侧肢体中枢性瘫痪（锥体束损害）；③对侧上下肢触觉、位置觉、振动觉减退或丧失（内侧丘系损害）。可见于椎动脉及其分支或基底动脉后部血管阻塞。

2. 脑桥

（1）脑桥腹外侧部损害：可出现脑桥腹外侧综合征，主要累及展神经、面神经、锥体束、脊髓丘脑束和内侧丘系。主要表现：①病灶侧眼球不能外展（展神经麻痹）及周围性面神经麻痹（面神经核损害）；②对侧中枢性偏瘫（锥体束损害）；③对侧偏身感觉障碍（内侧丘系和脊髓丘脑束损害）。多见于小脑下前动脉阻塞。

（2）脑桥腹内侧部损害：可出现脑桥腹内侧综合征，又称福维尔综合征。主要累及展神经、面神经、脑桥侧视中枢、内侧纵束、锥体束，主要表现：①病灶侧眼球不能外展（展神经麻痹）及周围性面神经麻痹（面神经核损害）；②两眼向病灶对侧凝视（脑桥侧视中枢及内侧纵束损害）；③对侧中枢性偏瘫（锥体束损害）。多见于脑桥旁正中动脉阻塞。

（3）脑桥背外侧部损害：可出现脑桥被盖下部综合征，累及前庭神经核、展神经核、面神经核、内侧纵束、小脑中脚、小脑下脚、脊髓丘脑侧束和内侧丘系，见于小脑上动脉或小脑下前动脉阻塞，又称小脑上动脉综合征。表现为：①眩晕、恶心、呕吐、眼球震颤（前庭神经核损害）；②病侧眼球不能外展（展神经损害）；③病侧面肌麻痹（面神经核损害）；④双眼患侧注视不能（脑桥侧视中枢及内侧纵束损害）；⑤交叉性感觉障碍，即同侧面部痛、温觉缺失（三叉神经脊束损害），对侧偏身痛、温觉减退或丧失（脊髓丘脑侧束损害）；⑥对侧偏身触觉、位置觉、振动觉减退或丧失（内侧丘系损害）；⑦病侧 Horner 征（交感神经下行纤维损害）；⑧病侧偏身共济失调（小脑中脚、小脑下脚和脊髓小脑前束损害）。

（4）双侧脑桥基底部病变：可出现闭锁综合征，又称去传出状态，主要见于基底动脉脑桥分支双侧闭塞。患者大脑半球和脑干被盖部网状激活系统无损害，意识清醒，语言理解无障碍，出现双侧中枢性瘫痪（双侧皮质脊髓束和支配三叉神经以下的皮质脑干束受损），只能以眼球上下运动示意（动眼神经与滑车神经功能保留），眼球水平运动障碍，不能讲话，双侧面瘫，舌、咽、构音及吞咽运动均障碍，不能转颈耸肩，四肢全瘫，可有双侧病理反射，常被误认为昏迷。脑电图正常或有轻度慢波有助于和真性意识障碍区别。

3. 中脑

（1）一侧中脑大脑脚脚底损害：可出现大脑脚综合征，损伤动眼神经和锥体束，又称动眼神经交叉瘫，多见于小脑幕裂孔疝。表现为：①病侧除外直肌和上斜肌外的所有眼肌麻痹，瞳孔散大（动眼神经麻痹）；②对侧中枢性面舌瘫和上下肢瘫痪（锥体束损害）。

（2）中脑被盖腹内侧部损害：可出现红核综合征，侵犯动眼神经、红核、黑质和内侧丘系，而锥体束未受影响。表现为：①病侧除外直肌和上斜肌外的所有眼肌麻痹，瞳孔散大（动眼神经麻痹）；②对侧肢体震颤、强直（黑质损害）或舞蹈、手足徐动及共济失调（红核损害）；③对侧肢体深感觉和精细触觉障碍（内侧丘系损害）。

六、小脑

（一）解剖结构及生理功能

小脑位于颅后窝，小脑幕下方，脑桥及延髓的背侧。上方借小脑幕与枕叶隔开，下方为小脑延髓池，腹侧为脑桥和延髓，其间为第四脑室。小脑以小脑下脚（绳状体）、中脚（脑桥臂）、上脚（结合臂）分别与延髓、脑桥及中脑相连。

1. 小脑的结构

小脑的中央为小脑蚓部，两侧为小脑半球。根据小脑表面的沟和裂，小脑分为三个主叶，即绒球小结叶、前叶和后叶。小脑表面覆以灰质（小脑皮质），由分子层、浦肯野细胞层和颗粒层三层组成。皮质下为白质（小脑髓质）。在两侧小脑半球白质内各有四个小脑核，由内向外依次为顶核、球状核、栓状核和齿状核。顶核在发生学上最为古老，齿状核是四个核团中最大的一个。

2. 小脑的纤维及联系

小脑系统的纤维联系分传入和传出两组。

（1）传入纤维 小脑的传入纤维来自大脑皮质、脑干（前庭核、网状结构及下橄榄核等）和脊髓，组成了脊髓小脑束、前庭小脑束、脑桥小脑束和橄榄小脑束等。所有传入小脑的冲动均通过小脑的 3 个脚而进入小脑，终止于小脑皮质和深部核团：①脊髓小脑束：肌腱、关节的深感觉由脊髓小脑前后束分别经小脑上脚和小脑下脚传至小脑蚓部；②前庭小脑束：将前庭细胞核发出的冲动经小脑下脚传入同侧绒球小结叶及顶核；③脑桥小脑束：大脑皮质额中回、颞中下回或枕叶的冲动传至同侧脑桥核，再组成脑桥小脑束交叉到对侧，经小脑中脚至对侧小脑皮质；④橄榄小脑束：将对侧下橄榄核的冲动经小脑中脚传至小脑皮质。

（2）传出纤维 小脑的传出纤维发自小脑深部核团（主要是齿状核、顶核），经过小脑上脚（结合臂）离开小脑，再经过中间神经元（前庭外侧核、红核、脑干的网状核和丘脑核团）而到达脑干的脑神经核及脊髓前角细胞。主要有：①齿状核红核脊髓束：自齿状核发出的纤维交叉后至对侧红核，再组成红核脊髓束后交叉至同侧脊髓前角，参与运动的调节；②齿状核红核丘脑束：自齿状核发出的纤维交叉后至对侧红核，再至丘脑，上传至大脑皮质运动区及运动前区，参与锥体束及锥体外系的调节；③顶核脊髓束：小脑顶核发出的纤维经小脑下脚至延髓网状结构和前庭核，一方面经网状脊髓束和前庭脊髓束至脊髓前角细胞，参与运动的调节，另一方面经前庭核与内侧纵束和眼肌神经核联系，参与眼球运动的调节。

3. 小脑的功能

小脑主要维持躯体平衡，控制姿势和步态，调节肌张力和协调随意运动的准确性。小脑的传出纤维在传导过程中有两次交叉，对躯体活动发挥同侧协调作用，并有躯体各部位的代表区，如小脑半球为四肢的代表区，其上半部分代表上肢，下半部分代表下肢，蚓部则是躯干代表区。

（二）病损表现及定位诊断

小脑病变最主要的症状为共济失调。

此外，小脑占位性病变压迫脑干可发生阵发性强直性惊厥，或出现去大脑强直状态，表现为四肢强直，角弓反张，神志不清，称小脑发作。

小脑蚓部和半球损害时可产生不同症状：①小脑蚓部损害：出现躯干共济失调，即轴性平衡障碍。表现为躯干不能保持直立姿势，站立不稳、向前或向后倾倒及闭目难立征阳性。行走时两脚分开、步态蹒跚、左右摇晃，呈醉酒步态。睁眼并不能改善此种共济失调，这与深感觉障碍性共济失调不同。但肢体共济失调及眼震很轻或不明显，肌张力常正常，言语障碍常不明显。多见于儿童小脑蚓部的髓母细胞瘤等。②小脑半球损害：一侧小脑半球病变时表现为同侧肢体共济失调，上肢比下肢重，远端比近端重，精细动作比粗略动作重，指鼻试验、跟膝胫试验、轮替试验笨拙，常有水平性也可为旋转性眼球震颤，眼球向病灶侧注视时震颤更加粗大，往往出现小脑性语言。多见于小脑脓肿、肿瘤、脑血管病、遗传变性疾病等。

小脑慢性弥漫性变性时，蚓部和小脑半球虽同样受损，但临床上多只表现躯干性和言语的共济失调，四肢共济失调不明显，此由于新小脑的代偿作用所致。急性病变则缺少这种代偿作用，故可出现明显的四肢共济失调。

七、脊髓

（一）解剖结构及生理功能

脊髓呈微扁圆柱体，位于椎管内，为脑干向下延伸部分。脊髓由含有神经细胞的灰质和含上、下行传导束的白质组成。脊髓发出 31 对脊神经分布到四肢和躯干；同时也是神经系统的初级反射中枢。正常的脊髓活动是在大脑的控制下完成的。

1. 脊髓外部结构

脊髓是中枢神经系统组成部分之一，是脑干向下延伸的部分，全长 42 ~ 45cm，上端于枕骨大孔处与延髓相接，下端至第一腰椎下缘，占据椎管的上 2/3。脊髓自上而下发出 31 对脊神经，与此相对应，脊髓也分为 31 个节段，即 8 个颈节（$C_1 \sim C_8$），12 个胸节（$T_1 \sim T_{12}$），5 个腰节（$L_1 \sim L_5$），5 个骶节（$S_1 \sim S_5$）和 1 个尾节（C_0）。每个节段有两对神经根——前根和后根。在发育过程中，脊髓的生长较脊柱生长慢，因此到成人时，脊髓比脊柱短，其下端位置比相应脊椎高。颈髓节段较颈椎高 1 个椎骨；上中段胸髓较相应的胸椎高 2 个椎骨，下胸髓则高出 3 个椎骨；腰髓位于第 10 ~ 12 胸椎；骶髓位于第 12 胸椎和第 1 腰椎水平。由于脊髓和脊柱长度不等，神经根由相应椎间孔穿出椎管时，愈下位脊髓节段的神经根愈向下倾斜，腰段的神经根几乎垂直下降，形成马尾，由 L_2 至尾节 10 对神经根组成。

脊髓呈前后稍扁的圆柱形。全长粗细不等，有两个膨大部，颈膨大部始自 $C_5 \sim T_2$，发出支配上肢的神经根。腰膨大始自 $L_1 \sim S_2$，发出支配下肢的神经根。脊髓自腰膨大向下逐渐细削，形成脊髓圆锥，圆锥尖端发出终丝，终止于第 1 尾椎的骨膜。

脊髓表面有六条纵行的沟裂，前正中裂深达脊髓前后径的 1/3，后正中沟伸入脊髓，将后索分为对称的左右两部分，前外侧沟与后外侧沟左右各一，脊神经前根由前外侧沟离开脊髓，后根由后外侧沟进入脊髓。

与脑膜相对应的脊髓膜，也有三层膜，最外层为硬脊膜，是硬脑膜在椎管内的延续，在骶髓节段水平，硬脊膜形成盲端；硬脊膜下面是一层薄而透明的蛛网膜；最内层为富有血管的薄膜，称为软脊膜，紧包于脊髓的表面。硬脊膜外面与脊椎骨膜之间的间隙为硬膜外腔，其中有静脉丛与脂肪组织；硬脊膜与蛛网膜之间为硬膜下腔，其间无特殊结构；蛛网膜与软脊膜之间为蛛网膜下腔，与脑的蛛网膜下腔相通，其间充满脑脊液。脊神经穿过蛛网膜附着于硬脊膜内面为齿状韧带，脊神经和齿状韧带对脊髓起固定作用。

2. 脊髓内部结构

脊髓由白质和灰质组成。灰质呈灰红色，主要由神经细胞核团和部分胶质细胞组成，横切面上呈蝴蝶形或“H”形居于脊髓中央，其中心有中央管；白质主要由上下行传导束及大量的胶质细胞组成，包绕在灰质的外周。

（1）脊髓的灰质 可分为前部的前角、后部的后角及 $C_8 \sim L_2$ 和 $S_{2\sim4}$ 的侧角。此外还包括中央管前后的灰质前连合和灰质后联合，它们合称中央灰质。灰质内含有各种不同大小、形态和功能的神经细胞，是脊髓接受和发出冲动的关键结构。前角主要参与躯干和四肢的运动支配；后角参与感觉信息的中转；$C_8 \sim L_2$ 侧角是脊髓交感神经中枢，支配血管、内脏及腺体的活动（其中，$C_8 \sim T_1$ 侧角发出的交感纤维支配同侧的瞳孔扩大肌、睑板肌、眼眶肌、面部血管和汗腺），$S_{2\sim4}$ 侧角为脊髓副交感神经中枢，支配膀胱、直肠和性腺。

（2）脊髓的白质 分为前索、侧索和后索三部，前索位于前角及前根的内侧，侧索位于前后角之间，后索位于后正中沟与后角、后根之间。此外灰质前连合前方有白质前连合，灰质后角基底部的灰白质相间的部分为网状结构。白质主要由上行（感觉）、下行（运动）传导束及大量的胶质细胞组成，上行纤维束将不同的感觉信息上传到脑，下行纤维束从脑的不同部位将神经冲动下传到脊髓。

1）上行纤维束：又称感觉传导束，将躯干和四肢的痛温觉、精细触觉和深感觉传至大脑皮质感觉中枢进行加工和整合。主要有：①薄束和楔束：走行在后索，传导肌肉、肌腱、关节的深感觉（位置觉、运动觉和振动觉）和皮肤的精细触觉至延髓的薄束核和楔束核，进而传至大脑皮层；②脊髓小脑束：分前后束，分别位于外侧索周边的前后部，将下肢和躯干下部的深感觉信息经小脑上、下脚传至小脑皮质，与运动和姿势的调节有关；③脊髓丘脑束：可分为脊髓丘脑侧束和脊髓丘脑前束，分别走行于外侧索的前半部和前索，两束将后根的传入信息向上传至丘脑腹后外侧核（侧束传导痛温觉，前束传导触压觉），进而传至中央后回和旁中央小叶后部进行整合，是感觉传导通路的重要部分。

2）下行纤维束：又称运动传导束，将大脑皮质运动区、红核、前庭核、脑干网状结构及上丘的冲动传至脊髓前角或侧角，继而支配躯干肌和四肢肌，参与锥体束和锥体外系的形成，与肌肉的随意运动、姿势和平衡有关。主要有：①皮质脊髓束：分皮质脊髓侧束和皮质脊髓前束，分别走行于脊髓侧索和前索，将大脑皮质运动区的冲动传至脊髓前角的运动神经元，支配躯干和肢体的运动；②红核脊髓束：下行于脊髓的侧索，将红核发出的冲动传至脊髓前角，支配屈肌的运动神经元，协调肢体运动；③前庭脊髓束：走行于前索，将前庭外侧核发出的冲动传至脊髓中间带及前角底部，主要兴奋躯干和肢体的伸肌，以调节身体平衡；④网状脊髓束：行于前索及外侧索，连接脑桥和延髓的网状结构与脊髓中间带神经元，主要参与躯干和肢体近端肌肉运动的控制；⑤顶盖脊髓束：在对侧前索下行，将中脑上丘的冲动传至上颈髓中间带及前角基底部，兴奋对侧颈肌及抑制同侧颈肌活动，是头颈反射（打瞌睡时颈部过低会反射性抬头）及视听反射（突然的光声刺激可引起转颈）的结构基础；⑥内侧纵束：位于前索，将中脑及前庭神经核的冲动传至脊髓上颈段中间带，继而支配前角运动神经元，协同眼球的运动和头颈部的运动，是眼震和头眼反射（头部向左右、上下转动时眼球向头部运动的相反方向移动）的结构基础。

3. 脊髓反射

许多肌肉、腺体和内脏反射的初级中枢均在脊髓，脊髓对骨骼肌、腺体和内脏传入的刺激进行分析，通过联络神经元完成节段间与高级中枢的联系，支配骨骼肌、腺体的反射性活动。主要的脊髓反射有两种：

（1）牵张反射 骨骼肌被牵引时，引起肌肉收缩和肌张力增高。当突然牵伸骨骼肌时，引起被牵伸的骨骼肌快速收缩，如膝反射或各种腱反射。骨骼肌持续被牵伸，出现肌张力增高，以维持身体的姿势即姿势反射。这两种反射弧径路大致相同。这种反射不仅有赖于完整的脊髓反射弧，还要受皮质脊髓束的抑制。如果皮质脊髓束的抑制作用被阻断，就会出现肌张力增高、腱反射亢进和病理反射，这是锥体束损害的主要征象。

（2）屈曲反射 当肢体受到伤害性刺激时，屈肌快速收缩，以逃避这种刺激，为一种

4. 脊髓的功能

脊髓的功能主要表现在两方面：其一为上、下行传导通路的中继站，其二为反射中枢。脊髓中大量的神经细胞是各种感觉及运动的中转站，上、下行传导束在各种感觉及运动冲动的传导中起重要作用。此外，脊髓的独特功能即脊髓反射，分为躯体反射和内脏反射，前者指骨骼肌的反射活动，如牵张反射、屈曲反射和浅反射等，后者指一些躯体内脏反射、内脏反射和内脏躯体反射，如竖毛反射、膀胱排尿反射和直肠排便反射等。

（二）病损表现及定位诊断

脊髓损害的临床表现主要为运动障碍、感觉障碍、反射异常及自主神经功能障碍，前两者对脊髓病变水平的定位很有帮助。

1. 不完全性脊髓损害

（1）前角损害 呈节段性下运动神经元性瘫痪，表现为病变前角支配的肌肉萎缩，腱反射消失，无感觉障碍和病理反射，常伴有肌束震颤，肌电图上出现巨大综合电位。常见于进行性脊肌萎缩，脊髓前角灰质炎等。

（2）后角损害 病灶侧相应皮节出现同侧痛温觉缺失、触觉保留的分离性感觉障碍，常见于脊髓空洞症、早期髓内胶质瘤等疾病。

（3）中央管附近的损害 由于来自后角的痛温觉纤维在白质前联合处交叉，该处病变产生双侧对称的分离性感觉障碍，痛温觉减弱或消失，触觉保留，常见于脊髓空洞症，脊

髓中央管积水或出血等疾病。

（4）侧角损害 C_8 ~ L_2 侧角是脊髓交感神经中枢，受损出现血管舒缩功能障碍、泌汗障碍和营养障碍等，C_8 ~ T_1 病变时产生 Horner 征（眼裂缩小、眼球轻微内陷、瞳孔缩小或伴同侧面部少汗或无汗）。$S_{2\sim4}$ 侧角为副交感中枢，损害时产生膀胱直肠功能障碍和性功能障碍。

（5）前索损害 脊髓丘脑前束受损造成对侧病变水平以下粗触觉障碍，刺激性病变出现病灶对侧水平以下难以形容的弥散性疼痛，常伴感觉过敏。

（6）后索损害 薄束、楔束损害时出现振动觉、位置觉障碍，感觉性共济失调，由于精细触觉障碍而不能辨别在皮肤书写的字和几何图形。后索刺激性病变在相应的支配区可出现电击样剧痛。

（7）侧索损害 脊髓侧索损害导致对侧肢体病变水平以下上运动神经元性瘫痪和痛温觉障碍。

（8）脊髓束性损害 以选择性侵犯脊髓内个别传导束为特点，薄束、楔束损害可见深感觉障碍，锥体束损害可见中枢性瘫痪，脊髓小脑束损害可见小脑性共济失调。

（9）脊髓半侧损害 引起脊髓半切综合征，主要特点是病变节段以下同侧上运动神经元性瘫痪、深感觉障碍、精细触觉障碍及血管舒缩功能障碍，对侧痛温觉障碍。由于后角细胞发出的纤维先在同侧上升 2 ~ 3 个节段后再经白质前联合交叉至对侧组成脊髓丘脑束，故对侧传导束性感觉障碍平面较脊髓损害节段水平低。

2. 脊髓横贯性损害

多见于急性脊髓炎及脊髓压迫症。主要症状为受损平面以下各种感觉缺失，上运动神经元性瘫痪及括约肌障碍等。急性期往往出现脊髓休克症状，包括损害平面以下弛缓性瘫痪，肌张力减低，腱反射减弱，病理反射阴性及尿潴留。一般持续 2 ~ 4 周后，反射活动逐渐恢复，转变为中枢性瘫痪，出现肌张力增高、反射亢进、病理征阳性和反射性排尿等。慢性压迫症状常因损害结构不同而症状各异。其主要节段横贯性损害的临床表现如下：

（1）高颈髓（$C_{1\sim4}$） 损害平面以下各种感觉缺失，四肢呈上运动神经元性瘫痪，括约肌障碍，四肢和躯干多无汗。常伴有枕部疼痛及头部活动受限。$C_{3\sim5}$ 节段受损将出现膈肌瘫痪，腹式呼吸减弱或消失。此外，如三叉神经脊束核受损，则出现同侧面部外侧痛、温觉丧失。如副神经核受累则可见同侧胸锁乳突肌及斜方肌无力和萎缩。如病变由枕骨大孔波及颅后窝，可引起延髓及小脑症状，如吞咽困难、饮水呛咳、共济失调和眼球震颤等。

（2）颈膨大（C_5 ~ T_2）两上肢呈下运动神经元性瘫痪，两下肢呈上运动神经元性瘫痪。病灶平面以下各种感觉缺失，可有肩部和上肢的放射性痛，尿便障碍。C_8 ~ T_1 节段侧角细胞受损产生 Horner 征。上肢腱反射的改变有助于受损节段的定位，如肱二头肌反射减弱或消失而肱三头肌反射亢进，提示病损在 C_5 或 C_6；肱二头肌反射正常而肱三头肌反射减弱或消失，提示病损在 C_7。

（3）胸髓（$T_{3\sim12}$） $T_{4\sim5}$ 脊髓节段是血供较差而最易发病的部位，损害时，该平面以下各种感觉缺失，双下肢呈上运动神经元性瘫痪，括约肌障碍，受损节段常伴有束带感。如病变位于 $T_{10\sim11}$ 时可导致腹直肌下半部无力，当患者于仰卧位用力抬头时，可见脐孔被腹直肌上半部牵拉而向上移动，称比弗（Beevor）征。如发现上（$T_{7\sim8}$）、中（$T_{9\sim10}$）和下（$T_{11\sim12}$）腹壁反射消失，亦有助于各节段的定位。

（4）腰膨大（$L_1\sim S_2$） 受损时出现双下肢下运动神经元性瘫痪，双下肢及会阴部位各种感觉缺失，括约肌障碍。腰膨大上段受损时，神经根痛位于腹股沟区或下背部，下段受损时表现为坐骨神经痛。如损害平面在 $L_{2\sim4}$ 膝反射往往消失，如病变在 $S_{1\sim2}$ 则踝反射往往消失。如 $S_{1\sim3}$ 受损则出现阳痿。

（5）脊髓圆锥（$S_{3\sim5}$ 和尾节） 支配下肢运动的神经来自腰膨大，故脊髓圆锥损害无双下肢瘫痪，也无锥体束征。肛门周围和会阴部感觉缺失，呈鞍状分布，肛门反射消失和性功能障碍。髓内病变可出现分离性感觉障碍。脊髓圆锥为括约肌功能的副交感中枢，因此圆锥病变可出现真性尿失禁。见于外伤和肿瘤。

（6）马尾神经根 马尾和脊髓圆锥病变的临床表现相似，但马尾损害时症状和体征可为单侧或不对称。根性疼痛和感觉障碍位于会阴部、股部和小腿，下肢可有下运动神经元性瘫痪，括约肌障碍常不明显。见于外伤性腰椎间盘脱出（L_1 或 L_2 以下）和马尾肿瘤。

第二节 脑神经

脑神经为与脑相连的周围神经，共 12 对。它们的排列序数是以出入脑的部位前后次序而定的，其中第Ⅰ、Ⅱ对脑神经属于大脑和间脑的组成部分，在脑内部分是其 2 和 3 级神经元的纤维束，第Ⅲ～Ⅻ对脑神经与脑干相连。脑干内有与各脑神经相应的神经核，一般运动核靠近中线，感觉核在其外侧。其中第Ⅲ、Ⅳ对脑神经核在中脑，第Ⅴ、Ⅵ、Ⅶ、Ⅷ对脑神经核在脑桥，第Ⅸ、Ⅹ、Ⅺ、Ⅻ对脑神经核在延髓。只有副神经的一部分从颈髓的上 4 节前角发出。

脑神经按功能可分为：①运动性神经（第Ⅲ、Ⅳ、Ⅵ、Ⅺ、Ⅻ对）；②感觉性神经（第Ⅰ、Ⅱ、Ⅷ对）；③混合性神经（第Ⅴ、Ⅶ、Ⅸ、Ⅹ对）。有些脑神经（第Ⅲ、Ⅶ、Ⅸ、Ⅹ对）中还含有副交感神经纤维。12 对脑神经除面神经核下部及舌下神经核只受对侧皮质脑干束支配外，其余脑神经运动核均受双侧支配。

一、嗅神经

（一）解剖结构及生理功能

嗅神经为特殊内脏感觉神经，传导气味刺激所产生的嗅觉冲动，起于鼻腔上部（并向上鼻甲及鼻中隔上部延伸）嗅黏膜内的嗅细胞（1 级神经元）。嗅细胞是双极神经元，其中枢突集合成约 20 条嗅丝（嗅神经），穿过筛板的筛孔和硬脑膜达颅前窝，终止于嗅球（2 级神经元）。嗅球神经元发出的纤维再经嗅束至外侧嗅纹而终止于嗅中枢（颞叶钩回、海马回前部及杏仁核）。一部分纤维经内侧嗅纹及中间嗅纹分别终止于胼胝体下回及前穿质，与嗅觉的反射联络有关。嗅觉传导通路是唯一不在丘脑换神经元，而将神经冲动直接传到皮质的感觉通路。

（二）病损表现及定位诊断

1. 嗅中枢病变

嗅中枢病变不引起嗅觉丧失，因左右两侧有较多的联络纤维。但嗅中枢的刺激性病变可引起幻嗅发作，患者常发作性地嗅到特殊的气味，如臭鸡蛋、烧胶皮的气味。可见于颞叶癫痫的先兆期或颞叶海马附近的肿瘤。

2. 嗅神经、嗅球及嗅束病变

颅前窝颅底骨折累及筛板，可撕脱嗅神经造成嗅觉障碍，可伴脑脊液流人鼻腔；额叶底部肿瘤或嗅沟病变压迫嗅球、嗅束，可导致一侧或两侧嗅觉丧失。

3. 鼻腔局部病变

往往产生双侧嗅觉减退或缺失，与嗅觉传导通路无关，见于鼻炎、鼻部肿物及外伤等。

二、视神经

（一）解剖结构及生理功能

视神经为特殊的躯体感觉神经，是由视网膜神经节细胞的轴突聚集而成，主要传导视觉冲动。视网膜内的神经细胞主要分三层：最外层为视杆细胞和视锥细胞，它们是视觉感受器，前者位于视网膜周边，与周边视野有关，后者集中于黄斑中央，与中央视野（视敏度）有关；第二层为双级细胞（1 级神经元）；第三层为视网膜神经节细胞（2 级神经元）。神经节细胞的轴突在视盘处形成视神经，经视神经孔进入颅中窝，在蝶鞍上方形成视交叉，来自视网膜鼻侧的纤维交叉至对侧，而颞侧的纤维不交叉，继续在同侧走行。不交叉的纤维与来自对侧视网膜的交叉纤维合成视束，终止于外侧膝状体（3 级神经元）。在外侧膝状体换神经元后再发出纤维，经内囊后肢后部形成视放射，而终止于枕叶视皮质中枢（距状裂两侧的楔回和舌回），此区也称纹状区。黄斑的纤维投射于纹状区的中央部，视网膜周围部的纤维投射于纹状区的周边部。

在视觉径路中，尚有光反射纤维，在外侧膝状体的前方离开视束，经上丘臂进入中脑上丘和顶盖前区，与两侧动眼神经副核联系，司瞳孔对光反射。

视神经从其构造来看，并无周围神经的神经鞘膜结构，因此视神经不属于周围神经。由于其是在胚胎发育时间脑向外突出形成视器的一部分，故视神经外面包有三层脑膜延续而来的三层被膜，脑蛛网膜下腔也随之延续到视神经周围，因此当颅内压增高时，常出现视盘水肿；若视神经周围的蛛网膜下腔闭塞（炎症粘连等）则不出现视盘水肿。

（二）病损表现及定位诊断

1. 视神经不同部位损害所产生的视力障碍与视野缺损

视觉径路在脑内经过的路线是前后贯穿全脑的，视觉径路的不同部位损害，可产生不同程度的视力障碍及不同类型的视野缺损。一般在视交叉以前的病变可引起单侧或双侧视神经麻痹，视交叉受损多引起双颞侧偏盲，视束病变多引起两眼对侧视野的偏盲（同向性偏盲）。

（1）视神经损害 产生同侧视力下降或全盲。常由视神经本身病变、受压迫或高颅压引起。视神经病变的视力障碍重于视网膜病变。眼动脉或视网膜中央动脉闭塞可出现突然失明；视神经乳头炎或球后视神经炎可引起视力障碍及中央部视野缺损（中心暗点），视力障碍经数小时或数天达高峰；高颅压所致视盘水肿多引起周边部视野缺损及生理盲点扩大；视神经压迫性病变，可引起不规则的视野缺损，最终产生视神经萎缩及全盲；癔症和视觉疲劳可引起重度周边视野缺损称管状视野。

（2）视交叉损害 视交叉外侧部病变引起同侧眼鼻侧视野缺损，见于颈内动脉严重硬化压迫视交叉外侧部；视交叉正中部病变，可出现双眼颞侧偏盲，常见于垂体瘤、颅咽管瘤和其他鞍内肿瘤的压迫等；整个视交叉损害，可引起全盲，如垂体瘤卒中。

（3）视束损害 一侧视束损害出现双眼对侧视野同向性偏盲，偏盲侧瞳孔直接对光反射消失。常见于颞叶肿瘤向内侧压迫时。

（4）视辐射损害 视辐射全部受损，出现两眼对侧视野的同向偏盲，见于病变累及内囊后肢时。部分视辐射受损出现象限盲，如视辐射下部受损，出现两眼对侧视野的同向上象限盲，见于颞叶后部肿瘤或血管病；视辐射上部受损，出现两眼对侧视野的同向下象限盲，见于顶叶肿瘤或血管病。

（5）枕叶视中枢损害 一侧枕叶视皮质中枢局限性病变，可出现对侧象限盲；一侧枕叶视中枢完全损害，可引起对侧偏盲，但偏盲侧对光反射存在，有黄斑回避现象；枕叶视中枢刺激性损害，可使对侧视野出现闪光型幻视；枕叶前部受损引起视觉失认。多见于脑梗死、枕叶出血或肿瘤压迫等。

2. 视盘异常

（1）视盘水肿 视盘水肿是颅内压增高的主要客观体征之一，其发生是由于颅内压增高影响视网膜中央静脉和淋巴回流所致。眼底检查早期表现为视盘充血、边缘模糊不清、生理凹陷消失、静脉淤血；严重时视盘隆起、边缘完全消失及视盘周边或视网膜上片状出血。见于颅内占位性病变（肿瘤、脓肿或血肿）、脑出血、蛛网膜下腔出血、脑膜炎、静脉窦血栓等引起颅内压增高的疾病。视盘水肿尚需与其他眼部疾病鉴别。

（2）视神经萎缩 表现为视力减退或消失，瞳孔扩大，对光反射减弱或消失。视神经萎缩可分为原发性和继发性。原发性视神经萎缩表现为视盘苍白而界限清楚，筛板清晰，常见于视神经受压、球后视神经炎、多发性硬化及变性疾病等；继发性视神经萎缩表现为视盘苍白，边界不清，不能窥见筛板，常见于视盘水肿及视神经乳头炎的晚期。外侧膝状体后和视辐射的病变不出现视神经萎缩。

三、动眼、滑车和展神经

（一）解剖结构及生理功能

动眼、滑车和展神经共同支配眼外肌，管理眼球运动，合称眼球运动神经，其中动眼神经还支配瞳孔括约肌和睫状肌。

1. 动眼神经

为支配眼肌的主要运动神经，包括运动纤维和副交感纤维两种成分。动眼神经起自中脑上丘的动眼神经核，此核较大，可分为三部分：①外侧核：为运动核，左右各一，位于中脑四叠体上丘水平的导水管周围腹侧灰质中；发出动眼神经的运动纤维走向腹侧，经过红核组成动眼神经，由中脑脚间窝出脑，在大脑后动脉与小脑上动脉之间穿过，向前与后交通动脉伴行，穿过海绵窦之侧壁经眶上裂入眶，支配上睑提肌、上直肌、内直肌、下斜肌、下直肌。②正中核或称佩利阿（Perlia）核：位于中线上，两侧埃－魏（E-W）核之间，不成对，发出动眼神经的副交感纤维到达两眼内直肌，主管两眼的辐辏运动。③ E-W 核：位于正中核的背外侧，中脑导水管周围的灰质中，发出动眼神经的副交感神经节前纤维入睫状神经节交换神经元，其节后纤维支配瞳孔括约肌和睫状肌，司瞳孔缩小及晶体变厚而视近物，参与缩瞳和调节反射。

2. 滑车神经

含运动性纤维，起自中脑动眼神经核下端、四叠体下丘的导水管周围腹侧灰质中的滑车神经核，其纤维走向背侧顶盖，在顶盖与前髓帆交界处交叉，经下丘下方出中脑，再绕大脑脚至腹侧脚底，穿过海绵窦外侧壁，与动眼神经伴行，经眶上裂入眶后，越过上直肌和上睑提肌向前走行，支配上斜肌。

3. 展神经

含运动性纤维，起自脑桥中部被盖中线两侧的展神经核，其纤维从脑桥延髓沟内侧部出脑后，向前上方走行，越颞骨岩尖及鞍旁海绵窦的外侧壁，在颅底经较长的行程后，由眶上裂入眶，支配外直肌。

眼球运动是一项精细而协调的工作，在眼外肌中只有外直肌和内直肌呈单一水平运动，其他肌肉都有向几个方向运动的功能，既可互相抵消，又可互相协同，以完成眼球向某一方向的运动，保证影像投射在两侧视网膜的确切位置。如上直肌与下斜肌同时收缩时眼球向上，而其内收与外展的力量及内旋与外旋的力量正好抵消；上斜肌与下斜肌协同外直肌外展时，向下与向上的力量及内旋与外旋的力量正好抵消。眼球运动过程中眼外肌的功能也进行相应的协调。如眼球外旋 23° 时，上直肌变成了纯粹的提肌，下直肌变为纯粹的降肌；眼球极度内旋时，上斜肌则变为降肌，下斜肌变成了提肌。各眼外肌的主要收缩方向是复视检查的基础。

两眼的共同运动无论是随意性运动还是反射性运动永远都是同时和协调的，这就要求与眼球运动有关的所有神经核团间的相互紧密联系，这一功能是通过内侧纵束来实现的。两侧的内侧纵束，上自中脑背盖，下抵颈髓，紧靠中线，沿脑干下行，与皮质下的视觉中枢及听觉中枢（四叠体上丘及下丘）联系，并连接双侧动眼神经核和对侧展神经核，完成视听刺激引起头及眼向刺激侧不随意的反射性转动。内侧纵束还接受来自颈髓、前庭神经核、网状结构以及来自皮质和基底节的神经冲动。

（二）病损表现及定位诊断

1. 不同部位的眼肌损害

根据损害部位不同可分为周围性、核性、核间性及核上性四种眼肌麻痹。如眼肌麻痹仅限于眼外肌而瞳孔括约肌功能正常，称眼外肌麻痹；相反瞳孔括约肌麻痹而眼外肌正常，称眼内肌麻痹；眼内肌与眼外肌均麻痹，称全眼肌麻痹。

（1）周围性眼肌麻痹

1）动眼神经麻痹：完全损害时表现为上睑下垂，眼球向外下斜视（由于外直肌及上斜肌的作用），不能向上、向内、向下转动，复视，瞳孔散大，光反射及调节反射均消失。常见于颅内动脉瘤、结核性脑膜炎、颅底肿瘤等。

2）滑车神经麻痹：单纯滑车神经麻痹少见，多合并动眼神经麻痹。其单纯损害表现为眼球位置稍偏上，向外下方活动受限，下视时出现复视。

3）展神经麻痹：患侧眼球内斜视，外展运动受限或不能，伴有复视。常见于鼻咽癌颅内转移、脑桥小脑角肿瘤或糖尿病等。因展神经在脑底行程较长，在高颅压时常受压于颞骨岩尖部，或受牵拉而出现双侧麻痹，此时无定位意义。

动眼、滑车及展神经合并麻痹很多见，此时眼肌全部瘫痪，眼球只能直视前方，不能向任何方向转动，瞳孔散大，光反射及调节反射消失。常见于海绵窦血栓及眶上裂综合征。

（2）核性眼肌麻痹 是指脑干病变（血管病、炎症、肿瘤）致眼球运动神经核（动眼、滑车和展神经核）损害所引起的眼球运动障碍。核性眼肌麻痹与周围性眼肌麻痹的临床表现类似，但有以下三个特点：①双侧眼球运动障碍：动眼神经核紧靠中线，病变时常为双侧动眼神经核的部分受累，引起双侧眼球运动障碍；②脑干内邻近结构的损害：展神经核病变常损伤围绕展神经核的面神经纤维，故同时出现同侧的周围性面神经麻痹；同时累及三叉神经和锥体束，出现三叉神经麻痹和对侧偏瘫；③分离性眼肌麻痹：核性眼肌麻痹可表现为个别神经核团选择性损害，如动眼神经核亚核多且分散，病变时可仅累及其中部分核团而引起某一眼肌受累，其他眼肌不受影响，称为分离性眼肌麻痹。动眼神经核性麻痹需与核下性麻痹相鉴别。

（3）核间性眼肌麻痹 病变主要损害脑干的内侧纵束，故又称内侧纵束综合征。内侧纵束是眼球水平性同向运动的重要联络通路，它连接一侧动眼神经的内直肌核与对侧展神经核，同时还与脑桥的侧视中枢相连，而实现眼球的水平同向运动。核间性眼肌麻痹多见于脑干腔隙性梗死或多发性硬化。可表现为以下三种类型：

1）前核间性眼肌麻痹：病变位于脑桥侧视中枢与动眼神经核之间的内侧纵束上行纤维。表现为双眼向对侧注视时，患侧眼球不能内收，对侧眼球可外展，伴单眼眼震。辐辏反射正常，支配内聚的核上通路位置平面高些而未受损。由于双侧内侧纵束位置接近，同一病变也可使双侧内侧纵束受损，出现双眼均不能内收。

2）后核间性眼肌麻痹：病变位于脑桥侧视中枢与展神经核之间的内侧纵束下行纤维。表现为两眼同侧注视时，患侧眼球不能外展，对侧眼球内收正常；刺激前庭，患侧可出现正常外展动作；辐辏反射正常。

3）一个半综合征：一侧脑桥被盖部病变，引起脑桥侧视中枢和对侧已交叉过来的联络同侧动眼神经内直肌核的内侧纵束同时受累。表现为患侧眼球水平注视时既不能内收又不能外展；对侧眼球水平注视时不能内收，可以外展，但有水平眼震。

（4）核上性眼肌麻痹 核上性眼肌麻痹亦称中枢性眼肌麻痹，是指由于大脑皮质眼球同向运动中枢、脑桥侧视中枢及其传导束损害，使双眼出现同向注视运动障碍。临床可表现出以下凝视麻痹：

1）水平注视麻痹：①皮质侧视中枢（额中回后部）受损：可产生两眼侧视麻痹。破坏性病变（如脑出血）出现双眼向病灶对侧凝视麻痹，故表现双眼向病灶侧共同偏视；刺激性病变（如癫痫）可引起双眼向病灶对侧共同偏视；②脑桥侧视中枢受损：位于展神经核附近的副展神经核及旁中线网状结构，发出的纤维到达同侧的展神经核和对侧的动眼神经内直肌核，支配双眼向同侧注视，并受对侧皮质侧视中枢控制。此处破坏性病变可造成双眼向病灶侧凝视麻痹，向病灶对侧共同偏视。

2）垂直注视麻痹：上丘是眼球垂直同向运动的皮质下中枢，上丘的上半司眼球的向上运动，上丘的下半司眼球的向下运动。上丘病变时可引起眼球垂直运动障碍。上丘上半受损时，双眼向上同向运动不能，称帕里诺综合征，常见于松果体区肿瘤。上丘上半刺激性病变可出现发作性双眼转向上方，称动眼危象。上丘下半损害时，可引起两眼向下同向注视障碍。

核上性眼肌麻痹临床上有三个特点：①双眼同时受累；②无复视；③反射性运动仍保存，即患者双眼不能随意向一侧运动，但该侧突然出现声响时，双眼可反射性转向该侧，这是由于颞叶有纤维与Ⅲ、Ⅳ和Ⅵ脑神经联系的缘故。

2. 不同眼肌麻痹导致的复视

复视是眼外肌麻痹时经常出现的表现，是指某一眼外肌麻痹时，眼球向麻痹肌收缩的方向运动不能或受限，并出现视物双影。复视产生的原因主要是：当眼肌麻痹时患侧眼轴偏斜，注视物不能投射到双眼视网膜的对应点上，视网膜上不对称的刺激在视中枢引起两个影像的冲动，患者则感到视野中有一实一虚两个映像，即所谓的真像和假象。健眼能使外界物体的影像投射到黄斑区，视物为实像（即真像）；有眼肌麻痹的患眼则使外界物体的影像投射到黄斑区以外的视网膜上，视物为虚像（即假像）。

复视成像的规律是：一侧外直肌麻痹时，眼球偏向内侧，虚像位于实像外侧；一侧内直肌麻痹时，眼球偏向外侧，虚像位于实像内侧；支配眼球向上运动的眼肌麻痹时，眼球向下移位，虚像位于实像之上；支配眼球向下运动的眼肌麻痹时，眼球向上移位，虚像位于实像之下。复视最明显的方位出现在麻痹肌作用力的方向上。临床上可根据复视最明显的方位结合实、虚像的位置关系来判断麻痹的眼外肌，如右侧外直肌麻痹，虚像在实像外侧，双眼向右侧转动时复视最明显。

3. 不同部位损害所致的瞳孔改变

（1）瞳孔的大小 是由动眼神经的副交感神经纤维（支配瞳孔括约肌）和颈上交感神经节发出的节后神经纤维（支配瞳孔散大肌）共同调节的。当动眼神经的副交感神经纤维损伤时出现瞳孔散大，而交感神经纤维损伤时出现瞳孔缩小。在普通光线下瞳孔的直径约3 ~ 4mm，一般认为瞳孔直径小于2mm为瞳孔缩小，大于5mm为瞳孔散大。

1）瞳孔缩小：见于颈上交感神经径路损害。交感中枢位于下丘脑（1级神经元），发出的纤维至C_8 ~ T_2侧角的脊髓交感中枢（2级神经元），交换神经元后纤维经胸及颈交感干至颈上交感神经节（3级神经元），交换神经元后节后纤维经颈内动脉交感神经丛至上睑板肌、眼眶肌、瞳孔开大肌及汗腺和血管。一侧颈上交感神经径路损害常见于Horner综合征。如果损害双侧交感神经的中枢径路，则出现双侧瞳孔针尖样缩小，见于脑桥出血、脑室出血压迫脑干或镇静催眠药中毒等。

2）瞳孔散大：见于动眼神经麻痹。由于动眼神经的副交感神经纤维在神经的表面，所以当颞叶钩回疝时，可首先出现瞳孔散大而无眼外肌麻痹。视神经病变失明及阿托品类药物中毒时瞳孔也可散大。

（2）瞳孔光反射异常 见于光反射通路损害。瞳孔对光反射是指受到光线刺激后瞳孔缩小的反射，分为直接光反射和间接光反射。其传导通路为：光线→视网膜→视神经→视交叉→视束→上丘臂→上丘→中脑顶盖前区→两侧E-W核→动眼神经→睫状神经节→节后纤维→瞳孔括约肌。传导径路上任何一处损害均可引起瞳孔光反射消失和瞳孔散大。但由于司瞳孔光反射的纤维不进入外侧膝状体，所以外侧膝状体、视放射及枕叶视觉中枢损害引起的中枢性失明不出现瞳孔散大及光反射消失。

（3）辐辏及调节反射异常 辐辏及调节反射是指注视近物时双眼会聚（辐辏）及瞳孔缩小（调节）的反射，两者也合称集合反射。辐辏及调节反射的传导通路是：

（辐辏反射）两眼内直肌←动眼神经正中核←视网膜→视神经→视交叉→视束→外侧膝状体→枕叶纹状区→顶盖前区（调节反射）瞳孔括约肌、睫状肌←动眼神经 E-W 核←调节反射丧失见于白喉（损伤睫状神经）及脑炎（损伤中脑）。辐辏反射丧失见于帕金森综合征（由于肌强直）及中脑病变。

（4）阿—罗瞳孔 表现为两侧瞳孔较小，大小不等，边缘不整，光反射消失而调节反射存在。是由于顶盖前区的光反射径路受损所致，常见于神经梅毒、偶见于多发性硬化及带状疱疹等。由于顶盖前区内支配瞳孔光反射和调节反射的神经纤维并不相同，所以调节反射仍然存在。

（5）艾迪瞳孔 又称强直性瞳孔。多见于中年女性，表现为一侧瞳孔散大，直接、间接光反射及调节反射异常。在普通光线下检查，病变瞳孔光反射消失；但在暗处强光持续照射，瞳孔可出现缓慢的收缩，光照停止后瞳孔又缓慢散大。调节反射也同样反应缓慢，以一般方法检查瞳孔不缩小，但让患者较长时间注视一近物后，瞳孔可缓慢缩小，而且比正常侧还小，停止注视后可缓慢恢复。伴有全身腱反射（特别是膝反射和跟腱反射）减弱或消失。若同时伴有节段性无汗及直立性低血压等，称为艾迪综合征，其病因和发病机制尚不清楚。

四、三叉神经

（一）解剖结构及生理功能

三叉神经 为混合性神经，含有一般躯体感觉和特殊内脏运动两种神经纤维。感觉神经司面部、口腔及头顶部的感觉，运动神经支配咀嚼肌的运动。

1. 感觉神经纤维

第 1 级神经元位于三叉神经半月节，三叉神经半月节位于颞骨岩尖三叉神经压迹处，颈内动脉的外侧和海绵窦的后方。三叉神经半月节与脊髓后根神经节相似，含假单极神经细胞，其周围突分为眼神经、上颌神经和下颌神经三个分支，分布于头皮前部和面部的皮肤及眼、鼻、口腔内黏膜，分别经眶上裂、圆孔及卵圆孔入颅。其中枢突进入脑桥后，深感觉纤维终止于三叉神经中脑核；触觉纤维终止于三叉神经感觉主核；痛温觉纤维沿三叉神经脊束下降，终止于三叉神经脊束核。三叉神经脊束核是最长的脑神经核，从脑桥至第二颈髓后角，来自面部中央区（口周）的痛温觉纤维止于脊束核的上部；来自面部周围区（耳周）的纤维止于此核的下部。这种节段特点，在临床上有较重要的定位意义。由感觉主核及脊束核的 2 级神经元发出的纤维交叉至对侧组成三叉丘系上升，止于丘脑腹后内侧核，从丘脑 3 级神经元发出的纤维经内囊后肢最后终止于中央后回感觉中枢的下 1/3 区。

（1）眼神经（第 1 支） 接受来自颅顶前部头皮、前额、鼻背、上睑的皮肤以及鼻腔上部、额窦、角膜与结膜等处的黏膜感觉，经眶上裂入颅。眼神经是角膜反射的传入纤维。

（2）上颌神经（第 2 支） 分布于眼与口裂之间的皮肤、上唇、上颌牙齿和齿龈、硬腭和软腭、扁桃体窝前部、鼻腔、上颌窦及鼻咽部黏膜等，经圆孔入颅。

（3）下颌神经（第 3 支） 是混合神经，与三叉神经运动支并行，感觉纤维分布于耳颞区和口裂以下的皮肤、下颌部的牙齿及牙龈、舌前 2/3、口腔底部黏膜、外耳道和鼓膜，经卵圆孔入颅。

2. 运动神经纤维

三叉神经运动纤维起自脑桥三叉神经运动核，发出纤维在脑桥的外侧出脑，经卵圆孔出颅，走行于下颌神经内，支配咀嚼肌（颞肌、咬肌、翼内肌、翼外肌）和鼓膜张肌等。主要司咀嚼运动和张口运动。翼内、外肌的功能是将下颌推向前下，故一侧神经麻痹时，张口时下颌向患侧偏斜。三叉神经运动核受双侧皮质脑干束支配。

3. 角膜反射通路

刺激角膜通过以下通路引起闭眼反应：角膜→三叉神经眼支→三叉神经半月神经节→三叉神经感觉主核→两侧面神经核→面神经→眼轮匝肌（出现闭眼反应）。角膜反射是由三叉神经的眼神经与面神经共同完成的。当三叉神经第 1 支（眼神经）或面神经损害时，均可出现角膜反射消失。

（二）病损表现及定位诊断

1. 三叉神经周围性损害

周围性损害包括三叉神经半月节、三叉神经根或三个分支的病变。刺激性症状主要表现为三叉神经痛；破坏性症状主要表现为三叉神经分布区域感觉减弱或消失，咀嚼肌麻痹，张口时下颌向患侧偏斜。多见于颅中窝脑膜瘤、鼻咽癌颅底转移及三叉神经节带状疱疹病毒感染等。

（1）三叉神经半月节和三叉神经根的病变 表现为三叉神经分布区的感觉障碍，角膜反射减弱或消失，咀嚼肌瘫痪。多数合并有第Ⅶ、Ⅷ对脑神经和同侧小脑损伤的症状和体征。

（2）三叉神经分支的病变 表现为三叉神经各分支分布范围内的痛、温、触觉均减弱或消失。如为眼神经病变可合并角膜反射减弱或消失；如为下颌神经病变可合并同侧咀嚼肌无力或瘫痪，张口时下颌向患侧偏斜。

2. 三叉神经核性损害

（1）感觉核 三叉神经脊束核损害表现为同侧面部洋葱皮样分离性感觉障碍，特点为：①分离性感觉障碍：痛温觉缺失而触觉和深感觉存在；②洋葱皮样分布：三叉神经脊束核很长，当三叉神经脊束核上部损害时，出现口鼻周围痛温觉障碍，而下部损害时，则面部周边区及耳郭区域痛温觉障碍，可产生面部洋葱皮样分布的感觉障碍。常见于延髓空洞症、延髓背外侧综合征及脑干肿瘤等。

（2）运动核 一侧三叉神经运动核损害，产生同侧咀嚼肌无力或瘫痪，并可伴肌萎缩，张口时下颌向患侧偏斜。常见于脑桥肿瘤。

五、面神经

（一）解剖结构及生理功能

面神经 为混合性神经，其主要成分是运动神经，司面部的表情运动；次要成分为中间神经，含有内脏运动纤维、特殊内脏感觉纤维和躯体感觉纤维，司味觉和腺体（泪腺及唾液腺）的分泌，以及内耳、外耳道等处的皮肤感觉。

1. 运动纤维

发自位于脑桥下部被盖腹外侧的面神经核，其纤维行于背内侧，绕过展神经核，再向前下行，于脑桥下缘邻近听神经处出脑。此后与前庭蜗神经并行，共同进入内耳孔，在内听道底部，面神经与前庭蜗神经分离，再经面神经管下行，在面神经管转弯处横过膝状神经节，沿途分出镫骨肌神经和鼓索神经，最后经茎乳孔出颅，穿过腮腺，支配除了咀嚼肌和上睑提肌以外的面部诸表情肌及耳部肌、枕肌、颈阔肌及镫骨肌等。支配上部面肌（额肌、皱眉肌及眼轮匝肌）的神经元受双侧皮质脑干束控制，支配下部面肌（颊肌及口轮匝肌）的神经元受对侧皮质脑干束控制。

2. 感觉纤维

面神经的感觉纤维为中间神经，分为以下两种：

（1）味觉纤维 是感觉纤维中最主要的部分。味觉的第 1 级神经元在膝状神经节，周围突沿面神经下行，在面神经管内，离开面神经向前走，形成鼓索神经，参加到舌神经（三叉神经下颌支的分支）中，终止于舌前 2/3 味蕾，司舌前 2/3 味觉；中枢突形成面神经的中间神经，在运动支的外侧进入脑桥，与舌咽神经的味觉纤维一起，终止于孤束核（第 2 级神经元）。从孤束核发出纤维交叉至对侧，位于内侧丘系的内侧上行，终止于丘脑外侧核（第 3 级神经元），再发出纤维终止于中央后回下部。

（2）一般躯体感觉纤维 感觉细胞也位于膝状神经节内，接受来自鼓膜、内耳、外耳及外耳道皮肤之感觉。这些纤维病变时则产生耳痛。

3. 副交感神经纤维

副交感神经纤维司泪腺、舌下腺及颌下腺的分泌。从脑桥上泌涎核发出的副交感神经，经中间神经→鼓索神经→舌神经至颌下神经节，其节后纤维支配舌下腺及颌下腺的分泌。司泪腺分泌的纤维经中间神经加入岩浅大神经，至翼腭神经节，节后纤维支配泪腺。

（二）病损表现及定位诊断

面神经损伤根据不同部位分中枢性及周围性，各有其特点。

1. 上运动神经元损伤所致的中枢性面神经麻痹

病变在一侧中央前回下部或皮质延髓束。临床仅表现为病灶对侧下面部表情肌瘫痪，即鼻唇沟变浅、口角轻度下垂，而上部面肌（额肌和眼轮匝肌）不受累，皱眉、皱额和闭眼动作均无障碍。常见于脑血管病等。

2. 下运动神经元损伤所致的周围性面神经麻痹

病变在面神经核或核以下周围神经。临床表现为同侧面肌瘫痪，即患侧额纹变浅或消失，不能皱眉，眼裂变大，眼睑闭合无力，用力闭眼时眼球向上外方转动，显露白色巩膜，称为贝尔征，患者鼻唇沟变浅，口角下垂并歪向健侧，鼓腮漏气，不能吹口哨，食物易残存于颊部与齿龈之间。周围性面神经麻痹时，还可以进一步根据伴发的症状和体征确定病变的具体部位。

（1）面神经管前损害

1）面神经核损害：表现周围性面神经麻痹外，常伴有展神经麻痹，对侧锥体束征，病变在脑桥。常见于脑干肿瘤及血管病。

2）膝状神经节损害：表现为周围性面神经麻痹，舌前 2/3 味觉障碍及泪腺、唾液腺分泌障碍（鼓索受累），可伴有听觉过敏（镫骨肌神经受累），耳后部剧烈疼痛，鼓膜和外耳道疱疹，称亨特综合征。见于膝状神经节带状疱疹病毒感染。

（2）面神经管内损害 表现为周围性面神经麻痹伴有舌前 2/3 味觉障碍及唾液腺分泌障碍，为面神经管内鼓索神经受累；如还伴有听觉过敏，则病变多在镫骨肌神经以上。

（3）茎乳孔以外病变 只表现为周围性面神经麻痹。

面神经麻痹的定位诊断，首先要区别是周围性面神经麻痹，还是中枢性面神经麻痹。如为周围性面神经麻痹，还要区分是脑干内还是脑干外。这种明确的定位对疾病的定性诊断有重要价值。

六、前庭蜗神经

（一）解剖结构及生理功能

前庭蜗神经又称前庭蜗神经，是特殊躯体感觉性神经，由蜗神经和前庭神经组成。

1. 蜗神经

起自内耳螺旋神经节（蜗神经节）的双极神经元（1 级神经元），其周围突感受内耳螺旋器（Corti 器）毛细胞的冲动，中枢突进入内听道组成蜗神经，终止于脑桥尾端的蜗神经前后核（2 级神经元），发出的纤维一部分经斜方体至对侧，一部分在同侧上行，形成外侧丘系，终止于四叠体的下丘（听反射中枢）及内侧膝状体（3 级神经元），内侧膝状体发出纤维经内囊后肢形成听辐射，终止于颞横回皮质听觉中枢。蜗神经主要传导听觉。

2. 前庭神经

起自内耳前庭神经节的双极细胞（1 级神经元），其周围突分布于三个半规管的椭圆囊、球囊和壶腹，感受身体和头部的空间移动。中枢突组成前庭神经，和蜗神经一起经内耳孔入颅腔，终止于脑桥和延髓的前庭神经核群（内侧核、外侧核、上核和脊髓核）（2 级神经元）。发出的纤维一小部分经过小脑下脚止于小脑的绒球小结叶；由前庭神经外侧核发出的纤维构成前庭脊髓束，止于同侧前角细胞，调节躯体平衡；来自其他前庭神经核的纤维加入内侧纵束，与眼球运动神经核和上颈髓联系，调节眼球及颈肌反射性活动。前庭神经的功能为反射性调节机体的平衡，调节机体对各种加速度的反应。

（二）病损表现及定位诊断

1. 蜗神经

蜗神经损害时主要表现为听力障碍和耳鸣。

2. 前庭神经

前庭神经损害时可表现眩晕、眼球震颤及平衡障碍。

七、舌咽、迷走神经

舌咽神经和迷走神经均为混合性

神经，都包括特殊内脏运动、一般内脏运动（副交感）、一般内脏感觉和躯体感觉四种成分，另外，舌咽神经还包含特殊内脏感觉纤维。两者有共同的神经核（疑核和孤束核）、共同的走行和共同的分布特点。疑核发出的纤维随舌咽神经和迷走神经支配软腭、咽、喉和食管上部的横纹肌，舌咽神经和迷走神经的一般内脏感觉纤维的中枢突终止于孤束核。

（一）解剖结构及生理功能

1. 舌咽神经

（1）感觉神经 ①特殊内脏感觉纤维：其胞体位于下神经节，中枢突止于孤束核，周围突分布于舌后 1/3 味蕾，传导味觉。②一般内脏感觉纤维：其胞体亦位于下神经节，中枢突止于孤束核，周围突接受咽、扁桃体、舌后 1/3、咽鼓管和鼓室等处黏膜，接受黏膜的感觉；分布于颈动脉窦和颈动脉小球的纤维（窦神经）与呼吸、血压和脉搏的调节有关。③一般躯体感觉纤维：其胞体位于上神经节，其周围突分布于耳后皮肤，中枢突到三叉神经脊束核，接受耳部皮肤的一般感觉。

（2）特殊内脏运动纤维 起自延髓疑核，经颈静脉孔出颅，支配茎突咽肌，功能是提高咽穹隆，与迷走神经共同完成吞咽动作。

（3）副交感纤维 为一般内脏运动纤维，起自下泌涎核，经鼓室神经、岩浅小神经，终止于耳神经节，其节后纤维分布于腮腺，司腮腺分泌。

2. 迷走神经

迷走神经是行程最长、分布范围最广的脑神经。

（1）感觉纤维 ①一般躯体感觉纤维：其胞体位于上神经节（颈静脉神经节）内，中枢突止于三叉神经脊束核，周围突分布于外耳道、耳郭凹面的一部分皮肤（耳支）及硬脑膜。②一般内脏感觉纤维：其胞体位于下神经节（结状神经节）内，中枢突止于孤束核，周围突分布于咽、喉、食管、气管及胸腹腔内诸脏器。

（2）特殊内脏运动纤维 起自疑核，由橄榄体的背侧出延髓，经颈静脉孔出颅，支配软腭、咽及喉部的横纹肌。

（3）副交感纤维 为一般内脏运动纤维，起自迷走神经背核，其纤维终止于迷走神经丛的副交感神经节,发出的节后纤维分布于胸腹腔诸脏器,控制平滑肌、心肌和腺体的活动。

（二）病损表现及定位诊断

1. 舌咽、迷走神经共同损伤

舌咽、迷走神经彼此邻近，有共同的起始核，常同时受损，表现为声音嘶哑、吞咽困难、饮水呛咳及咽反射消失，称延髓麻痹（真性延髓麻痹），临床上也习惯称为延髓性麻痹。一侧损伤时症状较轻，张口时可见瘫痪一侧的软腭弓较低，腭垂偏向健侧，患者发“啊”，音时病侧软腭上抬受限，病侧咽部感觉缺失，咽反射消失，见于吉兰－巴雷综合征及 Wallenberg 综合征等。舌咽、迷走神经的运动核受双侧皮质脑干束支配，当一侧损害时不出现延髓麻痹症状，当双侧皮质延髓束损伤时才出现构音障碍和吞咽困难，而咽反射存在，称假性延髓性麻痹，常见于两侧大脑半球的血管病变。

2. 舌咽、迷走神经单独受损

舌咽神经麻痹主要表现为咽部感觉减退或丧失、咽反射消失、舌后 1/3 味觉丧失和咽肌轻度瘫痪。迷走神经麻痹时出现声音嘶哑、构音障碍、软腭不能提升、吞咽困难、咳嗽无力和心动过速等。出现舌咽神经或迷走神经单独受损的症状，而无脑干受损的长束体征，提示脑干外神经根病变。

八、副神经

（一）解剖结构及生理功能

副神经为运动神经，由延髓支和脊髓支两部分组成，分别包括特殊内脏运动纤维和躯体运动纤维。延髓支起自延髓疑核，颅内部分在颈静脉孔处与脊髓部分相分离，加入迷走神经，构成喉返神经，支配声带运动；脊髓支起自颈髓第 1 ~ 5 节段前角腹外侧细胞柱，其纤维经枕大孔入颅，与延髓支汇合，再经颈静脉孔出颅，支配胸锁乳突肌和斜方肌。胸锁乳突肌的功能是使头转向对侧，斜方肌支配耸肩动作。双侧胸锁乳突肌同时收缩时颈部前屈，双侧斜方肌同时收缩时头向后仰。

（二）病损表现及定位诊断

1. 一侧副神经核或其神经损害

同侧胸锁乳突肌和斜方肌萎缩，患者向病变对侧转颈不能，患侧肩下垂并耸肩无力。颅后窝病变时，副神经常与迷走神经和舌咽神经同时受损（颈静脉孔综合征）。出颈静脉孔后，副神经主干和分支可因淋巴结炎、颈部穿刺以及外科手术等受损。由于副神经受两侧皮质脑干束支配，故一侧皮质脑干束损害，不出现副神经受损症状。

2. 双侧副神经核或其神经损害

表现为双侧胸锁乳突肌均力弱，患者头前屈无力，直立困难，多呈后仰位，仰卧位时不能抬头。

九、舌下神经

（一）解剖结构及生理功能

舌下神经为躯体运动神经，支配舌肌运动。位于延髓第四脑室底舌下神经三角深处的舌下神经核发出轴突在橄榄体与锥体之间出脑，经舌下神经管出颅，分布于同侧舌肌。舌向外伸出主要是颏舌肌向前牵拉的作用，舌向内缩回主要是舌骨舌肌的作用。舌下神经只受对侧皮质脑干束支配。

（二）病损表现及定位诊断

1. 舌下神经核上性病变

一侧病变时，伸舌偏向病灶对侧。此因正常时两侧颏舌肌运动将舌推向前方，若一侧颏舌肌肌力减弱，则健侧肌运动将舌推向偏瘫侧，无舌肌萎缩及肌束颤动，称中枢性舌下神经麻痹。常见于脑血管病等。

2. 舌下神经及核性病变

一侧病变表现为患侧舌肌瘫痪，伸舌偏向患侧；两侧病变则伸舌受限或不能，同时伴有舌肌萎缩。舌下神经核的病变可伴有肌束颤动，见于肌萎缩侧索硬化或延髓空洞症等。

第三节 周围神经

周围神经是指脊髓及脑干软脑膜以外的所有神经结构，即除嗅、视神经以外的所有脑神经和脊神经。其中与脑相连的部分为脑神经，与脊髓相连的为脊神经。分布于体表、骨、关节和骨骼肌的为躯体神经；分布于内脏、血管、平滑肌和腺体的为内脏神经。多数周围神经为混合神经，包含感觉纤维、运动纤维、交感纤维、副交感纤维，还有被结缔组织膜、血管及淋巴管等。

在脑神经、脊神经和内脏神经中，各自都含有感觉和运动成分。感觉传入神经由脊神经后根、后根神经节和脑神经的神经节构成，将皮肤、关节、肌腱和内脏神经的冲动由感受器传向中枢神经系统；运动传出神经由脊髓前角和侧角发出的脊神经前根和脑干运动核发出的脑神经构成，将神经冲动由中枢神经系统传出到周围的效应器。由于内脏神经的传出部分专门支配不直接受人意识控制的平滑肌、心肌和腺体的运动，故又将内脏传出神经称为自主神经。自主神经又根据形态和功能分为交感神经和副交感神经两部分。脑神经已在本章脑神经一节中详述，本节主要叙述脊神经和自主神经。

一、脊神经

（一）解剖结构及生理功能

与脊髓相连的周围神经即脊神经，每对脊神经借前根和后根连于一个脊髓节段。前根属运动纤维，后根属感觉纤维，因此脊神经为混合性，一般含有躯体感觉纤维、躯体运动纤维、内脏传入纤维和内脏运动纤维 4 种成分。31 对脊神经可分为 5 部分：8 对颈神经，12 对胸神经，5 对腰神经，5 对骶神经和 1 对尾神经。每条脊神经干在出椎间孔后立即分为前支、后支、脊膜支和交通支。前支分别交织成丛，即颈丛、臂丛、腰丛和骶丛，由各丛再发出分支分布于躯干前外侧和四肢的肌肉和皮肤，司肌肉运动和皮肤感觉；后支分成肌支和皮支，肌支分布于项、背和腰骶部深层肌，司肌肉运动，皮支分布于枕、项、背、腰、骶及臀部皮肤，司皮肤感觉；脊膜支分布于脊髓被膜、血管壁、骨膜、韧带和椎间盘等处，司一般感觉和内脏运动；交通支为连于脊神经与交感干之间的细支。

脊神经在皮肤的分布有明显的节段性，尤其是颈神经和胸神经的分布。如 T_2 分布于胸骨角水平；T_4 分布于乳头平面；T_6 分布于剑突水平；T_8 分布于肋弓下缘；T_{10} 分布于脐水平；T_{12} 和 L_1 分布于腹股沟水平。四肢的皮神经分布也有一定规律性。在分布到四肢的神经顺序中，最上、最下者分布于近侧部近躯干处，而中间的神经则分布于肢体的远侧部。如分布到上肢的臂丛中 C_5 和 T_1 神经分布到上肢较近侧，$C_{6\sim8}$ 神经分布于上肢远侧及手部。这种分布规律对临床上判断损伤的节段定位具有重要的应用价值。

（二）病损表现及定位诊断

周围神经损伤的临床表现是受损神经支配范围内的感觉、运动、反射和自主神经功能异常。其部位及范围随受损神经的分布而异，但有其共同的特性。

1. 脊神经病变导致的运动障碍

前根损害表现为支配节段下运动神经元性瘫痪，不伴有感觉障碍；神经丛和神经干损害为支配区内的运动、感觉、自主神经功能障碍；神经末梢损害为四肢远端对称性下运动神经元性瘫痪。如与呼吸肌有关的脊神经根受累，会出现呼吸肌麻痹引起呼吸困难。运动障碍也可分刺激性和麻痹性两类症状。

（1）刺激性症状 可表现为肌束震颤、肌痉挛和肌肉痛性痉挛等。

1）肌束震颤：为肌肉静息时观察到的肌肉颤动，可见于正常人，伴有肌肉萎缩时则为异常，在各种运动神经元损伤性疾病中均可见，尤其是运动神经元病。

2）肌痉挛：为一个或多个运动单位短暂的自发性痉挛性收缩，较肌束震颤缓慢，持续时间长，邻近的运动单位常呈交替性、间断性收缩，如面神经损伤引起的偏侧面肌痉挛。

3）肌肉痛性痉挛：为一块肌肉或一个肌群短暂的伴有疼痛的收缩，是一种生理现象，病理状态下出现频率增加，常见于活动较多的肌肉如腓肠肌，肌肉用力收缩时可诱发，按摩可减轻。

（2）麻痹性症状 为下运动神经元性瘫痪，可出现肌力减弱或丧失、肌萎缩、肌张力低。

1）肌力减弱或丧失：四肢对称性肌无力可见于多发性神经病及吉兰—巴雷综合征。前者的肌无力出现在肢体远端，下肢重于上肢；后者的肌无力可出现在肢体和躯干，可伴有呼吸肌麻痹。

2）肌萎缩：轴突变性或神经断伤时，由于肌肉失去神经营养作用而发生萎缩。临床上，数周内出现肌肉萎缩并进行性加重，如能在 12 个月内建立神经再支配，则有完全恢复的可能；多数情况下，肌萎缩与肌无力平行出现，但脱髓鞘性神经病时，虽有肌无力，但一般无轴突变性（轴索型除外），肌肉萎缩不明显。

2. 脊神经病变导致的感觉障碍

脊神经病变可出现分布区内的感觉障碍。后根损害为节段分布的感觉障碍，常有剧烈疼痛；神经丛和神经干损害为分布区的感觉障碍，常伴有疼痛、下运动神经元性瘫痪和自主神经功能障碍；神经末梢损害为四肢远端对称分布的手套—袜套样感觉障碍，常伴有运动和自主神经功能障碍。感觉障碍可分刺激性和麻痹性两类症状。

3. 脊神经病变导致的反射变化

可出现浅反射及深反射减弱或消失。腱反射消失为神经病的早期表现，尤以踝反射丧失为最常见。在主要损伤小纤维的神经病可至后期才出现腱反射消失。

4. 脊神经病变导致的自主神经障碍

可出现多汗或无汗、黏膜苍白或发绀、皮温降低、皮肤水肿、皮下组织萎缩、角化过度、色素沉着、皮肤溃疡、毛发脱落、指甲光泽消失、甲质变脆、突起增厚及关节肿大。其他可有性功能障碍、膀胱直肠功能障碍、直立性低血压及泪腺分泌减少等。自主神经症状在病程较长或慢性多发性周围神经病中较为常见，如遗传性神经病或糖尿病性神经病。

5. 脊神经病变导致的其他症状

①动作性震颤：可见于某些多发性神经病；②周围神经肿大：见于麻风、神经纤维瘤、施万细胞瘤、遗传性及慢性脱髓鞘性神经病；③畸形：慢性周围性神经病若发生在生长发育停止前可致手足和脊柱畸形，出现马蹄足、爪形手和脊柱侧弯等；④营养障碍：由于失用、血供障碍和感觉丧失，皮肤、指（趾）甲、皮下组织可发生营养性改变，以远端为明显，加之肢体远端痛觉丧失而易灼伤，可造成手指或足趾无痛性缺失或溃疡，常见于遗传性感觉性神经病。遗传性神经病或慢性周围神经病由于关节感觉丧失及反复损伤，可出现 Charcot 关节。

二、自主神经

（一）解剖结构及生理功能

自主神经支配内脏器官（消化道、心血管、呼吸道及膀胱等）及内分泌腺、汗腺的活动和分泌，并参与调节葡萄糖、脂肪、水和电解质代谢，以及体温、睡眠和血压等。自主神经包括交感神经和副交感神经，两者在大脑皮质的调节下通过下丘脑、脑干及脊髓各节段既拮抗又协调地共同调节器官的生理活动，所有调节活动均在无意志控制下进行。自主神经可分为中枢部分和周围部分。

1. 中枢自主神经

包括大脑皮质、下丘脑、脑干的副交感神经核团以及脊髓各节段侧角区。大脑皮质各区均有自主神经的代表区，如旁中央小叶与膀胱、肛门括约肌调节有关；岛叶、边缘叶与内脏活动有关。下丘脑是自主神经的皮质下中枢，前区是副交感神经代表区，后区是交感神经代表区，共同调节机体的糖、水、盐、脂肪代谢，以及体温、睡眠、呼吸、血压和内分泌的功能。

2. 周围自主神经

（1）交感神经系统 节前纤维起始于C_8～L_2脊髓侧角神经元，经脊神经前根和白交通支到脊髓旁交感干的椎旁神经节和腹腔神经节并换元。节后纤维随脊神经分布到汗腺、血管、平滑肌，而大部分节后纤维随神经丛分布到内脏器官。交感神经兴奋时引起机体消耗增加、器官功能活动增强。

（2）副交感神经系统 节前纤维起自脑干和$S_{2\sim4}$脊髓侧角核团，发出纤维在其支配的脏器附近或在脏器内神经节换元。节后纤维支配瞳孔括约肌、睫状肌、颌下腺、舌下腺、泪腺、鼻腔黏膜、腮腺、气管、支气管、心脏、肝、胰、脾、肾和胃肠等。副交感神经与交感神经作用互相拮抗，兴奋时可抑制机体耗损、增加储能。

自主神经的功能是通过神经末梢释放的神经递质来完成的，可分为胆碱能神经和肾上腺素能神经，前者包括交感神经及副交感神经节前纤维、副交感神经节后纤维，以及支配血管扩张、汗腺和子宫的交感神经节后纤维；后者包括支配心脏、肠道、血管收缩的交感神经节后纤维。内脏器官均受交感神经和副交感神经双重支配，两者既相互拮抗又相互协调，维持机体功能的平衡性、完整性，使机体适应内外环境的变化，任一系统功能亢进或不足都可引起机体功能失调。

（二）病损表现及定位诊断

自主神经功能紊乱也称自主神经功能紊乱，交感神经系统病损可表现副交感神经功能亢进的症状，而副交感神经病损可表现为交感神经功能亢进的症状。

1. 交感神经病损

可出现副交感神经功能亢进的症状，表现为瞳孔缩小、唾液分泌增加、心率减慢、血管扩张、血压降低、胃肠蠕动和消化腺分泌增加、肝糖原储存增加以增加吸收功能、膀胱与直肠收缩促进废物的排除。可见于任何可导致交感神经功能降低或副交感神经功能亢进的疾病。

2. 副交感神经病损

可出现交感神经功能亢进的症状，表现为瞳孔散大、眼裂增宽、眼球突出、心率加快、内脏和皮肤血管收缩、血压升高、呼吸加快、支气管扩张、胃肠道蠕动分泌功能受抑制、血糖升高及周围血容量增加等。可见于任何可导致副交感神经功能降低或交感神经功能亢进的疾病。

三、周围神经损伤的病理类型

周围神经由神经元及其发出的纤维组成，不同病理变化可导致不同的临床表现，常见的周围神经病理变化可分为以下四种：

1. 沃勒变性

是指任何外伤使轴突断裂后，远端神经纤维发生的一切变化。神经纤维断裂后，由于不再有轴浆运输提供维持和更新轴突所必需的成分，其断端远侧的轴突自近向远发生变化和解体。解体的轴突和髓鞘由施万细胞和巨噬细胞吞噬。断端近侧的轴突和髓鞘可有同样的变化，但一般只到最近的一两个郎飞结而不再继续。再生阶段，施万细胞先增殖，形成神经膜管，成为断端近侧轴突再生支芽伸向远端的桥梁。接近细胞体的轴突断伤则可使细胞体坏死。

2. 轴突变性

是常见的一种周围神经病理改变，可由中毒、代谢营养障碍以及免疫介导性炎症等引起。基本病理生理变化为轴突的变性、破坏和脱失，病变通常从轴突的远端向近端发展，故有“逆死性神经病”之称。其轴突病变本身与沃勒变性基本相似，只是轴突的变性、解体以及继发性脱髓鞘均从远端开始。

3. 神经元变性

是神经元胞体变性坏死继发的轴突及髓鞘破坏，其纤维的病变类似于轴突变性，不同的是神经元一旦坏死，其轴突的全长在短期内即变性和解体，称神经元病。可见于后根神经节感觉神经元病变，如有机汞中毒、大剂量维生素 B_6 中毒或癌性感觉神经病等；也可见于运动神经元病损，如急性脊髓灰质炎和运动神经元病等。

4. 节段性脱髓鞘

髓鞘破坏而轴突相对保存的病变称为脱髓鞘，可见于炎症、中毒、遗传性或后天性代谢障碍。病理上表现为神经纤维有长短不等的节段性髓鞘破坏，施万细胞增殖。在脱髓鞘性神经病时，病变可不规则地分布在周围神经的远端及近端，但长的纤维比短的更易于受损而发生传导阻滞，因此临床上运动和感觉障碍以四肢远端为重。 细胞体与轴突、轴突与施万细胞都有密切关系，因此四种病理变化相互关联。神经元病导致轴突变性，接近细胞体的沃勒变性可以使细胞坏死。轴突变性总是迅速继发脱髓鞘，轻度节段性脱髓鞘不一定继发轴突变性，但严重的脱髓鞘则可发生轴突变性。

第四节 脑与脊髓的血管

一、脑的血管

（一）解剖结构及生理功能

1. 脑的动脉

来源于颈内动脉和椎动脉。以顶枕沟为界，大脑半球前 2/3 和部分间脑由颈内动脉分支供应，大脑半球后 1/3 及部分间脑、脑干和小脑由椎基底动脉供应。由此，脑的动脉分为颈内动脉系和椎—基底动脉系。两系动脉又都可分为皮质支和中央支，前者供应大脑皮质及其深面的髓质，后者供应基底节、内囊及间脑等。

（1）颈内动脉 起自颈总动脉，供应大脑半球前 2/3 和部分间脑。行程中可分四段：颈部、岩部、海绵窦部和前床突部，后两者合称虹吸部，常弯曲，是动脉硬化的好发部位。主要分支有：①眼动脉：颈内动脉在穿出海绵窦处发出眼动脉，供应眼部；②脉络膜前动脉：在视束下从颈内动脉分出，供应外侧膝状体、内囊后肢的后下部、大脑脚底的中 1/3 及苍白球等结构；③后交通动脉：在视束下分出，与大脑后动脉吻合，是颈内动脉系和椎—基底动脉系的吻合支；④大脑前动脉：在视神经上方由颈内动脉分出，皮质支分布于顶枕沟以前的半球内侧面、额叶底面的一部分和额、顶两叶上外侧面的上部，中央支供应尾状核、豆状核前部和内囊前肢；⑤大脑中动脉：为颈内动脉的直接延续，皮质支供应大脑半球上外侧面的大部分和岛叶，中央支（豆纹动脉）供应尾状核、豆状核、内囊膝和后肢的前部，因其行程弯曲，在高血压动脉硬化时容易破裂，又称为出血动脉。

（2）椎动脉 起自锁骨下动脉，两椎动脉经枕骨大孔入颅后合成基底动脉，供应大脑半球后 1/3 及部分间脑、脑干和小脑。主要分支有：

1）椎动脉的主要分支：①脊髓前、后动脉：见本节脊髓的血管；②小脑下后动脉：为椎动脉的最大分支，供应小脑底面后部和延髓后外侧部．该动脉行程弯曲易发生血栓，引起交叉性感觉障碍和小脑性共济失调。

2）基底动脉的主要分支：①小脑下前动脉：从基底动脉起始段发出，供应小脑下面的前部；②迷路动脉（内听动脉）：发自基底动脉或小脑下前动脉，供应内耳迷路；③脑桥动脉：为细小分支，供应脑桥基底部；④小脑上动脉：发自基底动脉末端，供应小脑上部；⑤大脑后动脉：为基底动脉的终末支，皮质支供应颞叶内侧面和底面及枕叶，中央支供应丘脑、内外侧膝状体、下丘脑和底丘脑等。大脑后动脉起始部与小脑上动脉之间夹有动眼神经，当颅内压增高时，海马旁回移至小脑幕切迹下方，使大脑后动脉向下移位，压迫并牵拉动眼神经，致动眼神经麻痹。

（3）大脑动脉环（Willis 环） 由两侧大脑前动脉起始段、两侧颈内动脉末端、两侧大脑后动脉借前、后交通动脉连通形成，使颈内动脉系与椎—基底动脉系相交通。正常情况下动脉环两侧的血液不相混合，当某一供血动脉狭窄或闭塞时，可一定程度通过大脑动脉环使血液重新分配和代偿，以维持脑的血液供应。后交通动脉和颈内动脉交界处、前交通动脉和大脑前动脉的连接处是动脉瘤的好发部位。

2. 脑的静脉

脑的静脉分为大脑浅静脉和大脑深静脉两组。

（1）大脑浅静脉 分为大脑上静脉、大脑中静脉（大脑中浅静脉和大脑中深静脉）及大脑下静脉三组，收集大脑半球外侧面、内侧面及脑岛的血液，汇入脑各静脉窦，并与大脑内静脉相吻合。

（2）大脑深静脉 包括大脑内静脉和大脑大静脉。大脑内静脉由脉络膜静脉和丘脑纹静脉合成，两侧大脑内静脉汇合成大脑大静脉（Galen 静脉），收集半球深部髓质、基底核、间脑和脉络丛等处的静脉血，汇入直窦。

（二）病损表现及定位诊断

脑血管疾病以动脉受累的疾病居多，其症状繁多复杂，不同血管分支的病变因损害不同区域而表现各异。

1. 颈内动脉主干受累

可出现病侧单眼一过性黑蒙、病侧 Horner 征、对侧偏瘫、偏身感觉障碍和偏盲，优势半球受累可出现失语症，非优势半球受累可出现体象障碍。

2. 大脑中动脉受累

（1）主干 ①三偏症状：病灶对侧中枢性面舌瘫及偏瘫、偏身感觉障碍、偏盲或象限盲；②优势半球受累可出现失语症，非优势半球受累可出现体象障碍；③可有不同程度的意识障碍。

（2）皮质支 ①上分支分布于眶额部、额部、中央前回及顶叶前部，病损时出现对侧偏瘫和感觉缺失，面部及上肢重于下肢，Broca 失语（优势半球）和体象障碍（非优势半球）；②下分支分布于颞极、颞叶前中后部及颞枕部，病损时出现 Wernicke 失语、命名性失语和行为异常等，常无偏瘫。

（3）深穿支 ①对侧中枢性偏瘫，上下肢均等，可有面舌瘫；②对侧偏身感觉障碍；

③可有对侧同向性偏盲；④优势半球可出现皮质下失语。

3. 大脑前动脉受累

（1）主干 ①病灶对侧中枢性面舌瘫及偏瘫，以面舌瘫及下肢瘫为重，可伴轻度感觉障碍；②尿潴留或尿急；③精神障碍如淡漠、反应迟钝、欣快、始动障碍和缄默等，常有强握与吸吮反射；④优势半球受累可出现上肢失用，也可出现 Broca 失语。

（2）皮质支 ①对侧下肢远端为主的中枢性瘫，可伴感觉障碍；②对侧下肢短暂性共济失调、强握反射及精神症状。

（3）深穿支 对侧中枢性面舌瘫及上肢近端轻瘫。

4. 大脑后动脉受累

（1）主干 出现对侧偏瘫、偏身感觉障碍及偏盲，丘脑综合征，优势半球病变可有失读。

（2）皮质支 ①对侧同向性偏盲或象限盲，而黄斑视力保存（黄斑回避现象），双侧病变可出现皮质盲；②优势侧颞下动脉受累可见视觉失认及颜色失认；顶枕动脉受累可有对侧偏盲，视幻觉痫性发作，优势侧病损可有命名性失语。

（3）深穿支 ①丘脑穿通动脉受累产生红核丘脑综合征；②丘脑膝状体动脉受累可见丘脑综合征；③中脑支受累出现 Weber 综合征或 Benedikt 综合征。

5. 基底动脉受累

（1）主干 引起脑干广泛性病变，累及脑神经、锥体束及小脑，出现眩晕、呕吐、共济失调、瞳孔缩小、四肢瘫痪、肺水肿、消化道出血、昏迷和高热等，甚至死亡。

（2）基底动脉尖部 基底动脉尖分出了小脑上动脉和大脑后动脉，供应中脑、丘脑、小脑上部、颞叶内侧及枕叶，受累时可出现基底动脉尖部综合征，表现为：①眼球运动及瞳孔异常；②对侧偏盲或皮质盲；③严重的记忆障碍；④少数患者可有脑干幻觉，表现为大脑脚幻觉及脑桥幻觉；⑤可有意识障碍。

（3）内听动脉 表现为病灶侧耳鸣、听力减退、眩晕、呕吐及眼球震颤。

（4）中脑支 可出现 Weber 综合征或 Benedikt 综合征。

（5）脑桥支 可出现 Millard-Gubler 综合征。

（6）脑桥旁正中动脉 可出现 Foville 综合征。

（7）小脑上动脉 可出现脑桥上部外侧综合征。

6. 椎动脉受累

小脑下后动脉起于椎动脉，此两动脉受累可出现 Wallenberg 综合征。

二、脊髓的血管

（一）解剖结构和生理功能

1. 脊髓的动脉

脊髓的动脉供应来自椎动脉的脊髓前动脉和脊髓后动脉及来自根动脉（根前动脉和根后动脉）。在椎动脉下行过程中，不断得到根动脉的增强，共同提供脊髓的血液。

（1）脊髓前动脉 起源于两侧椎动脉的颅内部分，在达延髓的锥体交叉处合成一条沿脊髓前正中裂下行，每 1cm 左右即分出 3 ~ 4 支沟联合动脉，左右交替地深入脊髓，供应脊髓横断面前 2/3 区域，包括脊髓前角、侧角、灰质联合、后角基部、前索和侧索前部。

沟动脉系终末支，易发生缺血性病变。

（2）脊髓后动脉 起源于同侧椎动脉颅内部分，左右各一根，沿脊髓全长后外侧沟下行，分支主要供应脊髓横断面后 1/3 区域，包括脊髓后角的其余部分、后索和侧索后部。脊髓后动脉并未形成一条完整连续的纵行血管，略成网状，分支间吻合较好，故较少发生供血障碍。

（3）根动脉 脊髓颈段还接受来自椎动脉及甲状腺下动脉分支供应，胸、腰、骶段分别接受来自肋间动脉、腰动脉、髂腰动脉和骶外动脉等分支供应。这些分支均沿脊神经根进入椎管，统称为根动脉，进入椎间孔后分为前后两股，即根前动脉、根后动脉，分别与脊髓前动脉与脊髓后动脉吻合，构成围绕脊髓的动脉冠，此冠状动脉环分出小分支供应脊髓表面结构，并发出小穿通支进入脊髓，为脊髓实质外周部分供血。大多数根动脉较细小，但 C_6、T_9、L_2 三处的根动脉较粗大。由于根动脉补充血供，使脊髓动脉血流十分丰富，不易发生缺血。

根据脊髓动脉分布的特点，循环最不充足的节段常位于相邻的两条根动脉分布区交界处，T4 和 L1 最易发生供血不足。

2. 脊髓的静脉

主要由脊髓前静脉和脊髓后静脉引流至椎静脉丛，后者向上与延髓静脉相通，在胸段与胸内奇静脉及上腔静脉相通，在腹部与下腔静脉、门静脉及盆腔静脉多处相通。椎静脉丛内压力很低，没有静脉瓣，血流方向常随胸、腹腔压力变化（如举重、咳嗽、排便等）而改变，是感染及恶性肿瘤转移入颅的可能途径。

（二）病损表现及定位诊断

脊髓血管可发生缺血性病变和出血性病变，常发生于脊髓动脉系统，而血管畸形可发生在动静脉系统。因脊髓内结构紧密，较小的血管病变就可造成严重的后果。

1. 脊髓前动脉损害

为供应脊髓前 2/3 区域的脊髓前动脉发生闭塞所致，主要表现为病灶水平以下的上运动神经元性瘫痪，分离性感觉障碍（痛温觉缺失而深感觉正常）及膀胱直肠功能障碍，称为脊髓前动脉综合征。

2. 脊髓后动脉损害

为供应脊髓后 1/3 区域的脊髓后动脉闭塞所致，主要表现为病变水平以下的深感觉障碍，痛温觉及肌力保存，括约肌功能常不受累。称为脊髓后动脉综合征。

3. 中央动脉损害

病变水平相应节段的下运动神经元性瘫痪，肌张力减低，肌萎缩，多无感觉障碍和锥体束损害，称为中央动脉综合征。

脊髓出血可表现为截瘫、病变水平以下感觉缺失、括约肌功能障碍等急性横贯性脊髓损害表现。脊髓动静脉畸形可如占位性病变一样对脊髓产生压迫症状，表现为病变节段以下的运动障碍和感觉障碍，也可破裂发生局灶性或弥漫性出血，出现脊髓局部损害的症状或横贯性脊髓损害的表现。

第五节 肌肉

一、解剖结构及生理功能

肌肉根据构造不同可分为平滑肌、心肌和骨骼肌。平滑肌主要分布于内脏的中空器官及血管壁，心肌为构成心壁的主要部分，骨骼肌主要存在于躯干和肢体；前两者受内脏神经支配，不直接受意识的管理，属于不随意肌；而骨骼肌直接受人的意识控制，属随意肌。本节主要讨论骨骼肌。

骨骼肌是执行运动功能的效应单位，也是机体能量代谢的重要器官。每块骨骼肌由数个至数百个肌束所组成，而肌束又是由数根至数千根并行排列的肌纤维（肌细胞）外包裹肌膜构成。一根肌纤维即是一个肌细胞，由细胞膜（肌膜）、细胞核（肌核）、细胞质（肌浆）和细胞器（线粒体和溶酶体）组成。

骨骼肌受运动神经支配。一个运动神经元发出一根轴突，在到达肌纤维之前分成许多神经末梢，每根末梢到达一根肌纤维形成神经肌肉接头（突触），这样，一个运动神经元同时支配许多肌纤维。来自运动神经的电冲动通过神经肌肉接头的化学传递引起骨骼肌收缩，进而完成各种自主运动。因此运动神经、神经肌肉接头及肌肉本身病变都可引起骨骼肌运动的异常，后两者引起的疾病统称为骨骼肌疾病，其表现为本节讲述的对象。

二、病损表现及定位诊断

肌无力是肌肉疾病最常见的表现，另外还有病态性疲劳、肌痛与触痛、肌肉萎缩、肌肉肥大及肌强直等。神经肌肉接头及肌肉本身病变都可引起骨骼肌运动的异常，可见于重症肌无力累及神经肌肉接头，或炎症、离子通道或代谢障碍等累及肌肉本身的疾病等。

（一）神经肌肉接头损伤

突触前膜、突触间隙及突触后膜的病变影响了乙酰胆碱功能而导致运动冲动的电——化学传递障碍，可导致骨骼肌运动障碍。特点为病态性疲劳、晨轻暮重，可累及单侧或双侧，甚至全身肌肉都可无力。病程长时可出现肌肉萎缩。见于重症肌无力、癌性类肌无力综合征、高镁血症、肉毒及有机磷中毒等。

（二）肌肉损伤

肌肉本身病变多表现为进行性发展的对称性肌肉萎缩和无力，可伴肌肉假性肥大，不伴有明显的失神经支配或感觉障碍的表现。由于特定肌肉萎缩和无力，出现特殊的体态（翼状肩）及步态（鸭步），可见于肌营养不良。伴有肌肉酸痛可见于肌炎；伴有肌强直可见于强直性肌病；伴有皮炎或结缔组织损害见于多发性皮肌炎。

第六节 运动系统

本节运动一词是指骨骼肌的活动，包括随意运动和不随意运动。随意运动指随本人意志而执行的动作，又称“自主运动”；不随意运动为不经意志控制的自发动作。运动系统由上运动神经元（锥体系统）、下运动神经元、锥体外系统和小脑组成，要完成各种精细而协调的复杂运动，需要整个运动系统的互相配合与协调。此外所有运动都是在接受了感觉冲动以后所产生的冲动，通过深感觉动态地感知使动作能准确执行。运动系统的任何部分损害均可引起运动障碍。

一、解剖结构及生理功能

（一）上运动神经元（锥体系统）

上运动神经元包括额叶中央前回运动区的大锥体细胞（Betz 细胞）及其轴突组成的皮质脊髓束（从大脑皮质至脊髓前角的纤维束）和皮质脑干束（从大脑皮质至脑干脑神经运动核的纤维束）。上运动神经元的功能是发放和传递随意运动冲动至下运动神经元，并控制和支配其活动。上运动神经元损伤后可产生中枢性（痉挛性）瘫痪。

皮质脊髓束和皮质脑干束经放射冠分别通过内囊后肢和膝部下行。皮质脊髓束经中脑大脑脚中 3/5、脑桥基底部，在延髓锥体交叉处大部分纤维交叉至对侧，形成皮质脊髓侧束下行，终止于脊髓前角；小部分纤维不交叉形成皮质脊髓前束，在下行过程中陆续交叉，止于对侧脊髓前角；仅有少数纤维始终不交叉直接下行，陆续止于同侧前角。皮质延髓束在脑干各个脑神经核的平面上交叉至对侧，分别终止于各个脑神经运动核。需注意的是：除面神经核下部及舌下神经核受对侧皮质延髓束支配外，余脑干运动神经核均受双侧皮质脑干束支配。

尽管锥体束主要支配对侧躯体，但仍有一小部分锥体束纤维始终不交叉，支配同侧脑神经运动核和脊髓前角运动神经元。如眼肌、咀嚼肌、咽喉肌、额肌、颈肌及躯干肌等这些习惯左右同时进行运动的肌肉有较多的同侧支配。所以一侧锥体束受损，不引起以上肌肉的瘫痪，中枢性脑神经受损仅出现对侧舌肌和面肌下部瘫痪。而且，因四肢远端比近端的同侧支配更少，锥体束损害导致的四肢瘫痪一般远端较重。

另外，在大脑皮质运动区即 Brodmann 第四区，身体各部分均有相应的代表位置，其排列呈手足倒置关系，即头部在中央前回最下面，大腿在其最上面，小腿和足部则在大脑内侧面的旁中央小叶。代表区的大小与运动精细和复杂程度有关，与躯体所占体积无关。上肢尤其是手和手指的区域特别大，躯干和下肢所占的区域最小。肛门及膀胱括约肌的代表区在旁中央小叶。

（二）下运动神经元

下运动神经元包括脊髓前角细胞、脑神经运动核及其发出的神经轴突。它是接受锥体系统、锥体外系统和小脑系统各方面冲动的最后通路，是冲动到达骨骼肌的唯一通路，其功能是将这些冲动组合起来，通过周围神经传递至运动终板，引起肌肉的收缩。由脑神经运动核发出的轴突组成的脑神经直接到达它们所支配的肌肉。由脊髓前角运动神经元发出的轴突经前根、神经丛（颈丛：$C_{1\sim4}$；臂丛：$C_5\sim T_1$；腰丛：$L_{1\sim4}$；骶丛：$S_5\sim C_0$）、周围神经到达所支配的肌肉。每一个前角细胞支配 50 ~ 200 根肌纤维，每个运动神经元及其所支配的一组肌纤维称为一个运动单位，它是执行运动功能的基本单元。下运动神经元损伤后可产生周围性（弛缓性）瘫痪。

人体要执行准确的随意运动，还必须维持正常的肌张力和姿势，它们与牵张反射有关。当肌肉被动牵拉引起梭内肌收缩时，其传入冲动经后根进入脊髓，激动脊髓前角。运动神经元使梭外肌收缩，肌张力增高，即牵张反射。维持肌张力的初级中枢主要在脊髓，但又受脊髓以上的中枢调节。脑部多个区域（如大脑皮质、前庭核、基底节、小脑和脑干网状结构等）可分别通过锥体束、前庭脊髓束或网状脊髓束等对牵张反射起着易化或抑制作用。锥体束和前庭脊髓束主要起易化作用，而网状脊髓束主要起抑制作用。由锥体束下行的冲动先激动脊髓前角 γ 运动神经元使梭内肌收缩，然后传入冲动经后根进入脊髓，一方面激动脊髓前角。运动神经元使梭外肌收缩，肌张力增高；另一方面激动其他节段的中间神经元，使支配拮抗肌的。运动神经元受到抑制，使拮抗肌的张力降低，以此形成了一组随意肌调节的完善反馈系统，使各种随意运动执行自如。正常情况下这些易化和抑制作用保持着平衡，维持正常的肌张力，当牵张反射的任何结构和脊髓以上的中枢及下行纤维受到损害，这种平衡则受到破坏，引起肌张力改变。当中枢下行纤维对脊髓束运动神经元的抑制作用减弱或消失时，就引起肌张力增高；而脊髓参与牵张反射的结构受损则出现肌张力降低。

（三）锥体外系统

广义的锥体外系统是指锥体系统以外的所有躯体运动的神经系统结构，包括纹状体系统和前庭小脑系统。目前锥体外系统的解剖生理尚不完全明了，其结构复杂，纤维联系广泛，涉及脑内许多结构，包括大脑皮质、纹状体、丘脑、五脑底核、中脑顶盖、红核、黑质、脑桥、前庭核、小脑、脑干的某些网状核以及它们的联络纤维等。这些结构共同组成了多条复杂的神经环路：①皮质—新纹状体—苍白球—丘脑—皮质环路；②皮质—脑桥—小脑—皮质环路；③皮质—脑桥—小脑—丘脑—皮质环路；④新纹状体—黑质—新纹状体环路；⑤小脑齿状核—丘脑—皮质—脑桥—脑齿状核环路等。

狭义的锥体外系统主要指纹状体系统，包括纹状体（尾状核、壳核和苍白球）、红核、黑质及丘脑底核，总称为基底节。大脑皮质（主要是额叶）发出的纤维，止于新纹状体（尾状核和壳核），由此发出的纤维止于旧纹状体（苍白球），旧纹状体发出的纤维分别止于红核、黑质、丘脑底核和网状结构等处。由红核发出的纤维组成红核脊髓束，由网状结构发出的纤维组成网状脊髓束，均止于脊髓前角运动细胞，调节骨骼肌的随意运动。

锥体外系统的主要功能是：调节肌张力，协调肌肉运动；维持和调整体态姿势；担负半自动的刻板动作及反射性运动，如走路时两臂摇摆等联带动作、表情运动、防御反应和饮食动作等。锥体系统和锥体外系统在运动功能方面是相互不可分割的整体，只有锥体外系统使肌肉保持稳定协调的前提下，锥体系统才能完成某些精确的随意运动，如写字、绘画及刺绣等。另外锥体外系统对锥体系统有一定的依赖性，如有些习惯性动作先由锥体系统发动起来，再在锥体外系统的管理下完成，如上述走路时两臂摆动的联合动作及表情动作等。

锥体外系统损伤后主要出现肌张力变化和不自主运动两大类症状：苍白球和黑质病变多表现为运动减少和肌张力增高症候群，如帕金森病；尾状核和壳核病变多表现为运动增多和肌张力减低症候群，如小舞蹈病；丘脑底核病变可发生偏侧投掷运动。

（四）小脑

小脑是协调随意运动的重要结构，它并不发出运动冲动，而是通过传入纤维和传出纤维与脊髓、前庭、脑干、基底节及大脑皮质等部位联系，达到对运动神经元的调节作用。小脑的主要功能是维持躯体平衡、调节肌张力及协调随意运动。小脑受损后主要出现共济失调与平衡障碍两大类症状。

二、病损表现及定位诊断

运动系统病变时，临床上常常产生瘫痪、肌萎缩、肌张力改变、不自主运动和共济失调等症状。其中运动传导通路受损可以分为上运动神经元性瘫痪和下运动神经元性瘫痪两大类，本节主要叙述两种瘫痪的定位诊断。

（一）上运动神经元性瘫痪

特点为肌张力增高，腱反射亢进，出现病理反射，无肌肉萎缩，但病程长者可出现失用性肌肉萎缩。上运动神经元各部位病变时瘫痪的特点为：

1. 皮质型 因皮质运动区呈一条长带，故局限性病变时可出现一个上肢、下肢或面部的中枢性瘫痪，称单瘫。可见于肿瘤压迫、动脉皮质支梗死等。

2. 内囊型 内囊是感觉、运动等传导束的集中地，损伤时出现“三偏”综合征，即偏瘫、偏身感觉障碍和偏盲。多见于急性脑血管病。

3. 脑干型 出现交叉性瘫痪。即病变侧脑神经麻痹和对侧肢体中枢性瘫痪。多见于脑干肿瘤和（或）脑干血管闭塞。

4. 脊髓型 脊髓横贯性损害时，因双侧锥体束受损而出现双侧肢体的瘫痪，如截瘫或四肢瘫。多见于脊髓炎、外伤或肿瘤产生的脊髓压迫症等。

（二）下运动神经元性瘫痪

特点为肌张力降低，腱反射减弱或消失，肌肉萎缩，无病理反射。下运动神经元各部位病变时瘫痪的特点为：

1. 脊髓前角细胞 表现为节段性、弛缓性瘫痪而无感觉障碍。如 C_5 前角损害引起三角肌瘫痪和萎缩，C_8 ~ T_1 损害引起手部小肌肉萎缩，L_3 损害使股四头肌萎缩无力，L_5 损害则使踝关节及足趾背屈不能。急性起病多见于脊髓灰质炎；缓慢进展性疾病还可出现肌束震颤，见于运动神经元病等。

2. 前根 损伤节段呈弛缓性瘫痪，亦无感觉障碍。常同时损害后根而出现根性疼痛和节段性感觉障碍。见于髓外肿瘤的压迫、脊膜的炎症或椎骨病变。

3. 神经丛 神经丛含有运动纤维和感觉纤维，病变时常累及一个肢体的多数周围神经，引起弛缓性瘫痪、感觉障碍及自主神经功能障碍，可伴有疼痛。

4. 周围神经 神经支配区的肌肉出现弛缓性瘫痪，同时伴有感觉及自主神经功能障碍或疼痛。多发性周围神经病时出现对称性四肢远端肌肉瘫痪，伴手套—袜套样感觉障碍。

第七节 感觉系统

感觉是作用于各个感受器的各种形式的刺激在人脑中的直接反应。感觉包括两大类：特殊感觉（视觉、听觉、味觉和嗅觉）和一般感觉（浅感觉、深感觉和复合感觉）。感觉障碍是神经系统疾病常见的症状和体征，并对神经系统损伤的定位诊断有重要意义。特殊感觉在脑神经一节中已分别介绍，本节仅讨论一般感觉。

一般感觉可分为三种：

1. 浅感觉 指来自皮肤和黏膜的痛觉、温度觉及触觉。

2. 深感觉 指来自肌腱、肌肉、骨膜和关节的运动觉、位置觉和振动觉。

3. 复合感觉 又称皮质感觉，指大脑顶叶皮质对深浅感觉分析、比较、整合而形成的实体觉、图形觉、两点辨别觉、定位觉和重量觉等。

一、解剖结构及生理功能

（一）各种感觉传导通路

各种一般感觉的神经末梢分别有其特异的感受器，接受刺激后经周围神经、脊髓（脊神经）或脑干（脑神经）、间脑传至大脑皮质的感觉中枢。

1. 痛觉、温度觉传导通路 第 1 级神经元位于脊神经节内，周围突构成脊神经的感觉纤维，中枢突从后根外侧部进入脊髓后角，起始为第 2 级神经元，经白质前连合交叉至对侧外侧索，组成脊髓丘脑侧束，终止于丘脑腹后外侧核，再起始为第 3 级神经元，轴突组成丘脑皮质束，至中央后回的中上部和旁中央小叶的后部。

2. 触觉传导通路 第 1 级神经元位于脊神经节内，周围突构成脊神经的感觉纤维，分布于皮肤触觉感受器，中枢突从后根内侧部进入脊髓后索，其中传导精细触觉的纤维随薄、楔束上行，走在深感觉传导通路中。传导粗略触觉的纤维入后角固有核，其轴突大部分经白质前连合交叉至对侧前索，小部分在同侧前索，组成脊髓丘脑前束上行，至延髓中部与脊髓丘脑侧束合成脊髓丘脑束（脊髓丘系），以后行程同脊髓丘脑侧束。

3. 深感觉传导通路 由三级神经元组成，第 1 级神经元位于脊神经节内，周围突分布于躯干、四肢的肌肉、肌腱、骨膜、关节等处的深部感受器；中枢突从后根内侧部入后索，分别形成薄束和楔束。薄束和楔束起始第 2 级神经元，交叉后在延髓中线两侧和锥体后方上行，形成内侧丘系，止于丘脑腹后外侧核。由此发出第 3 级神经元，形成丘脑皮质束，经内囊后肢，投射于大脑皮质中央后回的中上部及旁中央小叶后部。

（二）脊髓内感觉传导束的排列

脊髓内感觉传导束主要有传导浅感觉的脊髓丘脑束（脊髓丘脑侧束、脊髓丘脑前束）、传导深感觉的薄束和楔束及脊髓小脑束等。感觉传导束在髓内的排列不尽相同。脊髓丘脑侧束的排列由内向外依次为来自颈、胸、腰、骶的纤维；薄束和楔束位于后索，薄束在内，楔束在外，由内向外依次由来自骶、腰、胸、颈的纤维排列而成，髓内感觉传导束的这种层次排列特点对脊髓的髓内、髓外病变的诊断具有重要价值。如颈段的髓内肿瘤，浅感觉障碍是按颈、胸、腰、骶的顺序自上向下发展；而如为颈段的髓外肿瘤，感觉障碍的发展顺序则相反。

（三）节段性感觉支配

每个脊神经后根的输入纤维来自一定的皮肤区域。该区域称为皮节。共有 31 个皮节，与神经根节段数相同。绝大多数的皮节是由 2 ~ 3 个神经后根重叠支配，因此单一神经后根损害时感觉障碍不明显，只有两个以上后根损伤才出现分布区的感觉障碍。因而脊髓损伤的上界应比查体的感觉障碍平面高出 1 ~ 2 个节段。这种节段性感觉分布现象在胸段最明显，如乳头平面为 T_4、脐平面为 T_{10}、腹股沟为 T_{12} 和 L_1 支配。上肢和下肢的节段性感觉分布比较复杂，但也仍有其节段性支配的规律，如上肢的桡侧为 $C_{5\sim7}$，前臂及手的尺侧为 C_8 及 T_1，上臂内侧为 T_2，股前为 $L_{1\sim3}$，小腿前面为 $L_{4\sim5}$，小腿及股后为 $S_{1\sim2}$，肛周鞍区为 $S_{4\sim5}$ 支配。脊髓的这种节段性感觉支配，对临床定位诊断有极重要的意义。

（四）周围性感觉支配

若干相邻的脊神经前支在颈部和腰骶部组成神经丛，如颈丛、腰丛和骶丛。再通过神经纤维的重新组合和分配，从神经丛发出多支周围神经，每支周围神经含多个节段的脊神经纤维，因此周围神经在体表的分布与脊髓的节段性分布不同。这是临床上鉴别周围神经损害和脊髓损害的一个重要依据。

二、病损表现及定位诊断

感觉传导通路受损导致感觉障碍，可以分为抑制性症状和刺激性症状两大类。

感觉传导通路不同部位受损感觉障碍的分布和特征不同，为定位诊断提供了重要的线索。根据受损部位，可分类如下。

（一）神经干型感觉障碍

受损害的某一神经干分布区内各种感觉均减退或消失，如桡神经麻痹、尺神经麻痹、腓总神经损伤和股外侧皮神经炎等单神经病。

（二）末梢型感觉障碍

表现为四肢对称性的末端各种感觉障碍（温、痛、触觉和深感觉），呈手套－袜套样分布，远端重于近端，常伴有自主神经功能障碍，见于多发性神经病等。

（三）后根型感觉障碍

为单侧节段性感觉障碍，感觉障碍范围与神经根的分布一致。常伴有剧烈的放射性疼痛（神经痛），如腰椎间盘脱出、髓外肿瘤等。

（四）髓内型感觉障碍

1. 后角型 后角损害表现为损伤侧节段性分离性感觉障碍，出现病变侧痛、温觉障碍，而触觉和深感觉保存。这是由于痛、温觉纤维进入后角，而一部分触觉和深感觉纤维不经过后角直接进入后索。见于脊髓空洞症、脊髓内肿瘤等。

2. 后索型 后索的薄束、楔束损害，则受损平面以下深感觉障碍和精细触觉障碍，出现感觉性共济失调。见于糖尿病、脊髓痨或亚急性联合变性等。

3. 侧索型 因影响了脊髓丘脑侧束，表现为病变对侧平面以下痛、温觉缺失而触觉和深感觉保存（分离性感觉障碍）。

4. 前连合型 前连合为两侧脊髓丘脑束的交叉纤维集中处，损害时出现受损部位双侧节段性分布的对称性分离性感觉障碍，表现为痛、温觉消失而深感觉和触觉存在。见于脊髓空洞症和髓内肿瘤早期。

5. 脊髓半离断型 病变侧损伤平面以下深感觉障碍及上运动神经元性瘫痪，对侧损伤平面以下痛、温觉缺失，亦称脊髓半切综合征。见于髓外占位性病变、脊髓外伤等。

6. 横贯性脊髓损害 即病变平面以下所有感觉（温、痛、触、深）均缺失或减弱，平面上部可能有过敏带。如在颈胸段可伴有锥体束损伤的体征，表现为截瘫或四肢瘫、大小便功能障碍。常见于脊髓炎和脊髓肿瘤等。

7. 马尾圆锥型 主要为肛门周围及会阴部呈鞍状感觉缺失，马尾病变出现后根型感觉障碍并伴剧烈疼痛，见于肿瘤、炎症等。

（五）脑干型感觉障碍

为交叉性感觉障碍。延髓外侧和脑桥下部一侧病变损害脊髓丘脑侧束及三叉神经脊束和脊束核，出现同侧面部和对侧半身分离性感觉障碍（痛、温觉缺失而触觉存在），如Wallenberg综合征等；延髓内部病变损害内侧丘系引起对侧的深感觉缺失，而位于延髓外侧的脊髓丘脑束未受损，故痛、温觉无障碍，即出现深、浅感觉分离性障碍；而脑桥上部和中脑的内侧丘系、三叉丘系和脊髓丘脑束已合并在一起，损害时出现对侧面部及半身各种感觉均发生障碍，但多伴有同侧脑神经麻痹，见于炎症、脑血管病、肿瘤等。

（六）丘脑型感觉障碍

丘脑为深浅感觉的第3级神经元起始部位，损害时出现对侧偏身（包括面部）完全性感觉缺失或减退。其特点是深感觉和触觉障碍重于痛、温觉，远端重于近端，并常伴发患侧肢体的自发性疼痛（丘脑痛）。多见于脑血管病。

（七）内囊型感觉障碍

为偏身型感觉障碍，即对侧偏身（包括面部）感觉缺失或减退，常伴有偏瘫及偏盲，称三偏综合征。见于脑血管病。

（八）皮质型感觉障碍

大脑皮质中央后回和旁中央小叶后部为皮质感觉中枢，受损时有两个特点：①出现病灶对侧的复合感觉（精细感觉）障碍，如实体觉、图形觉、两点辨别觉、定位觉和对各种感觉强度的比较障碍，而痛、温觉障碍轻；②皮质感觉区范围广，如部分区域损害，可出现对侧一个上肢或一个下肢分布的感觉缺失或减退，称为单肢感觉减退或缺失。如为刺激性病灶，则出现局限性感觉性癫痫（发作性感觉异常）。

第八节 反射

反射是最简单也是最基本的神经活动，它是机体对刺激的非自主反应，如触觉、痛觉或突然牵引肌肉等刺激。反应可为肌肉的收缩，肌肉张力的改变、腺体分泌或内脏反应。临床上主要研究肌肉收缩的反射。

一、解剖结构及生理功能

反射的解剖学基础是反射弧。反射弧的组成是：感受器→传入神经元（感觉神经元）→中间神经元→传出神经元（脊髓前角细胞或脑干运动神经元）→周围神经（运动纤维）→效应器官（肌肉、分泌腺等）。

反射活动需依赖于完整的反射弧而实现，反射弧中任何一处中断，均可引起反射的减弱和消失。同时反射弧还接受高级神经中枢的抑制和易化，因此当高级中枢病变时，可使原本受抑制的反射（深反射）增强，受易化的反射（浅反射）减弱。

每个反射弧都有其固定的脊髓节段及周围神经，故临床上可通过反射的改变判定病变部位。反射活动的强弱在正常个体间差异很大，但在同一个体两侧上下基本相同，因此在检查反射时要本身左右侧或上下肢对比。一侧或单个反射减弱、消失或增强，则临床意义更大。反射的普遍性消失、减弱或增强不一定是神经系统受损的表现。

生理反射是正常人应具有的反射，包括深反射和浅反射两大类。

1.深反射　是刺激肌腱、骨膜的本体感受器所引起的肌肉迅速收缩反应，亦称腱反射或肌肉牵张反射，其反射弧是由感觉神经元和运动神经元直接连接组成的单突触反射弧。通常叩击肌腱引起深反射，肌肉收缩反应在被牵张的肌肉最明显。临床上常做的腱反射有肱二头肌反射（$C_{5\sim6}$）、肱三头肌反射（$C_{6\sim7}$）、桡骨膜反射（$C_{5\sim8}$）、膝腱反射（$L_{2\sim4}$）、跟腱反射（$S_{1\sim2}$）等。

2. 浅反射　是刺激皮肤、黏膜及角膜引起的肌肉快速收缩反应。浅反射的反射弧比较复杂，除了脊髓节段性的反射弧外，还有冲动到达大脑皮质（中央前、后回），然后随锥体束下降至脊髓前角细胞。因此中枢神经系统病变及周围神经系统病变均可出现浅反射的减弱或消失。临床上常用的有腹壁反射（$T_{7\sim12}$）、提睾反射（$L_{1\sim2}$）、跖反射（$S_{1\sim2}$）、肛门反射（$S_{4\sim5}$）、角膜反射和咽反射等。

二、病损表现及定位诊断

1. 深反射减弱或消失　反射弧径路的任何部位损伤均可引起深反射的减弱或消失，如周围神经、脊髓前根、后根、后根节、脊髓前角、后角、脊髓后索的病变。深反射减弱或消失是下运动神经元性瘫痪的一个重要体征。在脑和脊髓损害的断联休克期可使深反射消失；肌肉本身或神经肌肉接头处发生病变也影响深反射，如重症肌无力或周期性瘫痪等；精神紧张或注意力集中在检查部位的患者也可出现深反射受到抑制；镇静安眠药物、深睡、麻醉或昏迷等也可出现深反射减弱或消失。

2. 深反射增强　正常情况下，运动中枢对深反射的反射弧有抑制作用，当皮质运动区或锥体束损害而反射弧完整的情况下，损害水平以下的腱反射弧失去来自上运动神经元的下行抑制作用而出现释放症状，表现为腱反射增强或扩散现象（刺激肌腱以外区域也能引起腱反射的出现）。深反射亢进是上运动神经元损害的重要体征。在神经系统兴奋性普遍增高的神经症、甲状腺功能亢进、手足搐搦症及破伤风等患者虽然也可出现腱反射增强，但并无反射区的扩大。Hoffmann 征和 Rossolimo 征的本质应属牵张反射，一侧出现时有意义，常提示锥体束损害，双侧对称出现无意义。

3. 浅反射减弱或消失　脊髓反射弧的中断或锥体束病变均可引起浅反射减弱或消失。故上运动神经元性和下运动神经元性瘫痪均可出现浅反射减弱或消失。需注意昏迷、麻醉、深睡、一岁内婴儿浅反射也可消失，经产妇、肥胖者及老人腹壁反射往往不易引出。每种浅反射均有与节段相当的反射弧，因此浅反射减弱或消失在临床上有一定的节段定位作用。

4. 病理反射　是锥体束损害的确切指征，常与下肢腱反射亢进、浅反射消失同时存在。Babinski（巴宾斯基）征是最重要的病理征，可由刺激下肢不同部位而产生。有时巴宾斯基征虽为阴性，但可引出其他形式的病理反射。常用的有 Chaddock 征、Oppenheim 征、Gordon 征、Schaeffer 征和 Gonda 征等。病理反射的检查法及表现详见第四章。

脊髓完全横贯性损害时可出现脊髓自动反射，它是巴宾斯基征的增强反应，又称防御反应或回缩反应。表现为刺激下肢任何部位均可出现双侧巴宾斯基征和双下肢回缩（髋膝屈曲、踝背曲）。若反应更加强烈时，还可合并大小便排空、举阳、射精、下肢出汗、竖毛及皮肤发红，称为总体反射。

第二章 神经系统检查

神经系统检查是为了判断神经系统有无损害及损害的部位和程度，即解决病变的“定位”诊断。检查应按一定顺序，并注意和一般体检结合进行。通常先查颅神经，包括其运动、感觉、反射和自主神经各个功能；然后依次检查上肢和下肢的运动系统和反射，最后检查感觉和自主神经系统。检查亦应根据病史和初步观察所见，有所侧重，尤其在危重伤病员的检查时，更为重要。此外，意识、失语、失用、失认等大脑皮层功能障碍，也属于神经系统检查的范畴。

一、意识

意识是大脑高级神经中枢活动的综合表现，包括意识内容和觉醒状态两个方面。前者主要指清醒状态下对自身和环境的认知能力，后者主要指精神活动，包括语言、记忆、视觉、情感、直觉、计算等。神经生理学研究认为正常意识的维持，需要脑干网状结构不断的将各种内外感觉冲动经丘脑广泛地投射到大脑皮质，这一上行网状激活系统发生弥漫性损害或功能抑制时，便可引起意识障碍。

（一）以意识内容改变为主的意识障碍

这类意识障碍以意识内容改变为主，多由大脑皮质病损所致，分为以下两种：

1. 谵妄

谵妄是一种最常见的精神错乱状态，表现为意识内容清晰度降低，虽有基本的反应和简单的心理活动，但注意力涣散，记忆力减退，对周围环境的理解和判断失常。具体表现在对时间、地点、人物的定向力完全或部分发生障碍。谵妄状态常有错觉和幻觉，幻觉内容多生动而逼真，以形象性的人物或场面为主，如见到猛兽、神鬼或战争打斗。在这些感知障碍影响下，病人多有紧张、恐惧或兴奋不安，不能静卧，来回走动，甚至出现躁狂或攻击他人的行为，或大喊大叫。思维方面表现语言不连贯，或喃喃自语，有时有轻度失语和失写。谵妄或精神错乱状态多在晚间增重，也可具有波动性，发作时意识障碍明显，间歇期可完全清楚。持续时间可数小时、数日甚至数周不等。

2. 醒状昏迷

是一种特殊类型的意识障碍。病人表现为双目睁开，眼睑开闭自如，眼球无目的地活动，似乎意识清醒，但其知觉、思维、情感、记忆、意识及语言等活动均完全丧失，对自身及外界环境不能理解，对外界刺激毫无反应，不能说话，不能执行各种动作命令，肢体无自主运动，呈现一种意识内容丧失，而觉醒 - 睡眠周期保存或紊乱的分离状态，称为醒状昏迷。因病人的双目睁开，又称睁眼昏迷，包括三个病症：

（1）去皮综合征 皮质损害较广泛的缺氧脑病、脑炎、外伤等在恢复过程中皮质下中枢及脑干因受损较轻而先恢复，而皮质因受损重而仍处于抑制状态，称为去皮质综合征。病人能无意识地睁眼闭眼，眼球能活动，瞳孔光反射、角膜反射恢复，四肢肌张力高，病理反射阳性。吸吮反射，强握反射、强直性颈反射均可出现，甚至喂食也可引起无意识的吞咽，但无自发动作，对外界刺激不能产生有意识的反应，大小便失禁，存在睡眠觉醒周期，身体姿势为上肢屈曲，下肢伸性强直。而去脑强直则为四肢均伸性强直，是为两者的区别。

（2）无动性缄默 又称睁眼昏迷。病变在脑干上部和丘脑的网状激活系统，大脑半球及其传出通路则无病变。病人能无目的地注视检查者及周围的人，似觉醒状态，但缄默不语，肢体不能活动。检查时见肌肉松弛，无椎体束征，大小便失禁，但存在觉醒—睡眠周期。

（3）持续性植物状态 大片脑损害后仅保存间脑和脑干功能的意识障碍称之为植物状态。患者保存完整的睡眠觉醒周期和心肺功能，对刺激有原始清醒，但无内在的思想活动。

（二）以觉醒状态为主的意识障碍

1. 嗜睡

表现为病理性的持续过度延长的睡眠状态。呼唤或刺激病人肢体时，病人可被唤醒，勉强能回答问题和配合检查。刺激停止后又进入睡眠。嗜睡往往是严重意识障碍的早期表现。

2. 昏睡

在较重的疼痛刺激或较响的声音刺激下方可醒来，并能做简单的模糊的答话，刺激停止后又进入昏睡，是一种较嗜睡深而又较昏迷浅的意识障碍。

3. 昏迷

昏迷是一种严重的意识障碍，根据病情通常将昏迷分为 4 种类型：轻度昏迷、中度昏迷、深度昏迷、脑死亡。

（三）觉醒和内容均由改变的意识障碍

主要是指意识模糊，是一种常见的轻度意识障碍，有觉醒和内容两方面的障碍。表现为淡漠瞌睡，注意力不集中，思维欠清晰，定向障碍等。

（四）特殊类型的意识障碍

闭锁综合征又称去传出状态，系脑桥基底部病变所致。患者大脑半球和上部脑干的网状激活系统均无损害，意识保持清醒，对语言的理解无障碍，可用眼球运动示意。患者不能讲话，脑桥以下脑神经瘫痪和四肢瘫痪，易被误认为昏迷，临床上应注意鉴别。主要见于脑干的血管性病变，亦可见于脑桥的脱髓鞘病变、炎症和肿瘤。

（五）昏迷病人的检查步骤

昏迷患者病情已经处于危急之中，接诊时应首先注意有无呼吸道阻塞、外伤出血、休克、脑疝等。如有这些情况，则应首先进行紧急处理。等患者生命体征平稳之后，再向家属或陪护人询问病史及发病过程，其次进行全面、系统而又有重点的体格检查、实验室检查及特殊检查，寻找昏迷的病因。

1. 昏迷病人的病史采集

对昏迷的病人，在检查之前首先应重点询问以下内容：

（1）昏迷是首发的主要症状还是在某些疾病过程中逐渐发生的，若为后者，则昏迷前必定有其他疾病的症状，可帮助病因诊断；

（2）有无外伤史或其他意外；

（3）有无中毒（一氧化碳）、服用毒物以及药物过量应用（大量镇静安眠药）；

（4）有无可引起昏迷疾病的既往史，如癫痫、高血压、糖尿病和肝、肾、肺疾病，以及对这些疾病的治疗经过；

（5）昏迷发生后到接诊时的处理经过；

（6）昏迷发生的急缓、背景以及伴随症状。

2. 一般状态的检查

包括体温、脉搏、血压、呼吸、口味异常、皮肤等。

3. 神经系检查

（1）头颅 有无颅脑损伤、头皮的撕裂和血肿、颅底骨折的证据如血液或脑脊液从二道、鼻孔中流出。

（2）脑膜刺激征 有无颈项强直，Kernig 征和 Brudznski 征是否阳性。如有脑膜刺激征，可考虑脑膜炎、蛛网膜下腔出血、脑出血或后颅凹肿瘤。

（3）脑神经症状和体征

1）瞳孔：两侧瞳孔散大，可见于酒精和阿托品中毒、糖尿病性昏迷，以及脑干损伤的晚期症状。两侧瞳孔缩小可见于吗啡、鸦片类中毒以及脑桥被盖部病损。一侧瞳孔散大在排除动眼神经麻痹后应考虑脑疝的发生。一侧瞳孔缩小，可见于 Horner 征。

2）眼球位置：大脑侧视中枢到脑干的侧视中枢是交叉的，交叉前病变两眼向病灶侧凝视，交叉后病变两眼向病灶对侧凝视，但刺激性病灶可有不同的眼位运动。丘脑底部和中脑首端病损，眼球转向内下方。下部脑干病变可出现眼球水平或垂直性自发浮动现象。

3）对光反射：瞳孔对光反射的灵敏度与昏迷程度成正比，消失后预后极差。

4）角膜反射：角膜反射消失表明昏迷程度较深。一侧消失时，考虑同侧三叉神经和延髓的病变。

5）眼底：颅脑损伤或脑出血后 12 ~ 24h 可出现视盘水肿变化，而严重视盘水肿可为长期颅高压的结果，应考虑有无肿瘤及其他占位病变。蛛网膜下腔出血时可有视网膜浅表出血。若视网膜有广泛的渗出物和出血则应考虑有无糖尿病、尿毒症、高血压等。

（4）运动功能 主要检查有无肢体瘫痪，方法为：①将患者上肢或下肢垂直上举然后下落，瘫痪侧的上肢或下肢表现为急速落下，非瘫痪侧上肢或下肢则保持一定的上举位。②观察下肢有无外旋，瘫痪侧往往外旋。③测试左右侧肢体肌张力的区别。若四肢运动功能完全丧失，则表明两侧大脑半球、脑干下部的严重病损。

（5）反射 主要检查深反射、浅反射（腹壁反射、提睾反射）及病理反射，左右有无差别。两侧反射不对称，提示有局灶性病变。如果深浅反射均减低甚至消失，提示昏迷程度的加深。病理反射的存在提示有椎体束损害。

（六）昏迷的可能病因判断

昏迷时许多症状的不同组合，临床上应给予不同的病因考虑。

二、颅神经

（一）视力和眼底

1. 检查方法

（1）视力：先排除眼球本身病变，两眼分别检查。通常用视力表，粗测可嘱病人阅读书报，并和正常人对比。视力显著减退者，可让其辨认眼前不同距离处手指数或手指晃动情况，或以手电光试其有无光感。分别用“失明”“光感”“指动感”“××cm 内可辨指数”表示。

（2）视野：眼球正视时所能看到的注视点以外的空间范围称视野。正常单眼视野颞侧约 90° ，鼻侧及上、下方约为 50° ~ 70° 。精确的视野检查使用视野计，粗测常用对照法：病人背光与医生相对而坐，嘱闭左眼，医生手指从上、下、左、右周边部逐渐向中心移动，嘱病人见到手指时立即说出。同法再测另一眼。根据正常视野即可比较出病人视野缺损的大致情况。

（3）眼底：用检眼镜进行检查。正常眼底视网膜呈现橘红色，视神经乳头位于视网膜靠侧方向，圆形，边缘清楚，色淡红，中央有色泽较淡之生理凹陷。视网膜中央动脉、静脉穿过视盘中心，分上、下二支及许多小支，彼此不吻合。动脉色鲜红，较细而直，静脉色暗红，较粗而曲；动、静脉管径比例约 2 ∶ 3。黄斑位于视盘颞侧稍下方约两个视盘距离处，范围有一个视盘大小，色较视网膜深，中央有很亮的中心凹反光点。

注意观察：视盘颜色、大小、形态，边缘是否整齐、有无隆起，中心生理凹陷是否扩大；动静脉精细比例弯曲度和管壁反光强度；有无动静脉交叉处静脉受压；视网膜及黄斑区有无渗出物、出血、色素沉着及水肿，黄斑中心凹是否存在。

2. 临床意义

（1）视力、视野改变

（2）视盘水肿：为颅内压增高使眼静脉回流受阻引起。早期视盘充血、变红，边缘模糊，生理凹陷消失。进而视盘隆起，静脉充盈，搏动消失。严重者静脉怒张、迂曲，视盘及其附近有火焰状出血及渗出。

（3）视神经萎缩：视盘色白，伴视力减退或消失，视野向心性缩小，瞳孔散大，对光反射减弱或消失。原发性者视盘边缘清楚，若为一侧性，多系视神经直接受压所致。继发性者视盘边缘模糊，由视盘水肿或视神经炎所致。

（4）视网膜动脉硬化：早期动脉变细，管壁增厚，反光增强，似酮线状；严重者动脉呈银丝状，动静脉交叉处静脉受压变细甚至中断。

（二）眼外肌和瞳孔

1. 解剖生理

（1）眼外肌：眼球运动由动眼、滑车、外展神经支配。由各自核发出后，分别经中脑腹侧、背侧及脑桥腹侧出脑，穿过海绵窦并经眶上裂入眼眶，分别到达上直肌、下直肌、内直肌、下斜肌、上斜肌及外直肌，支配提睑和眼球运动。

（2）瞳孔：

1）缩瞳：Edinger-Westphall 核→动眼神经→瞳孔括约肌。

2）扩瞳：神经纤维发自下丘脑交感中枢，下行至脊髓 C_8 ~ T_2 侧角（睫状脊髓中枢）发出交感神经，随颈动脉入颅再随三叉神经眼支到瞳孔扩大肌。

此外，交感神经通路也支配同侧睑板肌（协助提起同侧上睑）、球后平滑肌（使眼球稍突出）、面部汗腺（泌汗）和血管（收缩血管）。

2. 检查方法

（1）眼裂宽度：观察两眼裂大小，有无眼睑下垂（应排除眼睑本身病变）。附带可检查眼球是否突出或下陷。

（2）眼球位置和运动：①斜视：嘱病人正视前方，观察有无眼球偏斜；②眼球运动和复视；双眼随医生手指向各方向移动，观察何侧眼球活动受限及其程度，并询问有无复视；③同向偏斜和同向运动麻痹；双眼不同时向一侧注视（侧视麻痹）或向上方、下方注视（垂直运动麻痹）；④辐辏反射：嘱病人注视前方自远而近的医生手指，观察有无双眼内收障碍。

（3）瞳孔：①外形：观察瞳孔位置、大小、形状，边缘是否整齐，两侧是否相等。正常瞳孔为圆形，两侧等大，自然光线下直径 2 ~ 5mm。②对光反射：用电筒光从侧面照射瞳孔，可见瞳孔缩小，称直接光反射；对侧瞳孔同时也缩小，称间接光反射。③调视反射：作辐辏反射检查时，在双眼内收同时，双侧瞳孔也见缩小。

3. 临床意义

（1）眼动神经麻痹：上睑下垂，外斜视，瞳孔散大，对光及调节反射消失，眼球不能向上、向内运动，向下运动亦受到很大限制。

（2）同向运动麻痹：见于动眼神经核和外展神经核以上的同向运动中枢及其通路的病变，表现为双眼不能同时侧视，或不能同时上视或（和）下视。刺激症状则出现双眼同向偏斜或双眼上视痉挛。

（3）瞳孔异常：

一侧或双侧瞳孔异常扩大或缩小、对光反应迟钝或消失等，可分别由动眼神经、视神经或交感神经病变引起。后者见于脑干以下颈交感神经径路损害，除同侧瞳孔缩小外，并有眼球内陷、眼裂变小、结膜充血、颜面无汗的症状，称 Horner 综合征。

（三）面部感觉和运动

1. 解剖生理

（1）面部感觉：头面部和五官感觉纤维组成三叉神经眼支、上颌支、下颌支，分别经眶上裂、圆孔、卵圆孔入颅到半月神经节后，再到脑桥相应神经核，发出纤维上升交叉至对侧丘脑及中央后回下部。

（2）面部运动

1）表情肌运动：主要由面神经支配，此外，面神经也传导舌前 2/3 味觉等。面神经核纤维绕外展神经核出脑桥，经过小脑脑桥角，再经过面神经管出茎乳孔，上组核纤维支配上组面肌，下组核纤维支配下组面肌，两组支配面部表情肌运动。

面神经核上组核受双侧皮质脑干束支配，下组核仅受对侧皮质脑干束支配。

2）咀嚼肌运动：由三叉神经运动支支配的颞肌和咬肌完成。

2. 检查方法

（1）面部感觉：根据三叉神经分布范围，分别用大头针、棉丝测试痛觉和触觉，两侧及上中下三支对比。

（2）面肌运动：查上组面肌时，注意眼裂有无变大，嘱做抬额、皱眉和闭眼动作，看有无额纹消失、变浅以及闭眼无力或不能。查下组面肌时，注意鼻唇沟有无变浅；作示齿、微笑动作时，有无口角偏斜；吹哨和鼓腮时有无漏气或不能。

（3）咀嚼运动：观察颞肌、咬肌有无萎缩；测试咀嚼运动时两侧肌力是否相等；观察张口时下颌有无偏斜。

（4）角膜反射：嘱向一侧注视，以棉丝从另一侧轻触角膜，引起眼睑敏捷闭合。同侧反应称直接反射，对侧为间接反射。

3. 临床意义

（1）颜面感觉减退和三叉神经痛。

（2）中枢性面瘫和周围性面瘫；

面神经核或（和）面神经的损害，引起同侧上、下组面肌均瘫痪，称周围性面瘫。面神经核以上损害，即一侧前中央回或皮质脑干束的病变，则只引起其支配的对侧下组面肌瘫痪，称“中枢性面瘫”。详见定位诊断一节。

（3）面肌抽搐和痉挛：为一侧面肌的阵发性抽动，或面肌持续性收缩。前者为面神经激惹症状，见于小脑脑桥角病变等；后者多为面神经炎恢复不全的后遗症状。

（4）咬肌萎缩和痉挛：前者见于三叉神经运动支毁坏性病变，除咀嚼肌萎缩外，尚有咀嚼无力，张口困难；若一侧受累，张口时下颌偏向病侧。后者则出现牙关紧闭。

（5）角膜反射消失：三叉神经第一支、面神经或脑干病变均可引起。但前者角膜感觉消失，面神经病变则角膜感觉存在。

（四）听力检查

1. 解剖生理

听觉由听神经中的耳蜗神经传导。听神经中的另一神经为前庭神经，司平衡。

一侧耳蜗核均与双侧颞叶皮质中枢联系，故一侧皮质或脑干损害一般不产生单侧听力障碍。

2. 前庭神经

内听道前庭神经节的前庭纤维→前庭神经→内耳孔入颅→小脑脑桥角→脑干前庭核→两侧内纵束→眼动神经诸核（眼震通路）。

此外，前庭神经分别通过与大脑顶颞叶前庭代表区、小脑、脊髓以及迷走神经的联系，产生与平衡有关的自我感觉、运动、反射及自主神经反应。

3. 检查方法

（1）听力：常用（256hz）音叉试验检查。

1）Rinne 试验：比较一侧耳的气导和骨导时间。将震动后的音叉柄置于耳后乳突上测定颅骨传导时间，待听不到声音时，即刻移至距外耳道口 1cm 处，测定空气传导时间。正常气导长于骨导时间 15s 以上，二者传导时间之比约为 2 ：1，称为 Rinne 试验阳性。

2）Weber 试验：比较双耳的骨导时间。将震动的音叉柄置于前额中央，音波通过骨传导而达内耳。正和两耳听到的声音相等，故 Weber 试验居中。

（2）眼球震颤：

嘱病人头不动，两眼注视上、下、左、右移动的医生手指（向外侧方向移动时，勿超过 45°），观察有无眼震及其类型、幅度和速度。临床上以有快慢相（以快相为震眼方向）的前庭型眼震最多见，可为水平性、垂直性、旋转性或混合性，表明前庭系统有刺激性病变。当眼震阴性而疑有前庭系统病变时，可用迅速更换体位的方法，观察各个位置是否出现眼震，称位置性眼震试验。

4. 临床意义

（1）神经性（感音性）耳聋：由内耳或听神经损害引起。不全损害时，音叉试验气导、骨导均缩短，但比例不变，称 Rinne 试验短阳性；Weber 试验偏向健侧。当一耳完全性神经性聋时，由于音波自颅骨传至对侧健耳，造成骨导>气导假象，应加注意；然 Weber 试验仍偏向健侧，且气导消失，可资鉴别。

（2）传导性（传音性）耳聋：由中耳病变或外耳道阻塞所致。音波自颅骨传导到内耳后，部分音波经中耳和外耳道向外传导受阻，从而患耳骨导声音增强，呈现 Rinne 试验骨导>气导现象，称 Rinne 试验阴性，Weber 试验偏向患侧。

（五）软腭、咽喉的运动和感觉

1. 解剖生理

（1）运动通路：疑核经舌咽神经或迷走神经经颈静脉孔出颅，支配腭、咽、喉诸肌；

（2）感觉通路：腭、咽、喉部感觉由舌咽迷走神经外属纤维→岩神经节、上神经节→舌咽迷走神经→颈静脉孔入颅→三叉神经脊束核。

此外，舌咽神经也传导舌后 1/3 部分味觉；迷走神经则传导胸腹腔的内脏感觉，其纤维分别源自上神经节和结神经节，传入脑干的孤束核。

2. 检查方法

（1）腭咽喉运动：了解并观察有无吞咽困难，饮水呛咳或反流，发音嘶哑或鼻音，观察悬雍垂是否居中，软腭有无下垂。嘱病人发“啊”声，观察软腭能否上举，两侧是否等高。声带运动可用间接喉镜观察。

（2）咽壁反射：观察和比较用压舌板轻触左右咽后壁引起的恶心、作呕反应情况，并了解感觉的灵敏程度。

3. 临床意义

（1）真性延髓（球）麻痹：指疑核和舌咽、迷走神经受损时出现的一侧或双侧软腭麻痹、咽反射减弱或消失、饮水呛咳、吞咽困难和发音嘶哑的征象。相当于肢体的下运动神经元性瘫痪。

（2）假性延髓性麻痹：指支配疑核的双侧皮质脑干束受损后出现的腭咽喉诸肌麻痹现象，但咽反射存在，可伴双侧锥体束征等。相当于肢体的上运动神经元性瘫痪。

（六）舌肌运动

1. 解剖生理

舌下神经核发出舌下神经，经舌下神经管出颅，支配舌肌。

2. 检查方法

嘱张口，观察舌在口腔中位置：再嘱伸舌，看是否偏斜及舌肌有无萎缩或肌纤颤。

3. 临床意义

（1）中枢性舌瘫：舌下神经核仅受对侧皮质脑干束支配。故一侧中央前回或皮质脑干束损害时，引起对侧舌肌瘫痪，伸舌偏向病变对侧。

（2）周围性舌瘫：指舌下神经核或舌下神经病变，除引起同侧舌肌瘫痪（伸舌偏向病变侧）外，尚有该侧舌肌萎缩和舌肌纤颤。

三、运动系统

（一）解剖生理：运动系统主要由以下结构组成：

1. 周围（下）运动神经元：由脊髓前角细胞和脑干颅神经运动核以及两者的运动纤维组成，是各种脊髓节段性反射弧的似出通路，参与所支配肌肉的营养功能，并参与肌张力形成。

2. 中枢（上）运动神经元：即锥体束。起自皮层中央前回和旁中央小叶运动细胞，发出纤维经内囊、大脑脚下行，分为两支：

（1）皮质脑干束：来自中央前回上 1/3 部分，纤维到达两侧颅神经运动核，但面神经核下部、副神经核中支配斜方肌部分及舌下神经核只受对侧支配。

（2）皮质脊髓束：来自中央前回上 2/3 部分和旁中央小叶，到达延髓下端腹侧时，大部分交叉到对侧（锥体交叉），终止于脊髓前角细胞；小部分下降到脊髓不同平面时再陆续交义到对侧前角细胞。

上运动神经元支配下运动神经元，使肌肉收缩成为受意识支配的、有目的的自主运动，并抑制和调节下运动神经元的过度活动。

3. 锥体外系统：包括底节、黑质、红核、丘脑底核等结构，经过网状结构及顶盖的神经通路，支配下运动神经元。系原始运动中枢，受皮层的抑制调节，并参与肌张力的形成。

4. 小脑系统：通过三对小脑脚（绳状体、桥臂、结合臂）与大脑、底节、脑干、脊髓等联系。支配下运动神经元主要通过红核及网状结构的下行通路，以维持躯体的平衡和自主运动的准确、协调和流利，称为共济运动。

（二）检查方法及临床意义

1. 肌力：先观察自主活动时肢体动度，再用作对抗动作的方式测试上、下肢伸肌和屈肌的肌力，双手的握力和分指力等。须排除因疼痛、关节强直或肌张力过高所致的活动受限。

轻微肌力减退检查方法：①双手同时迅速握紧检查手指。患侧握手较慢，力量稍轻。②双手指尽力分开后手掌相对，观察两侧指间隙大小。患侧分开较小。③两臂前伸，患臂逐渐下垂（Barre 试验）。④仰卧、伸直下肢时，可见患侧足外旋；或双腿屈曲，使膝、髋关节均呈直角，可见患侧小腿逐渐下垂（Magazini 试验）。

肌力按六级分法记录，肌力的减退或丧失，称为瘫痪。“0 级”——完全瘫痪。“1 级”至“4 级”，为不全性瘫痪或轻瘫：“1 级”——有肌肉收缩而无肢体运动；“2 级”肢体能在床面移动而不能抬起：“3 级”——肢体可抬离床面：“4 级”——能抵抗部分外界阻力；“5 级”——正常肌力。

瘫痪就其性质而言，可分为：

（1）下运动神经元性（周围性）瘫痪：见于脊髓前角细胞、前根以及运动神经病变。表现为肌力减退或完全不能活动，肌张力减低，深反射消失，肌肉萎缩，可有肌纤维或肌束震颤。

（2）上运动神经元性（中枢性）瘫痪：见于中央前回或皮质脊髓束损害。也出现肢体肌力减退或完全不能活动，但由于其对下运动神经元的抑制被解除，故出现肌张力痉挛性增高（上肢屈肌下肢伸肌张力增高），深反射亢进，常有髌、踝阵挛，病理反射阳性，但浅反射减弱或消失。除失用性萎缩外，肌肉无局限性萎缩，亦无肌震颤。但在严重病变的急性期可出现为肌张力降低，深反射消失。

2. 肌容积：观察、触摸肢体、躯干乃至颜面的肌肉有无萎缩及其分布情况，两侧对比。必要时用尺测量骨性标志如髌、踝、腕骨上下一定距离处两侧肢体对等位置上的周径。

肌萎缩见于下运动神经元性瘫痪，亦可见于各种肌病，如肌营养不良症等。后者称肌源性肌萎缩。失用性肌萎缩见于上运动神经元性瘫痪，关节固定等。

肌病时还须注意腓肠肌等处有无假性肥大。

3. 肌张力：指肌肉的紧张度。除触摸肌肉测试其硬度外，并测试完全放松的肢体被动活动时的阻力大小。两侧对比。

（1）肌张力减低：见于①“牵张反射弧”中断时，如下运动神经元性瘫痪和后根、后索病变等。②上运动神经元性瘫痪的休克期。③小脑病变。④某些锥体外系病变，如舞蹈症等。

（2）肌张力增高：①痉挛性肌张力增高：见于锥体束病变，系牵张反射被释放而增强所致。上肢屈肌张力增高，呈“折刀状”，下肢伸肌张力增高。②强直性肌张力增高：见于锥体外系病变，如帕金森病等。伸、屈肌张力均增高，呈“铅管样”或“齿轮状”。

此外，脑干前庭核水平以下病变还可见去大脑强直—四肢呈现强直性伸直。皮质广泛病变可见去皮制强直，表现为上肢屈曲内收，前臂紧贴胸前，下肢强直性伸直。

4. 共济运动：平衡与共济运动除与小脑有关外，尚有深感觉参与，故检查时应睁、闭眼各做一次。肌力减退或肌张力异常时，此项检查意义不大。

共济运动检查通常沿用以下方法：①指鼻试验：嘱用食指尖来回触碰自己的鼻尖及检查者手指，先慢后快；②跟膝胫试验：仰卧，抬起一侧下肢，然后将足跟放在对侧膝盖上，再使足跟沿胫骨前缘向下移动。此外，也可观察患者做各种精细动作如穿衣、扣扣、写字时表现。

平衡检查常用 Romberg 试验：并足站立，两臂前伸，观察有无晃动和站立不稳。

（1）小脑性共济失调：睁闭眼均有共济失调表现，肌张力减低。小脑半球病变以肢体共济失调为主，小脑蚓部病变以躯干共济失调即平衡障碍为主。

（2）感觉性共济失调：深感觉缺失所致，故睁眼视力代偿后，共济失调不明显。多累及下肢，出现肌张力减低，腱反射消失，震颤觉和关节位置觉丧失，行走时有如踩棉花感，为此，行走时举足过高，踏地过重，呈现“跨阈步态”。黑暗中症状更加明显。见于后索及严重的周围神经病变。

5. 不自主运动：不自主发生的无目的异常运动。注意观察其形式、部位，速度、幅度、频率、节律等，并注意与自主运动、休息、睡眠和情绪改变的关系。两侧对比。

（1）震颤：为主动肌与拮抗肌交替收缩的节律性摆动样运动，可为生理性与病理性；后者按与随意运动的关系，分为：①静止性震颤：指肢体静止状态下出现的震颤。如帕金森病，震颤多见于手及手指，典型者呈“搓药丸”样。②运动性（意向性）震颤：指肢体运动且指向一定目标时出现的震颤。震颤在肢体快到达目标时开始出现或变得更明显，多见于小脑病变。

（2）肌纤维震颤和肌束震颤：为局限于肌肉的细小、快速或蠕动样颤动，不引起关节的活动。发生于下运动神经元变性期，肌肉极度萎缩时可消失。

（3）抽搐：分为两种：①阵挛性抽搐：阵发性发作的主动肌群与拮抗肌群的有节律的交替性收缩。可见于颜面（如面肌抽搐 facial tics）、肢体（如局限性运动性癫痫）或全身（如强直性痉挛性癫痫发作的痉挛期）。②强直性抽搐：阵发性发作的肌肉或肌群持续性强直收缩。可局限于某一肌肉（如腓肠肌痛性痉挛）、某一肌群（如手足搐搦）或全身

（如强直性痉挛性癫痫发作的强直期）。

（4）舞蹈样动作：为不规律的、不对称的、幅度不等的急促动作。如突发的肢体伸展、挤眉、眨眼、伸舌、摆头等。见于锥体外路病变。

6. 姿势步态改变：临床上最常见的为偏瘫步态：瘫侧上肢内收、旋前、屈曲，并贴近身体不摆动；下肢则伸直，不能屈曲，行走似划圈。见于锥体束病变恢复期。

此外，尚有双下肢张力增高引起的剪刀（痉挛）步态，小脑病变引起的酒醉（蹒跚）步态，帕金森病引起的慌张步态，下肢弛缓性瘫痪如进行性肌营养不良引起的摇摆（鸭行）步态等。

四、感觉系统

（一）解剖生理

感觉分为特殊感觉（视、听、味、嗅）和躯体感觉。后者又分为浅感觉（痛觉、触觉、温度觉）、深感觉（肌肉、肌腱和关节觉）和复合觉（也称皮质觉，包括定位觉、两点辨别觉和实体觉）。感觉传导通路由三级神经元组成：以躯体部分的感觉传导通路为例，第一级神经元为后根神经节，系双极细胞，其周围突终止于相应感觉感受器；其中枢突进入脊髓换二级神经元后交叉上升，但不同感受纤维交叉平面不同。第三级神经元为丘脑外侧腹后核。

1. 痛温觉

2. 深感觉

3. 触觉

冲动传入后根后一部分至同侧后索，随深感觉通路上升；一部分至后角换神经元后交叉至对侧脊髓丘脑前束上升。两者至脑干并入脊髓丘脑束，一起上达对侧丘脑与中央后回。

（二）检查方法

感觉检查要求患者清醒、合作，并力求客观。先让患者了解检查的方法和要求，然后闭目，嘱受到感觉刺激后立即回答。可取与神经径路垂直的方向（四肢环行，躯干纵形），自内向外处自上向下依次检查；各关节上下和四肢内外侧面及远近端均要查到，并两侧对比。

1. 浅感觉：

（1）痛觉：用大头针轻刺皮肤，嘱答“痛”与“不痛”，“痛轻”或“痛重”。

（2）触觉：用棉絮轻划皮肤，嘱答“有”“无”，也可以说“1，2，3，”数字表示。

2. 深感觉：

（1）关节运动觉：轻握足趾或手指加以活动，嘱说出运动方向。检查活动幅度应由小到大，以了解减退程度。

（2）震颤觉：用振动的音叉柄置骨突出处，嘱回答有无震动感。

3. 皮质复合感觉

在疑有皮质病变且深浅感觉正常的基础上，始进行此项检查。以查实体觉为主，即嘱患者指出置于其手中物品的形状、质地、材料、轻重，并说出其名称，先试病侧，再试健侧。

（三）临床意义

1. 感觉障碍可有减退、消失和过敏之分。若同一区域内某些感觉减退，而其他感觉保留（如触觉），称分离性感觉障碍。感觉障碍的主观症状可有疼痛、发麻、蚁行感、烧灼感等，可为自发性或在激惹后引起，后者如压痛、牵引痛等，系感觉通路的刺激性病变所致。

2. 感觉障碍分布形式因病变损害部位的不同而不同，可有周围型（神经末梢型）、脊髓节段型（根型）、传导束型和皮质型之分。

五、反射

反射是对感觉刺激的不随意运动反应，通过神经反射弧完成。反射由感受器、传入神经（感觉神经）、反射中枢（脑和脊髓）、传出神经（运动神经）和效应器（肌肉，腺体等）组成，并受大脑皮质的易化和抑制性控制，使反射活动维持一定的速度、强度（幅度）和持续时间。临床常用的是简单的肌肉收缩反射。

反射检查比较客观，但仍需病人合作，肢体放松，保持对称和适当位置。叩诊锤叩击力量要均匀适当。检查时可用与患者谈话或嘱患者阅读，咳嗽或两手勾住用力牵拉等方法，使其精神放松，以利反射的引出。

（一）腱反射：是刺激肌腱、骨膜引起的肌肉收缩反应，因反射弧通过深感觉感受器，又称深反射或本体反射。

1. 检查方法

（1）肱二头肌腱反射（颈5 ~ 6，肌皮神经）：前臂半屈，叩击置于二头肌腱上的拇指，引起前臂屈曲，同时感到二头肌腱收缩。

（2）肱三头肌腱反射（颈6 ~ 7，桡神经）：前臂半屈并旋前，托住肘部，叩击鹰咀突上方三头肌腱，引起前臂伸展。

（3）桡骨膜反射（颈5 ~ 8，桡神经）：前臂半屈，叩击桡骨茎突，引起前臂屈曲、旋前和手指屈曲。

（4）膝腱反射（腰2 ~ 4，股神经）：坐位，两小腿自然悬垂或足着地；或仰卧，膝稍屈，以手托腘窝，叩击髌骨下缘股四头肌肌腱，引起小腿伸直。

（5）跟腱反射（骶1 ~ 2，胫神经）：仰卧，膝半屈，两腿分开，以手轻扳其足使稍背屈，叩击跟腱引起足跖屈。

当深反射高度亢进时，如突然牵拉引出该反射的肌腱不放手，使之持续紧张，则出现该牵拉部位的持续性、节律性收缩，称阵挛，主要见于上运动元性瘫痪。①踝阵挛：仰卧、托腘窝使膝髋稍屈，另手握足底突然背屈并不再松手，引起足踝节律性伸屈不止。②髌阵挛：仰卧，下肢伸直，以拇、食指置髌骨上缘，突然用力向下推并不再松手，引起髌骨节律性上下运动不止。

腱反射的活跃程度以“+”号表示，正常为（++），减低为（+），消失为（0），活跃为（+++），亢进或出现阵挛为（++++）。

2. 临床意义

（1）减退、消失提示反射弧受损或中断，亦见于神经肌肉接头或肌肉本身疾病，如重症肌无力，周期性瘫痪等。麻醉、昏迷、熟睡、脊髓休克期、颅压增高，尤其后颅窝肿瘤，深反射也降低或消失。

（2）亢进多见于锥体束病变，昏迷或麻醉早期也可出现，系对脊髓反射弧的抑制解除所致；亦见于手足搐搦、破伤风等肌肉兴奋性增高时。癔症或其他神经官能症深反射也常亢进。

正常人深反射也可亢进，老年人跟腱反射可消失，故反射的不对称比增强或消失更有意义。

（二）浅反射 为刺激皮肤、黏膜引起的肌肉收缩反应。

1. 检查方法

（1）腹壁反射（肋间神经，上：胸 7，8；中：胸 9，10；下：胸 11，12）：仰卧，以棉签或叩诊锤柄自外向内轻划上、中、下腹壁皮肤，引起同侧腹壁肌肉收缩。

（2）提睾反射（生殖股神经，腰 1，2）：以叩诊锤柄由上向下轻划股上部内侧皮肤，引起同侧睾丸上提。

2. 临床意义

（1）减退、消失：见于反射弧中断时。但腹壁和提睾反射减退或消失，亦可见于锥体束损害，因其除脊髓反射弧外，尚有皮质通路。此外，深睡、麻醉、昏迷、新生儿等，腹壁反射也常消失。

（2）亢进：帕金森病综合征或其他锥体外系疾病时，偶见浅反射尤其腹壁反射中度亢进，系损伤中脑抑制浅反射的中枢所致。精神紧张和神经官能症时，腹壁反射也可有不同程度的亢进。

（三）病理反射

当上运动神经元受损后，被锥体束抑制的屈曲性防御反射变得易化或被释放，称为病理反射。严重进，各种刺激均可加以引出，甚至出现所谓的“自发性”病理反射。

1.Babinski 征: 用叩诊锤柄端等物由后向前划足底外缘直到拇趾基部,阳性者拇趾背屈，余各趾呈扇形分开，膝、髋关节屈曲。刺激过重或足底感觉过敏时亦可出现肢体回缩的假阳性反应。此征也可用下列方法引出：① Oppenheim 征：以拇、食指沿胫骨自上向下划。② Chaddock 征：由后向前划足背外侧缘。③ Gordon 征：用力挤压腓肠肌。

2.Hoffmann 征：为上肢的病理反射。检查时左手握病人手腕，右手食、中指夹住病人中指，将腕稍背屈，各指半屈放松，以拇指急速轻弹其中指指甲，引起拇指及其余各指屈曲者为阳性。此征可见于 10% ~ 20% 的正常人，故一侧阳性者始有意义。

（四）脑膜刺激征：

为脑脊膜和神经根受刺激性损害时，因有关肌群反射性痉挛而产生的体征。

（1）颈强直：颈前屈时有抵抗，头仍可后仰或旋转；

（2）Kernig 征：仰卧，屈膝髋关节呈直角，再伸小腿，因屈肌痉挛使伸膝受限，小于 130° 并有疼痛及阻力者为阳性。

（3）Brudzinski 征：①颈症：仰卧，屈颈时引起双下肢屈曲者为阳性。②下肢征：仰卧，伸直抬起一侧下肢时，对侧下肢屈曲为阳性。

脑膜刺激征主要见于脑膜炎、蛛网膜下腔出血、颅内压增高和脑膜转移瘤等。颈部征亦可见于后颅凹、环枕部或高颈段肿瘤。

六、自主神经系统

（一）解剖生理

自主神经支配内脏器官、腺体、血管和立毛肌等，分为交感神经和副交感神经两面三刀大系统。其中枢部分包括大脑皮层、丘脑下部、脑干及脊髓侧角细胞（含骶髓相当于侧角部分）。丘脑下部系自主神经系统重要的皮质下中枢，其前部为副交感神经代表区，后部为交感神经代表区。通过大量联系纤维，调节机体水、盐、脂肪代谢和垂体—内分泌功能等。脑干则有司理呼吸、心跳和血管运动等的中枢。其周围部分的交感神经系统，节前纤维起自胸1～腰2的脊髓侧角细胞，经相应前根和白交通支进入两侧椎旁由交感神经节（颈部只有上、中、下三个）组成的交感神经干，然后在交感节内或穿越交感干到椎前神经节内，或直达脏器附近或其壁内，更换神经元再发出节后纤维，支配汗腺、立毛肌、胸腹腔脏器和瞳孔扩瞳肌。周围部分的副交感神经系统，其节前纤维起自脑干内脏运动神经核（如涎核、背运动核等）及骶髓2～4节侧角区，分别经Ⅲ、Ⅶ、Ⅸ、Ⅹ对颅神经和骶2～4前根至头面部及内脏附近或其壁内更换神经元，再发出较短的节后纤维，支配瞳孔约肌、唾液腺、内脏、膀胱和肛门括约肌等。

（二）检查方法及临床意义

1. 皮肤颜色和温度：观察肤色，触摸其温度，注意有无浮肿，以了解血管功能。血管功能的刺激症状为血管收缩、皮肤发白，发凉：毁坏症状为血管扩张、皮肤发红、发热，之后因血流受阻而发绀、发凉，并可有浮肿。

皮肤划痕试验：用骨针在皮肤上稍稍用力划过，血管受刺激数秒后收缩，出现白色条纹，继以血管扩张变为稍宽之红色条纹，持续10余分钟，为正常反应。若红条纹宽达数厘米且持续时间较长至呈现白色隆起（皮肤划痕症），则表明有皮肤血管功能失调。

交感神经损害时，其支配体表区内少汗或无汗：刺激性病变则多汗。

2. 毛发指甲营养状况：注意皮肤质地是否正常，有无粗糙、发亮、变薄、增厚、脱落溃疡或褥疮等；毛发有无稀少，脱落；指甲有无起纹，枯脆、裂痕等。

周围神经、脊髓侧角和脊髓横贯性病变损害自主神经通路时，均可产生皮肤、毛发、指甲的营养改变。

3. 膀胱和直肠功能：

了解排尿有无费力、急迫和尿意，有无尿潴留和残留尿以及每次排尿的尿量。了解有无大便失禁或便秘。

膀胱功能障碍可分两大类：

（1）低（失）张力性膀胱：脊髓排尿反射弧损害引起，常见于圆锥、马尾和后索病变。但也可见于横贯性脊髓病的急性期（休克期）。膀胱逼尿肌张力低或无张力，尿充盈后不引起反射性收缩而致尿潴留。过度充盈后少量尿液被迫进入尿道，形成点滴（溢出性）尿失禁，残尿多，膀胱容量大。如系感受通路受损，则尿意也消失。

（2）高张力性膀胱：骶髓排尿反射中枢以上部位损害时，排尿反射弧失去高级中枢抑制，逼尿肌张力增高，膀胱容量减少，外括约肌失去自主控制而导致尿失禁，尿次数多而每次排尿量少，见于旁中央小叶病变（失抑制性膀胱，无残尿）和骶髓以上横贯性脊髓损害的慢性期（反射性膀胱，有少量残尿）。但脊髓横贯性损害的早期，则表现为尿急、尿频。

七、失语症、失用症、失认症

（一）失语症

失语症是言语（和）文字的表达或感受能力发生障碍的总称。

1. 运动性失语症：发音与构音功能正常，而言语的表达发生困难或不能，但能听懂别人的讲话。见于优势半球额下回后部及岛盖区（Broca 区）病变。

检查时可仔细倾听患者讲话，注意是否流利清楚，词汇是否丰富，要求其复述医生的讲话。

2. 命名性（失忆性）失语症：对人名或物名失去记忆，但对其用途和特点仍熟悉，并用描绘其特点的方式加以回答；当告知正确名字或名称后，可立即同意并叫出，但片刻后又忘掉。见于优势半球角回损害或脑部弥散性病变，也见于运动性失语的恢复期，或为感觉性失语的早期或其后遗症。检查时令病人说出所示物品名称，不能回答时可以正确或错误名称告之，看其反应。

3. 感觉性失语症：为接受和分析语言的功能发生障碍。轻者仅能听懂简单生活用语，重者对任何言语不能理解。由于患者不能听懂自己的话并及时纠正其错误，因此，虽能说话但多错乱，无法听懂。见于优势半球颞上回后部（Wernick 区）的病变。检查时可让病人指出被告知的物品或执行简单的口述动作，如闭眼、张口等，观察其是否理解。

（二）失用症

失用症是丧失了正确地使用物件完成一系列有目的性动作的能力的总称。即在无肢体瘫痪或共济失调等运动障碍的情况下，不能或不会按一定顺序正确完成上学的有目的的动作。其中枢主要在优势半球的缘上回，并通过胼胝体和对侧运动区联系，但指导完成各个动作的要领则为整个大脑皮层的功能，故上述部位的病变和大脑广泛性病变，均可引起失用症。检查时可观察患者的各种自发性动作，或将火柴、牙刷、柱子等置于手中，嘱做出用火柴点烟、刷牙、梳头等动作，观察能否正确完成，有无反复而不知所措，或错把火柴放入口中或去别处擦划等情况。

（三）失认症

各种感受通路正常，但不能通过感知认识熟悉的物体，如不能识别触摸到的物体（体觉失认症，即实体觉丧失）；不能辩论看到的熟人，但可领先触摸或听音加以识别（视觉失认症）等，分别见于中央后回和枕顶叶交界区的病变。对自己躯体的失认症称“体象障碍”，常见者有手指失认（不知手指名称）和左右定向障碍（分不清躯体的左右侧），多见于优势半球顶下小叶病变。也有的表现为病觉（否认一侧肢体是自己的），主要见于优势半球以角回和缘上回为中心的广泛病变。检查时可询问患者手指名称，嘱指出左右侧，有偏瘫者询问有无偏瘫，并了解其是否关心等。

第三章 病史采集

病史是诊断疾病的重要依据之一和着手诊断的第一步。对神经系统疾病而言，还有其特殊的重要意义。其一，有些疾病的诊断几乎是完全依据病史得出的，如常见的癫痫大发作，就诊时多数发作已经过去，诊断主要是依据病人或旁观者对当时症状的描述做出的。又如偏头痛等某些发作性疾病即使是在发作时来诊，阳性体征也不太多，且仅凭可能看到的某些体征如不结合病史，也是无法诊断的。其二，病史可为神经系统疾病的性质即“定性诊断”提供重要线索和依据。如血管病多系突然发病，炎症常为急性或亚急性发病，肿瘤或变性疾病多缓慢发生而进行性加重。其三，病史同时还可能提示病变的部位，如一侧肢体的发作性抽搐，表明是对侧大脑中央前回的病变；一侧上肢持续性的麻木无力，常提示该侧颈胸神经根损害等。因此必须十分重视病史采集。

病史采取的方法和一般内科疾病相同。主要是耐心听取病人的叙述，必要时可向第三者了解、补充和核实，以求尽快弄清就诊的主要病状及其发生的原因和诱因，了解其发生的时间和病程、起病表现、进展情况、治疗经过以及疗效等。对有关的既往史如心血管疾病、颅脑外伤、寄生虫病、感染发热或类似发作史等，也应加以了解。有的疾病如癫痫、偏头痛、肌病等，还需了解其家族史。小儿病人尚应了解围生期情况和生长发育情况。病人所带其他单位的医疗材料，如病因、诊断证明和检验报告等均应仔细参考。

病人的叙述往往由于记忆不清、主次不分、对某些症状的认识不足以及过于紧张等原因，对一些重要情节常有遗漏，有时因痛苦较大或病情危重，难以长时间的叙述，因此采取病史时还必须抓住重点，主要地方辅以必要的但又不带暗示性的询问，以便如实地弄清对诊断最重要的情节。要做好这一点，一方面决定于医生对各个疾病了解的深度，一方面也决定于问诊的技巧。现就有关问诊中应注意的几个方面叙述如下：

一、对主诉的主要症状必需明确无误

如病人叙述的“头晕”，要弄清究竟是有旋转感或视物晃动感的“眩晕”，还是仅是头脑昏沉的“头昏”？又如对所谓的“昏迷”，要弄清究竟是意识丧失，还是意识朦胧，或仅是无力不语卧床不起？对“肢体瘫痪”，要弄清是因肢体疼痛或关节强直致使肢体活动受限，还是确系肢体无力引起的瘫痪等。否则从主诉一开始就可能使诊断陷入歧途。

二、要弄清主诉或主要症状的起病及进展情况

此点将有助于明确疾病的性质亦即“定性诊断”。例如急骤发病的脑部病变多由颅脑或蛛网膜下腔出血、脑梗死、脑卒中、急性炎症及颅脑外伤等，反之缓慢起病逐渐进展应考虑到颅内占位性病变和变性疾病等。对症状的进展情况特别是缓慢起病者，应着重了解病情是持续进展，还是有完全或不完全的缓解？如有缓解复发，诱因是什么？某些神经系统疾病如多发性硬化、蛛网膜炎、早期颅内占位性病变等常有不同程度的复发缓解表现。些外，还应注意，在某些急骤起病的病例中，病前一段时间可能已有一些未引起病人注意的症状，了解这些对协助判断病情也有很大帮助。例如，脑卒中之前，往往已有一段时期的头痛。脑血栓形成之前已有多次短暂性缺血发作所致的眩晕或肢体麻木无力，脊髓肿瘤突发截瘫前已有长期的腰背痛等等。

三、对主要症状的确切表现不能含混

例如对“抽风”必须要进一步明确肢体抽搐的形式，确切的抽搐时间，意识是否确实丧失，发作时有无自伤、小便失禁或哭泣、呼号等。这些资料的遗漏或欠确实，常易造成误诊。例如，将癫痫大发作以后的昏睡时间和抽搐时间混为一谈，或将清醒过程中的躁动表现误为功能性表现，势必将癫痫误诊为癔症。

四、对与主诉或主要症状相伴随的某些症状应加了解

这将有助于诊断和鉴别诊断。如头痛伴有发热者多提示为脑膜炎或全身性感染或癌肿等病变引起，伴有呕吐者应考虑脑膜脑炎、颅内占位性病变、颅脑外伤、脑及蛛网膜下腔出血、高血压性脑病、偏头痛、低颅压综合征、青光眼等。又如对肢体瘫痪，也应了解是否伴有发热、疼痛、麻木、抽搐和意识丧失等。

最后还应指出，对采集病史的可靠性必须慎重衡量。在问诊中，有时由于医生提问用语的暗示性，或陪伴者的代述代答，可使一些不存在的状况予以肯定，有的病人因病重不适，或因意识或智力障碍而随口回答，也有的病人对某些病情不愿如实作答（如癔症病人常否认精神因素）；有时病史系因素陪伴人员代述，可能夹杂有一定的猜测或主观成分，个别情况更有伪造病史者。凡此种种，都应在问诊时或查体后，根据可疑或矛盾之处，以免延误抢救时机。

关于病史的记录，应在充分掌握病史和进行查体后，对疾病的诊断和鉴别诊断已有一定的考虑或甚至已较明确之后，立即加以整理，并系统而有重点，简明而又精确地加以记录。内容及词句发布简练和重点突出。一方面不能将与诊断无关的病人的繁琐赘述，原样地加以记录，另一方面对与诊断及鉴别诊断有关的阴性资料也应加以记载。总之，衡量一份病史是否合格的标准是，病史完成后能不能对病变的部位及其可能的性质有了初步的了解或近似的诊断。如果病史完成后仍心中无数，要明确诊断几乎是不大可能的。

第四章 神经系统疾病的诊断原则

疾病的诊断也是调查研究，解决问题的过程，只有准确、迅速地做出诊断，才能为疾病的及时、正确的治疗赢得时间，为获得好的预后奠定基础。神经系统疾病的诊断原则与其他系统疾病的诊断原则基本相同，收集资料、定位诊断和定性诊断是确立诊断的三个基本步骤。

一、收集资料

病史采集、神经系统检查和辅助检查是收集资料的三个主要环节。在病史采集中，应当首先抓住主诉，详细询问其发生、发展或消退的过程，伴随症状及与其他症状间的关系，是个体发病或群体发病，是新出现的抑或是以往疾病症状的延续等。采集病史应真实、系统、完整才能为诊断提供有价值的依据。神经系统检查应结合一般体检同时进行，从头部到下肢，有计划有步骤地进行，既要全面、系统，又要快捷、突出重点。辅助检查是确诊的重要手段，应当依据病人可能的病变部位和性质，结合诊断技术的系统评价和经济—效果评价的结果和病人的承受能力做出合适的选择，达到既有助于疾病的诊断，又少花钱的效果。

二、定位诊断

定位诊断是依据神经系统的解剖、生理和病理知识，对疾病损害的部位做出诊断。由于不同部位的损害有其自身的特点，一般情况下，依据资料收集就能做出临床的定位诊断。但值得注意的是，临床的定位不能与神经影像检查、神经电生理检查和神经心理检查和病理解剖的定位等同。许多病理损害可能不出现或少有临床症状和体征。病理损害可能出现远隔效应，例如，原发病变在颈脊髓，临床症状和体征可能主要表现在胸脊髓；脑和脊髓都有损害，但仅有脊髓损害的临床症状和体征；颅内高压病人还可出现假定位症状等。因此，临床的定位诊断是相对的，对病人系统的追踪观察和评估是必要的，但忽视临床检查、盲目地滥用辅助检查也是错误的。

不同部位的神经病损的临床特点如下：

1. 肌肉病变 肌肉是运动的效应器，也是病变在肌肉或神经肌肉的联结点。常见的症状和体征有无力、萎缩、触痛或假性肥大等。可有肌强直（例如强直性肌病），但常无感觉障碍、腱反射改变不明显，除肌无力症状外亦可无任何其他体征（例如重症肌无力）。

2. 周围神经病变 周围神经多为混合神经，通常受损后出现相应支配区内的感觉、运动和自主神经症状，腱反射减弱或消失。由于不同部位的周围神经所含的神经纤维的比例不等，受损的部位和严重程度不同，出现的症状和体征亦不尽相同，有的以运动症状为主（例如桡神经损害、多灶性运动神经病）、有的以感觉症状为主（例如股外侧皮神经炎），多发性神经病则有四肢远端对称性的感觉、运动和自主神经功能障碍。

3. 脊髓病变 横贯性脊髓损害，常有受损部位以下的双侧瘫痪，呈完全的或不完全的四肢瘫或截瘫，传导束性的感觉障碍和自主神经功能障碍，特别是大、小便功能的障碍。脊髓的单侧损害，可出现Brown–Sequard综合征。脊髓的系统性损害，可仅有锥体束症状（例如侧束硬化症）、前角及锥体束症状（例如肌萎缩侧束硬化）或锥体束及后索症状（例如亚急性联合变性）、脊髓空洞症的早期可仅有节段性痛觉和温度觉障碍。

4. 脑干病变 一侧脑干损害，常有病变侧的脑神经受损的症状，出现脑神经支配区的肌肉麻痹或（和）感觉障碍，病变对侧的肢体瘫痪或感觉障碍（交叉性运动－感觉障碍）。双侧脑干损害，则表现为两侧的脑神经、锥体束和感觉传导束受损的症状。

5. 小脑病变 小脑损害常有共济失调、眼球震颤、构音障碍和肌张力障碍。

6. 大脑半球病变 一侧病变常有病灶对侧的中枢性面瘫、舌瘫、偏瘫和偏身感觉障碍等。额叶病变，可出现强握反射、运动性失语、失写、精神症状和癫痫发作等症状；顶叶病变，可出现感觉障碍、失读、失用等症状；颞叶病变可出现象限偏盲、感觉性失语和钩回发作等症状；枕叶病变，可出现视野缺损，有视觉先兆的癫痫发作等。

大脑半球深部的基底核损害，可出现运动障碍，如运动减少、运动增多或共济失调等。大脑半球的弥散性损害，常有意识障碍、精神症状、惊厥、肢体瘫痪和感觉障碍等。

如果病变只累及了神经系统的一个局限部位，称为局灶性损害；病变累及了两个或两个以上的部位，称为弥散性或多灶性损害；病变仅选择性损害了某些特定部位，如脊髓或（和）脑干的锥体束、前角细胞等，称为系统性损害。

三、定性诊断

定性诊断的目的是确定疾病的病因和病理。由于不同类型的疾病有各自不同的演变规律，依据病人主要症状的发展变化，结合神经系统检查和辅助检查结果，通常能够正确判断疾病的性质。对于发病不典型、病因不明确的疑难重症病例，例如某些遗传代谢性疾病、环境因素所致的疾病、中毒性疾病等，暂时不能做出明确的定性诊断者，应当继续收集证据，追踪观察。下面介绍几种常见疾病的临床特征和诊断要点：

（一）感染性疾病

感染性疾病多呈急性或亚急性起病，常于发病后数日至数周内发展到高峰，少数病例可呈暴发性起病，数小时至数十小时内发展到高峰。常有发热、畏寒、外周血白细胞增加或血沉增快等全身感染的症状和体征。神经系统症状较弥散，可同时出现脑、脑膜或脊髓损害。血液和脑脊液检查，可找到病原学证据，如病毒、细菌、寄生虫、螺旋体等。Prion 病起病缓慢、隐性，常有海绵样脑病的病理改变。

（二）外伤

一般有外伤史，神经症状和体征的出现与外伤有密切关系，X 线、CT/MRI 检查有颅骨骨折、脊柱损伤或内脏损伤的证据。部分病例，特别是老年人和酗酒者；可无明确的外伤史或外伤轻微，较长时间才出现神经症状，在这种情况下容易误诊，例如外伤性癫痫、慢性硬膜下血肿等。

（三）血管性疾病

脑和脊髓的血管性疾病，发病急剧，发病后数分钟至数天内神经缺陷症状达到高峰。常有头痛、呕吐、肢体瘫痪、意识障碍、失语等症状和体征，多有高血压、糖尿病、心脏病、动脉炎、吸烟和高脂血症等卒中危险因素。但动—静脉畸形或颅内动脉瘤病人，未破裂前可无任何神经症状和体征。CT/MRI 或 DSA、血液免疫学检查有助确定诊断。

（四）肿瘤

肿瘤病人大多起病缓慢，病情逐渐加重，常有头痛、呕吐、视盘水肿等颅内高压症状和肿瘤引起的局灶定位症状，如癫痫（病字旁里面一个间字）发作、肢体麻木和瘫痪（单瘫、偏瘫或截瘫）。脑脊液检查可有蛋白含量增加和肿瘤细胞。值得注意的是，以瘤卒中起病者，易误诊为脑卒中。部分颅内转移癌，可呈弥漫性分布，早期除颅内高压症状外，可无局灶性神经缺陷症状，及时进行颅脑 CT/MRI 检查很有必要。

（五）遗传性疾病

遗传性疾病多在儿童和青春期起病，部分病例可在成年期起病，常呈缓慢的进行性发展，可有遗传家族史，呈常染色体显性遗传者较易诊断，呈隐性遗传或散发的病例不易诊断，未发病的携带者或症状轻微者亦不易发现，基因分析有助诊断。

（六）营养和代谢障碍

常有引起营养和代谢障碍的原因，如胃肠切除或长期经静脉补充营养，偏食，长期饥饿，呕吐和腹泻，酗酒，有糖、脂、蛋白质、氨基酸和重金属代谢障碍性疾病。通常发病缓慢、病程较长，除神经系统损害外，常有其他脏器（肝、脾、视网膜、血液和皮肤等）受损的证据。

（七）中毒与环境有关的疾病

常有药物滥用或长期大量服用苯妥因钠、减肥药物史，有杀虫剂、鼠药、重金属（砷、铅、铝、汞、铊等）接触和癌症的放疗和化疗史；有二氧化碳中毒、毒虫叮咬、甲醇摄入、进食蕈类和海产品史等。神经症状可表现为急、慢性脑病，周围神经病、帕金森综合征、共济失调或维生素 B_{12} 缺乏性脊髓病等。除急性中毒外，起病均较缓慢、隐袭、神经系统的缺损症状或（和）病理改变与药物或毒物的毒、副作用符合，多有其他脏器受损的证据。环境和体内的毒物或药物分析有助诊断。

（八）脱髓鞘性疾病

该类疾病常呈急性或亚急性起病，病灶分布较弥散，有缓解和复发倾向，部分病例起病缓慢，呈进行性加重（例如脊髓型多发性硬化）。常见疾病有多发性硬化、急性播散性脑脊髓炎、脑桥中心髓鞘溶解症和进行性胼胝体变性。

（九）产伤与发育异常

颅内出血和缺血、缺氧性脑病是常见的围生期损伤，轻症病例可无任何症状，中—重度病例常于出生后即有，嗜睡、激惹、呼吸困难、心律失常、抽搐、姿势异常、角弓反张、瞳孔固定和无反应状态等。如果缺血、缺氧性损害发生于出生前数周或数月，出生时或出生后不久即有静止性脑病或慢性脑病的表现。许多发育异常或先天性神经疾病是引起脑瘫、高级神经功能障碍的重要原因。先天性神经肌肉疾病，例如婴儿型脊肌萎缩症、先天性强直性肌营养不良、先天性或代谢性肌病和脑病、脊髓损伤或畸形可出现松软婴儿综合征。

（十）系统疾病伴发的神经损害

许多内分泌疾病，例如甲状腺功能亢进或低下，甲状旁腺功能低下和糖尿病等；血液系统疾病、心血管系统疾病、肝脏和肾脏疾病、结缔组织疾病、呼吸系统疾病和恶性肿瘤等，某些疾病的外科治疗，例如心血管外科，脏器移植外科等，都可并发神经系统损害。可呈急性、亚急性或慢性起病，神经症状的分布广泛，演变过程与系统疾病有密切关系。可同时有脑、脊髓、周围神经、肌肉、关节和皮肤损害，出现不同的症状组合。

神经疾病的诊断是一科学的认识过程，必须遵循科学的原则，认真对待每一个病人，全面、客观地分析各种资料。要以病人为中心、重视病人的参与，避免草率和主观臆断。在绝大多数情况下，采用“一元论”推理，尽量用一种疾病去解释多种临床表现是合理的，因为同时存在多种关联性不大的疾病的几率并不多见。只有用一种疾病难以解释当前的主诉和体征时，才考虑同时存在另一种疾病的可能性。例如周期性瘫痪与甲状腺功能亢进或肾小管性酸中毒同时存在，重症肌无力合并脊髓压迫症等。

临床上许多神经系统疾病，只要通过收集资料就能做出明确的定位和定性诊断，但仍有部分病例只有经过初步诊断、修正诊断和最后诊断三个阶段才能做出正确的结论。在个别情况下，即使获得了当前最先进的检查手段，甚至是病理检查结果，仍不能得出明确的结论。在这种情况下，给予意向性诊断，治疗试验和随访观察是必要的。

第五章 神经系统病变的定位定性诊断

神经系统疾病的诊断，是根据一般查体与神经系统检查所获得的资料，结合有关实验室检查，加以分析而推断出来的。一般分为定位和定性诊断两方面。

由于神经系统各部位的解剖结构和生理功能不同，当损伤时即出现不同的神经功能障碍，表现出不同的临床症状和体征，定位诊断是根据这些症状和体征，结合神经解剖、生理和病理知识，推断其病灶部位的一种诊断过程。定性诊断系确定病变的病理性质和原因，即对疾病做出病理、病因诊断的过程。因为神经系统与其他系统有密切联系，且神经系统疾病不仅可由神经系统本身疾病所致也可继发于其他系统疾病，故在考虑定性诊断时，必须从整体出发，根据起病急缓、病程长短、症状和体征出现的先后次序以及其演变过程，参照有关辅助检查的结果进行分析。常见病因有：感染、外伤、血管性疾病、中毒、代谢障碍、肿瘤、变性疾病、先天性疾病和寄生虫病等。

神经系统疾病的定位诊断和定性诊断不可截然分开，如某些神经系统疾病，在确定病变部位的同时也可推断出病变的性质，如内囊附近病损，多由动脉硬化合并高血压性血管疾病所致。因而在不少情况下，神经系统疾病的定位、定性诊断是相互参考同时进行的。

一、颅神经损害的定位诊断

（一）视神经损害的定位

视神经通路自视网膜、经视神经、视交叉、视束、外侧膝状体、视放射至枕叶视觉皮质，径路很长，易于受损，但由于行走各部的解剖结构及生理功能的不同，损害后的视野改变也各异，故由此可判断视路损害的部位。

1. 视神经损害：病侧眼视力减退或全盲，伴直接光反应消失，但间接光反应存在，眼底可见视盘萎缩。多见于各种原因引起的视神经炎，脱髓鞘性病变以及外伤、肿瘤压迫等。

2. 视交叉损害：视交叉中央损害时，视神经双鼻侧纤维受损，产生双颞侧偏盲，多见于鞍区肿瘤，特别是垂体瘤。如病变扩及视交叉外侧累及病侧的颞侧纤维时，则患侧眼全盲，对侧眼颞侧偏盲。见于鞍区肿瘤、视交叉蛛网膜炎等。

3. 视束损害：病灶同侧视神经颞侧纤维和对侧视神经鼻侧纤维受损，产生病侧眼鼻侧偏盲，对侧眼颞侧偏盲，即对侧同向偏盲，伴有“偏盲性瞳孔强直”（光束自偏盲侧照射瞳孔，不出现瞳孔对光反射，自另侧照射时则有对光反射）。多见于鞍区肿瘤。

4. 视放射病变：也出现对侧同向偏盲，但因瞳孔光反射的传入纤维已进入丘脑外侧膝状，故无偏盲性瞳孔强直。此外，视放射向后其上方和下方纤维逐渐分开，故可出现同向上象限性盲（下方纤维受损）或同向下象限性盲（上方纤维受损）。多见于内囊血管性病变和颞顶叶肿瘤。

5. 视觉皮质损害：一侧病变时视野改变同视放射病变，出现对侧同向偏盲或上下象限性盲，但恒有黄斑回避。双侧视皮质损害时，视力丧失，但对光及调视反射存在，称皮质盲；刺激病变时，可出现光幻视或形象幻视。多见于枕叶的脑血管病、肿瘤及变性病变。

（二）眼动障碍的定位诊断

眼球运动由动眼、滑车及外展神经完成，眼动障碍可由上述神经单个或同时损害引起。临床以动眼神经麻痹和外展神经麻痹多见。

1. 动眼神经损害

（1）核性损害：动眼神经核群为一细长的细胞团块，位于中脑的上丘水平大脑导水管周围，双侧自上而下的排列为提上睑肌核、上直肌核、内直肌核、下斜肌核和下直肌核，各核两侧相距甚近，而前后距相对较远。因此，中脑病变时，多表现为双侧的某些眼肌单个麻痹，而前端的 Edinger–wesphal 核常不累及，故瞳孔多正常。见于脑干脑炎、脑干肿瘤及脱髓鞘病变。

（2）核下性损害：表现为眼睑下垂，眼球外下斜位、向上、向下、向内运动受限，瞳孔散大，对光反应消失。因走行各段邻近结构不同的表现也不同：①中脑病变：为髓内段动眼神经纤维受损，常累及同侧尚未交叉的锥体束，故出现病灶侧动眼神经麻痹，伴对侧中枢性面、舌瘫及肢体上运动神经元性瘫痪（Weber 综合征）。见于中脑梗死，肿瘤及脑干脑炎等。②颅底病变：仅有一侧动眼神经麻痹，多见于大脑后动脉瘤，小脑幕切迹疝等。③海绵窦病变：早期可仅有动眼神经麻痹，但此处病变常累及滑车神经和外展神经，故多为全眼麻痹。此外，因同侧三叉神经Ⅰ、Ⅱ支也受损害，而有颜面该两支神经范围内感觉减退或三叉神经痛发作，角膜反射减弱或消失，如眼球静脉回流受阻，尚有眼球突出、结合膜充血、水肿等。见于海绵窦血栓形成、海绵窦动静脉瘘等。④眶上裂病变：同海绵窦病变，但无眼球静脉回流受阻症状，并因动眼神经入眶上裂进分为上、下两支，故有时仅表现为部分眼肌麻痹。见于该处肿瘤、外伤等。⑤眶内病变：同眶上裂病变外，因同时累及视神经，而出现视力减退，视盘水肿。见于眶内肿瘤、炎症等。

（3）核上性损害：表现为双眼协同运动障碍，如双眼侧视麻痹或同向偏斜，或双眼上视或（和）下视不能（可伴瞳孔对光反应或（和）调视反射消失），系脑干或皮质眼球协同运动中枢受损引起。多见于脑干肿瘤、炎症、脱髓鞘病变以及大脑半球血管病变、肿瘤等。

2. 外展神经损害：表现为眼球内斜视、外展受限。

（1）核性损害：外展神经核位于脑桥水平，被面神经所环绕。该处病变时表现为病灶同侧眼球外展不能，内斜视和周围性面瘫，因病变常累及同侧未交叉的锥体束，故还出现对侧肢体上运动神经元性瘫痪（Millard–Gubler 综合征）。多见于脑干梗死及肿瘤。

（2）核下性损害：①颅底病变：外展神经在颅底行程较长，故很易受损，可为单侧或双侧，出现一侧或双侧眼球外展受限或不能。见于颅底炎症、斜坡肿瘤、颅底转移癌、颅内压增高等。②海绵窦、眶上裂和眶内病变：见上。

3. 核上性损害：表现为双眼同向运动障碍，系脑干或皮质眼球同向中枢病变引起。

（1）侧视麻痹：同向侧视中枢有二：①脑桥侧视中枢：位于外展神经核附近或其中，发出纤维经内侧纵束至同侧外展神经核及对侧动眼神经核的内直肌核，使同侧外直肌和对侧内直肌同时收缩，产生双眼球向同侧的侧视运动。②皮质侧视中枢：主要在额中回后部，下行纤维支配对侧脑桥侧视中枢，使双眼受意志支配同时向对侧侧视。上述两个侧视中枢的病变均可引起侧视麻痹。脑干侧视中枢病变时，常损及邻近的面神经核和未交叉的皮质脊髓束，而出现同侧周围性面瘫和对侧肢体上运动神经元性瘫痪及双眼不能向病灶侧注视而凝视病灶对侧（病人凝视自己的瘫痪肢全，Foville综合征）。见于脑桥梗死、肿瘤和脱髓鞘病等。皮质侧视中枢病变时，双眼不能向病灶对侧注视，且因受对侧（健侧）侧视中枢的影响，双眼向病灶侧偏斜（病人凝视自己病灶）；但当病变较轻产生刺激症状时，则双眼向病灶对侧偏斜。由于皮质其他部位的代偿作用，皮质侧视中枢产生的侧视麻痹多为一过性。见于内囊部位的脑血管病、额叶肿瘤等。

（2）垂直运动麻痹：垂直运动脑干中枢位于中脑导水管周围灰质，皮质中枢不明。中脑病变时引起双眼不能同时上视或（和）下视，可伴瞳孔对光反应或（和）调视反射消失。见于中脑的血管病变和脱髓鞘病以及肿瘤，刺激症状时偶可产生双眼痉挛性上视，见于帕金森氏综合征等。

（三）面肌瘫痪的定位诊断

面部表情肌的运动由面神经主司。面神经主要为运动神经，其核位于脑桥，接受来自大脑皮质运动区下1/3面肌代表区发出的皮质脑干束支配，其中面神经上组核（发出纤维支配额肌、皱眉肌及眼轮匝肌等）接受双侧皮质脑干束支配，而下组核（发出纤维支配颊肌、口轮匝肌、笑肌及颈阔肌等）仅接受对侧皮质脑干束支配。面神经出脑后与前庭蜗神经伴行经内耳孔及内耳道后折入面神经管内，最后出茎乳孔至支配的肌肉。其行程中发出蹬骨神经至蹬骨肌，接受司舌前2/3味觉的鼓索神经等。行程各部因邻近解剖结构不同，故临床表现也多异，据此可进行面肌瘫痪的定位诊断。

1. 中枢性面瘫：即核上性损害，相当于肢体的上运动神经元性瘫痪，表现为病灶对侧下组面肌瘫痪—口角下垂、鼻唇沟变浅、示口角歪向健侧、鼓腮及吹口哨不能等。

（1）皮质运动区病变：除中枢性面瘫外，多合并有面瘫同侧以上肢为主的上运动神经元性肢体瘫痪及舌瘫；也可为刺激症状，表现为面部或同时有肢体的局限性运动性癫痫发作。见于额叶占位性病变、脑膜脑炎等。

（2）内囊病变：除中枢性面瘫外，因病变同时累及皮质脊髓束、丘脑皮质束及视放射，而出现面瘫同侧的肢体上运动神经元性瘫痪、偏身感觉障碍及同侧偏盲，称为“三偏征”。见于脑血管病及占位性病变。

2. 周围性面瘫：即核下性损害，相当于肢体的下运动神经元性瘫痪。除下组面肌瘫痪外，还有上组面肌瘫痪（如抬额、皱眉不能、额纹消失，眼睑闭合不全等）。

（1）脑桥病变：在脑桥内，面神经核发出纤维环绕外展神经核出脑。当脑桥病变累及面神经时，外展神经及位于脑桥腹侧的锥体束均难于幸免，故出现病灶同侧的周围性面瘫、外展神经麻痹，及病灶对侧肢体的上运动神经元性瘫痪（Millard-Gubler综合征）。见于脑桥梗死、肿瘤及多发性硬化等。

（2）小脑脑桥角病变：除面神经受损外，因累及邻近的三叉神经、前庭蜗神经及小脑，故周围性面瘫外，还分别出现面部麻木、疼痛、咀嚼肌无力及萎缩，耳鸣、耳聋、眩晕以及共济失调等，称为“小脑脑桥角综合征”。多见于该部肿瘤（尤以听神经瘤、胆脂瘤多见），蛛网膜炎等。

（3）面神经管病变：除周围性面瘫外，因蹬骨神经和鼓索神经也常受累，常伴听力过敏和舌前2/3味觉丧失。多见于面神经炎、乳突炎及手术损伤等。如病变位于膝状神经节，则因多系带状疱疹病毒感染所致故有耳郭部的带状疱疹（Ramsay-Hunt综合征）。

（4）茎乳孔以外：仅有病侧周围性面瘫。见于腮腺肿瘤等。

3. 肌源性面瘫：双侧面肌肌肉活动障碍引起，双眼闭合及示齿不能、表情呆滞、饮水自口角外流。见于重症肌无力、肌营养不良等。

（四）球（延髓）麻痹的定位诊断

司掌咽、喉、腭肌和舌肌运动的颅神经核，为位于延髓内的疑核和舌下神经核，发出纤维经由舌咽、迷走和舌下神经出脑，支配软腭、咽肌、声带和舌肌。疑核和舌下神经核的中枢支配为源自中央前回下方的皮质脑干束。当上述神经通路受损而出现构音、发声及吞咽障碍时，称之为“延髓性麻痹”。

1. 真性延髓性麻痹：为一侧或双侧延髓病变或舌咽、迷走及舌下神经病变所致，表现为声音嘶哑、构音不清、吞咽困难、软腭下垂、咽反射消失、伸舌偏斜或不能、舌肌萎缩并有肌纤维震颤。急性者见于急性感染性多发性神经炎，椎—基底动脉闭塞等。慢性者多见于肌萎缩侧索硬化症，脑干肿瘤、延髓空洞症等。

2. 假性延髓性麻痹：为双侧皮质运动区或皮质脑干束损害所致，因疑核受双皮质脑干侧束支配一侧病变时不发生症状。除构音、发声及吞咽障碍外，与真性延髓性麻痹不同处为咽反射存在，无舌肌萎缩及震颤，且常伴有双侧锥体束征和病理性脑干反射如及吮反射（以手指触碰患者上唇，引起吸吮样动作）和掌颌反射（快速划手掌尺侧，引起同侧下颌收缩），智力多减退，双侧内囊病变时尚有强哭强笑表现。见于二侧先后发生的脑血管病、散发性脑炎、运动神经元病等。

二、瘫痪的定位诊断

瘫痪是指肌肉的收缩无力至完全不能。根据其无力程度分为不完全性瘫痪，（轻瘫、肌力检查为 1 ~ 4 度）和完全性瘫痪（肌力为 0 度）两种。产生瘫痪的原因有三种：

（一）神经源性瘫痪

根据运动通路受损的部位又分为：

1. 上运动神经元性瘫痪: 皮质运动区至支配脊髓前角的锥体束发生病变所产生的瘫痪。特点是：①瘫痪范围较广泛。②由于锥体束损害后牵张反射的释放，瘫痪肢体上肢屈肌、下肢伸肌肌张力增高，称为痉挛性瘫。但急性期（休克期）肌张力低下，呈弛缓性瘫。③正常受抑制的腱反射被释放，出现腱反射亢进。④正常被抑制的原始反射又复出现，即病理反射阳性。⑤除久病后瘫痪肢体呈失用性萎缩外，无肌肉萎缩。⑥电检测无变性反应。皮质运动区损害引起的瘫痪虽也属上运动神经元生瘫痪但临床表现多不全同。

2. 下运动神经元性瘫痪：脊髓前角、前根、神经丛及周围神经损害后引起的瘫痪，其特点是：①瘫痪多较局限。②由于牵张反射弧的中断引起瘫痪肢体肌张力减低，呈现弛缓性瘫痪。③反射弧传出通路的损害导致腱反射减低或消失。④不出现病理反射。⑤因运动神经兴奋传导障碍至一部分肌纤维失用，加之末梢部位的乙酰胆碱释放减少，致使交感神经营养作用减弱，肌肉萎缩明显。⑥电检测呈变性反应。

（二）肌原性瘫痪

肌肉本身或神经肌接头部位病变所引起的瘫痪。

（三）功能性瘫痪

为癔症引起的瘫痪。

瘫痪的定位可根据临床上肢体瘫痪的部位和范围，按单瘫、双下肢瘫、偏瘫和四肢瘫分别进行定位诊断如下：

（一）单瘫的定位诊断

指一个肢体或一个肢体的某一部分的瘫痪。

1. 大脑皮质运动区（前中央回）损害：司掌躯体各部位运动的锥体细胞，在前中央回呈特殊的倒入状排列，故其下部病变出现对侧上肢上运动神经元性瘫痪，如病变在优势半球累及额下回后部 Broca 区时，还可伴有运动性失语。上部病变出现对侧下肢上运动神经元性瘫痪。病变如局限于皮质时，瘫痪始终为弛缓性，与一般上运动神经元性瘫痪后期为痉挛性者不同。当病变引起刺激症状时，瘫肢还可出现局限性运动性癫痫发作而无明显瘫痪。多见于肿瘤、血管病和外伤等。

2. 脊髓半横贯性病变：①胸段病变：因同侧皮质脊髓束受损，引起同侧下肢上运动神经元性瘫痪：病变同时累及后索及脊髓丘脑束，分别引起损害水平以下同侧感觉和对侧痛温觉减退，称为“脊髓半横贯综合征”（Brown–Sequard 综合征）。②腰段病变：损及同侧脊髓前角，出现病变侧下肢运动神经元性瘫痪，常伴有下肢放射性痛和感觉减退等马尾症状，以上均多见于脊髓压迫病的早期。

3. 脊髓前角病变：颈膨大（颈 5– 胸 1）支配上肢的肌肉运动，腰膨大（腰 2– 骶 2）支配下肢的肌肉运动，上述部位病变可分别引起上、下肢部分肌肉下运动神经元性瘫痪，并因刺激作用，伴有瘫肌的肌纤维震颤。病变如仅限于前角时，无感觉障碍，多见于脊髓前角灰质炎等。伴浅感觉分离则见脊髓空洞等。

4. 脊神经前根病变：所产生的瘫痪与前角损害者相同，但肌纤维震颤较粗大，称肌纤维束性震颤，此外病变常同时累及邻近的后根，故多伴有相应的根性分布的感觉障碍，如上下肢的放射性疼痛，浅感觉的减退、过敏等。多见于神经根炎，增生性脊柱炎，早期椎管内占位性病变。

5. 神经丛损害：近端损害同相应的脊神经前根损害的症状，远端者则表现为其组成的有关神经干损害症状。以臂丛近端病变为例：①臂丛上干型损害（上臂从瘫痪，Erb–Duchenne 瘫痪）：为颈 5、6 神经根受损，表现上肢近端和肩胛带肌肉瘫痪、萎缩、上肢不能上举、屈肘和外旋。二头肌腱反射和桡骨膜反射消失，上肢桡侧放射性疼痛和感觉障碍，前臂肌肉和手部功能正常。多见于外伤、产伤等。②臂丛下干型（下臂丛瘫痪，Klumpke–Dejerine 瘫痪）为颈 7– 胸 1 神经根受损表现，肌肉瘫痪和萎缩以上肢远端包括手部为主，尺侧有放射性疼痛和感觉障碍，可有 Horner 征。多见于肺尖肿瘤、锁骨骨折、颈肋等。

6. 神经干病变：神经干为混合神经，损害后除引起该神经支配的肢体部分肌肉的下运动神经元性瘫痪外，并有相应区域内的感觉和自主神经障碍，后者如皮肤发凉、发绀、指（趾）甲脆变或呈现沟状，严重时皮肤出现难愈的溃疡等。以下介绍常见的神经干损害：①桡神经损害：桡神经主要支配上肢伸肌肌群，损害后突出表现为手腕下垂，腕及手指不能伸直，感觉障碍仅见于拇、食指背侧小三角区。高位损害时则上肢伸肌全瘫痪，前臂桡侧感觉亦受累。多见于外伤和压迫性病变，少数也见于铅、砷及酒精中毒。②尺神经损害：尺神经主要支配尺侧腕，指屈肌和骨间肌，损害后表现为掌屈力弱，小指活动和拇指内收不能，各指分开、并拢不能，骨间肌、小鱼际肌萎缩而呈爪状。③正中神经损害：尺神经主要支配前臂的旋前、掌屈、指屈和拇指对掌等肌肉，损害后出现前臂旋前困难，手腕外展屈曲以及第一、二、三指屈曲不能，鱼际肌明显萎缩形成“猿手”，伴第一至三指及无名指的桡侧感觉减退，早期可有灼性神经痛。外伤及压迫性病多见。腕部操作时主要表现为拇指运动障碍，见于腕管综合征。④坐骨神经干损害：坐骨神经主要支配股后侧肌群和小腿肌肉，损伤后的主要特点有：沿坐骨神经走行（从臀部向股后、小腿后外侧）的放散性疼痛，股后侧肌群、小腿和足部肌力减退肌肉萎缩，致屈膝及伸屈足困难。小腿外侧痛觉减退，牵拉坐骨神经时出现疼痛，故 Kernig 征 Laseque 征等阳性。多见于炎症、梨状肌综合征等。⑤腓总神经损伤：腓总神经支配下肢的腓骨肌及胫骨前肌群，损伤后出现足下垂（致行走呈跨阈步态），足、趾不能背屈，足不能转向外侧，小腿前外侧肌肉萎缩，小腿前外侧及足背皮肤感觉障碍。常见于外伤。

（二）双下肢瘫痪的定位诊断

1. 双侧旁中央小叶病变：双下肢上运动神经元性瘫痪，但多呈弛缓性，可有双下肢运动性癫痫发作，并有失抑制性高张力型膀胱障碍。见于该部位占位性病变及上矢状窦病变。

2. 脊髓病变

（1）脊髓横贯性损害：损害平面所支配的肌肉因为前角受损，呈现下运动神经元性瘫痪，损害平面以下肢体因皮质脊髓束受损，呈现上运动神经元性瘫痪（脊髓休克期可为弛缓性瘫）；损害平面以下所有深浅感觉减退或消失；括约肌障碍因脊髓损害水平不同而异，骶髓以上急性病变的休克期，表现为失张力性膀胱，但休克期过后，如膀胱反射弧的功能恢复，可逐渐转变为反射性膀胱，此外损害平面以下尚有泌汗、皮肤营养及血管舒缩障碍。多见于脊髓压迫性病变、急性脊髓炎及脊髓餐伤。胸、腰节段损害的具体表现如下：①胸段（胸髓 2–12）：双下肢呈上运动神经瘫痪，病灶水平以下的全部感觉缺失，大、小便障碍，受损髓节支配的躯干部位常有神经根性痛或束带感。②腰膨大（腰髓 1– 骶髓 2）：双下肢呈下运动神经元性瘫痪，下肢及会阴部全部感觉丧失，大小便障碍，伴有下腰或（和）下肢的神经根性痛。

（2）脊髓其他损害：①腰膨大部的两侧脊髓前角损害：出现双下肢下运动神经元性瘫痪而不伴有感觉和括约肌障碍，偶见于脊髓前角灰质炎。②胸髓两侧侧索损害：引起双下肢上运动神经元性瘫痪而无其他脊髓横贯损害症状，见于脊髓压迫病的早期和原发性侧索硬化症。③胸髓两侧侧索和后索损害：双下肢上运动神经元性瘫痪，伴有深感觉丧失和感觉性共济失调，肌张力和腱反射改变视侧索和后索何者损害为主而定，如当后索损害为主时下肢肌张力减退，腱反射消失。见于营养代谢障碍引起的后侧索硬化综合征和 Friedrich 型家庭遗传性共济失调症。

3. 双侧腰骶神经根病变：双下肢呈现下运动神经元性瘫痪，伴有下肢放射性疼痛和根性分布的浅感觉障碍，因骶神经根受损，出现失张力性膀胱。见于脊髓蛛网膜，中央型椎间盘突出及脊髓膜炎等。

（三）偏瘫的定位诊断

1. 大脑皮质损害：大脑广泛性损害累及整个中央前回时，可引起对侧中枢性偏瘫及面、舌瘫，可伴对侧肢体局限性运动性癫痫发作。优势半球病变时，并伴有运动性失语，累及后中央后回时常有皮质觉障碍。多见于脑膜炎。

2. 内囊病变：由于锥体束、丘脑皮质束及视放射均在内囊通过，因此内囊损害后除出现病灶对侧中枢性偏瘫及面、舌瘫外，可伴有对侧偏身感觉障碍以及对侧同向偏盲，即“三偏综合征”。常见于脑血管病变和肿瘤等。

3. 半卵圆中心病变：由于上、下行的感觉和运动通路及其支配颜面和上、下肢的纤维在此呈扇形分散排列，病变常使各种纤维受损程度不同，因此偏瘫常表现为上下肢和颜面受累程度不同，运动与感觉障碍的轻重也不相平行。多见于颅内肿瘤及血管病变。

4. 脑干病变：因脑干病变损害所在平面同侧的颅神经运动核和髓内的核下纤维，以及未交叉到对侧去的皮质脊髓束，而出现病灶同侧颅神经的周围性瘫痪，对侧肢体上运动神经元性瘫痪，称为交叉性瘫痪。多见于脑干肿瘤、炎症及血管病变。不同损害平面其表现也各异。如：①中脑病变：病灶侧动眼神经麻痹、对侧中枢性面、舌瘫及肢体瘫痪（Weber 综合征）。②脑桥病变：病灶同侧外展神经及面神经麻痹、对侧中枢性舌瘫及肢体瘫痪（Millard Gubler 综合征）。③延髓病变：病灶同侧延髓性麻痹或舌下神经麻痹，对侧肢体瘫痪。

5. 脊髓病变：见于颈髓半横贯性损害。高颈段病变表现为病灶同侧上、下肢上运动神经元瘫痪，颈膨大病变则表现为病灶侧上肢下运动神经元性瘫痪，下肢上运动神经元性瘫痪，同时伴有病灶侧损害水平以下深感觉障碍，对侧痛温觉障碍（脊髓半切综合征，又称 Brown-Sequard 综合征）。

（四）四肢瘫的定位诊断

1. 大脑皮质和皮质下广泛病变：双侧中枢性面、舌瘫、四肢上运动神经元性瘫痪，同时因双侧皮质脑干束受损而有吞咽和构音障碍等假性延髓性麻痹症状，因皮质感觉区病变而有皮质性感觉障碍，并有失语和癫痫大发作等。见于脑膜脑炎。内囊双侧病变除双侧偏瘫和躯体感觉障碍外有强迫性哭、笑等精神症状。多见于先后两次发作的脑血管病。

2. 脑干双侧病变：双侧偏瘫伴感觉障碍外，并有双侧损害水平的颅神经麻痹。见于脑干肿瘤、脑干脑炎等。

以上病变如仅侵及双侧锥体束，表现为双侧肢体上运动神经元性瘫痪伴有假性延髓性麻痹而无感觉障碍。见于原发性侧索硬化症。

3. 颈髓双侧病变：

（1）颈髓横贯性损害：①高颈段病变：四肢上运动神经元性瘫痪，病灶水平以下全部感觉丧失，大小便障碍，可能出现膈肌麻痹或刺激症状（呼吸困难或呃逆），以及后颈部向枕部放散的神经根性疼痛。②颈膨大部病变：双上肢下运动神经元性瘫痪、双下肢上运动神经元性瘫痪、病变水平以下全部感觉缺失、大小便障碍、常伴有霍纳（Horner）征（颈髓 1 侧角受损）、并可有向上肢放射的神经根性疼痛。

（2）其他脊髓损害：①颈髓侧索双侧损害：四肢上运动神经元性瘫痪，不伴感觉障碍，极少数病人可有括约肌障碍。见于原发性侧索硬化症。②双侧颈髓前角及侧索损害，因损及颈膨大前角细胞而呈现上肢下运动神经元性瘫痪；下肢则因侧索受损而呈现上运动神经元性瘫痪。见于肌萎缩侧索硬化症。③脊髓双侧前角病变：四肢呈现下运动神经元性瘫痪，无感觉及膀胱障碍。见于进行性脊肌萎缩症。

4. 周围神经损害：四肢呈下运动神经元性瘫痪，伴有套式感觉障碍。见于格林 – 巴利（Guillain-Barre 综合征）。

5. 肌原性瘫痪：四肢呈现弛缓性瘫痪，无感觉障碍。见于周期性瘫痪、重症肌无力、癌性肌病、多发性肌炎等。

三、感觉障碍的定位诊断

由于感觉通路各部位损害后，所产生的感觉障碍有其特定的分布和表现，故可根据感觉障碍区的分布特点和改变的性质，判定感觉通路损害的部位。临床可分为以下几型：

1. 末梢型

表现为四肢末梢对称性手套式和袜套式分布的各种感觉减退、消失或过敏，主观表现为肢端的麻木、疼痛和各种异常感觉，如烧灼感、蚁行感等。由于自主神经纤维也同时受损，还常有肢端发凉、发绀、多汗以及甲纹增粗等自主神经功能障碍。有的则有不同程度的下运动神经元性瘫痪症状。见于四肢末梢神经炎。

2. 神经干型

神经干损害后表现该神经干支配区出现片状或条索状分布的感觉障碍，伴有该神经支配的肌肉萎缩和无力。如桡神经、尺神经及腓神经损伤等。

3. 神经根型

脊神经后根、脊神经节、后角或中央灰质损害后出现的感觉障碍，表现为节段性（也称根性）分布的各种感觉障碍。①后根病变：各种感觉均有障碍并常伴有沿神经根分布的放射性疼痛。见于脊神经根炎、脊柱肿瘤、增生性脊椎病等。病变常同时累及前根而出现相应的下运动神经元性瘫痪症状。②脊神经节病变：同神经根病变所见，尚伴有受累神经根支配区内的疱疹。见于带状疱疹。③后角病变：因痛、温觉纤维进入后角更换神经元而受损，但部分触觉纤维及深感觉纤维则经后索传导而幸免，因而出现一侧节段性分布的痛、温觉障碍，而触觉及深感觉正常的感觉障碍，称为浅感觉分离。病变累及前角时可出现相应范围内的下运动神经元性瘫痪症状，颈 8 胸 1 侧角受累时出现该节段内的自主神经功能障碍，如 Horner 征等。见于脊髓空洞症、早期髓内肿瘤等。④脊髓中央灰质病变：双侧痛温觉纤维受损而触觉及深感觉保留，出现双侧节段性分布的分离性感觉障碍。其特点和常见病因同上。

4. 脊髓传导束型

脊髓感觉传导束损害后产生损害平面以下的感觉障碍。①后索损害：病灶水平以下同侧深感觉减退或消失，同时出现感觉性共济失调、肌张力减低、腱反射消失。见于后侧索联合变性、早期脊髓肿瘤及神经梅毒等，单侧见于脊髓半切综合征。②脊髓侧索损害：因脊髓丘脑侧束受损。产生病灶以下对侧的痛、温觉障碍。因侧索中的锥体束也难免，故常同时伴有损害水平以下肢体的上运动神经元性瘫痪。病变原因同上。③脊髓横贯损害：损害水平以下所有深、浅感觉消失。

5. 脑干损害：一侧病变时，典型表现为“交叉性感觉障碍”，系因传导对侧躯体深浅感觉的脊髓丘脑束受损，出现对侧躯体深浅感觉障碍；同时尚未交叉的传导同侧颜面感觉的三叉神经传导通路也受损，因此出现同侧颜面的感觉特别是痛觉障碍。见于脑血管病、脑干肿瘤等。

6. 内囊损害：丘脑皮质束经内囊后肢的后 1/3 投射至大脑皮层中央后回及顶上小叶，病损后出现对侧偏身的深、浅感觉障碍，伴有对侧肢体上运动神经元性瘫痪和同向偏盲。

第六章 神经心理学检查

第一节 概述

神经心理检查，又称神经心理测验，是心理学尤其是临床神经心理学常用和重要的方法，其目的在于评估人类的脑与行为的关系。临床上神经心理测验的目的在于通过评估认知功能来明确有无脑部损害及病变的定位及程度，认知功能来源于外部和内部的刺激，包括选择性联系刺激和抑制性非联系刺激，信息的记忆，保持和再回忆，在刺激和计划目标的信息处理间的形式以及经过行为表达对信息的输出等。

神经心理测验与其他心理测验几乎同时开始，但近几十年来发展较快，已正式成为心理测验中的一个新门类，形成了一支临床神经心理学专业队伍，其领域已从原来的精神病学到神经病学，并已扩展到司法、工业和教育领域。我国在 21 世纪 20 年代即已有大学开设心理测验课，编制过几十种测验，但其后由于战争和其他一些历史原因使心理测验的发展受到影响，甚至有一段时间几乎全部中止，直到 1978 年后才又恢复，近十几年来又有了很大的发展。神经心理测验出现和发展的主要原因是：

1. 实际需要 如器质性与功能性精神病的鉴别，损伤后脑功能的康复，工伤与交通事故的能力鉴定以及儿童学习困难的诊断干预和预防等。

2. 脑功能研究 在缺乏对脑结构的精密仪器检查手段时，神经心理测验曾对脑部病损起到了定位诊断作用，在影像学有了发展之后，神经心理测验仍然有难以被其他方式替代的重要的测查脑功能的作用，当代学者更进一步把神经心理测验同神经影像学检查如计算机断层扫描（CT）、磁共振成像（MRI）（含功能 MRI，即 fMRI）、正电子发射断层扫描（PET）结合进行脑功能的检查研究和病损的定位（结构和功能），并以此开展对某些疾病如痴呆的研究和评估。

神经心理测验包括单一测验，即测验相对单一的功能，尤其对某一脑结构或某种认知功能和成套测验，即由各个不同认知功能的单项测验组成的对一个系统功能进行的检查。无论何种测验其内容均包括各种认知功能如智力、记忆、言语、视知觉、运动等。

第二节 神经心理测验的目的、分类和标准化测验

一、神经心理测验的目的

如前所述，近年来随着影像技术的发展如计算机轴性分层扫描（CAT）、MRI 和功能影像技术如 PET 和 fMRI，使得用神经心理测验来评估和确定中枢神经系统病变的部位和类型的作用似乎不足。但是由于其能明确和定量分析认知功能的作用，在神经病学实践中仍被广泛使用，具有以下五个方面的作用。

（一）病人监管

关于神经心理评估用于病人管理，大量的神经心理测验提供了关于病人状况的信息，而这些正是神经影像学和其他实验室检查所不能提供的，如中毒、轻度脑损伤、精神状况和不同的神经疾病的心理状况，神经心理测验可提供有价值的信息以确定中枢神经系统损害的过程和范围。

神经心理测验还可用于确定病人的认知和情感功能的水平及与所患疾病的关系，并可以反复检查监测病人状况的变化，评估各种治疗的作用，此外由于神经心理测验提供了详尽的资料（包括已受损和保持完整的功能）这些资料可提供给医务人员和患者家庭，可帮助病人和其家庭调整治疗和护理计划。近年更有一些用于筛查的神经心理测验，这些测验费时较少但能测定病人的注意、警觉、长短记忆、言语表达和理解能力，抽象思维和智力。这些短测验虽然不能提供完整的测验结果，但有关这些能力评定的初步结果可以帮助明确是否需要作进一步成套的测验。

另外可帮助鉴别神经疾病中的不同的精神症状，病人常存在病理生理不明确的神经系统并发症，如神经心理测验可以发现由于抑郁造成的记忆丧失，神经科医生可利用这些资料帮助确定病人的状况。

（二）康复

对有中枢神经系统损害的认知功能的康复，神经心理测验能做出对病人有益的帮助，包括制定康复治疗的目标、计划和措施。

（三）教育计划

神经心理测验尤其对儿童的教育提供重要的资料，对那些有智力缺陷如精神发育迟滞的学龄儿童确定基本智力。对学习能力的评估如抽动—秽语综合征，神经心理测验可对学习能力的不足及合并状况如注意力不集中、过度活动和冲动行为等制订完整的教育计划。

（四）法律所需的功能损害评定

神经心理测验在继发于事故和损伤后的认知功能损害中用于确定损害后的状况和范围，能确定功能状况水平，目前的和将进一步丧失的功能的价值。

（五）治疗结果研究

使用神经心理测验有助于临床研究课题的设计、完成和分析，包括神经精神病学的试验和实验措施，如用于神经疾病的药物临床试验和神经外科介入治疗。

二、分类和标准化

（一）分类

神经心理测验种类繁多，其分类方式亦有不同如：

1. 按测验材料分　文字和非文字测验。前者以文字或（语言）作为测验材料，也用言语或文字回答，因此要求受试者要有言语能力和有一定文化程度，后者是用图画（案）作测验材料用手势或操作回答。

2. 按施测方法分　团体测验和个体测验，前者系一个主试对一群受试，这种测验方法一定是纸笔测验，后者是一个主试对一个受试施测，临床上神经心理测验绝大部分是后一种方式。

3. 按测验材料的意义　肯定与否和回答有无限制分常规测验和投射测验，前者测验材料意义清楚，答案肯定，有固定的平分标准和供解释的常模，优点是容易掌握操作技术，结果容易分析，缺点是受试因掩饰而使内容失真；后者正好相反，其测验材料意义含糊，回答无标准答案和严格的记分标准，优点是结果较真实，缺点是对主试的施测技术要求高，结果难分析。

4. 按测验功能分 如前述的成套测验和单项测验，还有筛查用的测验等，更具体的有检测注意、警觉、定向力、智力、反应、运用的经验和解决问题的能力、言语功能、记忆、感知和结构能力，执行功能和运动功能、情感功能等诸多方面的认知功能。近年为完成某些特定的研究如大样本流行病学调查和新药试验的评估，不少作者报告了将几类测验工具（包括某些成套测验中的某几个分测验）组合在一起组成一套新工具的做法。

（二）标准化

神经心理测验一定要有一套程序确定的测题 item（又称录目或项目），制定评分标准和固定的施测方法（包括统一规范的指导语或规定的帮助方法及时间限制下面还会涉及），而且有心理测量学的技术指标，这些条件是标准化测验的必备条件。主要的技术指标有：

1. 样本 测验结论的正确与否取决于样本有无代表性，一般而言，人们的能力呈正态分布，即两极端的人少，中间的多，在取样时，样本要足够大，而且要按人口能力分布和影响因素的比率来分配样本，才有代表性。

2. 常模 即用作比较的标准。在代表性好的样本上才能制定有效的常模。有定量的均数（包括标准差）常模，标准分常模如 T 分，智商（IQ）等，也有定性的划分（cut-off point 或 score）常模，百分位常模等。另外有代表全国样本的称全国常模，代表某一地区的区域性常模，按年龄段制定的年龄常模，按学生年级分的年级常模等。

3. 信度 又称可靠性，即某个测量的可靠程度，其本身的稳定性及可重复性，用量数表示，如成套测验中各分测验之间的相关度，仍一人群在同样情况下同时所得的结果的相关度，不同主试在同一人群中用同样的熟练程度施测所得结果的相关度等。

4. 效度 又称真实性，即测验是否测量了所要测量的品质，其评定结果能否符合编制的目的及符合程度，分效标效度、内容效度和结构效度等，效度高信度也应该高，但信度高，效度不一定高。

第三节 操作和评估要点

一、如何使用神经心理测验

前面已经提到神经心理测验在估计病人的认知功能状况进而进一步评估病情状况，制定康复和学习计划，以及用作治疗后疗效评价包括新药临床试验的疗效评估等方面有着其他辅助检查如影像、实验室检查等不可替代的作用，但毕竟不同于这些辅助检查有较明晰的生物学指标，因此，在使用中要尽可能客观的反映病人的精神状况和认知功能状况，尽可能避免或消除外界干扰病人情绪波动以及其他人为的可能影响检测结果的因素，使检测结果确切可信。

1. 主试或施测人员必须经过培训 按我国神经心理测验专业委员会的有关规定，凡成套量表如前面介绍过的 H–R 神经心理测验，WAIS 和 WMS 等，均须在专门的培训单位学习并经考核及格取到相关证书后方可开展这类检查，我国目前主要在中南大学湘雅医学院精神卫生中心、中国科学院心理研究所、北京大学医学部精神卫生中心等开展这些测验的培训工作。使用量表，也应在使用前将要使用的量表及有关的资料复习后才使用，如欲将几个量表组合成一套检测工具，用于流行病学调查或新药临床试验，更应将参加的人员集中培训，以保证良好的一致性。

2. 面对受试，主试人员应态度和蔼，语气温和，以消除病人的不合作情绪，使其配合完成检测，同理，检测的环境也应安静，通风、舒适，光线良好，除某些必须在床边完成的检查外，室内一般只有主试和被试二人，即使在床旁也要注意避免旁人及家属的干扰。

3. 严格按照各套量表的手册执行检测　这包括统一的指导语，有时间限制的要严格执行，有规定可以给予一定范围内的帮助亦应按规定提供，同时，主试使用的语言应能让被试充分理解。要避免超过指导语和规定内容的帮助或暗示，也不要敷衍了事减少应该告知受试的信息。

4. 选择合适的检测工具　如要全面评估被试的认知功能，可使用成套量表，其优点是覆盖面广，缺点是耗时过多，病人依从性差，如要了解某一方面的认知功能或者要做一些筛查可使用各种量表，如 CSS、Barther index、MMSE、ADI。等，其优点是耗时短，容易掌握，缺点是不够全面。近年也有将二者结合使用的。但要指出的是，必须使用那些被公认是成熟的量表。

二、如何评估检测结果

如何恰当、准确对检测结果作评估是神经心理测验能否正确反映受试认知功能状况的重要环节，要做到恰当、准确的评估应当。

1. 主试与临床神经科医生要很好的合作，加强沟通，以全面了解患者的病情和目前所处的状况，才能更好的得出检测结果。

2. 大多的神经心理测验要求被试意识清晰，言语功能完整（失语量表除外），视、听觉良好，有些成套测验和量表要求有一定的文化负荷，有的需要书写、画画及其他和手指精细运动的参与，因此对有意识障碍或失语，有偏瘫，视、听功能障碍甚至没有文化的受试（以我国农村居多），在评估这些检测结果时应考虑上述因素对检测结果的影响，受试如有抑郁，也会对检测结果有影响。

3. 作为施测者，必须明确神经心理测验只是临床诸多诊断和评估手段中的一种，不要过分夸大其作用。因此，其检测结果应结合临床情况和其他辅助查检的结果考虑，单凭某一量表的检测就诊断某某受试为“痴呆”是不可取的。此外，各种量表都有其使用适用范围，也应根据需要选择。

第二篇 神经系统常见症状

第一章 意识障碍

一、意识的概念

意识指机体对外界环境和自身状况的识别和感知能力。意识活动是通过脑干网状结构的上行激活系统和大脑皮质的功能活动共同实现的。大脑皮质产生意识的内容，网状结构的上行激活系统决定觉醒水平；弥漫性大脑皮质病变或脑干网状结构发生损害或功能抑制时，均可引起意识障碍。意识通常由机体的语言、躯体运动和精神行为来表现。因此，当意识障碍时，机体会出现语言障碍、躯体运动异常和精神行为异常。

二、意识障碍分类

临床上意识障碍常分为三类：

1. 以觉醒度改变为主的意识障碍 以觉醒水平的普遍下降为主要特征。

（1）嗜睡状态：病理性睡眠状态，较轻的意识障碍，在安静环境下常处于睡眠状态，较轻刺激即能唤醒，并能进行简短的交谈或完成一些简单的动作，刺激一旦停止又入睡。

（2）昏睡状态：意识水平降低程度较嗜睡深，较强的声音或疼痛刺激有反应，可唤醒，对问话可做简单回答，但常有错误，生理反射存在。

（3）昏迷状态：最严重的意识障碍。意识丧失，对任何刺激都不能产生有目的反应。防御、吞咽与角膜等反射及瞳孔对光反应可消失，可引出病理反射。

1）浅昏迷：睁眼反应消失，无自发言语和有目的活动。疼痛刺激时有回避动作和痛苦表情，脑干反射基本保留（瞳孔对光反射、角膜反射、咳嗽反射和吞咽反射等）。

2）中度昏迷：对外界一切刺激基本无反应，强烈疼痛刺激时偶可见防御反射活动，角膜反射和瞳孔对光反射减弱或消失，血压和呼吸节律尚稳定。

3）深昏迷：对任何刺激均无反应，全身肌肉松弛，眼球固定，瞳孔散大，脑干反射消失，生命体征发生明显变化，呼吸不规则。

4）不可逆性昏迷：又称脑死亡，是因大脑、小脑和脑干遭受严重的损害，导致全脑功能的严重衰竭和脑的所有整合功能的无恢复可能性的一种严重状态。病人处于濒死状态，无自主呼吸（常需人工呼吸器辅助呼吸），各种反射消失，主要表现为脑干反射消失，伴或不伴脊髓反射消失，生命体征不稳定，脑电图呈病理性电静息，脑功能丧失持续在24h以上，排除了药物、低温、内分泌代谢疾病因素的影响。因去大脑强直和去皮质强直发作说明脑干仍有功能，所以不能诊断为脑死亡。

附：我国脑死亡判定标准（成人）

1. 先决条件 ①昏迷原因明确；②排除各种原因的可逆性昏迷。

2. 临床判定 ①深昏迷；②脑干反射全部消失；③无自主呼吸（靠呼吸机维持，自主呼吸诱发试验证实无自主呼吸）。以上三项必须全部具备。

3. 确认试验 ①脑电图呈电静息；②经颅多普勒超声无脑血流灌注现象；③体感诱发电位 P14 以上波形消失。以上三项中至少有一项阳性。

4. 脑死亡观察时间 首次判定后，观察 12h 复查无变化，方可最后判定为脑死亡。

2. 以意识内容改变为主的意识障碍 其特征是在精神活动抑制的背景上，出现兴奋性症状。

（1）谵妄状态：为一种精神错乱状态，意识清晰度的降低，存在基本的反应和简单的心理活动。但注意力涣散、记忆力下降、对周围环境理解和判断失常。常伴有丰富的错觉和幻觉，多在夜晚加重，具有波动性，发作时意识障碍明显，间歇期可完全正常。急性常见于高热和药物中毒，慢性见于慢性酒精中毒等。

（2）意识模糊状态：属轻度意识障碍。主要表现为意识范围的缩小，对外界反应迟钝，强刺激方能引起反应。常有理解、定向障碍，注意力不集中，思维欠清晰，以致对问题理解与应答常有错误。吞咽反射、角膜反应与对光反应存在，可出现吸吮、强握、舔唇等原始动作。

3. 特殊类型的意识障碍

（1）去大脑皮质状态：大脑皮质广泛损害导致皮质功能丧失，而皮质下结构的功能仍然存在。患者表现双眼凝视或五目的活动，无任何自发言语，呼之不应，貌似清醒，实无意识。存在觉醒—睡眠周期，但时间是紊乱的。患者缺乏随意运动，但原始反射活动保留。情感反应缺乏，偶有无意识哭叫或自发性强笑。四肢腱反射亢进，病理反射阳性。尿便失禁。患者表现特殊的身体姿势，双前臂屈曲和内收，腕及手指屈曲，双下肢伸直，足跖屈。

（2）植物状态：患者表现对自身和外界的认知功能完全丧失，呼之不应，不能与外界交流，有自发性或反射性睁眼，偶可发现视觉追踪，可有自发无意义哭笑，对痛刺激有回避动作，存在吮吸、咀嚼和吞咽等原始反射，尿便失禁，存在觉醒—睡眠周期。植物状态持续 1 个月即为持续性植物状态（PVS）。

1996 年 4 月，我国在南京召开持续性植物状态诊断标准专家讨论会，制定 PVS 临床诊断标准如下：①认知功能丧失，无意识活动，不能执行指令；②保持自主呼吸和血压；③有睡眠—觉醒周期；④无理解和语言表达能力；⑤能自动睁眼或在刺激下睁眼；⑥可有无目的性的眼球跟踪运动；⑦丘脑下部及脑干功能基本保存。

（3）无动性缄默症：患者对外界刺激无意识反应，四肢不能活动，也可呈不典型去脑强直状态，可有无目的睁眼或眼球运动，睡眠—醒觉周期可保留或有改变，如呈睡眠过渡状态。伴有自主神经功能紊乱，如体温高、心跳或呼吸节律不规则、多汗、皮脂腺分泌旺盛、尿便潴留或失禁等，肌肉松弛，无锥体束征。为脑干上部或丘脑的网状激活系统及前额叶—边缘系统损害所致。

（4）闭锁综合征：又称去传出状态。系脑桥基底部病变造成，多见于脑桥血管病、脱髓鞘疾病。患者意识清晰，对言语理解正常，但不能讲话，可用眼球上下活动来示意，脑桥以下脑神经瘫痪和四肢瘫痪，易被认为昏迷。

三、检查和诊断

（一）意识障碍患者的病史询问

意识障碍患者病情危重，必须快速和准确的对全身状况特别是神经系统功能情况做出评价。首先应迅速判断有无危及患者生命的紧急情况，并立即予以相应处理。病史应重点询问，主要了解意识障碍是否是首发症状；有无外伤和其他意外；有无中毒、服用毒物或服用过量药物；有无可引起意识障碍的既往病史；意识障碍发生的急缓和伴随症状；意识障碍发生后的诊治经过等。

（二）意识障碍患者的检查

1. 一般检查

（1）体温：高热出现在昏迷以前，应考虑各种类型的中枢神经系统感染，若出现在昏迷后早期提示脑桥或脑室出血，而在昏迷发生数天后的发热提示肺部等感染。体温过高可能为中暑或中枢性高热（脑干或下丘脑病变）；体温过低提示休克、镇静剂中毒、甲状腺功能低下、低血糖、冻伤或末梢循环衰竭等。

（2）脉搏：缓慢有力提示颅内压增高；脉搏过缓，低于 40 次 /min 左右，可能为房室传导阻滞；脉搏增快，特别是高于 160 次 /min，提示休克、心力衰竭、高热、甲亢危象或心脏异位节律；脉搏微弱可能为休克或内出血等。

（3）呼吸：急性酒精中毒为酒味；肝臭味或者氨味提示肝昏迷；糖尿病酮症酸中毒呼吸带有苹果味；大蒜味提示有机磷农药中毒；尿臭味可能为尿毒症。观察呼吸频率、深浅和节律。深速规律性呼吸见于糖尿病酸中毒；浅速规律性呼吸见于休克、心肺疾病或药物中毒。不同脑损害水平可以出现特殊的呼吸节律失常：①潮式呼吸，提示大脑半球广泛损害，表现逐渐变大继而逐渐变小的过度呼吸，间以短暂的呼吸暂停；②中枢神经源性过度呼吸，提示中脑被盖部病变；③长吸式呼吸，吸 2 ~ 3 次呼吸 1 次或充分吸气后呼吸暂停，提示脑桥上部病变；④丛集式呼吸，4 ~ 5 次呼吸后呼吸暂停，提示脑桥下部病变；⑤共济失调式呼吸，呼吸频率和幅度均不时改变，间以不规则的呼吸暂停，提示延髓损害。

（4）血压：高血压见于脑出血、高血压脑病或颅内压增高等；过低可能为休克、心肌梗死、脱水、镇静安眠药中毒等。

（5）皮肤黏膜：心肺疾病等引起缺氧可致皮肤发绀，肝昏迷或药物中毒可致皮肤黄染；多汗提示有机磷中毒、低血糖或甲亢危象；休克、贫血或低血糖可见皮肤苍白；高热、阿托品类药物或 CO 中毒等可见皮肤潮红；大片皮下瘀斑可能为胸腔挤压综合征。

（6）头颅外伤体征：有无颅脑损伤、头皮外伤和血肿；眶周瘀斑：或称浣熊眼征；脑脊液鼻漏或耳漏：脑脊液自鼻或耳漏出，提示颅底骨折。触诊可扪及凹陷性颅骨骨折或软组织肿胀。

2. 神经系统检查重点

（1）昏迷程度的判断：首先观察患者的自发活动和身体姿势，是否有拉扯衣服、自发咀嚼、眨眼或打哈欠，是否有对外物的注视或视觉跟随，是否自发改变姿势。可给予刺激后观察患者的反射活动。根据患者自发和反射活动情况，对昏迷程度做出评价。

国际通用 Glasgow 昏迷评定量表，最高得分 15 分，最低得分 3 分，分数越低病情越重。通常 8 分或以上恢复机会较大，7 分以下预后较差，3 ~ 5 分并伴有脑干反射消失的有潜在死亡危险。该评分对昏迷程度做出量化评价。量表评定结果不能替代对患者神经系统症状和体征的细致观察。

（2）眼部体征

1）瞳孔：对瞳孔大小、形态、对称性及直接和间接对光反射的检查有重要价值。一侧瞳孔散大和对光反射消失见于各种原因造成的动眼神经麻痹（颞叶钩回疝、后交通动脉瘤），以及外伤、手术或白内障等局部病变。一侧瞳孔缩小、上睑下垂和面部无汗（Horner征）可能是幕上占位病变压迫下丘脑后最先出现的体征，也可见与同侧脑桥外侧部、延髓、颈髓腹外侧部以及颈交感神经节后纤维损害。双侧瞳孔散大和对光反应消失见于严重的中脑损害或胆碱能拮抗剂中毒。针尖样瞳孔是脑桥损害的特征，由于下行交感神经纤维受损造成。中毒或代谢性疾病引起昏迷的患者，通常瞳孔对光反应保留。

2）角膜反射：特别注意是否对称。如果高位脑桥和中脑受累，刺激角膜会引起眼球向上活动。一侧角膜反射消失见于同侧三叉神经或脑桥病变，双侧角膜反射消失表明昏迷程度较深。

3）眼球运动：眼球内收可见于外展神经受损，或是颅内高压导致的假性定位征。分离性斜视（静息状态下去共轭垂直凝视）见于脑干不同层面和小脑损害。眼球游动（眼球由一侧向另一侧的缓慢来回移动）提示大脑半球病变而脑干功能保留。眼球浮动（双眼球快速向下移动，随之缓慢恢复到静息位置）提示脑桥下部病变。眼球下沉（双眼球缓慢向下移动，随之快速向上恢复到静息位置）提示弥散缺氧性损害。急性丘脑损害可引起双眼球持续向下和向内偏转。中脑顶盖部病变可引起眼球垂直运动障碍。双眼球水平同向偏斜见于额叶或脑桥被盖部病变。巴比妥钠、苯二氮卓类、三环类抗抑郁剂和酒精中毒可抑制反射性眼球运动，但瞳孔对光反射保留。

4）眼底：对意识障碍患者眼底检查可帮助判断是否存在颅内高压。

（3）脑干功能：脑干反射对于判断意识障碍的部位具有重要价值，常用的脑干反射如下。①眼头反射：又称玩偶头试验，将患者头部向左、右、上下转动时眼球向头部运动相反方向移动，然后逐渐回到中线位；该反射涉及颈肌深感觉、迷路、前庭核、脑桥侧视中枢、内侧纵束、眼球运动神经核。在婴儿为正常反射，随着大脑发育而抑制；大脑半球弥漫性病变导致昏迷而脑干功能正常时出现此反射，脑干病变时反射消失，如一侧脑干病变，头向该侧转动时无反射，向对侧仍存在；仅限于某一眼球的内收或外展障碍，提示该侧动眼神经或外展神经麻痹。②睫脊反射：给颈部皮肤以疼痛刺激，正常反应为同侧瞳孔散大。③强直性颈反射：将患者头部转向一侧，面部所向一侧的上下肢出现强直性伸展，枕部所向一侧上下肢屈曲。大脑广泛病变或中脑病变累及双侧锥体束时出现。④眼前庭反射：用注射器向一侧外耳道注入1ml冰水，半球弥漫性病变而脑干功能正常时出现双眼向冰水灌注侧强直性同向运动；动眼神经及核病变，眼前庭检查可显示眼球内收不能，伴对侧眼外展正常。反射消失提示脑桥水平脑干结构病变，或如镇静药中毒易累及脑干所致（见表2–1–1）。

（4）运动功能：判断昏迷患者是否存在肢体瘫痪的方法有：①肢体坠落试验，将患者上肢抬高后让其自然下落，瘫痪侧下落速度较快；患者仰卧位，检查者使其被动屈髋和屈膝后突然松手，瘫痪侧下肢较快坠于床面；②下肢外旋征，患者仰卧，双下肢伸直，瘫痪侧下肢外旋；③痛刺激试验，针刺肢体皮肤，健侧可见回避动作，瘫痪侧回避动作消失或明显减弱；④肌张力比较，瘫痪侧肢体肌张力异常改变。

（5）反射：检查深浅反射和病理反射，重点观察两侧有无不对称。瘫痪侧腹壁反射和腱反射低下或消失，可引出病理反射。深昏迷时两侧腱反射不对称可不明显，随着昏迷的加深双侧病理反射均可能引不出。

表 2-1-1 不同脑干损害水平的相应症状

损害水平	呼吸模式	瞳孔及光反应	反射性眼球运动	对疼痛运动反应
间脑	潮式呼吸	小，光反应（+）居中，固定	浮动，运动充分	伸展过渡
中脑	潮式呼吸或深呼吸	不规则	只有外展运动	去皮质（上肢屈曲下肢伸直）
中脑下部和脑桥上部	长吸气呼吸	针尖样，光反应（±）	只有外展运动	去大脑（四肢伸直）
脑桥下部和延髓上部	共济失调或叹息样通气	针尖样，光反应（±）	无运动	弛缓或下肢屈曲

（6）脑膜刺激征：提示颅内感染或出血性脑血管病，脑膜刺激征伴发热常提示中枢神经系统感染，不伴发热合并短暂昏迷可能为蛛网膜下腔出血。乳幼儿病人脑膜刺激征难以判断，前囟膨出可作参考。深昏迷时脑膜刺激征不明显或呈阴性。

（三）确定意识障碍的病因

按引起意识障碍的常见原因可以把引起意识障碍的病因大体上分为四类：外伤；中毒性疾病；与系统性疾病伴发的疾患（代谢性脑病）；颅内（脑部）疾病。通过病史询问和体格检查，结合相应的体格检查常可以鉴别。但尚需进一步检查明确引起意识障碍的具体病因。

四、治疗

（一）查明病因，对因治疗

如脑肿瘤行手术切除、糖尿病用胰岛素治疗、低血糖者补糖、中毒者行排毒解毒治疗等。

（二）对症治疗

1. 注意口腔、呼吸道、泌尿道及皮肤护理。

2. 保持呼吸道通畅，给氧、注射呼吸中枢兴奋剂，必要时行气管切开或插管辅以人工呼吸。

3. 维持有效的循环功能，给予强心、升压药物，纠正休克。

4. 有颅压增高者给予脱水、降颅压药物，如甘露醇、呋塞米等利尿脱水剂等。必要时行脑室穿刺引流等。

5. 抗菌药物防治感染。

6. 控制过高血压和过高体温。

7. 控制抽搐，可用地西泮、苯巴比妥等。

8. 纠正水电解质平衡紊乱，补充营养。

9. 给予脑代谢促进剂、苏醒剂等。前者如 ATP、辅酶 A、胞磷胆碱等，后者如甲氯芬酯、醒脑静、纳洛酮等。

第二章 头痛

一、头痛的概念

头痛指眉弓、耳轮上缘和枕外隆突连线以上的头颅上部疼痛，广义的包含了面、枕部疼痛。头痛是最常见的临床症状，几乎人人受侵，仅1%的人能终身幸免。头面部及颅内外各种组织的痛觉主要由三叉、面、舌咽、迷走神经和$C_1 \sim C_3$神经分支等接受，颅内小脑幕上部分由三叉神经支配，舌咽、迷走神经和$C_1 \sim C_3$支配小脑幕以下部分。其中，颅骨外的各组织对疼痛均较敏感，尤其是动脉；而颅骨以内的大部分组织对疼痛均不敏感，但脑底部硬膜、硬脑膜动脉、Willis环及周围动脉、静脉窦、大脑镰、小脑幕以及上述传导头面部痛觉的神经本身、中脑导水管周围灰质和丘脑感觉核受刺激可产生明显的疼痛。人体内许多疾病包括全身性的和精神性的都会引起头痛，其产生的主要机制：①颅内外动脉扩张，血管性头痛，多见于偏头痛、丛集性头痛、颅内感染、代谢性疾病、中毒性疾病；②颅内痛敏组织被牵拉或移位，牵引性头痛，多见于颅内肿瘤、颅内血肿、颅积水和低颅压；③颅内外痛敏组织炎症。如脑膜刺激性头痛，多见于蛛网膜下腔出血、结核性脑膜炎、外伤后脑膜炎；①颅外肌肉收缩，紧张性头痛；⑤传导痛觉的脑神经和颈神经直接受损或炎症，三叉神经痛、枕神经痛；⑥眼、耳、鼻、鼻窦、牙齿病变疼痛扩散，牵涉性头痛，见于青光眼、鼻窦炎、牙周脓肿等；⑦高级神经活动障碍，见于神经症和重症精神病。

二、头痛的分类

国际头痛联盟2003年第二版（ICHD–II）的分型：

1. 原发性头痛

（1）偏头痛。

（2）紧张型头痛。

（3）丛集性头痛和其他三叉自主神经性头痛。

（4）其他原发性头痛。

2. 继发性头痛

（1）因头和（或）颈部外伤的头痛。

（2）因头和（或）颈部血管病变的头痛。

（3）因非血管性颅内病变引起的头痛。

（4）因某一物质或某种物质戒断所致的头痛。

（5）因感染所致的头痛。

（6）因代谢疾病所致的头痛。

（7）因头颅、颈、眼、耳、鼻、鼻窦、牙、口或其他头面部组织病变的头痛及面痛。

（8）因精神疾病的头痛。

3. 脑神经痛、中枢性原发面痛以及其他头痛

（1）脑神经痛、中枢性面痛。

（2）脑神经痛、中枢和原发性颜面痛以及其他头痛。

三、诊断

1. 病史

询问病史很重要，原发性头痛的诊断没有客观检查指标而主要依据病史的特点，通过仔细地采集也有助于寻找到继发性头痛的线索。

（1）重点询问

1）头痛的起病方式：①突发剧烈头痛，应首先怀疑蛛网膜下腔出血和脑出血。其他急性起病的头痛有急性颅内感染、中暑、高血压性头痛、青光眼、中耳炎及颅脑外伤性急性颅内血肿；②亚急性头痛，颅内肿瘤、血肿、慢性脑膜炎（真菌性、结核性、癌性）、颞动脉炎；③慢性或长期反复发作头痛，紧张型头痛、偏头痛、丛集性头痛、鼻窦炎。

2）疼痛部位：头痛的部位依头部的神经和血管分布具有一定的规律。①颅外器官病变的疼痛位于病变的局部或附近；②小脑幕下病变多位于后枕部；③偏头痛、丛集性头痛、青光眼多是反复发作性的一侧眶颞区疼痛；④神经痛或累及神经时疼痛位于受累神经分布区；⑤颅内压增高，腰穿后头痛，高血压性头痛、紧张型头痛、颅内感染及出血多呈全头痛。

3）头痛的性质：①搏动样痛是血管性头痛的特征，见于偏头痛、丛集性头痛、高血压性头痛、发热、血管扩张药、酒精和一氧化碳中毒；②头部重压样、戴帽样和束带样压迫性头痛是紧张型头痛的特征；③持续几秒至几十秒的针刺样、电击样疼痛是神经痛的特征，多见于三叉神经痛、舌咽神经痛等；④疼痛性质不定，变化较多，考虑精神性的。

4）病程经过：①长期反复发作性、短时间的剧烈头痛或头面痛多是三叉神经痛、丛集性头痛、偏头痛；②慢性持续性、进行性加重的、伴有神经系统局灶性体征的头痛多是颅内器质性病变引起的，如脑肿瘤、颅内血肿等；③长期的、或连绵不断的头痛多是神经症性头痛、紧张型头痛。

5）头痛的伴随症状：①恶心、呕吐、鼻塞、流泪、面色苍白、心悸、多汗等自主神经症状；②眩晕及体位改变；③视力障碍及其他眼部症状；④精神症状：认知、人格、紧张、焦虑等；⑤意识改变及神经系统局灶性损害症状；⑥血压高、发热、皮疹、腹泻等全身症状。

（2）尚应进一步了解

1）诱发或加重的因素：创伤、活动和姿势、药物，睡眠，以及月经、饮食、应激、环境和气候等。

2）干预或治疗的效果：已采用的非药物干预或药物治疗的效果。

3）一般状况：发病年龄、既往疾病史、家族史、经济环境、职业和个人生活史、心理状况。

2. 体检　除一般内科查体外，应进行详细的神经系统、头颅、五官及颈部的查体，包括头、颈、面部的各动脉、压痛点或扳击点，明确有无脑膜刺激征及神经系统局灶性体征。如视力突然下降，考虑青光眼、视神经炎所致的头痛；一侧动眼神经麻痹、眼睑下垂，可能为动脉瘤；有局限性神经系统体征或脑神经麻痹，提示颅内病变；脑膜刺激征阳性者，提示蛛网膜下腔出血或脑膜炎等。头痛伴有精神症状要考虑脑炎的可能；伴意识障碍者多见于高热、中暑、颅内出血、脑炎、脑膜炎等。注意眼部检查：视力、眼压是否正常，有无角膜炎、结膜炎，观察眼底视盘情况，眼球是否突出，有无压痛，以判断有无眼源性头痛。在原发性头痛中难以发现持续存在神经系统阳性体征。

3. 辅助检查　虽然大部分头痛是非结构性异常引起的，但出现以下情况应做进一步的检查：①伴癫痫发作的头痛、排除为偏头痛先兆的伴局灶神经系统症状和体征的头痛；②伴视盘水肿、认知障碍或人格异常的头痛；③多种治疗无效的，或进行性加重的，或头痛性质改变的头痛；④50岁以上首发或突发严重的头痛；⑤癌症或HIV阳性患者新发的头痛；⑥脑膜刺激征；⑦家族史、实验室提示可能有中枢神经系统受累时。

根据病史特点和体征所提示的线索，分别选择如下的检查：

（1）血常规、血沉等。

（2）眼科检查：眼底、眼压等。

（3）头颅、五官、颈椎X线片。

（4）CT、MRI检查：有助于发现颅骨、颅内的结构异常。

部分病因行头颅CT平扫可能漏诊：囊状动脉瘤、颈动脉或椎动脉夹层、静脉窦血栓形成；后颅窝肿瘤、血管畸形、出血及颅底陷入；垂体窝肿瘤和出血；脑炎、脑膜炎及蛛网膜下腔出血；蝶窦炎。

对怀疑患有上诉疾病的患者宜进行头颅MRI、DSA等检查。

（5）腰椎穿刺及其脑脊液检查：若怀疑由颅内炎症性病变引起的、或发现脑膜刺激征及颅内压增高症状时，应常规进行脑脊液检查。

（6）脑电图有助于脑炎和癫痫的诊断。

4. 诊断　对首发头痛应先分清原发性、继发性；若是继发性头痛，具体病因是什么，或是哪一种原发性头痛。根据病史特点、查体和辅助检查的结果综合分析，只有排除各类器质性病因后才能考虑原发性头痛。

原发性头痛的共同特点：好发于年轻人群，部分有阳性家族史，病因不明确；在心理、饮食、气候环境变化等诱因影响下中枢神经功能调节紊乱、血管舒缩功能障碍而发生的头痛；临床表现为长期性的反复发作较刻板的头痛；大部分没有神经系统局灶征，即使出现多为一过性，没有相关器质性疾病辅助检查的异常，更年期后发作减轻或消失；部分患者伴有抑郁、焦虑等精神疾病。

四、治疗

目的：去除病因、减轻或中止疼痛、避免诱因、预防复发、提高生活质量。

1. 病因治疗　有明确病因的应尽早去除病因。

2. 急性发作时的止痛治疗　可使用除吗啡以外的止痛药物，根据病情顿服或短期服用各种解热止痛剂、镇静剂，严重者可少量服用可待因、罗痛定等，可合并使用以下针对头痛发生机制的治疗：

（1）调整颅内压，如甘露醇脱水降低颅高压、静脉点滴低渗液升高低颅压。

（2）收缩扩张的血管，如偏头痛和丛集性头痛发作时使用麦角碱类和曲普坦类药物。

（3）各种方法松弛收缩的肌肉，适用于肌紧张性头痛。

（4）封闭神经，用于神经痛。

3. 避免诱因　提高心理素质、保持规律的健康生活、避免个体性的诱发因素。

4. 预防复发　对严重程度的头痛、慢性头痛和频发性头痛等应给予预防性治疗。

5. 伴发症状的治疗　可酌情加用止吐剂、抗抑郁剂和抗焦虑药物。

第三章 眩晕

头痛、头晕、眩晕是神经科最常见的症状之一，约占神经科门诊70%以上的主诉。视觉、深感觉和前庭系统，即平衡三联分别感受外界物体的方位、自身的位置、姿势、运动方向，维持正常空间定向和平衡反射的传入经路。视觉、深感觉和前庭系统的神经冲动在脑干网状结构、小脑内进行整合、调节。前庭神经系统是人体辨别空间方位变化的主要结构，其病变是产生眩晕的主要原因。眩晕是指前庭系统受累引起的空间定向感觉或平衡感觉障碍，感到周围物体或自身旋转、移动、摇晃或上下浮动的一种主观运动错觉，具有天旋地转、平衡失调、站立不稳、指物偏向、倾倒、眼球震颤、恶心、呕吐等特点。头昏是非系统性眩晕，又称假性眩晕，非前庭系统受累，无自身或外境旋转感及眩晕伴随症状，而是内科代谢性疾病导致大脑长期、慢性缺血缺氧时的主观感受。常表现为头脑不清晰、昏沉、胀闷不适、反应迟钝。临床上最常见，持续时间长，随原发病治疗很快好转。头昏的常见病因：心血管疾病，低血压、高血压、阵发性室上速、房室传导阻滞等；血液疾病，重度贫血、真性红细胞增多症、血液黏稠度增高等；中毒性，急性发热性疾病、尿毒症、糖尿病、严重肝病等；神经症。

头晕也是一种非前庭系统性眩晕，平衡三联投射到大脑皮质平衡中枢的冲动不协调、不统一所致，而非前庭系统单独受累，无自身或外境旋转感及眩晕伴随症状，为假性眩晕。主要表现为头昏眼花、头重脚轻、头脑闷胀不适。头晕常见病因有：眼部疾病，眼肌麻痹、屈光不正、视网膜病变等；本体感觉性疾病，脊髓亚急性联合变性、慢性酒精中毒、脊髓痨等；头部或颈椎损伤后。

一、临床表现

患者常感到周围物体或自身旋转、移动、摇晃或上下浮动的一种主观运动错觉。具有天旋地转、平衡失调、站立不稳、指物偏向、倾倒、眼球震颤、恶心、呕吐等特点，可简单总结为动、倒、震、吐四大临床主症：

1. 动 主观感觉周围的物体天旋地转或自身旋转、移动、上下漂浮、晃动等。
2. 倒 平衡失调、站立不稳、指物偏向、倾倒。
3. 震 眼球水平、垂直或旋转性震颤。
4. 吐 恶心、呕吐、脸色苍白、脉搏增快、血压降低或增高等自主神经反应。

问诊时应详细询问病人的眩晕性质、眩晕的严重程度、持续时间、诱发因素以及伴随症状，可能引起眩晕的内科、外科和耳鼻喉科疾病。查体除系统的内科检查，应着重心血管系统的检查，有无全身感染、代谢障碍、贫血、中毒等情况，耳科检查还应仔细检查外耳、鼓膜、鼻咽部，听力等检查。

二、辅助检查

除了详细地询问病史，系统全面的神经系统检查，必要时对眩晕患者还可进行以下辅助检查：

1. 听力检查 包括音叉试验、纯音测听、耳蜗电图、脑干听觉诱发电位。

2. 前庭功能检查 包括眼球震颤、倾倒、过指、冷温水试验，必要时做眼震电图检查。

3. 头颅、内耳道、乳突、颈椎影像学检查 X 线平片、头颅 CT、MRI。

4. 脑电生理检查 脑电图（EEG）。

5. 脑血流检查 局部脑血流图（rCBF）、经颅 Doppler 超声（TCD）。

6. 脑脊液检查 系列化前庭功能检查对眩晕症的诊断有肯定价值，有助于鉴别眩晕性质、确定病变部位。简化的系列化前庭功能检查包括：自发性眼震检查、凝视性眼震检查、位置试验、变位试验、视跟踪功能检查、视前庭功能相互检查。

三、临床分类

目前临床上对眩晕分类方法也不统一，按发生眩晕的解剖定位可分为前庭性和非前庭性两大类。前庭性即指从前庭周围感受器至前庭核、眼动系统、前庭核与小脑的联系以及至前庭的皮质中枢病变所引起的眩晕；除上述病变部位以外的病变所引起的眩晕均属于非前庭性眩晕。也有人根据病变部位和眩晕性质将眩晕分为系统性眩晕和非系统性眩晕。

（一）系统性眩晕

前庭系统病变引起，是眩晕的主要病因，可伴有眼球震颤、听力障碍等。根据病变部位又可分为：

1. 周围性眩晕 是前庭感受器和内听道内前庭神经颅外段病变引起。

2. 中枢性眩晕 是前庭神经颅内段、前庭神经核、核上纤维、内侧纵束、皮质及小脑病变所致。

（二）非系统性眩晕

头昏眼花、头重脚轻、头脑闷胀不适，临床上最常见。无自身或外境旋转感及眩晕伴随症状，为假性眩晕。持续时间长，随原发病治疗很快好转。

四、鉴别诊断

对一个眩晕患者首先要确定是系统性眩晕还是非系统性眩晕，其次要确定是周围性还是中枢性眩晕。

（一）系统性眩晕和非系统性眩晕

系统性眩晕是前庭系统疾病引起，具有主观运动错觉（动）、平衡障碍（倒）、恶心呕吐（吐）、眼球震颤（震）四大临床特点。而非系统性眩晕是由心血管疾病（低血压、高血压、阵发性室上速、房室传导阻滞等）、血液疾病（重度贫血、真性红细胞增多症、血液黏稠度增高等）、中毒性（急性发热性疾病、尿毒症、糖尿病、严重肝病等）、眼部疾病（眼肌麻痹、屈光不正、视网膜病变等）、本体感觉性疾病（脊髓亚急性联合变性、慢性酒精中毒、脊髓痨等）等内科疾病所导致的头昏脑涨、头重脚轻、无旋转晃动感，无平衡障碍或眼球震颤。

（二）周围性眩晕和中枢性眩晕

周围性眩晕具有突发、阵发性，持续时间短（数分钟—数小时）、常有耳鸣或听力下降、水平或旋转性眼震、头位变动可加重眩晕、伴有明显的恶心、呕吐等。而中枢性眩晕持续时间长（数周、数月至数年）、眩晕程度轻、与头位或体位变化不大、眼震较粗大和持续，可没有耳鸣或听力损害，恶心呕吐不明显，可有头痛、颅内压增高、脑神经损害、瘫痪等脑损害的表现。

五、治疗

（一）治疗原则

首先对症治疗缓解症状，同时要尽快明确病因，给予特异性病因治疗。

（二）治疗方案

眩晕发作时对症处理。

1. 前庭神经镇静剂

（1）地西泮：抑制前庭神经核活性。10 ~ 20mg（静脉注射），3 ~ 4h 后可重复，总量＜ 100mg/24h。

（2）1%利多卡因：阻断神经冲动。1mg/kg 加入 5%葡萄糖 250ml 静脉滴注，总量＜ 5mg/（kg·24h）。

2. 抗胆碱能制剂 自主神经反应严重者。

（1）东莨菪碱：0.3 ~ 0.5mg，口服、皮下注射或肌内注射。

（2）山莨菪碱：5 ~ 10mg，肌内注射或静脉滴注。

3. 抗组胺药 H_1、H_2 受体拮抗药具有镇静、止吐的作用。

（1）异丙嗪：25mg，2 次 /d 或 25mg 加入 100ml 生理盐水中静脉滴注。

（2）盐酸地芬尼多：25mg，3 次 /d。

（3）茶苯海明：苯海拉明与氯茶碱复合物，50mg，3 次 /d。

（4）苯巴比妥东莨菪碱片：东莨菪碱 0.2mg，苯巴比妥 30mg、阿托品 0.15mg。

4. 血管扩张剂

（1）倍他司汀：4 ~ 8mg，口服 3 次 /d，静脉用倍他司汀氯化钠液 500ml，含倍他司汀 20mg，10 ~ 15d 为 1 疗程。

（2）氟桂利嗪：10mg/d。

（3）盐酸罂粟碱：30 ~ 60mg，口服 3 次 /d 或皮下注射、肌内注射、静脉注射每次剂量 30 ~ 60mg，1 日不宜超过 300mg。

5. 降低血黏稠度

（1）川芎嗪：80 ~ 120mg 加入 5%葡萄糖 250ml 静脉点滴。

（2）复方丹参制剂：8 ~ 16ml 加入 250 ~ 500ml 低分子右旋糖酐或葡萄糖液中静脉滴注。

（三）病因治疗

对于引起眩晕的病因进行特异性治疗。如前庭神经元炎引起的眩晕需行抗病毒治疗；大脑后循环缺血引起的眩晕需行抗血小板聚集、抗凝、改善微循环等治疗；小脑出血引起的眩晕还需脱水降颅压等治疗。

第四章 痴呆

痴呆是由于脑的器质性损害而使生后发育过程中产生的认知功能慢性持续性减退，因此而影响患者的日常生活和社会生活的一组临床综合征。表现为记忆、言语、视空间技能、人格和行为、其他认知（抽象、计算、执行功能、判断等）等认知功能障碍。一般在上述5项认知功能中至少有3项障碍，才能诊断痴呆。

由于痴呆主要发生于老年人群，因此，随着人口老龄化的迅速发展，痴呆已经成为一个严重的社会问题和家庭问题，加强痴呆的防治已刻不容缓。

一、痴呆的分类

1. 按病因分类

（1）原发性痴呆：病因不明，以痴呆为主要临床表现，如Alzheimer病、额颞叶变性痴呆。

（2）继发性痴呆：继发于其他疾病的痴呆，如正常颅压脑积水、甲状腺功能低下。

2. 按状态分类

（1）全面性痴呆：认知功能各个方面均程度不等受累，如Alzheimer病。

（2）斑片状痴呆：认知功能某些方面明显障碍，而其他方面相对完好，如血管性痴呆。

3. 按损害部位

（1）皮质性痴呆：以大脑皮质损害为主的痴呆，如Alzheimer病。

（2）皮质下痴呆：以大脑皮质下结构损害为主的痴呆，如Parkinson病痴呆。

二、痴呆的诊断

（一）临床表现

1. 认知功能障碍 痴呆的核心症状，包括以下几个方面：

（1）记忆障碍：以近事遗忘为主要表现，表现为5 ~ 10min内反复问同一问题；忘记几小时或几天前发生的事；忘记最近的谈话；反复放错物品；忘记熟人或家人的名字等等。随着病情进展，逐渐出现远记忆障碍，遗忘过去熟悉的事件，如自己的生日、职业等。

（2）语言障碍：可表现为口语表达困难，不能叫出熟悉物品的名称，语言缺乏逻辑和语法，重复语言，语言理解困难，甚至缄默不语等。

（2）视空间技能障碍：表现为空间定向障碍，出门迷路，严重时在家里不能分清房间等。

2. 人格和行为改变 人格明显改变，可以是既往人格特征更加突出，或人格特征明显改变，如平素节约的人变得特别吝啬，收拾无用物品，或平素性格外向的人变得寡言少语，不愿与人交往。可伴有行为异常，如不知羞耻，或行为与环境不适应等。

3. 高级认知功能障碍 如思维判断能力下降，计算力下降，做事没有计划和顺序等。

（1）精神和情感异常：伴随着认知功能障碍出现，可表现为幻觉、错觉、妄想、睡眠紊乱、抑郁、焦虑等。

（2）原发病的表现：根据引起痴呆的病因不同而异。如血管性痴呆可有偏瘫、假性延髓性麻痹；正常颅压脑积水可表现为尿失禁、步态异常等。

（二）辅助检查

1. 神经心理测查 简易智能筛查量表（MMSE）是最常用的筛查工具。对于 MMSE 得分低于分界值者（即文盲≤ 17 分，小学文化程度≤ 19 分，初中及以上文化程度≤ 22 分），可应用成套神经心理测查，如 Pfeifer 功能活动量表、Fuld 物体记忆试验、快速词汇测验、WISC 积木测验、数字广度测验、Hanmihon 抑郁量表、Hachinski 缺血量表（HIS）等进一步细查。

2. 常规检查 包括血清 B_{12} 测定、甲状腺功能检查、脑 CT 或 MRI、肝功能、肾功能、电解质、全血细胞计数。

3. 选择性检查 包括脑电图、腰穿、脑活检、酮蓝蛋白及 K–F 环等。

三、DSM- Ⅲ –R 痴呆诊断标准

1. 证明有近记忆障碍和远记忆障碍

（1）近记忆障碍（不能记住新事情）：例如，记住 3 个物品，5min 后不能想起。

（2）远记忆障碍（不能想起过去知道的事情）：如不能想起过去的事情（昨天的事情、出生地、职业），或者一般常识（过去的总理、重要假日）等。

2. 至少有下列之一：

（1）抽象思维障碍：例如，不能说出相关词语的相似点、不同点，不能说出单词的定义和概念。

（2）判断障碍：不能制定合理计划来处理人际关系，处理与家庭、工作有关的问题。

（3）其他高级皮质功能障碍：失语、失用、失认、构成障碍。

（4）人格改变：病前人格发生改变或更加突出。

3. 由于 1 和 2 障碍导致职业、日常生活、社交明显损害，或较前明显下降。

4. 1、2、3 的状态并非出现于谵妄期间。

5.（1）或（2）

（1）根据病史、体格检查、辅助检查等，证明存在引起智力障碍的器质性疾病。

（2）虽然无（1）的证据，但智力障碍难以用非器质性精神障碍解释，推测存在器质性病因。

四、痴呆的鉴别诊断

1. 抑郁症（见表 2–4–1） 抑郁症患者也可表现为思维迟缓、反应迟钝，而痴呆患者也常合并抑郁，因此，两者容易混淆。

2. 老年性记忆减退（见表 2–4–2）

3. 谵妄（见表 2–4–3）

五、痴呆的病因诊断

1. 痴呆的病因 引起痴呆的病因很多，包括神经系统疾病（Alzheimer 病、血管性痴呆、路易体痴呆、额颞叶变性、正常颅压脑积水等 5 种疾病最常见）和全身疾病（如甲状腺功能减退、维生素 B_{12} 缺乏等）。

2. 常见痴呆亚型的临床特点

（1）Alzheimer 病：见相关章节内容。

（2）血管性痴呆：见相关章节内容。

表 2-4-1 抑郁症与痴呆的区别

	抑郁症	痴呆
起病方式	痴呆之前呈抑郁状态	痴呆先于抑郁症状出现
情绪	抑郁症状持续，不受环境变化影响	易受暗示影响，波动大
认知障碍	夸大记忆障碍。认知障碍为部分性，反应迟钝，考虑后回答：不会	否认或过低评价智能障碍。认知障碍多为全面性，对于提问近似回答，或不想考虑
外观	悲观，倦怠或焦躁，低头或软弱无力	漠不关心，可笑，言行与感情不一致
定向	正常，反应慢	时间、地点定向障碍
神经症状	大多数没有	多数伴有各种症状
抑郁症史	大多数有	少
自杀倾向	常有	少
夜间加重	没有	多数有

表 2-4-2 老年性记忆减退与病理性记忆减退的区别

	老年性记忆减退（良性老年性健忘）	病理性记忆减退（恶性健忘）
有无疾病	生理性，随增龄出现	出现于痴呆疾病时
记忆障碍	识记障碍为主，陈述记忆部分回忆困难	识记障碍并回忆困难。全体记忆明显下降
自知力	自感记忆力差，努力回忆	自己不感到记忆力差
定向力	正常	障碍
学习能力	保持	明显障碍
虚构	无	有时有
日常生活	无明显障碍	明显障碍
进展	极其缓慢	进展较快

表 2-4-3 痴呆与谵妄的区别

	痴呆	谵妄
起病	缓慢	急骤
意识水平	除晚期外，均正常	早期下降
病情波动	少	多
低级功能	相对保持正常	早期损害
自知力	初期存在	多数缺无
既往史和现病史	多有神经系统疾病	全身疾病多见
症状持续	长时间	短时日
病情经过	慢性，缓慢加重	迅速恢复或加重
自主神经反应	正常	亢进
治疗效果	常常困难	大多数可以治疗
脑电图慢波	轻度	显著

（3）路易体痴呆：痴呆与帕金森病在1年内先后出现，认知功能明显波动，视幻觉明显。

（4）额颞叶变性：行为异常和精神症状表现突出。

（5）正常颅压脑积水：表现为执行功能障碍为主的皮质下痴呆，伴有尿失禁和步态异常。CT或MRI可显示交通性脑积水。

六、痴呆的分级

根据临床症状，将痴呆分为轻度、中度和重度，其中临床痴呆评定量表（CDR）是最常用的痴呆严重程度分级量表（见表2-4-4）。

表2-4-4　临床痴呆评定量表

	正常（0分）	可疑痴呆（0.5分）	轻度痴呆（1分）	中度痴呆（2分）	重度痴呆（3分）
记忆力	正常	轻度健忘，能部分回忆	近事遗忘突出，并影响日常生活	能记住过去非常熟悉的事物，新发生事物很快遗忘	仅片断记忆
定向力	完全正常	完全正常	时间定向困难，地点定向偶受累	对时间不能定向，常有地点失定向	人物定向受累
判断及解决问题的能力	很好	可疑缺损	处理复杂问题明显困难，社交判断力保存	处理一般问题严重损害，社交判断力有损害	不能做出判断和解决问题
社会事务（工作购物）	正常	可疑缺损	不能独立完成	他人帮助也难以完成	完全不能进行

七、痴呆的治疗

1. 病因治疗　如正常颅压脑积水行脑脊液分流术；甲状腺功能减退补充甲状腺素等。

2. 护理　加强情感交流，减少不良刺激，防止走失，防治全身并发症。

3. 智能训练　鼓励病人积极参加脑力劳动，健康用脑，进行记忆功能训练。

4. 改善脑循环代谢　银杏叶片、甲碳酸二氢麦角碱缓释胶囊、尼莫地平、吡拉西坦、茴拉西坦等。

5. 对症治疗，改善周边症状

（1）睡眠紊乱：氯硝西泮0.5～2mg，睡前服。

（2）抑郁、焦虑：可用5-羟色胺再摄取抑制剂（SSRI），如氟西汀、舍曲林等，20mg，1次/d。

（3）精神行为紊乱：可选用非经典抗精神病药物，如氯氮平、奥氮平、奎地平、利培酮。

（4）改善认知功能

1）胆碱酯酶抑制剂

A. 多奈哌齐：5mg，1次/d，必要时增加为10mg，1次/d。

B. 卡巴拉丁：1.5mg，2次/d，每两周加量一次，常用剂量3～6mg，2次/d。

C. 加兰他敏：2mg，2次/d开始，每两周加量一次，可达6～12mg，2次/d。

2）盐酸美金刚：5mg，1次/d开始，每周增加5mg，至10mg，2次/d。

第五章 失语症

失语症是由于大脑功能障碍引起的语言交流能力受损或丧失，即大脑言语功能区、补充区及其联系纤维的损伤，造成了口语和（或）书面语的理解、表达过程中信号处理障碍，表现为获得性言语功能减退或丧失的一类言语障碍。其实质是语言和思维两者双向转译机制的中断。

临床上应注意意识障碍、精神障碍、智能障碍及其他明显高级神经功能障碍（如记忆障碍、注意障碍、失用、失认等）所致的言语障碍不包括在失语症范围内；视力、听力损害及发音、书写肌肉瘫痪或共济失调所致的言语障碍也不包括在内；但这些障碍可以与失语症并存。

一、语言中枢的皮质定位

一般认为语言中枢位于优势半球，绝大多数人位于左侧。传统认为左半球存在三个语言区：前语言皮质（Braca 区）位于额下回后部，与言语表达有关，损害后出现运动性失语；后言语皮质位于颞上回后部，与言语的感受、理解有关，损害后出现感觉性失语；上语言中枢位于额叶内侧面，与言语表达的启动有关，损害后出现传导性失语。除此之外，皮质下的联络纤维及丘脑、基底核也与语言的表达理解有关。

二、失语症的常见症状

（一）自发言语障碍

通过与患者交流来观察其谈话中连续产生词的能力，即言语的流利程度。可将其分为非流利型、流利型、中间型，见表 2-5-1。

表 2-5-1 汉语失语症口语的流利性特点

口语特征	1分	2分	3分
语量	＜50字/分	51 ~ 99字/分	＞100字/分
语调	不正常	不完全正常	正常
发音	构音困难	不完全正常	正常
短语长短	短（1 ~ 2字电报式）	部分短语	正常（每句4个字以上）
用力程度	明显费力	中度费力	不费力
强迫言语	无	有强迫倾向	有
用词	有实质词	实质词少	缺少实质词，说话空洞
语法	无	有部分语法	有语法
错语	无	偶有	常有

患者上述9项之和：9 ~ 13分为非流利型；14 ~ 20分为中间型；21 ~ 27分为流利型。

（二）口语理解障碍

指患者无听力障碍，但对语义的理解不能或不完全。临床上有四种情况：接受问题、感知问题、语义问题及句法和连续问题。

1. 接受问题 指患者能听到并判断非词语声音，但不能理解言语，保留对文字的理解和表达，即纯词聋。患者能够辨别出家人的声音，但不能理解内容。病变部位在优势半球颞横回及或其深部联系纤维。

2. 感知问题 指对口语和文字均存在理解障碍，即 Wernicke 失语。病变部位在优势半球颞上回后部。

3. 词义问题 指患者难以理解口语和文字，但能感知声音信号，可准确复述但不理解复述内容。病变部位大多在优势半球颞顶分水岭区、角回及其后下颞皮质的联系纤维。

4. 句法和连续问题 指患者能理解简单句，但对于理解句法、长句、复合句困难，如患者能理解并执行简单命令“指窗户”，但不能理解“先指门然后指窗户”这样的复杂命令。病变部位常在额叶。

（三）复述障碍

指患者不能准确复述检查者说出的数、词、短语和长句。复述困难多提示病变部位在优势半球外侧裂周围，包括额下回后部、颞上回后部及其间联系纤维。

（四）命名障碍

指患者不能说出物体的名称，几乎所有的失语症患者均存在不同程度的命名困难。根据病变部位不同分为三种：

1. 表达性命名不能 患者知道物体的名称但难以说出，经过语音提示则可说出正确名称。如患者不能说出“皮球”，但检查者若提示“皮……”，则患者能很快说出“皮球”。病变部位多位于优势半球前部 Broca 区和或其周围部病变。

2. 选字性命名不能 患者说不出物体的正确名称但能描述该物体的功能，并接受选词提示，如患者不能说出“眼镜”的名称，但会告诉检查者这个东西是用来戴的，看东西的，并当问及是“皮球、眼镜还是水杯”时，能说出是“眼镜”。多为优势半球颞中回后部或颞枕结合区病变所致。

3. 词义性命名不能 患者有命名障碍，但不接受语音或选词提示，甚至对正确名称不认同。病变部位多在优势半球角回。

（五）阅读障碍

指阅读能力的受损或丧失。可分为三型：

1. 枕叶失读 指患者看不懂文字，但通过视觉以外的途径可以改善对文字的理解。如通过身体感知文字则可以理解含义。病变部位在优势半球枕叶并累及胼胝体压部。

2. 顶叶失读 患者不能看懂文字，且视觉以外的途径也不能改善对于文字的理解。此型失读病变部位在优势半球角回。

3. 额叶失读 患者大多保留对于实词和简单句的理解，但复杂句则困难。病变部位在优势半球前部额下回后部 Broca 区及其周围。

（六）书写障碍

指患者已拥有的书写能力的受损或丧失。有些患者出现由于肢体活动障碍所致字迹潦草，但笔画正确者不属于失语性质。常见的书写障碍有：

1. 构字障碍 是指患者写出的字貌似汉字但笔画错误，或字的一部分被另一个字的一部分替代，组成新字。如患者写“柴”时，会将上半部分“此”写成“比”，或将汉字的偏旁改写，如“钥匙”会都写成“金”字边。

2. 字词错写 是指患者写出的字均为正确的，但句中要求的字由近音字或近形字替代。如将“看病”写成“看看”，“走路”写成“跑路”，或一些没有关联的词拼凑在一起。

3. 语义和语法障碍 是患者可以写文字材料，但存在用词不当或有语法错误。

三、失语症分类

近代失语症依据临床表现和病变部位将其分为：①外侧裂周失语综合征，包括 Broca 失语、Wernicke 失语和传导性失语；②分水岭区失语综合征，包括经皮质性运动性失语、经皮质性感觉性失语和经皮质性混合性失语；③完全性失语；④命名性失语。

1. Broca 失语 亦称运动性失语。主要临床特点是完全不能讲话，或电报式非流利型自发语言，复述不能或明显困难，命名障碍，而口语理解基本正常或轻度障碍。病变部位通常在优势半球 Broca 区及其皮质下结构。预后视病灶大小不同。一般较好，可以恢复到很轻的语言障碍或正常。

2. Wemicke 失语 亦称感觉性失语。主要临床特点是发音正常而有错语，答非所问的流利型自发语言，严重理解障碍及命名障碍。病变位于优势半球颞上回后部，即 Wernicke 区皮质及皮质下。由于患者理解障碍明显，不利于康复训练及感知外界信息，一般预后较差。

3. 传导性失语 主要临床特点是自发性语言基本属流利型，有错语。系列语言正常，有找词困难；口语理解仅轻度障碍。复述不成比例地受损。目前认为病变部位在优势半球额叶内侧面、缘上回皮质和皮质下，多数还累及 Wernicke 区。传导性失语大约 1 ~ 3 个月可恢复至痊愈或基本痊愈。

4. 经皮质运动性失语 主要临床特点是非流利型自发语言，有错语，轻度理解障碍，复述相对好，命名障碍明显。一般预后较好。可恢复到正常交谈。

5. 经皮质感觉性失语 主要临床特点是流利型自发语言，有错语，答非所问。口语理解障碍及命名障碍，系列语言及复述正常或轻度障碍，一般预后较差。病变部位在优势半球额顶分水岭区。

6. 经皮质混合性失语 主要临床表现特点是经皮质运动性失语和经皮质感觉性失语并存。突出特点为系列语言及复述好，其他语言功能均严重障碍或完全丧失。语量少，言语不清，难以理解，或找词困难，口语表达困难，不能或仅部分达意；口语理解不能或严重障碍；但复述轻度障碍，命名严重障碍。病变部位常见于优势半球分水岭区大片病灶。预后较差。

7. 完全性失语 亦称混合性失语，主要临床特点是哑或仅能发单音，或刻板的非流利型自发语言，复述、命名及口语理解不能或严重障碍。病变部位通常在优势半球大脑中动脉分布区。预后差，维持刻板语言的口语表达，大多病例可理解日常谈话。

8. 命名性失语 又称健忘性失语，临床以命名不能为唯一的或主要症状。口语理解可完全正常轻度异常，复述非常好。预后大多较好，但其他类型失语可恢复到以命名障碍为主的失语模式，且常可停留此阶段不再恢复。

四、失语症评定

国内外各类失语症测查都是根据患者的语言症状，通过表达、理解、复述、呼名、阅读及书写六项基本检测内容做出评价的。临床上除判定失语类型外，还要判定失语的严重程度。目前失语症多采用西部失语症评定（WAB）量表进行评定，而失语症的严重程度多采用波士顿失语评定（BDAE）中的评定分级进行，共分 0 ～ 5 级（见表 2-5-2）。

表 2-5-2　波士顿失语评定

0 级	无有意义的口语或听理解能力
1 级	所有言语交流均通过片断的言语来表达，大部分需要听者推测、询问和猜测，可交流的信息范围有限，听者在言语交流中感到困难
2 级	在听者的帮助下，可以进行熟悉话题的交流。但对陌生话题常常不能表达出自己的思想，使病人与检查者感到进行言语交流困难
3 级	在极少的帮助下或无帮助下，病人可以讨论几乎所有的日常问题。但由于言语或理解能力的强弱，使某些谈话出现困难或不可能
4 级	言语流利方面或理解方面有某些明显的障碍，但所要表达的想法和形式无明显限制
5 级	极小的、可分辨得出的言语障碍；病人主观上可能感到有点困难，但听者不能明显觉察到

第六章 瘫痪

一、瘫痪的概念和分类

瘫痪是指随意运动的减弱或丧失。正常随意运动的完成，除了通过上运动神经元与下运动神经元实现外，还需要正常的肌肉和神经肌接头的传导，同时还需锥体外系和小脑系的协调。运动神经传导通路上任何一个部位损害均可导致瘫痪发生。而瘫痪的类型主要取决于损害的结构，肢体瘫痪可因病变部位不同，而出现不同类型的瘫痪。同一结构的损害不论其病因如何，所引起的瘫痪表现是一样的。这里主要阐述锥体束和脊神经等损害引起的肢体瘫痪。

瘫痪可根据病变性质分为：神经源性瘫痪（上运动神经元性瘫痪、下运动神经元性瘫痪）和肌源性瘫痪（肌病性瘫痪、神经肌接头性瘫痪）。按肌张力分弛缓性和痉挛性瘫痪。按病部位分中枢性和周围性瘫痪。按瘫痪分布分：单瘫、偏瘫（脑性和脊髓性）、截瘫、四肢瘫、交叉瘫。

二、瘫痪的评定

在瘫痪评定时注意除外以下情况：关节肌肉疼痛限制肢体活动；慢性疾病严重消耗时；患者极其疲乏时；患者极其不配合时；合并肢体失用时等。

临床常用肢体的肌力来表示瘫痪的程度，以 6 级分类法最为常用。当轻度瘫痪时也可采用轻瘫试验来描述。常用轻瘫试验有上肢平伸试验、巴利分指试验、轻瘫侧小指症、下肢外展外旋位、巴利下肢第一试验、巴利下肢第二试验。

当患者意识障碍特别是昏迷时常难以准确评定瘫痪程度，但可通过以下方法简单评定：观察面肌活动（鼓帆征）；观察两眼球的位置（同向凝视障碍）；观察肢体自主活动的情况；给予疼痛刺激，观察面部表情和肢体活动情况；观察肢体的位置；借用轻瘫试验（肢体坠落试验）。

三、瘫痪的定位诊断

（一）上运动神经元性瘫痪

上运动神经元性瘫痪，又称痉挛性瘫痪或中枢性瘫痪。

1. 病变部位 从大脑皮质的中央前回的巨锥体细胞及其下行轴突形成的锥体束损害均可出现上运动神经元性瘫痪。

2. 临床特点 瘫痪符合神经支配规律，以肢体瘫痪为主；无肌束震颤，肌肉无肥大；痉挛性瘫痪或痉挛性瘫痪。脑或神经休克期：类似弛缓性瘫痪；瘫痪肌肉张力增高、腱反射亢进、浅反射消失和病理反射阳性；瘫痪肌肉不萎缩；电测验无变性反应。

3. 临床类型 单瘫、偏瘫、截瘫、四肢瘫、交叉瘫等。

4. 定位诊断

（1）皮质性：单瘫，皮质运动区局限性破坏性病变可引起病变对侧单瘫。

（2）皮质下白质：偏瘫，主要损害放射冠，常为不对称性偏瘫，上肢瘫痪重于下肢。

（3）内囊性：偏瘫，临床出现上下肢对称性的偏瘫，可合并同向偏盲和偏身感觉减退。

（4）脑干性：交叉瘫或四肢瘫，在孤立小病灶时表现为同侧周围性脑神经的周围性瘫痪和对侧肢体的中枢性瘫痪。在较大病灶时常表现为四肢瘫痪合双侧脑神经的周围性瘫痪。

（5）脊髓性：依据病灶大小和部位不同可表现为单瘫、截瘫、四肢瘫，但多合并不同程度的肢体感觉障碍或大小便障碍。常见病因有脑血管病、颅内肿瘤、感染、脱髓鞘疾病等。

（二）下运动神经元性瘫痪

下运动神经元性瘫痪，又称弛缓性瘫痪或周围性瘫痪。

1. 病变部位 病变在脑神经运动核或脊髓前角细胞及其以下的运动纤维。

2. 临床特点 瘫痪符合神经支配规律，以肌群瘫痪为主；常有肌萎缩；无假型肥大；常有肌束震颤；肌张力减退；反射减退或消失，无病理反射；EMC 示失神经改变。

3. 临床类型 节段性瘫痪、单瘫、截瘫、四肢瘫。

4. 定位诊断

（1）脊髓前角细胞病变：以节段性弛缓性瘫痪为主，无感觉障碍，常见肌束震颤。

（2）前根病变：呈节段性弛缓性瘫痪，常因后根损害而出现根痛和节段性感觉障碍。

（3）神经丛病变：常引起一个肢体多数周围神经运动、感觉和自主神经功能损害。

（4）周围神经病变：瘫痪分布与受损周围神经支配区一致，并伴有相应的感觉障碍。

常见病因有周围神经损伤、中毒性、感染性、结缔组织病和代谢性疾病并发的周围神经病；恶性疾病伴发的周围神经病；周围神经原发性肿瘤，遗传有关的周围神经病等。

（三）肌病瘫痪

1. 病变部位 以骨骼肌或神经肌接头病变为主。

2. 临床特点 肌肉疾病所致的瘫痪，不符合神经分布范围；有肌肉萎缩、肌萎缩重于瘫痪，以近端损害较严重（以萎缩原发性疾病明显，急性起病或症状波动者不明显）。可有假型肥大；通常无肌束震颤（甲状腺肌病可有）。肌张力和腱反射的减低；无感觉障碍；无病理反射。各种肌炎还有疼痛及压痛；神经肌接头病变时瘫痪波动明显。

常见于各种代谢性肌病、免疫性肌病、遗传性肌病、炎症性疾病、中毒性疾病、重症肌无力和肌无力综合征。

（四）特殊类型的瘫痪

1. Todd 瘫痪 为癫痫局灶性运动性发作后遗留的短暂性肢体瘫痪，大多持续几分钟到几天不等。

2. TIA 为短暂性脑缺血发作。多为突发的单个或单侧肢体的一过性肢体无力，持续 5 ~ 20min 不等，一般不超过 24h，可反复发作。

3. 癔症性瘫痪 以青年女性多见。此病的发生往往存在有癔症特殊性格基础，由于精神刺激、不良的环境暗示和自我暗示的作用而发病。体格检查时腱反射正常或增强，无病理反射等神经系统阳性体征。无肌肉萎缩。瘫痪肢体可伴有感觉障碍，但不符合神经解剖分布规律。症状可因暗示而加重或减轻。在无人注意时或患者注意力转移时，可出现瘫痪肢体的活动。癔症性瘫痪可表现为截瘫、偏瘫和单瘫。

（1）癔症性单瘫：单瘫不恒定，受情绪影响，一般瘫痪的肢体伴有明显的感觉障碍症状与体征不符合。

（2）癔症性偏瘫：多见于成年人，致病有精神因素，偏瘫以下肢明显，腱反射正常而两侧对称，无病理反射。可伴有偏身感觉障碍，体征变化多端，经精神治疗后偏瘫的肢体可完全恢复正常，可以复发。

（3）癔症性截瘫：变化多端，有时弛缓性与痉挛性交替出现；没有括约肌障碍，不出现压疮及皮肤营养障碍与肌萎缩；腱反射与浅反射正常，无 Babinski 征；有精神因素，发病快，易于暗示性。

第七章 感觉障碍

感觉是指各种形式的刺激作用于感受器在人脑中的反映。分为一般感觉和特殊感觉两大类。一般感觉包括浅感觉、深感觉和皮质觉；特殊感觉包括视觉、听觉、嗅觉和味觉。这里讨论的感觉障碍仅指一般感觉障碍。

一、一般感觉传导通路

（一）浅感觉传导通路

第一级神经元胞体位于脊神经节，周围突分布于皮肤及黏膜感受器，中枢突进入脊髓，经二级神经元脊髓后角细胞换元后，发出纤维经白质前联合交叉，于脊髓侧索上行至第三级神经元丘脑腹后外侧核换元，而后发出的纤维组成丘脑辐射终止于中央后回。

（二）深感觉传导通路

第一级和第三级神经元与浅感觉相同。第一级神经元位于脊神经节，周围突分布于肌腱、关节及肌肉感受器，中枢突经脊髓后索上行，二级神经元位于延髓薄束核、楔束核，换元后交叉终止于三级神经元丘脑腹后外侧核。后组成丘脑辐射终止于中央后回。

二、感觉障碍的分类

根据病变性质，感觉障碍可分为主观感觉障碍和客观感觉障碍。主观感觉障碍是指在没有外界刺激的情况下，患者主观感受到的不正常感觉；对外界刺激的不正常反应则称为客观感觉障碍。

（一）主观感觉障碍

1. 感觉异常 指在没有任何外界刺激情况下所出现的自发感觉，如麻木感、蚁走感、不适感、震动感等。

2. 自发痛 在没有外界刺激下出现疼痛感。根据病变部位可分为周围神经痛、脊髓痛、丘脑痛、脑桥痛、端脑痛、间脑痛、小脑痛、中脑痛、延髓痛等。

3. 断肢痛与肢幻觉 断肢痛与肢幻觉是由于肢体断端的神经末梢受刺激所致，同时有精神因素在内。

（二）客观感觉障碍

1. 感觉丧失 指意识清楚的情况下患者对某种刺激不能感知则称为感觉丧失。

2. 感觉减退 指患者的感觉敏感度下降，对刺激的感受力下降，较感觉丧失程度轻。

3. 感觉过敏 感觉的阈值下降，弱刺激出现强反应。

4. 感觉过度 感觉阈值增高，刺激达到较强程度才能感知，且感知的潜伏期延长，但一旦感受到则产生一种强烈的、定位不确切的、难以形容的不适感。刺激停止后还持续一段时间。多为丘脑和周围神经损害。

5. 感觉到错 对刺激产生错误，如痛觉误认为是触觉等，较少见。

三、感觉障碍的临床类型

（一）皮质型

一侧单肢（上肢或下肢）感觉减退或丧失，皮质觉及深感觉较浅感觉障碍明显，为大脑半球皮质感觉区病变所致。刺激性病变可出现局灶性感觉性癫痫发作。

（二）内囊型

为内囊后肢受损所致，肢体重于躯干，远端重于近端，且常伴有运动及视觉障碍，出现三偏征，即偏瘫、偏身感觉障碍、偏盲。

（三）丘脑型

对侧半身感觉障碍，肢体重于躯干，远端重于近端，深感觉障碍重于浅感觉，可出现感觉性共济失调，同时可伴有感觉过度或丘脑痛。

（四）脑干型

1. 延髓型 延髓病变可以出现交叉性和分离性感觉障碍，可分为五型。

2. 脑桥、中脑型 由于脊髓丘脑系和内侧丘系、三叉丘系已经合并在一起，所以损害时出现病变对侧面部、上下肢及躯干的感觉障碍，同时可以有病变同侧的运动性脑神经的下运动性损害。

（五）脊髓型

可分为后角型、白质前联合型及传导束型（见表 2–7–1）。

表 2–7–1 脊髓型感觉障碍的分型

	受损部位	临床症状	相应疾病
后角型	后角	同侧节段性痛温觉障碍	脊髓空洞症
白质前联合型	正交叉的脊髓丘脑侧束	双侧对称性、节段性痛温觉障碍	脊髓空洞症
传导束型后索病变	薄束和楔束	病变侧受损平面以下深感觉障碍、感觉性共济失调	脊髓痨、亚急性联合变性
侧索病变	脊髓丘脑侧束	病变对侧受损平面以下痛、温觉障碍	脊髓肿瘤
脊髓横半切损害	薄束和楔束、锥体束、脊髓丘脑侧束	病变侧以下深感觉障碍及肢体中枢性瘫痪，病变对侧受损平面以下痛温觉障碍	脊髓压迫症早期、脊髓外伤
脊髓前半切损害	脊髓丘脑侧束、锥体束	病变平面以下双侧肢体痛温觉障碍及中枢性瘫痪	脊前动脉闭塞
脊髓横断	薄束和楔束、锥体束、脊髓丘脑侧束、交感、副交感纤维	病变以下所有感觉障碍、双侧肢体中枢性瘫痪、二便功能障碍	脊髓炎、脊髓压迫症、脊柱外伤

（六）周围神经型

分为神经根型、神经丛型、神经干型及末梢型（见表 2–7–2）。

（七）癔症性感觉障碍

其特点为感觉障碍呈多样性，边缘过于整齐，其分布不符合解剖学特点，发病多有情绪因素诱发等。

表 2-7-2　周围神经型感觉障碍的分型

	受损部位	临床症状	相应疾病
后根型	神经后根、脊神经节	病变侧节段性疼痛及感觉障碍	神经根炎、椎间盘突出、带状疱疹
神经丛型	神经丛	受损神经支配区域疼痛和感觉障碍，伴有运动及自主神经功能障碍	臂丛神经炎
神经干型	神经干	受损神经支配区疼痛，感觉异常及感觉障碍，伴有自主神经功能障碍	桡神经麻痹、腓总神经麻痹
末梢型	末梢神经	四肢末梢对称性手套、袜套型感觉障碍及疼痛，伴有运动及自主神经功能障碍	多发性神经病

第八章 颅内压增高

颅内压增高是由多种原因造成颅内容物的总容积增加或由先天性畸形造成颅腔容积狭小时，颅内压力增高并超出其代偿范围而出现一种常见神经系统综合征，又称颅内高压症。颅内压增高可引起一系列生理紊乱和病理改变，如不及时诊治，病人往往由于脑疝而导致死亡。成人颅内压正常范围为 80 ～ 180mmH_2O，在病人安静状态下，由侧卧位腰椎穿刺所测得的脑脊液压力超过 200mmH_2O 者，即为颅内压力增高，由此所引起的头痛、呕吐、视力障碍及意识障碍等临床表现者均称为颅内压增高症。

一、病因

1. 颅脑疾病 如脑挫裂伤、颅内血肿、手术创伤、广泛性颅骨骨折、颅脑火器伤等。

2. 颅内占位性疾病 为颅内压增高最常见的原因，特别是转移瘤、恶性胶质瘤、急性脑脓肿等。

3. 脑血管疾病 常见疾病如脑栓塞、脑出血、颅内动脉瘤或血管畸形引起的蛛网膜下腔出血、高血压脑病等。

4. 颅内炎症 如脑炎、脑膜炎、败血症等均可因炎症引起颅内压增高。

5. 脑缺氧 多种疾病造成的呼吸道梗阻、窒息、心搏骤停、长时间低血压、一氧化碳中毒和缺氧性脑病（癫痫持续状态）等。

6. 外源性和内源性中毒及全身性水、电解质紊乱。

7. 脑寄生虫感染 如脑囊虫病、脑型肺吸虫及脑棘球蚴病等均可引起不同程度的脑水肿。

8. 先天性异常 如导水管的发育畸形、颅底凹陷和先天性小脑扁桃体下疝畸形等。

二、临床表现

主要表现为三主征：头痛、呕吐及视盘水肿。

1. 头痛 以前额部为著，呈搏动性或炸裂样剧痛，咳嗽、喷嚏均可加重头痛。

2. 呕吐 常呈喷射状，可不伴恶心。

3. 视力障碍及眼底改变减退甚至失明，眼底可见视盘水肿。

4. 癫痫样发作 晚期由于脑干损伤，可出现去大脑强直样发作。

5. 精神症状 一般表现为反应迟钝、情感淡漠、记忆力减退。

6. 体温、脉搏、呼吸及血压不稳。

7. 脑疝形成 常见有两种。

（1）枕骨大孔疝：小脑扁桃体向下移位并疝入枕骨大孔。主要表现有后颈及枕部疼痛、呼吸深慢和迅速出现自主呼吸停止，继可因心脏停搏而死亡。

（2）小脑幕切迹疝：当小脑幕上的脑组织因压力过大而移位时，一侧颞叶的海马沟回最易经小脑幕切迹向下疝入幕下。脑疝形成侧瞳孔先一度缩小，之后逐渐散大，意识障碍加深。

三、诊断

分两步，首先应根据病史特点，查体所见明确有无颅内压增高（头痛、呕吐、视盘水肿等）表现，再区分是哪种原因引起的，如颅脑疾病、颅内占位性疾病、脑血管疾病、颅内炎症、脑缺氧、外源性和内源性中毒及全身性水电解质紊乱、脑寄生虫感染、先天性异常等。

四、治疗

治疗原则：尽快查明病因进行治疗，同时尽快降颅压及抗水肿治疗。

1. 病因治疗　对于颅内占位及颅内血肿等应采取手术治疗，有脑积水者可行脑脊液分流术，针对颅内感染及寄生虫感染给予抗感染或抗寄生虫治疗。

2. 降颅压及抗水肿治疗

（1）药物治疗分为三类

1）高渗脱水剂

甘露醇：多用 20% 溶液 125ml 或 250ml，快速静脉滴注，30min 内滴完，4 ~ 6h 可重复一次。

甘油果糖：多为 10% 溶液，250ml/ 次，静脉滴注，1 ~ 2 次 /d。

白蛋白：10g，静脉点滴，生理盐水 100ml 冲管，1 ~ 2 次 /d。

2）利尿脱水剂：常用呋塞米，20 ~ 60mg 静脉推注。其次有拖拉塞米 20 ~ 40mg/ 次，静脉推注。

3）激素及类激素药物

肾上腺皮质激素：多用地塞米松，10 ~ 40mg 静脉滴注，1 次 /d。对甘露醇有协同作用。

类激素药物：七叶皂苷钠，10 ~ 20mg/ 次，静脉滴注，1 ~ 2 次 /d，较激素类药物副作用少。

（2）减压性手术：如大骨瓣减压术、颞肌下减压术等。

（3）脑脊液持续外引流。

3. 控制液体入量、防止快速输液　应根据病人对脱水药的反应、尿量多少、中心静脉压及水、电解质的变化综合考虑液体的入量。

4. 监测生命体征、意识及瞳孔变化。

5. 其他　如冬眠及亚低温疗法。

第九章 共济失调

机体任何一个简单的运动必须有主动肌、对抗肌、协同肌、固定肌四组肌肉的参与才能完成，并有赖于小脑、脊髓、前庭和锥体外系共同参与，才能完成精确、协调的运动。在肌力正常或稍减退的情况下，由于小脑、本体感觉及前庭功能障碍导致运动笨拙、不平稳和不协调称为共济失调。常可累及四肢、躯干可引起姿势、步态异常；累及咽喉肌可导致语言障碍。根据病变部位不同，共济失调可分为四种类型：①小脑性共济失调；②感觉性共济失调；③前庭性共济失调；④大脑性共济失调。而临床上的“共济失调”，多指小脑性共济失调。

一、传导径路

脊髓后索的薄束传导躯干下段与双下肢的深感觉与识别性触觉，楔束传导T4以上躯干与双上肢的深感觉与识别性触觉。从后索发出的纤维在延髓交叉，经对侧的丘脑腹后外侧核而到大脑皮质顶叶中央后回。深感觉主要感知肢体在空间中的位置、肢体运动的范围和幅度。

前庭神经进入脑桥前庭神经核，发出纤维至小脑，经前庭脊髓束到达上部颈髓前角细胞，参与内侧纵束，主要是与Ⅲ、Ⅳ、Ⅵ脑神经核相联系，反射性调节眼球位置及颈肌活动等。也通过前庭网状束与迷走核、舌咽神经核及脑干网状结构联系。前庭觉冲动向大脑皮质的传导径路尚不明确，目前认为皮质中枢可能在颞叶。前庭器官能够感受身体及头部空间移动时产生的冲动，可以辨别运动方向及所处的位置，并经相关大脑皮质及皮质下结构整合，不断调整偏差，维持躯体的稳定。

小脑通过上、中、下三对小脑脚与脑干相连，其中小脑上脚与中脑、桥臂与脑桥、后外侧沟与延髓相连。并与大脑皮质、前庭和脊髓等有密切联系。小脑的主要功能：维持身体平衡，是古小脑，即绒球小结的主要功能；调节肌张力及平衡，是旧小脑，即蚓部主要功能；协调肢体运动，是新小脑，即大脑小脑的主要功能（见表2-9-1，见图2-9-1）。

表2-9-1　小脑的发生、功能及纤维联系

发生	功能	纤维联系
古小脑	前庭小脑（维持躯体平衡及眼球运动）	前庭小脑束（绒球小结→前庭神经核）
旧小脑	脊髓小脑（维持躯体姿势与平衡）	脊髓小脑前束、后束（蚓部→脊髓）
新小脑	皮质小脑（协调肢体随意运动）	皮质脑桥小脑束（半球→大脑皮质）

二、分类及表现

1. 小脑性共济失调　患者在随意运动的速度、力量、节律和幅度方面，也就是运动协调方面发生障碍，还可伴有言语障碍、眼球运动障碍和肌张力减低。

（1）姿势和步态改变：患者小脑半球病变时行走向患侧偏斜或倾倒。小脑蚓部病变引起躯干共济失调，表现为站立不稳，行走时步基很宽，摇晃不定，严重者甚至难以坐稳，而四肢共济运动近于正常或完全正常；上蚓部病变向前倾倒，下蚓部病变向后倾倒，

Romberg 征（睁眼、闭眼）阳性。

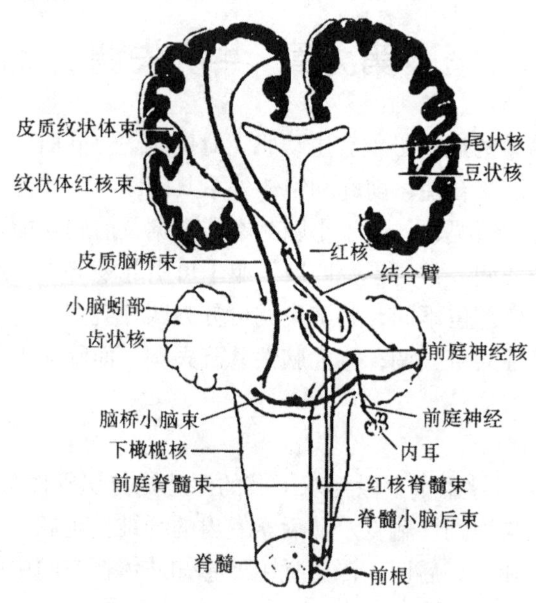

图 2-9-1　小脑的纤维联系

（2）随意运动协调障碍：小脑半球病变导致同侧肢体的共济失调，而躯干平衡障碍不明显。常表现为意向性震颤和辨距不良，上肢较重，动作愈接近目标时震颤愈明显，睁闭眼无明显差别，如指鼻试验、跟膝胫试验不准、轮替运动差、误指试验偏向病侧。眼球向病灶侧注视可见粗大的眼震。

（3）言语障碍：说话含糊不清、缓慢、断续或爆发式，是因为唇、舌、喉等发音肌共济失调，使表现呈吟诗样或爆破性语言。

（4）眼运动障碍：眼外肌共济失调出现粗大的共济失调性眼震。

（5）肌张力减低：患者肢体姿势异常，可处于过屈过伸位，除了静止时肌张力低下之外，被动运动时也可见到明显的肌张减低，腱反射也减低或消失，可见到钟摆样腱反射。前臂抵抗外力收缩突然撤去外力时不能立即放松，即因肌张力减低和拮抗肌作用不足而出现“反击征”。

小脑性共济失调见于小脑肿瘤、炎症、脑血管病和遗传变性病等。

2. 感觉性共济失调　各种原因损害脊髓后索者都可出现感觉性共济失调，病人不能辨别肢体位置和运动方向，站立不稳，迈步不知远近，落脚过重，有踩棉花感，常目视地面行走，在黑夜间难以行走。振动觉、关节位置觉缺失和闭目难立（Rom-berg）征阳性、指鼻试验，跟膝胫试验不正确等。可有感觉分离，即痛温觉、触觉无异常，而振动觉、位置觉及压觉减低或消失。共济失调在睁眼时减轻，闭目时加剧。

感觉性共济失调见于脊髓亚急性联合变性、脊髓痨、脊髓肿瘤和脊髓型遗传性共济失调等。

3. 前庭性共济失调　前庭感受器至前庭神经颅外段之间的病变称为前庭周围性病变。前庭病变使患者空间定向能力减低，以平衡障碍为主，其特点为运动时与静止时均出现平衡障碍。患者站立不稳，不能沿直线行走，行走时向病侧倾倒，改变头位症状加重，而四肢共济运动正常；常伴眩晕、呕吐和眼震等；误指试验、闭目难立征阳性。在闭目后经过一段时间才出现摇晃，并且逐渐加重，倾倒方向与眼震慢相方向一致。内耳冷热水试验或旋转试验反应减退或消失。病变愈接近内耳迷路，共济失调愈明显。前庭周围性共济失调见于梅尼埃病、前庭神经元炎、急性迷路炎、内耳出血、药物中毒等。

中枢性前庭损害主要包括前庭神经核及其上的神经传导通路。见于多种原因所致的前庭神经核、核上纤维、内侧纵束、小脑和皮质的前庭代表区病变引起时，表现为站立时向后或侧后方倾倒，与头位无关，与自体的自发性偏斜方向不同。

4. 大脑性共济失调 大脑的额叶、顶叶、颞叶、枕叶、胼胝体及额桥束和颞枕桥束（额、颞、枕叶与小脑半球的联系纤维）等部位病变时，可引起共济失调，与小脑性共济失调不同，症状轻，较少伴发眼震。

（1）额叶性共济失调：主要表现为行走及站立不稳、向后或向一侧倾倒，为病变对侧肢体共济失调，伴有肌张力增高、腱反射亢进和病理征阳性及额叶症状，如言语障碍、精神症状、强握反射等。

（2）顶叶性共济失调：患者对侧肢体出现共济失调，闭眼时明显，深感觉障碍不明显，而皮质感觉障碍较突出。

（3）颞叶性共济失调：早期不易发现，症状较轻，表现一过性平衡障碍，伴有同向偏盲，感觉性、命名性失语等症状。

大脑性共济失调常见于脑血管病、外伤、炎症、肿瘤和变性。

三、诊断

（一）病史

注意起病急缓及病程演进，急性起病的共济失调且呈发作性，以前庭系统病变多见；起病较急，并且迅速恶化者，可危及生命的以脑血管病，脑外伤尤其是小脑病变多见；起病较急，短时间内恶化，经治疗后很快好转者以急性小脑、中枢神经系统炎症及脑外伤多见；慢性起病，由酒精中毒及维生素缺乏导致的共济失调在对症治疗后好转；有缓解与复发的共济失调以多发性硬化多见。

（二）体格检查

进行详细的神经系统检查，重点为共济失调检查：①指鼻试验；②误指试验；③快速轮替试验；④反跳试验；⑤跟膝胫试验；⑥无撑坐起试验；⑦闭目难立征。

（三）辅助检查

1. 小脑性共济失调 患者应行头颅 CT 或 MRI 检查，以排除小脑外伤、血管病、肿瘤、结核瘤或脓肿及小脑变性及萎缩等。

2. 感觉性共济失调 如考虑周围神经损害应行肌电图、体感诱发电位检查；如考虑后根或后索病变应行肌电图、诱发电位、病变部位的 MRI，腰穿脑脊液，或脊髓造影等检查；考虑在丘脑或顶叶时可行头颅 CT 或 MRI 检查。

3. 前庭性共济失调 可行前庭功能（冷热水、试验）、电测听、眼震电图、脑干听觉诱发电位、头颅 CT 与 MRI 等检查。

4. 大脑性共济失调 以脑血管病、肿瘤、炎症、外伤、变性性疾病等多见，应行头颅

CT 或 MRI、脑电图等检查。

四、治疗

结合病史、查体和辅助检查综合分析做出诊断后，应根据具体病因积极地治疗，给予药物控制或减轻症状。脑血管病者针对缺血或出血给予治疗；肿瘤如明确诊断并定位清楚，适应证适合者应手术摘除；炎症者给予抗炎及激素治疗，营养障碍者对症补充，遗传变性病者加强功能锻炼，促进恢复与代偿，防治并发症。

第三篇 神经系统常见疾病

第一章 周围神经病

第一节 三叉神经痛

三叉神经痛指三叉神经分布区域内反复发作的阵发性、短暂性剧痛。可分为原发性和继发性两种，继发性是指有明确病因，诸如临近三叉神经部位发生的肿瘤、炎症、血管病等，多发性硬化的脑干病灶亦可引起三叉神经痛。原发性是指病因不明。本节重点讨论原发性三叉神经痛。

一、诊断

（一）临床表现

1. 疼痛位于三叉神经分布区（包括眼支、上颌支及下颌支）内，多局限于某一支，以第 2 及第 3 支（即上颌支、下颌支）多见，多为一侧性。

2. 疼痛呈短暂发作性、闪电样、刀割样、烧灼样疼痛；长伴患侧面肌抽搐，历时几秒至 2 分钟，每次发作性质相似，间歇期五症状。

3. 常有触发点或扳机点，多位于上唇外侧、鼻翼、颊部、舌缘等处。轻触此点或口舌运动即可诱发疼痛。

4. 无神经系统阳性体征。

5. 病程呈慢性经过，周期性发作，缓解期短则几日，长则几年，以后发作渐频，缓解期缩短，很少自愈。

6. 多见于 40 岁以上的女性患者。

（二）辅助检查

辅助检查（如头颅 MRI）一般无阳性发现。

（三）诊断依据

1. 三叉神经分布区内短暂性剧痛，以第 2 及第 3 支，即上颌支、下颌支多见，多为一侧性。

2. 常有扳机点，多位于上唇外侧、鼻翼、颊部、舌缘等处。

3. 神经系统无阳性体征。

4. 辅助检查（如头颅 MRI） 一般无阳性发现。

（四）鉴别诊断

1. 继发性三叉神经痛 常因桥小脑角肿瘤、三叉神经根或半月节部肿瘤、血管畸形、动脉瘤、蛛网膜炎、多发性硬化等症引起。表现面部持续性疼痛和感觉减退、角膜反射迟钝等，常合并其他脑神经麻痹。可针对病况选择颅底或内听道 X 线摄片、鼻咽部检查、听力和前庭功能检查，CT 或 MRI 检查，以明确病因。

2. 牙痛 一般为持续性钝痛，可因进食冷、热食物而加剧。

3. 偏头痛 以青年女性多见，发作持续时间数小时至数天，疼痛性质为搏动性或胀痛，可伴恶心、呕吐；典型者头痛发作前有眼前闪光、视觉暗点等先兆。

二、治疗

治疗原则：原发性三叉神经痛首选药物治疗，以卡马西平为首选药物，继发性者主要针对病因进行治疗。

（一）药物治疗

1. 卡马西平 为抗惊厥药，作用于网状结构、丘脑系统，可抑制三叉神经系统的病理性多神经元反射。初剂量为 0.1g，2 次 /d，以后每天增加 0.1g，分 3 次服用，最大剂量为 1.0g/d，疼痛停止后维持治疗剂量 2 周左右，逐渐减量至最小有效维持量。不良反应有头晕、嗜睡、走路不稳、口干、恶心等。

2. 苯妥英钠 0.1g，3 次 /d，口服。

3. 氯硝西泮 开始每日 1mg，逐渐增至每日 6 ~ 8mg，分次口服，亦有一定疗效。

4. 维生素 B_{12} 500μg，1 次 /d，肌内注射，2 周为一疗程。

（二）封闭治疗

将无水乙醇或其他药物，如甘油、维生素 B_{12}、泼尼松等，注射到三叉神经分支或半月神经节内，可获止痛效果。适应证为药物疗效不佳或不能耐受不良反应、拒绝手术或不适宜手术者，疗效可持续 6 ~ 12 个月。

（三）半月神经节射频热凝治疗

在 X 线或 CT 导向下，将射频电极经皮插入半月节，通电加热 65 ~ 80℃，维持 1min。适应证同封闭治疗。

（四）手术治疗

用于其他治疗方法无效的原发性三叉神经痛，或继发性三叉神经痛的病因适于手术者。原发性者手术方式：①三叉神经感觉根部分切断术；②三叉神经脊髓束切断术；③三叉神经显微血管减压术。

（五）伽马刀或 X 线刀治疗

药物与封闭治疗效果不佳、不愿或不适于接受手术者，也可采用伽马刀或 X 线刀治疗，靶点是三叉神经感觉根。起效一般开始于治疗后 1 周。

第二节 特发性面神经麻痹

特发性面神经麻痹又称贝尔（Bell）麻痹，是指病因不明的、面神经管内面神经的急性非化脓性炎症所致的单侧周围性面神经麻痹。不完全性面瘫起病后 1 ~ 3 周开始恢复，1 ~ 2 个月可望明显恢复或痊愈。年轻患者预后好。

一、诊断

（一）临床表现

任何年龄均可发病，通常急性或亚急性起病。可有感冒受凉史，病初可有下颌角或耳后疼痛。主要症状为一侧面部表情肌瘫痪。检查时发现患侧额纹消失，眼裂不能闭合或闭合不全，鼻唇沟浅，口角低，鼓气或吹口哨时漏气。病变在茎乳突孔以上，影响鼓索神经时，则有舌前2/3味觉障碍。病变在镫骨神经分支上方时，可伴有听觉过敏。病变在膝状神经节，则除上述症状外，还有外耳道与耳郭的疱疹及感觉障碍，称Hunt综合征。无其他神经系统局灶体征。

（二）辅助检查

肌电图：病后14 ~ 21d肌电图检查及面神经传导功能测定可协助判断病程及预后。病后10d面神经出现失神经电位通常需3个月恢复，如患侧诱发动作电位M波的波幅为健侧的30%或以上，可望2个月内恢复。

（三）诊断依据

1. 急性或亚急性起病。

2. 病初可有下颌角或耳后疼痛。

3. 主要症状为一侧周围性面瘫。

4. 无其他神经系统局灶体征。

5. 病变在膝状神经节，则除周围性面瘫外，还有外耳道与耳郭的疱疹及感觉障碍，称Hunt综合征。

（四）鉴别诊断

1. 格林—巴利（吉兰—巴雷）综合征

（1）四肢对称性弛缓性瘫痪。

（2）脑神经可受累，成人多为双侧面神经，小儿多为双侧舌咽、迷走神经。

（3）可有手套袜套样末梢型感觉障碍。

（4）自主神经可受累。

（5）致命并发症为呼吸肌麻痹。

（6）CSF可有蛋白—细胞分离现象。

2. 各种中耳炎、迷路炎、乳突炎、颅后窝的肿瘤或脑膜炎 除能引起周围性面瘫外，多有原发病的表现。

二、治疗

治疗原则：减轻面神经水肿，改善局部血供，康复治疗。

（一）药物治疗

1. 急性期应尽早使用肾上腺皮质激素类药物。可用泼尼松10mg，口服，3次/d；或地塞米松0.75mg，口服，3次/d，7 ~ 10d。

2. 抗病毒治疗，可予以阿昔洛韦0.5s，静脉滴注，2次/d。

3. 维生素B_1 100mg、维生素B_{12} 200 ~ 250μg，肌内注射，1 ~ 2次/d；或弥可保500μg，肌内注射，隔日1次替代，维生素B_{12}。

4. 加兰他敏2.5 ~ 5mg，肌内注射，1 ~ 2次/d。

5.0.4% ~ 0.6%麝香溶液2 ~ 4ml，面神经干及面部穴位注射，1次/d，或泼尼松注射液25mg，面神经干注射，隔天1次。

6. 改善周围血液循环功能的药物。

（二）理疗

急性期可选用超短波透热、红外线照射或耳后茎乳孔周围的局部热敷等。病后 7 ~ 10d 可采用碘离子透入疗法。

（三）针刺疗法

急性期过后，为促进神经传导功能的恢复和加强肌肉的收缩，此时可给予瘫痪面肌针刺或电针治疗。常取穴位有翳风、听宫、听会、太阳、攒竹、阳白、颊车、地仓、下关、四白、丝竹空、睛明等。

（四）功能疗法

面肌的功能训练应尽早开始。

（五）护理

严重的面神经炎由于眼睑闭合不能、瞬目动作及角膜反射消失，使角膜长时间暴露，易导致眼内感染，特别是角膜损害。为此，要注意不要吹风和持续用眼，外出或睡眠时使用眼罩或眼膏保护角膜。

（六）手术治疗

长期不能恢复者，可试行面神经与副神经或面神经与膈神经吻合术。但术后随意运动能否通过长期训练而建立尚难确定。

第三节　面肌痉挛

面肌痉挛又称面肌抽搐，以一侧面肌阵发性不自主抽动为表现。面肌痉挛的异常神经冲动可能是面神经通路的某个部位受到压迫而发生水肿、脱髓鞘等改变，病变处纤维“短路”形成异常兴奋。这与三叉神经痛有着相似的病理解剖机制。部分患者的病因为邻近面神经的肿瘤、颅内感染、血管瘤等累及面神经而引起。少数病例是面神经炎的后遗症。

一、诊断

（一）临床表现

1. 症状　痉挛多是首先从一侧眼轮匝肌的阵发性抽搐开始，逐渐累及一侧的其他面肌，特别是同侧口角部肌肉最易受累。说话、进食或精神紧张、情绪激动可诱发症状加剧，入睡后抽搐停止。

2. 体征　神经系统检查可见一侧面部肌肉阵发性抽搐，无其他阳性体征。

（二）辅助检查

1. 肌电图　受累侧面肌可记录到同步阵发性高频率发放的运动单位电位。

2. X 线摄片、颅脑 CT 或 MRI 检查　明确肿瘤、炎症、血管瘤等病因。

（三）诊断依据

1. 本病多在中年以后发病，女性多于男性。

2. 以单侧发作性面部表情肌的同步性痉挛为特点。

3. 神经系统检查无其他阳性体征。

4. 明确肿瘤、炎症、血管瘤等病因。

（四）鉴别诊断

1. 习惯性抽动症

（1）多见儿童及青壮年。

（2）为短暂的眼睑或面部肌肉收缩，常为双侧，可由意志暂时控制。

（3）其发病与精神因素有关。

（4）脑电图、肌电图正常，抽动时的肌电图所见与正常肌肉主动收缩波形一致。

2. 部分性运动性癫痫

（1）面肌抽搐幅度较大。

（2）多同时伴有颈部肌肉、上肢或偏身的抽搐。

（3）脑电图可有癫痫波发放。

（4）颅脑 CT 或 MRI 可能有阳性发现。

3. Meige 综合征

（1）即睑痉挛—口下颌肌张力障碍综合征。

（2）老年女性多发。

（3）表现双侧眼睑痉挛，伴口舌、面肌、下颌及颈肌肌张力障碍。

4. 功能性眼睑痉挛

（1）常见于女性患者。

（2）多局限于双侧眼睑肌，下部面肌不受累。

（3）可伴有其他癔症症状，其发生、消失与暗示有关。

二、治疗

（一）治疗原则

以对症治疗为主，病因明确者应针对病因积极治疗。

（二）治疗方案

1. 对因治疗 病因明确者应针对病因积极治疗。

2. 对症治疗

（1）药物治疗

1）可用抗癫痫药、镇静药，如卡马西平 0.1g，口服，2 次 /d 开始，渐增量至 0.2g，口服，3 次 /d；或苯妥英钠 0.1g，口服，3 次 /d；或地西泮 2.5mg，口服，3 次 /d。可能出现头晕、乏力、嗜睡等不良反应。

2）近年来发展的 A 型肉毒毒素注射方法，可用于治疗包括本病在内的多种局限性异常或过度收缩，是目前治疗本病最有效且安全的首选方法。其作用机制是选择性作用于外周胆碱能神经末梢的突触前膜，抑制乙酰胆碱囊泡的量子性释放，使肌肉收缩力减弱，缓解肌肉痉挛，注射部位常为眼轮匝肌、颊肌、颧大小肌和颏肌。多数报道有效率在 90% 以上，并发症主要是面瘫和暴露性角膜炎。

（2）理疗：可选用直流电钙离子透入疗法、红外线疗法或平流电刺激等，可起到缓解肌肉痉挛的作用。

（3）面神经干阻滞：以 50% 乙醇封闭面神经分支或茎乳孔内面神经主干，可缓解症状。

也有报道用地西泮在上述部位进行面神经封闭者。接受这种治疗后，均有不同程度的面瘫，约需要 3 ～ 5 个月才恢复。

（4）显微神经血管减压术：自乳突后开颅，在手术显微镜下将血管与神经分开并垫入涤纶片、吸收性明胶海绵或筋膜等，多能收到较好的疗效。少数可并发面瘫、听力下降及眩晕等。

第四节　坐骨神经痛

坐骨神经痛是沿坐骨神经通路及其分布区的疼痛综合征，是多种病因引起的一种症状。根据病因可分为：原发性坐骨神经痛和继发性坐骨神经痛。原发性坐骨神经痛也称为坐骨神经炎，原因不明，可因牙齿、鼻窦和扁桃体感染，经血流侵犯周围神经引起间质性神经炎；继发性坐骨神经痛是坐骨神经通路上病变或器官压迫所致。根据病变部位可分为根性和干性坐骨神经痛。

一、诊断

（一）临床表现

常见于青壮年，男性较多，通常为单侧。多急性起病，也可缓慢起病。疼痛是最主要的临床表现，主要位于坐骨神经分布区，腰部、臀部、股后、小腿后外侧和足部。疼痛呈持续性钝痛，并有发作性加剧，可呈烧灼样或刀割样剧痛，常以夜间更重。坐骨神经沿径有压痛点。如腰 4 ～ 5 的棘突旁、髂腰点、髂点、臀点、股后点、腓点、腓肠肌点和踝点。牵拉坐骨神经时可引发疼痛，即 Lasegue 征阳性。神经系统检查时可发现轻微体征，如患侧肌肉松弛、小腿萎缩、小腿及足外侧感觉减退、踝反射减弱或消失等。根性坐骨神经痛以腰骶部疼痛明显，在咳嗽、喷嚏和排便时产生或加重。在腰 4 ～ 5 棘突旁有明显压痛。干性坐骨神经痛以臀部以下疼痛明显，沿坐骨神经干走行区各点压痛明显。

（二）辅助检查

1. X 线平片　腰骶部、骶髂及髋关节等 X 线平片，对于发现骨折、脱位、肿瘤及先天性脊柱畸形等有帮助。

2. 脑脊液检查　根性坐骨神经痛时常有脑脊液的细胞和生化改变，对于椎管内肿瘤、蛛网膜炎等的判断有意义。

3. CT、MRI、椎管造影　有助于发现脊柱及坐骨神经部位的骨关节的病变，对椎管内肿瘤、椎间盘突出等诊断有极大帮助。

4. 电生理检查

（1）椎旁肌的肌电图可协助鉴别根性坐骨神经痛及远端病变。

（2）股二头肌短头的肌电图可协助鉴别坐骨神经外侧干与腓总神经病。

（3）有骨盆或股骨骨折的患者难于进行常规检查时，肌电图可协助评价神经功能。

（4）胫神经及腓总神经运动传导速度及 F 波可能有异常。

（三）诊断依据

1. 青壮年男性较多。

2. 坐骨神经分布区（腰部、臀部、股后、小腿后外侧和足部）内疼痛是最主要的临床表现。

3. 坐骨神经沿径有压痛点。如腰 4 ～ 5 的棘突旁、髂腰点、髂点、臀点、股后点、腓点、腓肠肌点和踝点。

4. Lasesue 征阳性，小腿及足外侧感觉减退，踝反射减弱或消失等。

（四）鉴别诊断

1. 须注意区分根性与干性坐骨神经痛根性多见，主要是椎管内及脊椎病变，腰椎间盘突出最常见；干性多为腰骶丛和神经干邻近病变，如骶髂关节炎、结核或半脱位等。

2. 腰肌劳损、臀部纤维组织炎、髋关节炎 均为局部疼痛。无肌力减退、感觉障碍、跟腱反射减弱等神经系统体征。

二、治疗

1. 治疗原则 首先应针对病因进行治疗。卧硬板床休息，尽量减少患肢活动，避免负重，减轻病变组织和神经张力及反应性水肿，加速症状缓解。

2. 对症治疗

（1）止痛剂及消炎止痛剂：如布洛芬 0.2g，口服，3 次 /d。

（2）糖皮质激素：在无应用禁忌的前提下，可短期口服或静脉应用糖皮质激素，如泼尼松 30ms，顿服，1 次 /d 或地塞米松 10 ～ 15mg 加生理盐水 250ml，连用 7 ～ 10d。

（3）维生素类药物：维生素 $B_1$100mg，肌内注射，1 次 /d；维生素 B_{12}500μg，肌内注射，1 次 /d。

（4）血管扩张药剂：可改善神经的血液供应，如地巴唑 10mg，口服，3 次 /d。

1）局部理疗：物理疗法可消除神经肿胀、急性期可选用超短波、普鲁卡因离子透入、紫外线照射等，疼痛减轻后可改为各种热疗等。

2）封闭疗法：通常对于坐骨神经干用普鲁卡因加激素或其他药物作封闭治疗，也可作骶管内硬脊膜外封闭疗法，以达到镇痛、消炎、消肿作用，缓解疼痛。

3）其他：还可应用中药、针灸、推拿等方法进行治疗。

第五节 多发性神经病

多发性神经病由不同病因引起，以四肢末端对称性感觉、运动和自主神经功有障碍为主要表现的临床综合征。曾称作末梢神经炎。引起本病的病因都是全身性的，主要包括：代谢障碍与营养缺乏，酒精中毒、药物、化学毒物、重金属、生物毒素、结缔组织病、系统性红斑狼疮、结节性多动脉炎、类风湿关节炎、硬皮病和结节病等可继发多发性神经病。遗传性疾病，如遗传性运动感觉性神经病、遗传性共济失调性多发性神经病、遗传性淀粉样变性神经病、异染性白质营养不良等。其他，如恶性肿瘤、麻风病、莱姆病与 POEMS 综合征等亦可出现多发性神经病。其预后依据病因不同而有差别。

一、诊断

（一）临床表现

本病可发生于任何年龄，共同表现如下：感觉异常可表现为刺痛、灼痛、蚁行感、麻木感等；患者有肢体远端不同程度的力量减弱，多呈对称性分布；自主神经功能障碍表现为肢体远端皮肤变薄、干燥、苍白或青紫，皮温低；感觉障碍多呈手套、袜套样分布，为肢体远端对称性感觉异常如深、浅感觉缺失，常有感觉过敏；肢体远端不同程度的肌力减弱，呈对称性分布，肌张力减低。病程长者可有肌肉萎缩，常发生于骨间肌，蚓状肌，大、小鱼际肌，胫前肌和腓肠肌。可有垂腕、垂足和跨阈步态；腱反射减低或消失，以踝反射明显，且较膝反射减低出现得早，肱二头肌、肱三头肌反射也可减低或消失。

多发性神经病依据病因不同，其临床表现各异：

1. 呋喃类药物中毒 常见的呋喃类药物有呋喃唑酮、呋喃妥因等。症状常在用药后 5 ~ 14d 出现，首先表现为肢体远端感觉异常、感觉减退和肢端疼痛。肢端疼痛剧烈者不敢穿鞋、穿袜，怕风吹，怕盖被。肢端皮肤多汗，可有色素沉着。肌肉无力与肌萎缩相对轻微。应用此类药物时应密切观察周围神经症状，尤应注意不可超过正常剂量及长时间使用此类药物。

2. 异烟肼中毒 多发生于长期服用异烟肼的患者。临床表现以双下肢远端感觉异常和感觉缺失为主，可有肌力减弱与腱反射消失。其发病机制与异烟肼干扰维生素 B_6 的正常代谢有关。

3. 糖尿病 可继发中枢神经、神经根、神经丛及周围神经干的多种损害，但以周围神经为多。本节只讨论糖尿病性多发性神经病。本病表现为感觉、运动、自变神经功能障碍，通常感觉障碍较突出，如出现四肢末端自发性疼痛，呈隐痛、刺痛、灼痛，可伴有麻木、蚁行感，夜间症状更重，影响睡眠，症状以下肢更多见。查体可有手套、袜套样痛觉障碍，部分患者振动觉与关节位置觉消失，腱反射减弱或消失。也可出现肌力减低和肌萎缩。

4. 尿毒症 尿毒症引起的周围神经病，男性多于女性。运动与感觉神经纤维均可受累，呈对称性。早期可仅表现双下肢或四肢远端的感觉异常，如刺痛、灼痛、麻木与痛觉过敏。症状发生于足踝部者称烧灼足，发生于双下腿者可表现为不安腿综合征。病情继续进展则出现双下肢麻木、感觉缺失、肌力减弱，严重者可有四肢远端肌肉萎缩。

5. 维生素 B_1 缺乏 可因消化系统疾病引起的吸收功能障碍、长期酗酒、剧烈的妊娠呕吐、慢性消耗性疾病等导致维生素 B_1 缺乏。表现两腿沉重感、腓肠肌压痛或痛性痉挛，可有双足踝部刺痛、灼痛及蚁行感，呈袜套样改变。病情进展可出现小腿肌肉无力，表现垂足，行走时呈跨阈步态。腱反射早期亢进，后期减弱或消失。

6. POEMS 综合征 为一种累及周围神经的多系统病变。病名由 5 种常见临床表现的英文字头组成，即多发性神经病、脏器肿大、内分泌病、M 蛋白和皮肤损害。也有称本病为 Grow–Fukase 综合征者。多中年以后起病，男性较多见。起病隐袭、进展慢。依照症状、体征、出现频率可有下列表现：①慢性进行性感觉运动性多神经病，脑脊液蛋白质含量增高；②皮肤改变，因色素沉着变黑，并有皮肤增厚与多毛；③内分泌改变，男性出现阳痿、女性化乳房，女性出现闭经、痛性乳房增大和溢乳，可合并糖尿病；④脏器肿大、肝脾大、周围淋巴结肿大；⑤水肿、视盘水肿、胸腔积液、腹水、下肢凹陷性水肿；⑥异常球蛋白血症，血清蛋白电泳出现 M 蛋白，尿检可有本—周（Bence–Jones）蛋白；⑦骨骼改变，可在脊柱、骨盆、肋骨及肢体近端发现骨硬化性改变，为本病影像学特征；也可有溶骨性病变，骨髓检查可见浆细胞增多或骨髓瘤；⑧低热、多汗、杵状指。

（二）辅助检查

1. 血生化检测 重点注意检查血糖、尿素氮、肌酐、三碘甲状腺原氨酸（T_3）、甲状腺素（T_4）、维生素 B_{12} 等代谢物质为激素水平。可疑毒物中毒者需做相应的毒理学测定。

2. 免疫学检查 对疑有自身免疫性疾病者，可做自身抗体系列检查；疑有生物性致病因子感染者，应做病原体或相应抗体测定。

3. 脑脊液常规与生化检查 大多正常，偶有蛋白质增高。

4. 神经活体组织检查 疑为遗传性疾病者可行周围神经活体组织检查，可提供重要的诊断证据。

5. 肌电图 以轴突变性为主的周围神经病，表现为运动诱发波幅的降低和失神经支配肌电图表现；以脱髓鞘为主者，则主要表现为神经传导速度。

（三）诊断依据

1. 根据四肢远端对称性运动、感觉和自主神经功能障碍可诊断。

2. 查找病因 主要依靠详细的病史、病程特点、伴随症状和辅助检查结果。

（四）鉴别诊断

1. 主要是病因鉴别 可根据病史、病程、特殊症状及有关实验室检查进行综合分析判定，是药物性、中毒性、糖尿病性、尿毒症性、营养缺乏性、恶性肿瘤、感染后还是遗传性。

2. 脊髓亚急性联合变性 肌张力增高；腱反射亢进；锥体束征阳性；深感觉性共济失调。

二、治疗

（一）治疗原则

急性期应卧床休息，补充水溶性维生素，严重疼痛者可用镇痛药物。恢复期可增加理疗、康复训练及针灸等综合治疗手段，并应尽快查明病因。

（二）治疗方案

1. 对因治疗

（1）毒物中毒引起者应尽快停止与毒物的接触，应用补液、解毒剂等促进体内毒物的清除。

（2）药物引起者需停药。

（3）异烟肼引起者如神经病变较轻，而抗结核治疗必须继续应用时，可不停药，加用维生素 B_6 治疗。

（4）代谢性疾病与营养缺乏所致者应积极控制原发病。

（5）与自身免疫性疾病相关者需应用糖皮质激素，重症者用地塞米松 10mg 加生理盐水 250ml 静脉滴注，连用 7 ~ 10d，继续用泼尼松 30mg 清晨顿服，1 次 /d，依据病情逐渐减量。免疫球蛋白治疗按 0.15 ~ 0.4g/（kg·d），连用 5 ~ 7d。或应用血浆置换疗法。

（6）恶性肿瘤所致者可用手术、化学药物治疗、放射治疗等手段治疗。

2. 对症治疗及支持治疗

（1）急性期应卧床休息。

（2）补充水溶性维生素，如维生素 $B_1$100mg 肌内注射，1 次 /d；甲钴胺或氰钴胺 250 ~ 500μg 肌内注射，1 次 /d；维生素 B_6 及辅酶 A。

（3）选择使用各种神经生长因子。

（4）严重疼痛者可用止痛药物。

（5）恢复期可增加理疗、康复训练及针灸等综合治疗手段。

第六节　急性炎症性脱髓鞘性

【多发性神经病】

急性炎症性脱髓鞘性多发性神经病（AIDP）又称吉兰—巴雷综合征（GBS），既往曾称格林—巴利综合征，是一组急性或亚急性发病的四肢对称性、弛缓性瘫痪为主要表现的免疫变态反应性疾病。病理改变为周围神经炎性脱髓鞘，部分伴有轴突变性，其病因不完全清楚。大多认为与非特异性的病毒感染或疫苗接种导致的迟发性变态反应有关，以空肠弯曲菌、巨细胞病毒、E–B 病毒、肺炎支原体等感染后多见。其特征性的脑脊液改变为蛋白—细胞分离现象。

一、诊断

（一）临床表现

多数患者病前 1 ～ 4 周可有上呼吸道或胃肠道感染史，或疫苗接种史，多为急性或亚急性起病，迅速出现四肢无力，部分患者感觉呼吸困难，发病时多有四肢末梢感觉异常（烧灼感、麻木、刺痛等），部分出现双侧闭眼不紧或闭眼不能，或饮水呛咳、声音嘶哑、吞咽困难。四肢对称性弛缓性瘫痪；表现为四肢肌力减弱，肌张力降低，腱反射减弱或消失，病理反射阴性。可有四肢末梢型感觉障碍；表现为手套样、袜套样感觉减退。常伴有脑神经周围型麻痹，以双侧第Ⅶ、Ⅸ或Ⅹ对脑神经损害常见；表现为双侧额纹变浅、闭眼不紧或不能、鼻唇沟变浅，鼓腮漏气。或构音障碍、吞咽困难、软腭活动受限，咽反射减弱或消失。一般不累及大小便功能；极少数可有一过性尿便潴留。重症患者常可见呼吸肌麻痹。

（二）辅助检查

1. 脑脊液检查　早期正常，1 ～ 2 周后表现为蛋白—细胞分离现象，即蛋白升高而细胞数正常。

2. 肌电图检查　早期 F 波或 H 反射延迟或消失，后期可见神经传导速度减慢。

（三）诊断依据

1. 病前 1 ～ 4 周可有上呼吸道或胃肠道感染史；或疫苗接种史。

2. 急性或亚急性起病的四肢对称性弛缓性瘫痪。

3. 可有四肢末梢型感觉障碍。

4. 常伴有脑神经周围型麻痹，以双侧第Ⅶ、Ⅸ或Ⅹ脑神经损害常见。

5. 重症患者常伴有呼吸肌麻痹。

6. 脑脊液检查表现为蛋白—细胞分离现象。

附：Asbury（1990）修订的新的诊断标准

（一）诊断必需的特征

1. 超过一个以上的肢体进行性运动性力弱。程度从下肢轻度，伴有或不伴有共济失调，到 4 肢和躯干的完全性瘫痪，以及延髓性麻痹和面肌无力，眼外肌麻痹。

2. 腱反射丧失，通常是腱反射完全丧失，但是如果其他特征满足诊断，远端腱反射丧失而肱二头肌反射和膝腱反射减低也能够使诊断成立。

（二）高度支持诊断的特征

1. 临床特征（按照重要性排序）

（1）进展：症状和体征迅速出现，到 4 周时停止进展，大约 50% 在 2 周时达到高峰，80% 在 3 周，90% 在 4 周达到高峰。

（2）相对对称，并非绝对，但通常是一个肢体受累，对侧也受累。

（3）感觉症状和体征轻微。

（4）脑神经受累，50% 出现面神经麻痹并通常是双侧的，可以出现延髓性麻痹和眼外肌麻痹。大约 5% 的患者最早表现为眼外肌麻痹或其他脑神经损害。

（5）恢复，通常在进展停止后的 2 ~ 4 周，也有经过几个月后才恢复的。大部分患者功能上恢复正常。

（6）自主神经功能紊乱：心动过速和其他心律失常，直立性低血压，高血压和血管运动紊乱的出现支持诊断。这些症状可能波动。应除外其他可能，如肺栓塞。

（7）神经症状出现时没有发热。

（8）变异型（不按重要性排序）

1）神经症状发生时发热。

2）伴有疼痛的严重的感觉障碍。

3）进展超过 4 周。有的患者可以出现轻微的反复。

4）进展停止但不恢复或遗留有永久的功能缺损。

5）括约肌障碍，通常括约肌不受累，但在疾病的开始有一过性膀胱括约肌功能障碍。

6）中枢神经系统受累偶尔发生。包括不能用感觉障碍解释的严重的共济失调、构音障碍、伸性足跖反射和不明确的感觉平面，如果其他症状符合，不能否定 GBS 的诊断。

2. 高度支持诊断的脑脊液特征

（1）脑脊液蛋白含量在发病的第一周即可升高，以后的连续测定都有升高。

（2）脑脊液白细胞数为 10×10^6/L 或以下。

（3）变异型

1）发病 1 ~ 10 周内无蛋白含量增高。

2）白细胞数为（11 ~ 50）$\times 10^6$/L。

3. 高度支持诊断的电生理特征 大约 80% 的患者有神经传导速度减慢或阻滞的证据。传导速度通常低于正常的 60%，但为斑片样受累，并非所有神经都受累。远端潜伏期延长可达正常的 3 倍。F 波反应是神经干近端和神经根传导减慢的良好指标。大约 20% 的患者传导正常。有时发病后数周才出现传导的异常。

（三）怀疑诊断的特征

1. 明显的持续的不对称力弱。

2. 严重的膀胱或直肠功能障碍。

3. 发病时就有膀胱或直肠功能障碍。

4. 脑脊液白细胞数超过 50×10^6/L。

5. 脑脊液中出现多形核白细胞。

6. 出现明显的感觉平面。

（四）除外诊断的特征

1. 有有机物接触病史。

2. 急性发作性卟啉病。

3. 近期白喉感染病史或证据，伴有或不伴有心肌损害。

4. 临床上符合铅中毒或有铅中毒的证据。

5. 发生单纯感觉症状。

6. 有肯定的脊髓灰质炎、肉毒中毒、癔症性瘫痪或中毒性神经病的诊断。

（五）临床分型

GBS的临床分型目前尚未完全统一，根据病情的轻重、病程经过、特殊临床表现可分为:

1. 轻型 四肢肌力 3 级以上，可独立行走。

2. 中型 四肢肌力 3 级以下，不能行走。

3. 重型 第Ⅸ、Ⅹ对脑神经和其他脑神经麻痹，不能吞咽，四肢无力或瘫痪。活动时有轻度呼吸困难，但不需要气管切开人工呼吸。

4. 极重型 在数小时至两天，发展到四肢瘫，吞咽不能，呼吸肌麻痹，必须立即行气管切开，进行人工呼吸。伴严重的心血管功能障碍，或爆发型亦入此型。

5. 再发型 数月（4 ~ 6 个月）至十多年可多次再发，往往比首次重，可由轻型直到极重型。

6. 变异型

（1）纯运动型：以肢体瘫痪为主，无感觉或其他症状：

（2）感觉型: 以疼痛为主要表现，多见于四肢，双侧对称。无明显瘫痪，仅有轻度无力，但腱反射减弱。有蛋白细胞分离。

（3）多脑神经型：主要累及运动性脑神经，面神经、舌咽和迷走神经最多见，其次为动眼、滑车和外展神经，舌下神经也可受累，可单侧或双侧受损。脊神经受损轻，仅有一过性肢体无力或电生理检查显示运动神经传导速度减慢。有蛋白细胞分离。

（4）纯全自主神经功能不全型：急性或亚急性自主神经功能失调表现，周身无汗，皮肤及口腔、鼻腔干燥，泪腺及唾液腺分泌减少，便秘、排尿困难。无感觉障碍和瘫痪，但腱反射减弱，肌电图及神经传导速度提示神经源性损害。

（5）Fisher 综合征：以眼肌瘫痪、共济失调、腱反射消失、脑脊液蛋白细胞分离为临床特点。起病急，预后良好，部分病例伴有肌力减退和感觉障碍。

（6）GBS 伴有一过性锥体束征或伴有小脑共济失调：为脊髓侧索锥体束或小脑传出纤维轻度受损所致。

（7）继发于钩端螺旋体病的 GBS：患者可无典型的钩端螺旋体脑炎、脑膜炎急性期症状，而出现多发性神经根神经炎的感觉和运动障碍，脑神经受累及脑脊液蛋白细胞分离。患者生活在或来自该疫区，血清钩端螺旋体显凝试验阳性，用青霉素治疗症状显著改善。

（六）鉴别诊断

1. 低钾型周期性瘫痪 四肢瘫痪呈弛缓性，近端重于远端，常无脑神经受损，无感觉障碍，发作时血钾低于3.5mmoL/L或ECG示低钾改变，补钾治疗后症状迅速改善。

2. 脊髓灰质炎 起病时有发热，瘫痪多累及一侧下肢，呈节段性瘫痪，常出现在体温下降时，无感觉障碍和脑神经损害，脑脊液早期蛋白、细胞均升高。

3. 全身型重症肌无力 起病缓慢，肌无力呈波动性，呈“晨轻暮重”现象，无感觉障碍，新斯的明试验阳性。

二、治疗

（一）治疗原则

抢救呼吸肌麻痹，对症支持治疗，预防并发症，同时尽早针对病因治疗。

（二）治疗方案

1. 对因治疗 根据患者情况选择使用下述疗法。

（1）血浆置换疗法（PE）：每次交换血浆量按照40ml/kg体重或1～1.5倍血浆容量计算，可用5%白蛋白复原血浆量，减少使用血浆的并发症。轻、中和重度病人每周应分别做2、4、6次血浆置换。主要禁忌证为严重感染、心律失常、心功能不全及凝血系统疾病等。

（2）大剂量免疫球蛋白：0.4g/（kg·d），静脉滴注，连续用3～5d；尽早或在出现呼吸肌麻痹前应用。临床比较免疫球蛋白静脉滴注、PE及两者合用的疗效无差异，推荐单一应用。禁忌证为先天性IgA缺乏，因Ig制剂含少量IgA，可能致敏，再次应用可以发生过敏反应。对于面红、发热等常见副作用减慢输液速度即可减轻。

（3）免疫抑制剂：皮质类固醇：通常认为对GBS无效，并有不良反应。但对于五条件使用IVIG和PE的患者可试用甲泼尼龙500mg/d，静脉滴注，连用5～7d；或地塞米松10mg/d静脉滴注，7～10d为一疗程。

2. 对症治疗及支持治疗

（1）补充水、电解质。

（2）加强护理：密切观察呼吸困难程度、肺活量和血气分析的改变，以便及时做出使用呼吸机的决定。

（3）保持呼吸道通畅，定时翻身拍背，使呼吸道分泌物及时排除，并预防肺不张及呼吸道感染。

（4）延髓麻痹者及早插鼻饲管。

（5）可给予B族维生素等神经营养药物治疗。

3. 功能锻炼

（1）及早进行被动、主动的功能锻炼。

（2）配合针灸、按摩和理疗。

4. 并发症的治疗

（1）并发肺部感染者：加强护理，保持呼吸道通畅，及早应用抗生素，也可根据痰培养及药敏试验结果来选择抗生素。

（2）并发压疮者：勤翻身，局部保持干燥，贴敷溃疡膜等。

（3）并发症泌尿系感染者：定时用3%硼酸溶液冲洗膀胱，选用抗生素进行治疗。

第七节 慢性炎症性脱髓鞘性多发性神经病

慢性炎症性脱髓鞘性多发性神经病（CIDP）是一种慢性复发性炎性周围神经病。既往曾称为“慢性格林—巴利综合征”。虽然CIDP在病理上与AIDP有相似之处，但临床表现及对治疗的反应却截然不同，目前认为它们是两组不同的疾病。本病病因不明，多认为免疫机制参与了发病。病理改变主要是脊神经根与周围神经节段性脱髓鞘和髓鞘再生，呈“洋葱头样”改变。

一、诊断

（一）临床表现

1. 症状

（1）运动障碍：出现对称性肢体无力，主要为肢体近端如肩胛、上臂、大腿及骨盆带的肌肉无力，某些患者肢体远端亦可无力，无肌肉自发性疼痛或痛性痉挛，躯干肌及呼吸肌很少受累。

（2）感觉障碍：呈对称性，表现为肢体远端的针刺样疼痛、麻木、烧灼感。

（3）自主神经功能障碍：主要是肢体皮肤营养改变，如变、少汗等，括约肌功能障碍少见。

2. 体征

（1）肌张力低，腱反射减弱或消失，肌肉萎缩相对较轻。

（2）检查可见深、浅感觉均减退或丧失，可出现感觉性共济失调。

（3）脑神经受累：表现为面肌无力、复视及吞咽困难，偶见Homer综合征及视盘水肿。

（二）辅助检查

（1）脑脊液：呈蛋白—细胞分离，在复发期蛋白增高较明显。鞘内IgG合成率升高，部分患者寡克隆带阳性。

（2）病理检查：腓肠神经活检可见炎症性节段性脱髓鞘及髓鞘再生，形成“洋葱头样”改变等典型表现，但也有以轴突变化为主的病例。

（3）肌电图：两个或多个运动神经神经传导速度减慢；1个或多个运动神经部分性传导阻滞，如腓神经、正中神经或尺神经等；两个或多个运动神经远端潜伏期延长；两个或多个运动神经F波消失。

（三）诊断依据

1. 可发生于任何年龄，男女均可发病。

2. 起病隐袭，多无前驱因素。

3. 病程至少两个月。

4. 进展或反复发作的对称性肢体运动、感觉障碍，可有脑神经受累，单纯运动或感觉受累为少见情况。

5. 腱反射减低或消失。

6. 神经电生理检查表现为NCV减慢、末端潜伏期和F波延长。

7. 脑脊液出现蛋白—细胞分离现象。

8. 诊断困难时可行神经活检，表现为明确的脱髓鞘和髓鞘再生、洋葱头样肥大神经形成等。

9. 糖皮质激素治疗有效。

（四）临床分型

根据病程特点，可分稳定进展型、阶梯式进展型和复发型。

（五）鉴别诊断

1. 吉兰—巴雷综合征

（1）急性起病。

（2）多在 1 个月内进展至高峰，而后逐渐恢复。

（3）常有脑神经和呼吸肌受累。

2. 中毒与代谢性疾病引起的神经病

（1）有应用异烟肼、呋喃类等药物的历史或毒物接触史。

（2）可明确诊断糖尿病、尿毒症、肢端肥大症、甲状腺功能减退等疾病。

3. 副肿瘤性神经病

（1）感觉损害的症状较明显，表现为肢体远端向近端发展的疼痛、深浅感觉退或消失。

（2）可出现感觉性共济失调。

（3）少数有脑脊液蛋白—细胞分离现象。

（4）中年以上多发性神经病患者需详细检查，除外肿瘤。

4. 多灶性运动神经病（MMN）

（1）也称为伴有多灶传导阻滞的运动神经病。

（2）仅累及运动神经的不对称性脱髓鞘性神经病。

（3）表现为一侧上肢无力、肌萎缩，腱反射减低或消失。

（4）少数有脑神经受累。

（5）电生理检查均显示多灶性运动传导阻滞，F 波潜伏期延长和 EMG 纤颤波。

（6）发病机制与自身免疫有关。

（7）激素治疗无效，环磷酰胺或 IVIG 治疗有效。

5. 结缔组织病引起的多发性神经病

（1）表现为四肢运动、感觉障碍。

（2）尚伴有原发病表现，如发热、面部蝶形红斑、关节疼痛。

（3）辅助检查提示脏器损害。

（4）血中自身抗体阳性。

二、治疗

（一）治疗原则

主要是病因治疗。

（二）治疗方案

对因治疗：根据患者情况选择使用下述疗法。

1. 糖皮质激素 泼尼松最为常用，100mg 每晨一次顿服， 3 ～ 4 周后神病情改为隔天用药并逐渐减量维持；如果症状恶化，可以重复应用大剂量；缓解期也应低剂量维持。也可用甲泼尼龙冲击治疗，或地塞米松静脉滴注治疗。

2. 免疫抑制剂激素治疗失败者，可用环磷酰胺 2mg（kg·d）或硫唑嘌呤 3mg/（kg·d），对部分患者有效，需注意对骨髓造血功能的影响。

3. 静脉注射免疫球蛋白 0.4g/(kg·d)，连用 5d。与小剂量激素合用疗效可维持更长时间。

4. 血浆置换 为 CIDP 的首选治疗，疗程 6 周，前 3 周每周 1 ~ 2 次，之后可定期进行血浆置换治疗。

第二章 脑血管病

第一节 脑血管病应用解剖

一、脑的动脉系统

（一）脑的动脉组成及血液供应特点

脑的动脉由颈内动脉和椎—基底动脉两大系统组成。二者大体以顶枕裂（或以小脑幕）为界，大脑半球前2/3和部分间脑由颈内动脉供应，大脑半球后1/3及部分间脑、脑干和小脑由椎—基底动脉供应。此两系动脉的分支在脑底面形成侧支循环—脑底动脉环（Willis环）。按部位不同，供应大脑半球动脉可分为皮质支和中央支。皮质支先在进入软脑膜吻合成血管网，然后从吻合网上发出细小分支，以垂直方向进入脑皮质或临近的髓质。由于皮质支之间吻合极其广泛，故当一小支动脉被阻塞时，其邻支的血液可予某种程度的代偿，故局灶性神经功能损害范围比动脉供血范围要小。中央支从脑底部，主要是前穿质和脚间窝，由下向上穿入，供应基底节和附近的髓质。这些分支间存在的交错区域是供血相对薄弱的区，是分水岭梗死好发的部位。各中央支之间虽有结构上的吻合，但由于功能性的关闭而往往起不到侧支循环的作用，故认为是一种功能性终末动脉。供应脑干血液的血管均位于脑的腹侧，分为旁中央动脉、短旋动脉、长旋动脉，分别供应脑干的腹侧面、外侧面和背侧面的血液。

脑是神经系统的高级中枢，其代谢活动特别旺盛，并完全依赖着血液循环的连续供应。正常人脑的重量约为1400g，占体重的2%。为了维持其正常功能和代谢，不管是在睡眠、觉醒、安静或活动时，机体始终保持着相对恒定的脑血液循环，即成年人脑组织每100g每分钟需氧42 ~ 53ml和葡萄糖75 ~ 100mg。在正常氧分压和葡萄糖含量下，要求每分钟有750 ~ 100ml的血液进入脑血液循环，约占心脏总排出量的1/5。故24h内，成人通过脑的血液总量可达1.438L、耗氧72L、葡萄糖144g。由此可知，脑血液循环的需要量是极大的。当心脏停搏后脑电活动可迅速消失；若供血连续停止30s则神经细胞代谢受累，2min后则代谢停止，5min后神经细胞开始死亡，大脑皮质开始出现永久性损害，10 ~ 15min后小脑出现永久性损害，20 ~ 30min后延髓的呼吸、血管运动中枢开始出现不可逆的损害。

1.颈内动脉　颈内动脉起自颈总动脉，由颈部向上入颅底，经过颞骨岩部的颈动脉管，由破裂孔入颅，穿过海绵窦至前床突处穿出硬脑膜，至视交叉的外侧分为大脑前动脉和大脑中动脉。故可将颈内动脉经行分为五段：颈段、岩骨段、海绵窦段、前床突上部、终末段。其中海绵窦段和前床突上部合称虹吸部，常呈U形或V形弯曲，是动脉硬化好发部位。

颈内动脉的主要分支：

（1）大脑中动脉：是颈内动脉的直接延续，向外行于大脑外侧裂内，发出数条皮质支，分布于大脑半球背外侧面，包括额中回以下的额叶皮质、中央前、后回的下3/4、顶下小叶、颞上回、颞中回、颞下回上部、岛叶皮质和枕叶外侧面的皮质；大脑中动脉途经前穿质时，发出数条穿通支（中央支），垂直向上穿入脑实质，供应尾状核、豆状核、内囊膝部和后肢的前上部，其中，支配内囊的豆状核纹状体动脉在高血压和动脉硬化时易破裂而导致脑出血，故又称出血动脉。

大脑中动脉皮质支与大脑后动脉皮质支的分水岭域是颞下回上缘和枕叶枕外侧沟附近的皮质。大脑中动脉的皮质支与大脑前动脉的皮质支的交错区域是额中回上缘，中央前后回上 1/4 与 3/4 的交界处及顶下小叶上缘处。

（2）大脑前动脉：从颈内动脉发出后，在视神经的上方，向前行于大脑纵裂，与对侧的同名动脉借前交通动脉相连，沿胝体上面向后行。皮质支分布于顶枕沟以前的半球内侧面和额叶底部的一部分以及额、顶两叶上外侧面的上部，包括大脑半球内侧面前 2/3，背外侧面的额上回，额中回的上半，中央前、后上 1/4、顶上小叶，顶下小叶上缘及眶面内侧半等区域的皮质及胼胝体；中央支经前穿质进入脑实质，分布于尾状核、豆状核的前部和内囊前肢。

大脑前动脉的皮质支与大脑后动脉皮质支的分水岭区域是顶上小叶后部及楔前回前 2/3 与后 1/3 交界处。

两侧大脑前动脉在视交叉上面的前方由一条前交通动脉相连，此动脉变异很多。

（3）后交通动脉：起颈内动脉的根部，在视束下方向后行，于大脑后动脉吻合，是颈内动脉与椎—基底动脉的重要吻合支。此动脉临床变异较大，常有一侧缺如或两侧不等大，是动脉瘤的好发部位。后交通动脉的起始段位于动眼神经上，该处的动脉瘤可压迫之而发生动眼神经麻痹。

（4）脉络丛前动脉：从颈内动脉发出后，向后越过视束前部，至大脑脚前缘斜向后外越过视束，在海马沟附近，经脉络膜裂进入侧脑室下脚，形成脉络丛。沿途分支供应外侧膝状体、内囊后肢的后下部、大脑脚底的中 1/3 和苍白球等。此动脉在蛛网膜下腔行程最长、管经较小，易发生栓塞，在临床上海马和苍白球发病较多。

（5）眼动脉：由颈内动脉的虹吸部发出，伴视神经入眼眶，至内眦处分为眶上动脉和鼻背侧动脉，供应视网膜等。虽不直接供应脑组织的血液，但临床上颈内动脉起始部血栓形成时，常累及眼动脉而出现同侧一过性失明，可作为同侧颈内动脉起始部血栓形成的特征表现之一。

2. 椎—基底动脉　椎动脉起自左右锁骨下动脉，行于第 6 至第 1 颈椎横突孔中，经枕骨大孔入颅，在蛛网膜下腔沿延髓侧面斜向内上，至延髓脑桥交界处汇合成一条基底动脉，后行至脑桥上缘，分成左、右两条大脑后动脉。

椎—基底动脉脑的主要分支：

（1）小脑后下动脉：是椎动脉的最大分支，行程多迂曲。少数起自基底动脉，有时缺如。主要供应延髓背外侧面和小脑下面后部。临床上该动脉易形成血栓，称为 Wallenberg 综合征。

（2）小脑前下动脉：自基底动脉起始部发出，供应小脑下面的前部。

（3）迷路动脉：又称内听动脉，管经较小，伴面神经和前庭蜗神经进入内耳门，供应内耳迷路。在椎—基底动脉供血不足时，最易引起该动脉缺血而出现眩晕发作。

（4）脑桥动脉：为一些细小分支，供应脑桥。

（5）小脑上动脉：由基底动脉末段发出，绕大脑脚向后，供应小脑上部。

（6）大脑后动脉：为基底动脉的终末支，环绕大脑向后，沿海马沟至颞叶内侧面和枕叶内侧面。皮质支分布于颞叶的内侧面和底面及枕叶，包括海马回、颞下回、舌回、楔状回、楔前回后 1/3 及顶上小叶后部；中央支经脚间窝入脑实质，供应背侧丘脑、内、外膝状体、下丘脑、底丘脑等。大脑后动脉借后交通动脉与颈内动脉相吻合。大脑后动脉与小脑上动脉之间有动眼神经通过，当颅内压升高发生海马沟回疝时，可使大脑后动脉移位，压迫、牵拉动眼神经，致动眼神经麻痹。另外，但其丘脑膝状体动脉阻塞时，可发生丘脑综合征，即偏身痛温觉消失，并伴有特殊的不愉快的感觉。

3. 脑底动脉环（Willis 环） 由前交通动脉、两侧大脑前动脉起始段、两侧颈内动脉的末段、两侧后交通动脉和两侧大脑后动脉的起始段组成。此环使颈内动脉系和椎基底动脉系相交通。在正常情况下，左右两侧之间以及前后之间的血压保持相对平衡。当构成此环的某一动脉血流减少或阻断时，可一定程度上通过脑底动脉环使血流重新分配和代偿，保证脑的血液供应。但由于先天畸形或后天的动脉硬化等使脑底动脉环上的某交通支可缺失或闭塞，当某一主干发生闭塞时，脑的血液供应就会发生障碍。

（二）脑各部位的血液供应

1. 大脑半球的背外侧面 主要由大脑中动脉皮质支供应，周边前部由大脑前动脉的皮质支供应，周边后部由大脑后动脉皮质支供应。

2. 大脑半球的内侧面 在楔前叶以前由大脑前动脉供应，以后由大脑后动脉供应，颞极由大脑中动脉供应。

3. 大脑半球底面 额叶由大脑前和大脑中动脉供应，颞叶及枕叶由大脑后动脉供应。

4. 内囊 位于豆状核、尾状核与丘脑之间，是神经传导束相对集中之处。其血液供应相对复杂，主要受大脑前、中动脉的中央支供应，其前肢的前部由纹状体动脉供应，前肢后部及膝部、后肢的前 3/5 由豆纹动脉供应，后肢的后 2/5 由脉络膜前动脉的分支供应。

5. 小脑 小脑的血液供应主要由基底动脉和椎动脉供应。分为小脑上动脉、小脑前下动脉及小脑后下动脉。小脑上面由小脑上动脉供应，小脑下面由小脑前下、后下动脉供应。

6. 脑干 延髓、脑桥、中脑的血液主要由椎基底动脉的不同分支供应，这些不同分支梗死导致临床上各种各样的脑干综合征。

二、脑的静脉系统

脑的静脉一般不与动脉伴行，缺乏肌肉及弹力纤维，管壁较薄无弹性，且无瓣膜。脑静脉血的回流，主要汇集到硬脑膜静脉窦，再经颈内静脉回流到心脏。脑静脉包括大脑的静脉、间脑的静脉、脑干的静脉和小脑的静脉。

（一）大脑的静脉

大脑的静脉分为深、浅两组，浅组收集脑皮质和皮质下髓质的静脉血，而深组收集大脑深部髓质、基底节、间脑、脑室脉络丛等的血液，深、浅两组各自连接成网，且深、浅静脉之间存在丰富的吻合。

1. 大脑浅静脉 收集大脑皮质及邻近髓质的静脉血，来自皮质的小静脉在脑膜表面先连成网，形成软膜静脉网，以后在汇集成较大的支，行于软膜中，穿至蛛网膜下腔，再吻合成较大的静脉。按其部位区分为大脑上静脉、大脑中静脉、大脑下静脉。

（1）大脑上静脉：收集大脑半球背外侧面上部和内侧面上部的血液，向上注入上矢状窦。

（2）大脑浅中静脉：是大脑静脉中唯一与动脉伴行的静脉，位于大脑外侧裂内，收集大脑外侧裂的额、顶、颞叶的血液，向下注入海绵窦。

（3）大脑下静脉：大脑浅静脉中较小的一组静脉，收集颞叶和枕叶外侧面及下面的血液，注入横窦。

2. 大脑深静脉 包括大脑大静脉、大脑内静脉、基底静脉，这些静脉从周围流向中央，最后汇集于 Galen 大脑大静脉，汇注于直窦。

（1）大脑大静脉：为大脑深静脉的主干，在胼胝体的压部的前下面由左右大脑内静脉合并而成，又接受左右基底静脉的血液，以锐角注入直窦。

（2）大脑内静脉：成对，是回流大脑半球深部静脉的主干，由丘脑纹状体静脉、透明膈静脉、脉络膜静脉汇合而成。在胼胝体的压部的前下面于对侧的大脑内静脉合并成大脑大静脉。

（3）基底静脉：又叫 Rosenthal 静脉。由大脑前静脉、大脑中深静脉合成，注入大脑大静脉。

（二）丘脑的静脉

分为两群，丘脑上部和内侧部的静脉导入大脑内静脉或大脑大静脉；丘脑的外侧部和下部的静脉导入基底静脉或中脑后静脉。

（三）脑干的静脉

脑干的静脉可分为前群、外侧群和后群。脑桥前面和外侧面的静脉血汇入基底静脉，后面汇入大脑大静脉。脑桥腹侧面的静脉通过小脑的静脉回流到岩上窦。延髓的静脉血先入小脑外静脉，然后回流到岩上窦。

（四）小脑的静脉

小脑半球内侧面、中央核、蚓部的静脉血注入大脑大静脉，半球外侧面的后面的静脉血注入岩上窦，小脑下面前部的静脉血注入岩下窦。

（五）静脉窦

静脉窦是位于两层硬脑膜之间的静脉通道，窦壁的外层由致密的胶原纤维构成，坚韧无弹性，内层由疏松的细胶原纤维组成，窦腔的内皮与静脉的内皮相续，但无瓣膜。在大脑静脉和小脑静脉汇入静脉窦的入口处有半月瓣、小梁和中隔，对入窦的血流有调节作用。脑部的静脉血，无论是浅层还是深层，都要集中经脑膜静脉窦回流，经颈内静脉回流入心脏。当静脉窦的栓塞导致回流不畅时，必然引起大脑的淤血或出血。

1. 上矢状窦 位于大脑镰凸缘附着处，前连鸡冠，沿颅内面的矢状沟后行至枕内隆凸处注入窦汇。其左右侧壁上有大脑上静脉的开口，还有突入的蛛网膜颗粒。上矢状窦主要接受大脑半球浅层的血液、颅骨骨膜的静脉、板障静脉和硬脑膜静脉。

上矢状窦在起始部与鼻静脉吻合，所以在鼻腔周围化脓性感染时，可引起颅内感染。上矢状窦前部血栓可以部出现症状，如在顶部栓塞可以引起脑皮质充血和颅内压升高症状。

2. 直窦 位于大脑镰和小脑幕结合处的两层硬脑膜之间。前为下矢状窦和大脑大静脉相连，后在枕内隆凸处偏向左移行为左横窦，或入窦汇、或分为左、右两支，参与左、右窦汇。

3. 下矢状窦 位于大脑镰下缘后半或后 2/3 处的两层硬脑膜内。后至小脑幕前沿。接受大脑镰静脉，偶有大脑半球内侧面的静脉汇入。

4. 横窦 位于小脑幕附着缘两层硬脑膜之间，容于颅骨内面的横窦沟内，左右各一。一般右横窦多续于上矢状窦，左横窦续于直窦，也可共同起于窦汇或其他变异。横窦接受上矢状窦、直窦、大脑下静脉、Labbe 吻合静脉、小脑及脑干的静脉、导静脉、板障静脉以及岩上窦的血液。

5. 乙状窦 位于颞骨乳突部乙状沟内两层硬脑膜之间。是横窦的延续，沿乙状沟向下内行，横过颈静脉突转向前，至颈静脉孔。终于颈内静脉上球。

6. 窦汇 是上矢状窦、直窦、左右横窦于枕内隆凸的汇合处，这些窦的汇集方式复杂，常见有六型。

7. 海绵窦 位于蝶鞍两侧两层硬脑膜之间，前起于眶上裂内侧端，后至颞骨岩部的尖端，内有结缔组织分隔成相通的小腔，左右各一，以蝶鞍前后的海绵前、后窦相通，并在垂体周围形成环窦。海绵窦内有颈内动脉、外展神经、动眼神经、滑车神经及三叉神经的第 1、2 支通过。另外，海绵窦与颅内外静脉特别是面部的静脉有广泛的吻合，但面部特别是危险三角区的感染可经内眦静脉和眼上静脉蔓延至海绵窦，引起海绵窦血栓形成。

8. 岩上窦 为与颞骨岩部上缘岩上沟两层硬脑膜之间，左右成对，是一狭小的静脉窦，内侧端经过三叉神经之上，与海绵窦后上部相通，外侧端终于横窦末端。

9. 岩下窦 左右各一，起于海绵窦后下部，位于岩枕裂上两侧硬脑膜之间，后行至颈内静脉孔前面入颈内静脉上球。接受迷路静脉、延髓、脑桥和小脑下面的静脉血液。

第二节 脑血管病的分类

一、脑血管病的分类

脑血管病是各种病因使脑血管发生病变引起脑部疾病的总称，是临床常见病、多发病。病死率和致残率均高，它与心脏病、恶性肿瘤构成人类死亡的三大疾病。我国近年脑血管病的流行病学研究表明，脑血管病已排在第二位，仅次于心脏病，在北方的一些城市已到第一位。我国每年新发脑卒中人数约 200 万，每年死于脑卒中者约 150 万人，患病后的幸存者高达 700 万以上，其中 75% 不同程度地丧失劳动能力，重度致残者约占 40% 以上。近年来，对于脑血管病已经进行了大量的临床和基础研究，尤其是脑血管病动物模型的发展和研究方法的提高以及 CT、MRI、DSA 等影像技术的广泛应用，为脑血管病的诊断提供了理论依据，同时也提高了脑血管病的诊治水平。

急性脑血管病也称脑卒中。世界卫生组织对卒中的定义为：迅速发展的局灶（或整体）的脑功能紊乱，症状持续 24h 或以上，或导致死亡，且没有明显的血管以外的其他病因。此定义包含了蛛网膜下腔出血（SAH）、脑出血（CH）、脑梗死而不包括硬膜下血肿、感染和肿瘤等引起的继发性的脑出血。我国 1995 年脑血管病分类与其一致，将脑卒中分为蛛网膜下腔出血、脑出血和脑梗死三大类疾病。对于三种不同类型的脑卒中根据其不同的病因、发病机制、病变部位、临床时相等可以再分为不同的亚型，其中以脑梗死的分型最为复杂。

另外，近年来由于影像技术的发展和应用以及新的治疗药物、方法的出现，使无症状性脑卒中（包括脑出血和脑梗死）、出血性梗死、分水岭性脑梗死渐被认识和接受，混合性脑卒中的概念也已提出，与药物或治疗有关的脑血管病也有所增加。这样丰富了人们对脑血管病的认识，同时也面临着对脑血管病传统认识的挑战。

虽然对于脑血管病的分类研究取得了一些进展，但仍显得较为滞后。有关脑血管病的分类较为复杂，世界卫生组织（WHO）对脑血管病早有分类，未取得一致意见，但分类的依据则大同小异，我国中华医学会神经病学委员会对脑血管病也进行过分类，并多次修正，在日常的临床工作中得到了应用和发展。

脑血管病按不同的分类依据可粗略的分为：

1. 按脑血管病的起病形式 可以将脑血管病分为急性和慢性脑血管病两类。

（1）急性脑血管病是急性起病的因各种原因使脑血管发生病变引起脑血液循环障碍，导致相应脑功能障碍，临床上表现为急性起病的局灶性的神经功能缺失（如偏瘫、偏身感觉障碍、失语、偏盲、脑膜刺激征等）和全脑功能障碍（意识障碍、颅内压升高等）的一类脑血管疾病。包括脑出血、蛛网膜下腔出血、脑梗死和短暂性脑缺血发作等。

（2）慢性脑血管病是因脑慢性血液供血不足，导致脑代谢障碍和脑功能逐渐减退的一类脑血管疾病。如血管性痴呆、脑动脉硬化症、Bingswanger 病等。

2. 按病变性质 可将急性脑血管病分为出血性脑血管病和缺血性脑血管病。出血性脑血管病包括脑出血、脑室出血、蛛网膜下腔出血，缺血性脑血管病包括短暂性脑缺血发作（TIA）、脑梗死等。脑梗死按其发病原因和机制差异可以分为脑血栓形成、脑栓塞、腔隙性脑梗死、分水岭性脑梗死、出血性脑梗死等。

3. 按病程的发展 可将脑血管病分为短暂性脑缺血发作（TIA）、可逆性缺血性神经功能缺损（RIND）、进展性卒中、完全性卒中等。

4. 1995 年，第四届全国脑血管病学术会议根据近年来脑血管病的研究成果，在以往分类的基础上，以病因、病理为基础对脑血管病重新进行了分类。将脑血管病分为 11 大类。这一分类基本上较系统、全面的概括了所有病因的脑血管病，具有一定的实用性，有助于临床和科研，而且与国际分类基本保持一致，比较符合我国当前的实际情况。但这一分类仍有不足之处，尚需进一步完善。如对于血管性痴呆的分类是否应包括多发性梗死性痴呆、脑出血引起的痴呆等，临床上随着神经影像学的广泛应用，分水岭性脑梗死已逐渐被人们认识和接受。对于国内提出的混合性脑卒中是否作为单独的一类尚需研究。

二、脑梗死的分型

（一）脑梗死的临床分型

1. 脑血栓形成（动脉粥样硬化性脑梗死）

（1）完全型：发病 6h 内症状达高峰，常为完全性偏瘫。

（2）进展型：局灶性脑缺血症状逐渐进展，阶梯式加重，可持续 6h 至数天。

（3）缓慢进展型：起病两周后症状仍在进展。

（4）大块梗死型：常为大脑中动脉主干梗死或广泛性梗死引起，易并发出血。

（5）可逆性缺血性神经功能缺损（RIND）：脑缺血症状在 24 ~ 72h 才恢复，最长可持续 3 周，不留后遗症。

2. 脑栓塞（心源性和非心源性）。

3. 腔隙性脑梗死（Fisher 将其分为单纯运动障碍、单纯感觉障碍、感觉运动性卒中、共济失调性轻偏瘫、构音障碍—手笨综合征等 21 种亚型）。

4. 分水岭脑梗死

（1）皮质前型：病灶位于大脑前动脉和大脑中动脉皮质支的交界处，即额中回前部。

（2）皮质后型：病灶位于大脑中动脉与大脑后动脉皮质支的交界处，即顶、枕、颞叶交界处。

（3）皮质下型（分为前型、外侧型、后型、上型、下型 5 种亚型）：病灶位于为大脑前动脉、大脑中动脉的皮质支与深穿支之间的分水岭区。

（4）皮质上型：病变位于大脑前、中、后动脉皮质支供血区的分水岭区。即额中回、前后中央回上部、顶叶上部及枕叶前部。

（5）后循环型：病变位于小脑或脑干。

5. 出血性脑梗死（分为血肿型和非血肿型）。

6. 无症状性脑梗死。

7. 多发性脑梗死。

（二）早期脑梗死的临床分型（OCSP）

OCSP 分型是 1991 年由英国的 Banford 等在牛津郡社区卒中项目（OCSP）中提出了新的分型方法，它是以脑血管疾病引起的最大功能缺损时的临床表现为依据，将急性脑梗死分为 4 个不同亚型，完全根据脑梗死患者的临床表现和体征分型，临床检查简便，不依赖于辅助检查的结果，在 CT、MRI 尚未能发现病灶之前时就可根据临床表现即可分型，并可提示闭塞血管和梗死灶大小，具有较好的信度和效度。

1. 完全前循环梗死（TACI） 有以下三联征：①大脑高级神经功能障碍，失语、失算、空间定向力障碍。②同向偏盲。③偏身运动和（或）感觉障碍（至少包括面部、上肢和下肢中的两个部位）。

2. 部分前循环梗死（PACI） 只有上述三联征中的两个，或只有大脑高级神经功能障碍，或感觉运动缺损范围局限。

3. 腔隙性梗死（LACI） 表现腔隙综合征，如纯运动性卒中、纯感觉性卒中、感觉运动性卒中等。

4. 后循环梗死（POCI） 表现同侧脑神经麻痹和对侧感觉运动障碍，双侧感觉和（或）运动障碍、眼球协同运动障碍，小脑功能障碍不伴同侧长束征，及孤立同侧视野缺损。

（三）脑梗死的 TOAST 分型

类肝素药物治疗急性缺血性脑卒中试验（TOSAT）亚型分类标准是目前国际上公认的缺血性脑卒中的病因学分型标准。在临床应用中有较好的可信度，因此，TOAST 分型方法已被广泛应用于临床研究。但分型难度较大，依赖于临床表现、影像学和实验室检查。TOAST 将缺血性脑卒中分为 5 个类型，各类型的分类标准如下：

1. 大动脉粥样硬化性卒中（LAA） 包含大动脉血栓形成和动脉—动脉栓塞及分水岭性脑梗死。基础病变为大动脉粥样硬化造成血管狭窄。临床具有以下特点：①发病前出现同一动脉供血区内的多次短暂性脑缺血发作（TIA）；②出现失语、忽视、运动功能受损症状或有小脑、脑干受损症状；③颈动脉听诊有杂音、脉搏减弱、两侧血压不对称等；④颅脑 CT 或 MRI 检查可发现有大脑皮质或小脑损害，或皮质下、脑干病灶直径＞ 1.5cm；⑤通过颈动脉超声、血管造影、TCD、CTA 或 MRA 可发现相关的颅内或颅外动脉及其分支狭窄程度≥ 50%。

2. 心源性脑栓塞（CE） 指包括多种来源于心源性栓子的心脏疾病所引起的脑栓塞。①临床表现及影像学表现与 LAA 相似；②病史中有多次及多个脑血管供应区的 TIA 或卒中以及其他部位栓塞证据；③有引起心源性栓子的原因，至少存在一种心源性疾病。

3. 腔隙性卒中（LA） 患者临床及影像学表现具有以下三项标准之一即可确诊。①符合典型的腔隙性梗死的临床表现，影像学检查有与临床症状相对应的卒中病灶的最大直径＜ 1.5cm；②临床上有非典型的腔隙梗死的症状，但影像学上未发现有相对应的病灶；③临床上具有非典型的腔隙性梗死的表现，而影像学检查后发现与临床症状相符的＜ 1.5cm 的病灶。

4. 其他原因所致的缺血性卒中（SOE） SOE 临床上较为少见，如感染性、免疫性、非免疫血管病、高凝状态、血液病、遗传性血管病以及吸毒等所致急性脑梗死。患者应具备临床、CT 或 MRI 检查显示急性缺血性脑卒中病灶以及病灶的大小及位置。血液病所致者可进行血液学检查，并应排除大、小动脉病变以及心源性所致的卒中。

5. 不明原因的缺血性卒中（SUE）这一类型患者经多方面检查未能发现其确切病因。

附：脑血管病的分类（1995）

一、短暂性脑缺血发作

1. 颈动脉系统。

2. 椎—基底动脉系统。

二、脑卒中

1. 蛛网膜下腔出血

（1）动脉瘤破裂引起。

（2）血管畸形。

（3）颅内异常血管网症。

（4）其他。

（5）原因不明。

2. 脑出血

（1）高血压脑出血。

（2）脑血管畸形或动脉瘤出血。

（3）继发于梗死的出血。

（4）肿瘤性出血。

（5）血液病性出血。

（6）淀粉样脑血管病出血。

（7）动脉炎性出血。
（8）药物性出血。
（9）其他。
（10）原因不明。
3. 脑梗死
（1）动脉粥样硬化性血栓性脑梗死。
（2）脑栓塞
1）心源性。
2）动脉源性。
3）脂肪性。
4）其他。
（3）腔隙性脑梗死。
（4）颅内异常血管网症。
（5）出血性梗死。
（6）无症状性梗死。
（7）其他。
（8）原因不明。

三、颅内动脉瘤

1. 囊性动脉瘤。
2. 动脉硬化性动脉瘤。
3. 感染性动脉瘤。
4. 外伤性动脉瘤。
5. 其他。

四、颅内血管畸形

1. 脑动静脉畸形。
2. 海绵性血管瘤。
3. 静脉血管畸形。
4. 毛细血管扩张症。
5. 脑—面血管瘤病。
6. Calen 静脉动脉瘤样畸形。
7. 硬脑膜动静脉瘘。
8. 其他。

五、脑动脉炎

1. 感染性动脉炎。
2. 大动脉炎（主动脉弓综合征）。
3. 系统性红斑狼疮。
4. 结节性多动脉炎。
5. 颞动脉炎。

6. 闭塞性血栓性脉管炎。
7. 其他。

六、其他动脉疾病

1. 脑动脉盗血综合征。
2. 颅内异常血管网症。
3. 动脉肌纤维发育不良。
4. 淀粉样血管病。
5. 夹层动脉瘤。
6. 其他。

七、颅内静脉、静脉窦血栓形成

1. 海绵窦血栓形成。
2. 上矢状窦血栓形成。
3. 侧窦（横窦、乙状窦）血栓形成。
4. 直窦血栓形成。
5. 其他。

八、颅外段动静脉疾病

1. 颈动脉、椎动脉狭窄或闭塞。
2. 颈动脉扭曲。
3. 颈动脉、椎动脉瘤。
4. 其他。

第三节　脑血管病的诊断

一、脑血管病的诊断程序与诊断要求

脑血管病是由于各种原因导致脑血液循环障碍导致相应的脑功能障碍的一组疾病。卒中最典型的表现为突然起病，通常在数小时内出现最大的神经功能障碍，并持续 24h 以上。如果局灶性神经系的定位症状或体征持续不足 24h，即在 24h 内完全恢复，但可反复发作，则人为的诊断为短暂性脑缺血发作（TIA）。如果发病时患者的意识清楚或意识障碍很轻，症状很明确，则脑卒中的临床诊断不难确定。但是，当病史不明确或由于病人神志不清、精神错乱或严重失语，发病时无目击者在场，则临床诊断比较困难。在这种情况下，CT 或 MRI 的检查显得尤为重要，这样不只是为了诊断，更为重要的是为了个体化治疗。

脑血管病涉及病因复杂、累及部位多样、病变性质不一、临床表现轻重不同，所以对于脑血管病的诊断至少应包括定性诊断、定位诊断、病因诊断以及功能残损程度评定诊断、分期分型诊断、并发症的诊断。其中以脑血管病的病因诊断最为困难，更重要的是它对脑血管病的治疗和预防都很重要。脑血管病包含了多种不一定与动脉粥样硬化有关的病理变化，临床表现为不同的发病形式和临床转归，并因此需要采取不同的个体化治疗方法，而临床诊断是有效治疗的前提。在临床不易明确诊断的时候，CT 或 MRI 可以准确的鉴别脑出血和脑梗死，脑血管造影可以检查血管梗死情况，而超声心动图和经颅多普勒超声检查

则有助于明确栓子的可能来源。但是在许多情况下，由于检查的时间窗、检查图像的质量，以及对检查结果的解释存在种种问题，难以明确肯定引起脑血管病的直接的或基础的病因。

所以临床上对于脑血管病的正确诊断，在掌握重点和常规的同时，必须树立全面的思想。这样才不至于误诊或漏诊。对于脑血管病患者可以按以下程序进行诊断。

（一）确定是否是脑血管病

脑血管病的诊断的主要依据是详尽的病史、全面可靠的体格检查，尤其是神经系统的检查及相关的实验室和影像学检查。所以脑血管病的诊断临床上主要基于以下几点：发病前常有脑血管病的危险因素；起病的形式，脑血管病大多急速，常在数秒、数分钟、数小时或数天内神经功能缺损症状或体征达到高峰；全脑症状：颅内压升高症状（头痛、呕吐、视盘水肿）和意识不同程度的障碍（嗜睡、昏睡、昏迷等）；局灶性神经功能缺损症状及体征（偏瘫、偏身感觉障碍、失语、偏盲、脑膜刺激征等）；及影像学检查头颅 CT、MRI 等结果；除外其他原因的脑部疾病。另外，头颅 CT、MRI 检查对于脑血管病的诊断具有确诊价值，同时对其治疗也有针对性的指导价值。所以在综合评估患者病情的情况下，一般优先考虑之，这样便于及时诊断和有效治疗，同时脑血管病的诊断提供明确的证据，减少诊断的盲目性。

（二）定位诊断

临床定位诊断就是判断病变的部位在颈内动脉系统，还是椎—基底动脉系统；在脑部的左侧，还是右侧；在大脑半球，还是在小脑、脑干；在脑实质内，还是在脑室、蛛网膜下腔以及导致病变的责任血管。主要是根据患者临床症状和局灶性神经系体，征，结合脑部不同部位的生理功能特点和不同部位损害的临床表现来进行，以局灶性体征最为重要。当然，颅脑 CT 或 MRI 等影像学检查的结果最为可靠、直观。但必须考虑到其检查结果的局限性，尤其是当检查结果与临床征象不相符合或不能完全解释所有的临床征象时。

（三）定性诊断

即确定脑血管病是出血性，还是缺血性，还是二者兼有。一般根据临床症状、体征或结合影像学检查可判断脑卒中的具体类型。如有明确的影像学检查（CT、MRI）还需进一步评估出血的量、缺血灶的大小以及病灶周围脑水肿的情况。目前脑血管病的定性诊断最有效的诊断工具是影像学（CT、MRI）检查。临床主要是根据起病的形式、病情进展的特征和伴随的全脑症状等综合区分的。但依靠临床特征来鉴别脑卒中的性质只适用于相对典型的病例。仅依据临床表现小量的脑出血和脑梗死、大块的脑梗死和脑出血鉴别有时较为困难，可能这时主要依靠影像学检查来明确。在临床研究中，人们通过对脑血管病临床特征的研究制定了一些简单的评定鉴别量表（Mien 评分法、Siriraj 评分法、Besson 法等）来区分脑血管病的性质，在临床实际工作中对脑血管病的早期诊断有一定的作用。但由于 CT 的普及，这些量表临床的使用受到一定限制。

脑出血出血量的计算一般根据 CT 检查结果计算，大脑半球出血采用多田公式计算：出血量：（w/6）×（最大血肿层面的血肿长 × 最大血肿层面的血肿宽 × 层数）；小脑半球出血采用 Pullicino 法计算，小脑半球出血量：（4/3）πR^3，R 为血肿半径。

（四）病因诊断

在上述诊断的基础上，根据患者的年龄、临床表现、既往病史、结合相应的实验室检查和器械检查（CT、MRI、TCD、DSA、MRA、SPECT、PET等），进一步确定疾病的病因和了解其危险因素。确定病因是高血压脑动脉硬化、脑动脉粥样硬化、血管的先天性发育异常（动脉瘤、动静脉畸形等）、各种感染性和非感染性动静脉炎，还是其他代谢、变性疾病或全身性的疾病如血液病、肿瘤等。

（五）功能残损程度评定诊断

根据患者的实际情况，采用常用的一些神经功能检查量表（如日常生活能力量表ADL、Glasgow昏迷评分量表、脑卒中临床神经功能缺损评分量表、北医大汉语失语检查法及其他一些智能检查量表等相关量表）准确地评价神经功能受损的程度，借以评估患者的预后和指导治疗。

（六）分型分期（级）诊断

根据患者发病和就诊的时间、临床演变过程、病情的轻重等临床情况进行临床分型分期（级），便于进行正确、及时、有效的个体化治疗。

（七）并发症的诊断

明确除脑部病变以外，其他脏器的功能状况，如肺部的感染、泌尿系的感染、压疮等，以指导临床治疗和护理。恢复期脑卒中患者大多死于并发症，应引起重视。

在经过以上的诊断后，对患者已有了一个全面的评估，但并不意味着诊断的结束，在整个治疗过程中，仍需密切观察患者的病情变化过程，准确评定病情变化的程度，分析病情变化原因，随时修正和补充完善诊断，以正确指导治疗。但是，对于任何一个脑血管病患者，如果完全按此程序进行，则很显然是不切合实际的。所以，要结合患者的具体情况，准确及时地把握病情的主要方面，优先考虑重要的情况，等病情稳定后再综合评定。同时在进行脑血管病的诊断时，应该优先考虑常见的一般的情况，但要充分考虑到特殊的情况。对于复发性脑血管病的神经功能缺损的表现要区分是以前遗留的，还是新出现的；对于其影像学上的病灶，要判定是陈旧性的，还是新鲜的病灶。明确目前的责任病灶。当然，对于每一个脑血管病患者在考虑脑部病变的情况下，千万不要忽视原有疾病的诊断与评估。因为这些原有的疾病在并发脑血管病时，病情可能恶化甚至是导致患者死亡的主要原因。

二、脑血管病的常见症状和体征

脑血管病的临床症状和体征相对较为复杂，临床常可区分为全脑症状、局灶性症状和并发症的症状。主要取决于病变的部位和病灶的体积，但也受以下因素的影响：起病的快慢、脑侧支循环代偿的情况、患者的年龄和既往疾病的严重程度等因素。全脑症状主要见于出血性脑血管病尤其是脑出血破入脑室时和大面积脑梗死。

（一）全脑症状

1. 意识障碍　是大脑半球和脑干网状上行激活系统损害的表现，常见于大的半球病变和上位脑干的直接或间接损害。轻者表现为睡眠增多、意识模糊、有时伴烦躁不安。严重者多在发病后即可进入昏迷状态，或表现为逐渐进展的意识障碍，眼球固定，面色潮红或苍白，鼾声大作或呼吸不规则，大汗、尿失禁或尿潴留等，常是预后不良的表现。意识障碍主要取决于病变的部位和病灶的大小，多见于大面积脑梗死及脑出血，特别临近中线部位的脑血管病；蛛网膜下腔出血可有一过性意识障碍；而腔隙性脑梗死则无意识障碍。

2. 头痛与呕吐　常是颅内压增高的表现，见于出血性脑血管病和大面积脑梗死。神志清或意识障碍轻者可诉头痛，浅昏迷者可见病人用健侧手触摸病灶侧头部，有时可见向病灶侧强迫性头位，或烦躁多动。常伴有频繁的呕吐，呕吐多为喷射性，呕吐物为胃内容物，或为咖啡色。

3. 抽搐 脑梗死面积大或大量脑出血量时，破入脑室而直接或间接影响上位脑干功能时，可出现阵发性去皮质性强直（两上肢屈曲，两下肢伸直性）或去脑强直性（四肢伸直性强直）。病变靠近额叶运动中枢的患者可出现部分性或全身性癫痫发作。以蛛网膜下腔出血、脑栓塞多见。

4. 呼吸与血压 一般呼吸较快，病情重者呼吸深而慢，病情恶化时呼吸不规则，或呈潮式呼吸，叹息样、长吸气样、抽泣样呼吸等。发病早期血压多突然升高，较平时血压明显升高。有时可达 26.7/16kPa 以上。血压忽高忽高低不稳和逐渐下降常是循环中枢功能衰竭征象。突然血压升高伴心律减慢和呼吸深慢（Cuehins 三联征），多为颅压异常升高的前兆。

5. 体温 脑血管病发病后即刻出现高热，乃系丘脑下部体温调节中枢受到损害的征象；若早期体温正常，而后体温逐渐升高者，大多系合并感染之故，以肺部感染多见。持续低热者也可能为出血后的吸收热。脑桥出血和脑室出血均可引起中枢性高热，以持续高热无汗、躯干热而四肢皮温低、一般解热药无效为特征。

6. 瞳孔与眼底 重症患者早期双侧瞳孔可忽大忽小。若病灶侧瞳散大，对光反应迟钝或消失，是小脑幕切迹疝形成的表现；若双侧瞳孔均逐渐散大，对光反应消失，是双侧小脑幕切迹全疝或深昏迷的表现；若两侧瞳孔缩小或呈针尖样，提示脑桥出血。眼底多数可见动脉硬化征象和视网膜斑片出血，静脉血管扩张。若早期无视盘水肿，而后才逐渐出现者，应考虑颅内压增高的表现。

（二）局灶性神经症状

与脑梗死和出血的部位、出血量和病灶的大小及多少有关。多表现为一侧肢体无力（瘫痪）、麻木，共济失调、视野缺损、语言障碍、眼球活动障碍、中枢性面舌瘫等。

1. 基底节区 大的病灶对侧出现不同程度的偏瘫、偏身感觉障碍和偏盲，双眼球常向病灶侧凝视。主侧大脑半球者可有失语、失用等症状。而腔隙性梗死时感觉和运动常是分离的。

2. 脑叶 临床表现最为复杂，表现为各脑叶损害的症状，多为病灶对侧单瘫或轻偏瘫，或为局部肢体抽搐和感觉障碍；或表现为同向偏盲或象限盲、或表现为精神症状。

3. 脑室出血 多数昏迷较深，常伴强直性抽搐和瞳孔缩小等。脑室出血本身无局限性神经症状，仅三脑室出血影响丘脑时，可见双眼球向下方凝视，临床诊断较为困难，多依靠头颅 CT 检查确诊。

4. 脑干 视出血、梗死部位和波及范围而出现相应症状。常见病变侧交叉性瘫痪（单侧小病灶），表现为各种脑干综合征。若病灶波及两侧时出现双侧周围性脑神经是周围性瘫痪和四肢瘫痪，少数可呈去大脑性强直。脑桥出血时两侧瞳孔可呈针尖样，两眼球向病灶对侧凝视。

5. 丘脑 多伴有不同程度的意识障碍、感觉障碍以深感觉损害为主，瘫痪较轻。可发现无反应性小瞳孔和双眼向上活动受限等特征性眼征。可有睡眠紊乱、精神症状、小便异常、丘脑痛或丘脑性失语等。

6. 小脑　一侧或两侧后部疼痛、眩晕、视物不清、恶心、呕吐、步态不稳，如无昏迷者可发现眼球震颤、共济失调和构音障碍。如脑干受压可伴有去大脑强直发作和锥体束征以及颈项强直甚至昏迷等，提示预后不良，易发生枕骨大孔疝而死亡。

7. 脑膜　脑膜刺激征是脑膜受损的主要表现，见于脑出血已破入脑室或脑蛛网膜下腔时或脑梗死合并出血时。有颈项僵直或强迫头位而 Kerming 征不明显时，应考虑颅内高压引起枕骨大孔疝可能或颅后窝其他占位性疾病。

（三）常见并发症

1. 上消化道出血　重者患者可大量呕吐咖样液体及柏油样便。多为丘脑下部自主神经中枢受损，引起胃部血管舒缩功能紊乱，血管扩张，血液缓慢及瘀滞而导致消化道黏膜糜烂坏死所致。以大面积梗死或脑出血破入脑室或蛛网膜下腔出血多见。

2. 脑—心综合征　在急性期可诱发冠状动脉供血不足导致急性心肌梗死或心肌缺血、心律失常等。多与岛叶、额叶眶面、丘脑下部、中脑网状结构损害，交感神经功能增高及血中儿茶酚胺增多有关。

3. 呼吸道不畅与肺炎　患者因意识障碍，口腔及呼吸道分泌物不能及时排出，或舌后坠，易发生呼吸道通气不畅、缺氧甚至窒息，也易并发肺炎（吸入性肺炎、坠积性肺炎）等。少数病人在急性期亦可迅速发生神经源性肺水肿，可导致患者呼吸困难而死亡。

4. 下肢深部静脉血栓形成　与瘫痪肢体活动减少等有关。

5. 泌尿系感染　多与留置尿管有关。

6. 压疮　与局部受压导致局部血液循环障碍有关。

三、各类脑血管病的诊断要点

脑血管病的诊断是一较为复杂的问题。由于其病变部位、大小、性质的不同，临床表现差异较大。但各类脑血管病临床上存在一定的共性表现，这在临床上为脑血管病的定性诊断提供了可能。一般典型的脑血管病基本上具有以下的特点，但在临床诊断时应充分考虑到非典型的病例，如大面积脑梗死与脑出血、小量脑出血和脑梗死在临床上常不易鉴别，大多主要依赖于影像学的检查，对于特殊类型的脑血管病更是如此。

（一）各类脑血管病的诊断要点

1. 蛛网膜下腔出血　指由于先天性动脉瘤、脑血管畸形、脑动脉硬化等引起的原发性蛛网膜下腔出血。在老年人常为脑动脉硬化所致，在青年人常为动脉瘤或脑血管畸形所致。

诊断要点：

（1）发病急骤。

（2）颅内高压为突出症状，表现为剧烈头痛、呕吐。但在老年人可不明显。

（3）一般不出现意识障碍或由一过性轻度意识障碍，部分可有精神症状。

（4）常有脑膜刺激征，少数可有脑神经和轻偏瘫等局灶性体征。

（5）腰椎穿刺脑脊液呈血性。

（6）CT 可显示蛛网膜下腔有高密度影，少量出血早期 CT 可无异常。

（7）脑血管造影可帮助明确病因。

2. 脑出血　主要指高血压性脑出血。以基底节为好发部位，其次为脑叶、小脑、脑干等，首次发病常为单灶性。

诊断要点：

（1）于情绪激动或体力活动时发病。

（2）发作时常有头痛、呕吐和血压明显升高。

（3）病情进展迅速，常出现意识障碍、偏瘫等局灶性神经系统体征。

（4）多有高血压病史。

（5）CT 检查为首选。

（6）腰椎穿刺脑脊液压力升高，为血性。

3. 脑梗死

（1）动脉粥样硬化性血栓性脑梗死

1）常于安静状态下发病，症状多于晨起时发现。

2）大多数无明显头痛和呕吐。

3）发病多缓慢，常逐渐加重，约 2 ~ 3d 达到高峰。

4）一般发病 1 ~ 2d 内意识多清楚或轻度意识障碍。

5）有颈内动脉系统或椎—基底动脉系统的局灶性的症状和体征。

6）脑脊液一般不含血。

7）应常规行 CT 或 MRI 检查。

（2）脑栓塞

1）发病急骤。多于静态到动态的过程中发病。

2）发病前常无症状。

3）一般意识清楚或一过性意识障碍。

4）有颈内动脉系统或椎—基底动脉系统的局灶性的症状和体征。以左侧大脑中动脉栓塞多见。

5）腰穿脑脊液一般不含血，但发生出血性梗死时脑脊液也可含血。

6）可有癫痫发作。

7）有栓子来源的原发病的症状或其他脏器栓塞的症状，以风湿性心脏病伴房颤多见。

（3）腔隙性脑梗死

1）急性或亚急性起病，多由高血压动脉硬化引起。

2）多无意识障碍。

3）临床表现多不严重，常见为纯感觉性卒中、纯运动性卒中、共济失调轻偏瘫、构音障碍—手笨综合征、感觉运动性卒中等。

4）常规进行 CT 或 MRI 检查，可明确诊断。

5）腰椎穿刺脑脊液无红细胞。

4. 特殊类型脑血管病的诊断

（1）分水岭脑梗死

1）为脑内两支较大动脉分布区的边缘带发生的脑梗死。发生原因大多于脑动脉硬化和心排出量不足所致的低灌注状态有关。

2）临床表现与起病缓急和病变部位有关。常见皮质前型、皮质后型、皮质下型等。

3）CT 或 MRI 检查可显示病灶的部位和大小。

（2）出血性脑梗死

1）为脑梗死后梗死灶内由于血管再通而继发的出血。多见于大面积梗死和心源性脑栓塞。

2）临床表现与其类型有关，常见血肿型和非血肿型。

3）腰椎穿刺脑脊液压力升高，并有红细胞。

4）CT或MRI提示脑梗死区内或边缘有不规则的点片状、线状的出血灶或融合成血肿。

5）脑血管造影显示闭塞血管再通。

（3）短暂性脑缺血发作（TIA）

1）为短暂的、可逆的、局部的脑血液循环障碍，可反复发作，多与脑动脉粥样硬化有关。

2）每次发作持续时间通常在数分钟至1h左右，症状和体征在24h完全消失。反复发作，间隙期一切正常。

3）CT检查一般正常，但可发现与本次发病无关的腔梗灶。

（4）可逆性缺血性神经功能缺损（RIND）

1）为可逆的局部的脑血液循环障碍，多于动脉粥样硬化有关。

2）神经功能缺损症候一般在3周内完全恢复。

3）CT或MRI可发现腔隙性梗死灶或脑萎缩存在。

（5）进展性脑卒中

1）局部的脑血液循环逐渐进展，临床症状进行性加重。发病原因多于粥样硬化有关。

2）临床症状加重的持续时间可由6h到数天，部分病例可发展成完全性卒中。

3）病情进展后CT或MRI可发现梗死灶面积较前增大。

（6）混合性脑卒中

1）为一次脑卒中既有出血又有梗死，两者同时或短期内先后发生。

2）临床表现为完全性卒中或进展性卒中或病情稳定后又突然加重。

3）CT或MRI可明确诊断。

（7）无症状性脑梗死：指临床上无任何脑功能受损的症状和体征，或临床症状轻微，不足以引起患者和医生的注意，仅为影像学证据，临床医生按具体情况决定是否作为临床诊断。

（8）脑血管性痴呆

1）符合第四版《精神疾病诊断和统计手册》中痴呆诊断标准。

2）急性或亚急性发病的神经系统的症状和体征。

3）既往或近期有脑卒中发作史。

4）病程波动，呈阶梯样进展。

5）常合并高血压、糖尿病、心脏病、高脂血症等。

6）Hac比nsh缺血量表记分≥ 7分。

7）CT或M Ⅲ证实脑内多灶性皮质或皮质下缺血性改变。

（二）常见脑血管病的鉴别诊断

常见的脑血管病有脑血栓形成、脑栓塞、脑出血和蛛网膜下腔出血，它们各自在临床上有一些共同特点，掌握这些特点，就可以将它们鉴别开来。但影像学检查是鉴别它们最可靠和方便有效的方法。它们的鉴别要点见表 3–2–1 所示。

3–2–1　常见脑血管病的鉴别要点

	缺血性脑血管病		出血性脑血管病	
	脑血栓形成	脑栓塞	脑出血	蛛网膜下腔出血
发病年龄	多在 60 岁以上	青壮年多见	55 ~ 60 岁	中老年多见
常见原因	动脉粥样硬化	风湿性心脏病	多见高血压及动脉硬化	动脉瘤、血管畸形、高血压动脉硬化
TIA 史	常有	可有	多无	无
起病缓急	较缓	最急	急	急骤
起病时状况	多在安静、血压下降血流缓慢时	不定、常由静态到动态时	多在活动、激动血压升高时	同脑出血
昏迷	常无或较轻	少有、短暂	常有、持续	少有、短暂、
头痛	多无	少有	较重常有	较轻剧烈
呕吐	少	少	多	最多
血压	正常或增高	多正常	明显升高	正常或升高
瞳孔	多正常	多正常	患侧有时大	多正常
眼底	动脉硬化	可见动脉栓塞	动脉硬化、有时可见视网膜出血	可见玻璃体膜下出血
偏瘫	多有	多有	多有	无
颈强直	无	无	可有	明显
脑脊液	多正常	多正常	压力高、含血	压力高、血性
CT 检查	脑内低密度灶	脑内低密度灶	脑内高密度灶	蛛网膜下腔高密度影

第四节　短暂性脑缺血发作

短暂性脑缺血发作指颈内动脉系统或椎—基底动脉系统一过性缺血导致短暂的脑血液循环障碍，引起相应的脑功能障碍。以反复发作的短暂性肢体无力、感觉障碍、失语、眩晕、步态不稳等为主要表现，症状和体征在 24h 内消失。本病多与高血压动脉硬化有关，其发病可能与微血栓、血管痉挛、脑血流动力学改变、颈部动脉扭曲或椎动脉受颈椎骨增生骨刺压迫等因素有关。好发于老年人，男性多于女性。急性起病，神经系统局灶症状持续时间短暂，一般 5 ~ 20min，多在 1h 内，最长不超过 24h；恢复完全，不遗留神经功能缺损体征；但可反复发作。近年来，随着对本病的深入研究，特别 TIA 功能神经影像的研究，发现症状持续超过 1h 的患者，大多发展成脑梗死。现倾向于将 TIA 的时间窗定为 1h，但未取得一致意见。

一、诊断

（一）TIA 临床表现

TIA 多见于 60 岁以上老年人，男多于女。发病多在情绪激动、劳累或体位改变、颈部突然转动或屈伸等情况下发病。临床表现复杂，取决于受累血管，按所累及的脑血管系统不同可将临床表现区分为：

1. 颈内动脉系统的 TIA　颈动脉系统的 TIA 一般持续时间较久，易进展为完全性卒中。最常见的症状为单瘫、偏瘫、偏身感觉障碍、同向偏盲等。主侧半球受累可出现失语。一过性单眼黑矇，为眼动脉受累的表现。

2. 椎—基底动脉系统的 TIA　椎—基底动脉系统 TIA 较颈动脉系统 TIA 多见，且发作次数多，但时间较短。主要表现为脑干、小脑、枕叶、颞叶受损的表现。常见眩晕、眼震、眼球活动障碍、站立或步态不稳、视物模糊或变形、视野缺损、复视、恶心或呕吐、听力下降、延髓性麻痹、交叉性瘫痪或感觉障碍。部分患者可仅表现为短暂性意识障碍或孤立的眩晕症状。

3. 特殊类型的 TIA

（1）猝倒发作：表现为四肢突感无力而跌倒，随之自行起立而无意识障碍。

（2）短暂性全面遗忘症（TGA）：表现为突发短暂性近记忆力障碍，可有自知力，书写、计算、谈话正常，无神经系统其他异常，持续 3 ~ 6h，不超过 24h。

（二）辅助检查

辅助检查的目的在于确定可能需要特殊治疗的 TIA 的病因、危险因素以及判断预后。

1. 头颅 CT 或 MRI　头颅 CT 或 MRI 有助于发现表现为 TIA 发作的颅内其他病灶。CTA 或 MRA 可发现颅内大动脉的狭窄。DWI 有助于发现脑缺血损害的早期证据。

2. 超声检查

（1）颈动脉超声检查：应作为 TIA 患者的一个基本检查手段，常可显示颈动脉狭窄或颈动脉粥样硬化斑块。

（2）经颅彩色多普勒超声（TCD）：可发现颅内大血管狭窄、判断侧支循环情况、确定有无盗血等情况。

3. 脑血管造影　选择性动脉导管脑血管造影（DSA）是评估颅内外动脉血管病变最准确的诊断手段。

4. 其他检查　血脂、血糖、凝血四项、同型半胱氨酸、C 反应蛋白、抗磷脂抗体等。

（三）诊断依据

TIA 的诊断主要依靠病史。具有以下特征应考虑 TIA：①具有脑卒中的危险因素特别是伴有高血压中老年患者；②突然出现局灶性脑损害症状，持续数分钟到数小时，在 24h 内完全恢复者；③临床表现局限于某脑血管支配范围；④临床症状反复刻板发作，发作间隙期无神经系统阳性体征。

临床诊断 TIA 后进一步行头颅 CT 或 MRI 检查，未发现责任病灶，排除其他疾病后即可确诊。但尚需进一步检查确定病因。

（四）鉴别诊断

1. 部分性癫痫　可表现为单肢或偏侧肢体抽搐、麻木，可有癫痫病史，原发性癫痫患者发病多年轻，而继发性癫痫患者发病年龄较大，可发现脑部局灶性病变，EEG 异常有助于鉴别。

2. 梅尼埃病　以反复发作性眩晕伴恶心、呕吐为主要表现，常伴有耳鸣、听力下降。

发病年龄轻，症状持续时间长，多超过 24h。前庭功能检查异常。

二、治疗

（一）治疗原则

TIA 是急症，是卒中的高危因素，需对其积极进行治疗，避免发展成脑梗死，卒中单元治疗是有效方法。

（二）病因治疗

仅可能寻找病因并针对其治疗，如调控血压、治疗心律失常等，伴有高胆固醇血症者优先使用他汀类降脂药物。

（三）药物治疗

1. 抗血小板聚集药物 对 TIA 尤其是反复发生 TIA 的患者应首先考虑选用抗血小板聚集药物。

（1）阿司匹林（ASA）：环氧化酶抑制剂，50 ~ 150mg，1 次 /d，饭后服用。因其有消化道副作用，故有消化道出血史及出血倾向者慎用。为减轻副作用可用肠溶剂。

（2）双嘧达莫（DPA）：环核苷酸磷酸二酯酶抑制剂，常用量 25 ~ 50mg，3 次 /d。DPA 缓释剂联合应用小剂量阿司匹林可加强其药理作用。欧洲脑卒中急性治疗指南优先推荐使用复方制剂 200mg（DPA）+25mg（ASA），2 次 /d；也可使用 ASA 50mg，1 次 /d，DPA 200mg，2 次 /d。

（3）氯吡格雷：属 ADP 诱导血小板聚集的抑制剂，常用剂量为 75ms/d。不良反应少，适用于高危人群和 ASA 不能耐受者。

（4）噻氯匹定：ADP 诱导血小板聚集的抑制剂 0.125 ~ 0.25mg，1 ~ 2 次 /d。疗效较阿司匹林好，但常有白细胞和血小板减少副作用，已少用。

（5）西洛他唑：为抑制血小板聚集药物。其作用机制在于抑制磷酸二酯酶，使血小板内 cAMP 浓度上升。具有抗栓和扩张外周血管作用。100mg，2 次 / 日。副作用有皮疹、瘙痒、心悸、头痛、失眠、困倦、皮下出血、恶心、呕吐、食欲差等不良反应。有出血倾向、肝功能严重障碍者禁用。

（6）奥扎格雷钠：为血栓素合成酶抑制剂，能抑制 TXA2 生成，因而具有抗血小板聚集和扩张血管作用。奥扎格雷钠 80mg 加入 250 ~ 500ml 液体，静脉滴注，2 次 /d。2 周为一疗程。副作用可有恶心、呕吐等胃肠道反应和荨麻疹、皮疹等过敏反应。禁用于出血性脑梗死，或大面积脑梗死深度昏迷者，严重心、肺、肝、肾功能不全和有出血倾向者和严重高血压，收缩压超过 26.6kPa 以上（即 200mmHg 以上）。避免同含钙输液混合用。

（7）曲克芦丁：为抗血小板药物，有防止血栓形成的作用，同时可对抗 5- 羟色胺、缓激肽引起的血管损伤，降低毛细血管的通透性。400mg，溶于 5% ~ 10% 葡萄糖溶液中，静脉滴注，1 ~ 2 次 /d。副作用偶见过敏反应和胃肠道反应。禁用于有出血倾向的患者。

2. 钙离子通道拮抗剂 钙拮抗剂可阻断细胞内钙超载，防止脑血管痉挛，改善微循环，增加血流量。

尼莫地平 30mg，3 ~ 4 次 /d；氟桂利嗪 5mg，1 次 /d，睡前服用。或马来酸桂哌齐特 200 ~ 400mg，3 次 /d；320mg 溶于 500ml 生理盐水或 10% 葡萄糖注射液中，静脉滴注，1 次 /d，10 ~ 14d 为一疗程。副作用偶见腹泻、腹痛、便秘、腹胀等胃肠道反应和头痛、头晕、失眠；

偶尔发生白细胞减少和血小板减少；脑出血急性期和白细胞减少者禁用。

3. 抗凝治疗 抗凝治疗一般不作为 TIA 患者的常规治疗。但对于伴发心房颤动、发作频繁的、后循环的 TIA，可考虑抗凝治疗。低分子肝素皮下注射，1 ~ 2 次 /d，共用 7 ~ 10d。后继续应用口服抗凝剂华法林 2 ~ 6mg 维持，监测凝血酶原时间（PT）为正常值 1.5 倍或国际标准化比值（INR）维持在 2.0 ~ 3.0。

4. 中药治疗 一些中药单成分或者中药复方制剂具有降低血小板聚集、抗凝、改善脑血流、降低血黏滞度等作用。也可选用。如川芎嗪、葛根素、银杏叶制剂、三七皂苷、丹参等。

（四）手术治疗

如颈动脉狭窄超过 70%，或药物治疗效果较差，反复发作者可进行颈动脉内膜剥脱术或者血管内支架及血管成形术。

三、预后

根据有关文献统计，未经治疗的短暂性脑缺血发作患者中约有 1/3 发生脑梗死。1/3 反复发作，1/3 可自行缓解。颈内动脉系统短暂性脑缺血者发生脑梗死的可能性更大。

第五节 脑血栓形成

脑梗死指因脑部血液循环障碍，缺血、缺氧所致的局限性脑组织的坏死或软化。脑梗死约占全部脑卒中的 60% ~ 80%。其中脑血栓形成是脑梗死常见类型之一，是由于脑动脉粥样硬化或其他因素造成脑血管管腔狭窄，甚至闭塞导致局部脑组织血液供应中断而发生缺血缺氧坏死，引起相应的脑损害的症状和体征。以动脉粥样硬化性血栓性脑梗死最为常见。其他原因有高血压、糖尿病、高脂血症、各种脑动脉炎、结缔组织病、血小板增多症、红细胞增多症、高凝状态、高同型半胱氨酸血症等。

一、诊断

（一）临床表现

1. 多为 60 岁以上老年人，常有动脉粥样硬化、高血压、糖尿病等脑卒中的危险因素。

2. 急性起病，部分患者在发病前可有 TIA。

3. 多在静态下起病，大部分患者晨起时发现一侧肢体无力麻木或语言障碍等。

4. 一般无头痛、呕吐、昏迷等颅内高压和全脑症状。脑干梗死或大面积梗死时，起病既有昏迷或局灶症状出现后病情逐渐加重而出现昏迷。

5. 病情多在几小时或几天内逐渐加重，达到高峰。

6. 没有脑膜刺激征。

7. 依闭塞血管不同，可有不同的局灶性神经功能缺损的症状和体征，如偏瘫、偏身感觉障碍、失语、视野缺损、交叉性瘫痪、眼球活动障碍、共济失调、眩晕、构音障碍等。不同血管血栓形成的临床特点如下：

（1）颈内动脉：由于侧支循环代偿不同，临床可表现为无症状型、不完全性卒中、完全性卒中或 TIA。最常见的表现为偏瘫、偏身感觉障碍、偏盲三偏综合征和 Horner 征。

主侧半病变尚有不同程度的失语。眼动脉受累时可出现单眼一过性黑朦等；颈动脉检查可发现病变侧颈动脉搏动减弱或消失，听诊可闻及粗糙的吹风样血管噪音。部分患者可见一侧颞动脉代偿性扩张。

（2）大脑中动脉：最为常见。主干闭塞时（恶性大脑中动脉综合征）有三偏综合征和双眼向病灶侧凝视，病情常进行性加重，出现不同程度的意识障碍，甚至脑疝形成。优势半球病变时可有失语，非优势半球可有体象障碍。皮质支闭塞引起偏瘫和偏身感觉障碍，以上肢和面部为重；深穿支闭塞，对侧上下肢对等程度的偏瘫或偏身感觉障碍，多为感觉和运动分离障碍。

（3）大脑前动脉：由于前交通动脉提供侧支循环，近端阻塞时可无症状；皮质支受累时，瘫痪以下肢为重，可伴有皮质性感觉障碍及排尿障碍；深穿支闭塞时，影响内囊前支而出现对侧中枢性面舌瘫及上肢轻瘫，而下肢瘫痪不明显；双侧大脑前动脉闭塞时可出现双下肢瘫痪、尿失禁和精神症状。

（4）大脑后动脉：闭塞位置和 Willis 环的代偿决定了脑梗死的范围和严重程度。临床症状变异很大。主干闭塞表现为对侧偏盲、偏瘫及偏身感觉障碍，丘脑综合征，优势半球受累伴有失读。皮质支闭塞出现双眼对侧视野同向偏盲，可伴有视幻觉、视物变形和视觉失认等，优势半球受累可表现为失读及命名性失语等症状，非优势半球受累可有体象障碍。双侧大脑后动脉皮质支闭塞，表现为皮质盲，双眼全盲而对光反射存在；颞叶的下内侧受累时，可出现严重的记忆力障碍。丘脑膝状体动脉闭塞出现丘脑综合征，表现为对侧以深感觉障碍为主的偏身感觉障碍和轻偏瘫，常有自发性疼痛，感觉过度或情感异常；丘脑穿动脉闭塞出现红核丘脑综合征，表现为病灶侧舞蹈样不自主运动、意向性震颤、小脑性共济失调，对侧偏身感觉障碍。深穿支因累及血管不同而出现相应的综合征。中脑分支闭塞可出现：① Weber 综合征，表现为同侧动眼神经麻痹，对侧偏瘫；② Benedit 综合征，表现为同侧动眼神经麻痹，对侧不自主运动；③ Claude 综合征，同侧动眼神经麻痹，对侧肢体小脑性共济失调；④ Pafinaud 综合征，四叠体动脉闭塞引起后联合梗死，表现为双眼垂直注视麻痹。

（5）基底动脉血栓形成：基底动脉主干闭塞，称为基底动脉尖综合征。由于各种病因所致的以基底动脉顶端为中心组成“干”字形结构的五条血管（即双侧小脑上动脉、双侧大脑后动脉和基底动脉上端）的血液循环障碍而引起的一组临床综合征，供血区域包括中脑、丘脑、小脑上部、颞叶内侧和枕叶。其临床表现出现上位脑干梗死和大脑后动脉支配的颞叶内侧面和枕叶梗死两大组症状，临床以意识障碍、眼球运动障碍和瞳孔改变为突出特点，少数患者可出现脑干幻觉。病情进展迅速而出现延髓性麻痹、四肢瘫痪、深昏迷而死亡。基底动脉各分支闭塞引起脑干和小脑的梗死，表现为各种临床综合征。

脑桥支闭塞可出现：①脑桥外侧综合征，基底动脉的短旋支闭塞，表现为同侧面神经和展神经麻痹，对侧偏瘫；②脑桥内侧综合征，基底动脉的旁正中支闭塞，表现为两眼不能向病侧同向运动，病侧面神经麻痹，对侧偏瘫和偏身感觉障碍；③闭锁综合征脑桥基底部梗死，表现为双侧面瘫，延髓性麻痹，四肢瘫，不能讲话，但患者意识清楚，可通过眼球垂直运动来表达自己的意愿和对外界刺激的反应；④脑桥上部被盖综合征，表现为病灶侧小脑性共济失调和三叉神经感觉和运动障碍，对侧肢体感觉减退，双眼向病灶对侧凝视。

（6）小脑后下动脉血栓形成：也称延髓背外侧综合征，系延髓背外侧部梗死，临床表现为突发性眩晕、恶心、呕吐和眼球震颤（前庭神经核受损），声音嘶哑、吞咽困难及饮水呛咳（舌咽、迷走神经，疑核受累），小脑性共济失调（绳状体或小脑损伤），交叉性感觉障碍（三叉神经脊束核及对侧交叉的脊髓丘脑束受损），及同侧 Horner 征（交感神经下行纤维损伤）。小脑下后动脉的解剖由于变异大，除上述症状外，还可能有其他不典型的临床表现，以感觉障碍的表现形式最为复杂多样。

（7）小脑前下动脉：此血管主要供应桥臂、绒球和小脑半球下面的前外侧，梗死范围小，一般不出现意识障碍和脑干病变。可出现眩晕、小脑性共济失调、两眼球向病灶对侧凝视、耳聋、眼球震颤、病灶侧耳鸣，偶出现构音障碍和吞咽困难。

（二）辅助检查

1. 血液检查 血小板计数、凝血功能、血脂、糖耐量试验等。

2. 头颅 CT 检查 头颅 CT 平扫是最常用的检查。但在发病 24h 内可能不能清楚的显示病灶，在早期 CT 可以发现一些轻微的改变，比如大脑的灰白质分界不清楚；脑沟、脑裂消失、大脑中动脉高密度征等。缺点是对小脑和脑干病变及小灶梗死显示不佳。超早期 CT 检查主要是排除出血性病变。

3. 头颅磁共振（MRI） 普通的 MRI 序列（T_1、T_2）对发病几个小时内的脑梗死即可显示 T_1 低信号，T_2 高信号的改变，与 CT 相比，MRI 可以发现脑干、小脑梗死及小灶梗死。弥散加权成像（DWI）可以早期显示梗死脑组织的范围和部位。灌注加权成像（PWI）可以早期显示缺血脑组织的范围和部位。DWI 与 PWI 的不一致区，为缺血性半暗带，目前 DWI 和 PWI 不匹配用于指导溶栓治疗。

4. 经颅多普勒超声（TCD）对判断颅内血管痉挛、血管狭窄、侧支循环建立程度有帮助。

5. 血管成像检查 现代的血管造影已经达到了非常低风险水平，对于有条件的单位可根据适应证进行血管造影数字减影（DSA）检查。明确脑梗死病因，以便开展动脉内溶栓、血管内介入等治疗。CT 血管成像（CTA）、磁共振血管成像（MRA）等是无创的检查，对判断受累血管病变程度或治疗效果有一定帮助。

6. 脑脊液（CSF）检查 CSF 一般正常，当有出血性脑梗死时，CSF 中可见红细胞。在大面积脑梗死时，CSF 压力可升高，细胞数和蛋白可增加。

7. 其他 正电子发射断层扫描（PET）、单光子发射计算机断层扫描（SPECT）等，在有条件的单位可以采用。

（三）诊断依据

1. 发病年龄多在 60 岁以上，具有脑血管病的危险因素。

2. 常于安静状态下发病，常在睡醒后发现症状。

3. 发病前可有 TIA 史，起病后多呈逐渐性进展。

4. 大多数无明显头痛和呕吐。

5. 一般发病后 1 ~ 2d 内意识清楚或有轻度意识障碍。

6. 有颈内动脉系统和（或）椎—基底动脉系统神经缺损症状和体征。

7. 腰穿脑脊液一般不应含红细胞。

8. 脑膜刺激征阴性。

9. 头颅 CT 或 MRI 检查发现脑梗死确切部位。

（四）脑梗死分型

1. 脑血栓形成临床分型

（1）完全型：发病 6h 内症状达高峰，常为完全性偏瘫。

（2）进展型：局灶性脑缺血症状逐渐进展，阶梯式加重，可持续 6 小时至数天。

（3）缓慢进展型：起病两周后症状仍在进展。

（4）大块梗死型：常为大脑中动脉主干梗死或广泛性梗死引起，易并发出血。

（5）可逆性缺血性神经功能缺损（RIND）：脑缺血症状在 24 ~ 72h 才恢复，最长可持续 3 周，不留后遗症。

2. OCSP 分型 是以脑血管疾病引起的最大功能缺损时的临床表现为依据，将急性脑梗死分为完全前循环梗死（TACI）、部分前循环梗死（PACI）、腔隙性梗死（LACI）和后循环梗死（POCI）4 类。

3. TOAST 分型 TOAST 分型方法依赖于临床表现、影像学和实验室检查，缺血性脑卒中分为大动脉粥样硬化性卒中（LAA）、心源性脑栓塞、腔隙性卒中（IA）、其他原因所致的缺血性卒中（SOE）和不明原因的缺血性卒中（SUE）5 个类型。

4. CT 分型 按解剖部位分大脑梗死、小脑梗死和脑干梗死。其中大脑梗死又可分为：

（1）大梗死：超过一个脑叶，5cm 以上。

（2）中梗死：小于一个脑叶，3.5 ~ 5cm。

（3）小梗死：1.6 ~ 3cm。

（4）腔隙性梗死：1.5cm 以下。

（5）多发性梗死：多个中、小及腔隙梗死。

（五）鉴别诊断

1. 与脑出血、蛛网膜下腔出血、脑栓塞鉴别。鉴别表详见各类脑血管病的诊断要点。

2. 硬膜下血肿或硬膜外血肿 有头部外伤史，病情进行性加重，出现意识障碍，头痛、恶心、呕吐等高颅压症状，瞳孔改变及偏瘫等体征。头部 CT 检查在可发现颅骨下方局限性梭形或新月形高密度区，骨窗可见颅骨骨折线、脑挫裂伤等。

3. 颅内占位性病变 颅内肿瘤大多其病缓慢，逐渐加重，也可急性发作，引起局灶性神经功能缺损。头部 CT 及 MRI 多有强化效应，表现为“小病灶，大水肿”，有助于明确诊断。

二、治疗

（一）治疗原则

脑梗死的急性期治疗应根据不同的病因、发病机制、临床类型、发病时间等确定。在综合治疗基础上，强调个体化分期分型治疗，早期介入康复训练，有助于神经功能缺损恢复。卒中单元是有效的治疗途径。在一般内科支持治疗的基础上，可酌情选用改善脑循环、脑保护、抗脑水肿降颅压等措施。在发病＜ 6h 时间内有溶栓适应证者可考虑溶栓治疗。恢复期治疗以康复治疗、预防并发症和预防卒中复发为主。

（二）急性期治疗方案

1. 一般治疗

（1）保持安静，急性期需卧床休息，以后根据病情逐渐恢复活动。当患者烦躁不安或频繁抽搐时，应适当给予镇静治疗。要严密观察患者的病情变化，必要时进行重症监护。

（2）保持呼吸道通畅，改善脑组织缺氧：伴有有意识障碍、舌后坠、呼吸道感染分泌物增多，甚至误吸呕吐物，常发生呼吸道的不畅或阻塞，所以应适当的改变头位利于呼吸，防止误吸，持续低流量吸氧。对于严重呼吸苦难者，应尽早采用气管切开术，这是抢救成功的关键，但是应充分考虑到气管切开后并发症。

（3）防治并发症、加强护理：及时吸痰、定时翻身拍背很重要，合并感染者一般使用广谱抗生素为主，最好参考细菌培养和药敏试验的结果；要保持患肢关节的功能位置，早期主动和被动活动瘫痪肢体，避免肌肉萎缩和关节畸形，防止压疮形成；对于重症患者有发生上消化道出血倾向者，也应适当预防性的给予制酸药和保护胃黏膜治疗；发热者应控制体温在 38℃以下，头部降温，用冰帽以降低脑部温度，降低颅内新陈代谢，有利于减轻脑水肿及颅内高压；瘫痪严重者可穿弹力袜或皮下注射低分子肝素，防止下肢深静脉血栓形成，避免肺栓塞发生。

（4）保持充分的营养，维持水、电解质、酸碱平衡：对于昏迷患者病后 24 ~ 48h 后仍不能进食者，应进行鼻饲，保证足够的热量。适当的补充电解质，静脉补液遵循“量出为入”的原则。在急性期禁止静脉输注高糖，以免加重脑损害。

（5）防治原（伴）发病：脑梗死常伴有高血压病、冠心病、糖尿病等其他脏器疾病，在治疗脑梗死的同时，应充分考虑到其他原（伴）发病的治疗，并考虑到两者治疗上的相互影响。

（6）重视康复治疗：在病情稳定 48h 后，即可行适当的康复功能训练。

2. 调整血压 脑梗死急性期时要慎重使用降压药，防止出现血压的骤升骤降，血压降得过低可加重脑缺血。在急性期特别是合并高颅压时、一般收缩压不超过 200 ~ 220mmHg，舒张压不超过 110 ~ 120mmHg 以上，一般不主张给予降压药物，而是积极的降颅压治疗和去除可能引起血压增高的因素。降压处理时，宜选用温和的短效降压药物，使血压缓慢平稳的下降。如血压明显升高危及患者生命时需及时降压处理时，宜静脉快速降压，但不要太低，使血压控制在（150 ~ 160）/（90 ~ 100）mmHg 或略高于平时水平。合并高血压脑病、动脉夹层、急性心力衰竭或急性肾功能衰竭等把血压控制在可接受的较低水平。在溶栓时血压高于 180/105mmHg，应给予作用缓和的口服降压药。考虑到急性期或恢复期降压治疗的目的不同，降压治疗的目标值应有区别。

3. 控制脑水肿，降低颅内压 脑梗死无颅内高压症状，可不用降颅压治疗。颅内压增高多见于大面积脑梗死（恶性大脑中动脉综合征），脑水肿是发病后死亡的常见原因。可根据病情选用合适的脱水药物，在临床上脱水药物使用一般在 7 ~ 10d，主要取决于脑水肿的程度和持续时间。大多可使用甘露醇降低颅内压，肾功能异常者可选用甘油果糖和呋塞米。当大面积大脑半球梗死，采取外科去骨瓣减压术及部分脑叶切除术是挽救生命的措施。

（1）甘露醇：常用 25% 甘露醇 125ml/ 次，2 ~ 4 次 /d，但对于有脑疝形成的病人，宜用 250ml/ 次。用甘露醇时应注意以下问题：合并心力衰竭时慎用；合并恶性高血压特别是心力衰竭时，应先利尿后脱水；血容量不足时，应先补充血容量；血浆渗透压＞330mmol/L 时，停止使用；监测肾功能。

（2）甘油果糖：是甘油制剂，起效慢，维持时间长，无反跳现象，并且可在体内代谢产生能量供给机体，常用量10%甘油果糖250 ~ 500ml静脉滴注，每日1 ~ 2次。

（3）白蛋白：可作为辅助脱水治疗药物，尤其是伴有低蛋白血症时。

（4）呋塞米或托拉塞米：也是常用的脱水药，特别是有肾功能障碍或心力衰竭时。可和甘露醇合用，互相弥补不足。

（5）七叶皂苷钠：内源性激素样作用，抑制血管通透性，减轻脑水肿。常用20 ~ 30mg/次，静脉滴注，1次/d，需注意静脉刺激副作用，防止药液外渗。

4. 改善脑血循环 脑梗死是缺血所致，恢复或改善缺血组织的灌注成为治疗的核心，应贯彻于全过程，以保持良好的脑灌注。

（1）溶栓治疗

1）溶栓适应证

A. 年龄18 ~ 75岁。

B. 发病6h内。

C. 急性缺血性卒中，脑功能损害体征持续1h以上，且比较严重（NIHSS 7 ~ 22分）。

D. CT已排除脑出血，且无早期脑梗死低密度改变和其他明显早期梗死改变。

E. 患者或家属签署知情同意书。

2）禁忌证

A. 既往有颅内出血史、过去3个月有头部外伤史、近3周内有消化道和泌尿系出血史、过去14d内有大手术史、7d内有不可压迫部位动脉穿刺。

B. 近3个月有脑梗死病史或心肌梗死史，陈旧腔梗未留神经功能缺损者除外。

C. 血压高于180/100mmHg。

D. 治疗前CT检查发现有出血、占位效应、水肿、肿瘤、AVM。

E. 严重心、肝肾功能衰竭或严重糖尿病者。

F. 有活动性内出血者。

G. 血小板$<$100 ~ 10^9/L。血糖$<$27mmoL/L（50mg%）。

H. 已服抗凝剂，INR$>$1.5，卒中发作前48h内应用肝素者。

I. 妊娠。

J. 不合作者。

3）静脉溶栓治疗药物和过程

A. 首先推荐静脉内使用r–tPA：0.9mg/kg（最大剂量90mg），其中10%静脉推注，其余静脉滴注1h。或使用尿激酶100万 ~ 150万U，溶于生理盐水100 ~ 200ml中，持续静脉滴注30min。

B. 监测神经功能变化和出血征象。

C. 测血压每15min一次，测2h，其后每30min一次，测6h，其后每60min一次，测16h。

D. 生命体征每小时观察一次，12h，其后每2h观察一次，12h。

E. 神经功能评分每小时一次，6h，其后每3h一次，72h。

F. 24h后每天进行神经系统检查。

G. 维持血压低于 180/105mmHg。

H. 如果出现严重头痛、急性高血压、恶心和呕吐，停止使用溶栓治疗，即刻 CT 检查。

L. 24h 后重复 CT 检查。

J. 合并用药：治疗后头 24h 内不得使用抗凝药或阿司匹林。24h 后 CT 显示无出血，可行抗血小板或（和）抗凝治疗。阿司匹林：溶栓后 24h，口服水溶阿司匹林 300mg/d×10d，维持量 50 ~ 150mg/d 不能耐受阿司匹林者，口服氯吡格雷 75mg/d。

4）动脉溶栓：方法是经股动脉选择性脑血管造影，明确脑血管闭塞的部位和程度。在 X 线监视下，经导管注入 tPA 或尿激酶，密切观察血管再通情况。大脑中动脉主于或基底动脉阻塞 3 ~ 6h 之内者，可行动脉溶栓治疗，但药物剂量较静脉溶栓剂量小。

（2）扩张血管药物：脑梗死扩血管药物一般在起病 3 天内或病后 2 ~ 3 周使用，避免脑内盗血，常用药物如下：

1）钙离子拮抗剂：钙拮抗剂可阻断细胞内钙超载，防止脑血管痉挛，改善微循环，增加血流量。可选用尼莫地平、氟桂利嗪或马来酸桂哌齐特。具体参考 TIA 治疗。

2）α 肾上腺素受体抑制剂：丁咯地尔为 α 肾上腺素受体抑制剂，并具有较弱的非特异性钙离子拮抗作用。通过抑制毛细血管前括约肌痉挛而改善大脑微循环血流。此外，还具有抑制血小板聚集和改善红细胞变形性的功能 0.1 ~ 0.2g 溶 5% 的葡萄糖溶液或生理盐水 250 ~ 500ml，静脉缓慢滴注，1 次 /d，注意副作用。

3）激肽类药物：人尿激肽原酶，能将激肽原转化为激肽，后者作用于 B_1 和 B_2 受体，选择性扩张缺血部位细小动脉，增加缺血脑组织血流量，改善脑微循环，并有增强红细胞变形能力和氧解离能力，促进组织对葡萄糖的利用，抑制血小板聚集。一般在发病 48 小时内开始用药，0.15PNA 单位 / 次，溶于 50 ~ 100ml 生理盐水中，静脉滴注 30 分钟，1 次 /d，2 ~ 3 周为一疗程。使用过程中速度不能太快，否则会造成血压下降，注意密切观察。本药不可与血管紧张素转换酶抑制剂合用。

4）其他扩血管药物

A. 长春西丁：通过抑制磷酸二酯酶活性，使 cGMP 含量增加，松弛血管平滑肌，增加脑血流量，此外还能抑制血小板凝集，降低人体血液黏度，增强红细胞变形力，改善血液流动性和微循环，促进脑组织摄取葡萄糖，增加脑耗氧量，改善脑代谢。20 ~ 30mg/ 次，静脉滴注，1 次 / 日。副作用可见皮疹、荨麻疹、瘙痒过敏、腹痛、腹泻、食欲差等症状，头昏、颜面潮红、血压轻度下降、心动过速等偶可发生。白细胞减少，肝功转氨酶和血尿素氮升高等；长期使用应注意检查血象变化；输液中长春西丁含量不得超过 0.06mg/ml，否则有溶血的可能；本品禁用于静脉注射或肌内注射。本品不可与肝素同用，颅内出血急性期禁用。

B. 己酮可可碱：为非特异性血管扩张药。其代谢产物具有改善血液浓度和改善微循环作用。可增加组织携氧能力；改善红细胞变形能力，还可抑制中性粒细胞黏附与激活，主要用于缺血性脑血管病。100 ~ 400mg/ 次，溶于 5% 葡萄糖液 250 ~ 500ml 中，缓慢静脉滴注，1 次 /d。副作用可见常见头晕、头痛、胃部不适、恶心等，偶见皮肤和全身过敏反应、血压降低、白细胞和血小板减少、心律不齐、心绞痛和肝功损害；急性心肌梗死、严重冠状动脉疾病和孕妇禁用；低血压者慎用；老年患者和严重肝肾功能不全者（肌酐清除率低于 10ml/min）应减量使用。

（3）活血化瘀为主的中药单成分或复方制剂如丹参、川芎嗪、三七、葛根素、疏血通（水蛭提取物）、银杏叶制剂等可以降低血小板聚集、抗凝、改善脑血流、降低血黏滞度等作用，可选其中一种使用。如用川芎嗪 120 ~ 200mg 静脉滴注，1 次 /d；三七注射液 0.4 ~ 0.5g 静脉滴注，1 次 /d。疏血通 6ml/ 次，静脉滴注，1 次 /d。

5. 抗血小板聚集 抗血小板聚集治疗是治疗缺血性卒中的基石。以阿司匹林最为常用，不能耐受者可选用氯吡格雷等，可参考 TIA 的治疗。

（1）阿司匹林：是经济、实惠、安全及最常规的抗血小板预防用药，最低有效剂量为 75 ~ 325mg/d。用药过程不需要血液学方面的检测。

（2）氯吡格雷：属 ADP 诱导血小板聚集的抑制剂，常用剂量为 75mg/d。

6. 抗凝治疗 抗凝治疗一般不作为脑梗死患者的常规治疗。但对于伴发房颤的心源性脑栓塞、进展性脑梗死、后循环脑梗死、治疗或预防下肢静脉血栓形成者，可考虑抗凝治疗以低分子肝素最为常用。可选用低分子肝素钙（4100IU/ 支）、低分子肝素（4000IU/ 支）或达肝素（5000IU/ 支），每次 1 支，1 ~ 2 次 /d，连用 7 ~ 10d。后可根据病情需要应用口服抗凝剂华法林 2 ~ 6mg 维持，监测国际标准化比值（INR），使国际标准化比值（维持在 2.0 ~ 3.0）。

7. 降纤治疗 很多证据显示脑梗死急性期血浆中纤维蛋白原和血液黏滞度增高。蛇毒制剂可以显著降低血浆纤维蛋白原水平，尚有增加纤溶活性及抑制血栓形成作用，更适用于合并高纤维蛋白原血症患者，一般推荐在发病 72 小时内使用效果好。巴曲酶或国产降纤酶分别于第 1、第 3 及第 5 天静脉滴注 10IU、5IU、5IU。

8. 神经保护剂 从循证医学角度来说，目前没有一个脑保护药物得到公认。临床上可根据病情常选用的有胞磷胆碱、吡拉西坦（脑复康）、依达拉奉、钙通道阻滞剂（尼莫地平）、神经节苷脂、脑蛋白水解物（脑活素）、小牛血去蛋白提取物等。胞磷胆碱 0.5 ~ 0.75g，加入液体 250 ~ 500ml，静脉滴注，1 次 /d。依达拉奉 30mg/ 次，静脉滴注，2 次 /d。亚低温可能目前最有前途的脑保护措施，但临床实施较为困难。高压氧亦可试用。

9. 其他治疗 伴有意识障碍者，可选用醒脑静、纳洛酮，中枢性高热者可鼻饲安宫牛黄丸、溴隐亭保留灌肠等。

（三）恢复期治疗方案

1. 康复治疗 应尽早进行，病情稳定 48h 后即可开始。除肢体瘫痪康复治疗和吞咽训练外，还应注意语言、认知、心理、职业等方面的康复。

2. 药物治疗

（1）抗血小板聚集药物 有肯定预防缺血性卒中疾病复发的作用。应坚持按量长期服用，应注意消化道出血副作用。

（2）对于高胆固醇血症患者，应结合其他危险因素，以 LDL 为指标，进行分层治疗。

（3）控制脑卒中的危险因素，对患者的危险因素进行有针对性的治疗。如控制血压和血糖、戒烟限酒、控制体重等。

（4）可应用改善脑部血液循环的药物如钙离子拮抗剂、脑血管扩张药及 B 族维生素等。

3. 手术治疗 对伴有颈动脉或颅内大动脉狭窄者，可考虑介入手术治疗，以防止卒中复发。

三、预后

本病急性期的病死率为 5% ~ 15%。存活的患者中，致残率约为 50%。影响预后的因素较多，以神经功能缺损的严重程度最为重要，延迟治疗或不正规治疗是导致致残的很重要原因。

第六节 腔隙性脑梗死

腔隙性梗死是由于脑深部的直径为 100 ~ 400μm 的小穿通动脉梗死后，该小动脉供血区脑组织缺血坏死形成的小灶性梗死。主要病因是持续性高血压而致微动脉粥样硬化，其次为糖尿病性微小动脉病变。大多数人认为梗死的范围为 2 ~ 15mm。多发生在基底节、内囊、丘脑、脑干、放射冠及小脑白质，其临床表现取决于腔梗的位置和损伤的结构。腔隙性梗死是无症状性脑梗死最常见的类型。

一、诊断

（一）临床表现

由于病灶的大小、部位不一，故临床表现也较多样。可突然发病，也常见亚急性或渐进性起病。可有轻偏瘫、感觉障碍等局限症状，也可无症状。约 20% ~ 30%病人病前有 TIA 病史，约 90%病人有高血压病史。Fisher 将其临床表现分为 21 种综合征。常见类型的表现如下：

1. 纯运动性轻偏瘫 也称单纯运动卒中，最为多见，约占 60%。表现为一侧肢体轻偏瘫，无感觉障碍，病灶位于放射冠、内囊、脑桥或延髓的锥体束。

2. 纯感觉性卒中 较常见的一种。表现为一侧面部及偏身感觉障碍，有麻木、沉重发热、针刺、牵拉等感觉，其主观感觉症状超过客观感觉障碍。无瘫痪、失语及视野缺失等症状和体征。病灶在丘脑腹后核，为大脑后动脉的丘脑穿支阻塞引起。少数为脊髓丘脑束或丘脑皮质受累所致。也有内囊后肢的放射冠受累者。临床多表现为 TIA 发作或于数周内恢复，少数可症状持续不缓解。

3. 感觉运动卒中 表现为偏身感觉障碍，一侧中枢性面神经、舌下神经及肢体的轻瘫，而无失语、意识障碍等。为大脑后动脉丘脑穿通支或脉络膜后动脉闭塞，造成丘脑腹后外侧核和内囊后肢的腔隙性梗死。也可必须为偏侧舞蹈—投掷动作：CT 证实壳核腔隙梗死。肌力、肌张力及腱反射均正常，但出现偏身上、下肢远端的舞蹈样或投掷样动作。也可见于丘脑底核、纹状体腔隙梗死。

4. 共济失调性轻偏瘫 临床表现为对侧下肢重于上肢的偏瘫和同侧的小脑性共济失调，或一侧下肢远端无力、上肢共济失调，可能由于内囊附近腔梗死，使皮质脑桥小脑束受损而致，少数病人可有构音障碍、眼球震颤、侧向倾斜、头面及手足麻木，是由于来自椎动脉的旁正中支闭塞造成脑桥基底部上、中 1/3 交界处腔隙性梗死所致。

5. 构音障碍—手笨拙综合征 构音障碍，可有吞咽困难，对侧偏身上肢重于下肢的轻瘫与笨拙及精细动作困难等共济失调，同时可有对侧中枢性面瘫、舌瘫及锥体束征。病灶位于脑桥基底部上、中 1/3 交界处与内囊膝部，此型可急性起病。

（二）辅助检查

1. 头颅 CT 或 MRI 检查 是确诊腔隙性梗死的主要方法，应主要发现责任病灶，MRI 阳性率高于 CT，FLAIR 检查可区分新旧病灶。

2. 其他检查 和其他脑血管病一样，主要查明脑血管病的危险因素和评估凝血功能及颅内外动脉的损害情况。

（三）诊断依据

根据老年人有高血压、动脉硬化、糖尿病病史、结合起病形式、临床表现即可初步诊断，再进行颅脑 CT 或 MRI 进一步确诊，对于反复发作的患者，应区分责任病灶。

（四）临床分型

Fisher 将其临床表现分为 21 种综合征：纯运动轻偏瘫（PMH）；纯感觉性卒中；共济失调性轻偏瘫；构音障碍—手笨拙综合征；合并运动失语的 PMH；无面瘫的 PMH；中脑丘脑综合征；丘脑性痴呆；合并水平凝视麻痹的 PMH；合并动眼神经瘫的交叉 PMH；合并外展神经麻痹的 PMH；合并精神错乱的 PMH；合并动眼神经瘫的交叉小脑共济失调；感觉运动性卒中（丘脑内囊型卒中）；偏侧舞蹈症；基底动脉下部分支综合征；延髓外侧综合征；桥延外侧综合征；记忆丧失综合征；闭锁综合征；其他，包括一侧下肢无力易于跌倒、纯构音障碍、急性丘脑性张力障碍。

二、治疗

（一）治疗原则

腔隙性梗死灶是由于血管的微小终末支阻塞而形成，一旦梗死灶形成缺乏侧支循环，在临床上预防其发生或新的腔梗灶的形成是治疗的关键。临床以抗血小板聚集和改善微循环为主要方法，卒中单独治疗是有效措施。

（二）病因治疗

积极治疗与本病发生有关的疾病，如高血压、动脉硬化症、糖尿病、高脂血症等。伴有高胆固醇血症者优先使用他汀类降脂药物。

（三）药物治疗

1. 抗血小板聚集治疗

（1）阿司匹林（ASA）：每日 100 ~ 300mg 顿服为国人的合理剂量。长期应用应注意消化道副作用，消化道出血史及出血倾向者慎用。

（2）双嘧达莫（DPA）：可抑制血小板磷酸二酯酶活性，阻止环磷酸腺苷（cAMP）转化为 AMP，提高血小板内的 cAMP 水平，而 cAMP 可阻止 TXA2 形成并增强 PGI2 的活性及诱发血管内膜释放 PGI，从而减少血小板聚集。常用量 25 ~ 50mg，3 次 /d，副作用可有头痛、头晕、面红、胃肠道不适等。

（3）噻氯匹定：活性成分为盐酸噻氯吡啶，效果优于阿司匹林而较阿司匹林的副作用小，常用剂量 0.125 ~ 250mg，1 ~ 2 次 /d，进餐时服，长期服用者注意定期查血白细胞，有活动性出血、出血倾向者，有溃疡病及血小板减少、粒细胞缺乏症者忌用。

（4）氯吡格雷：属 ADP 诱导血小板聚集的抑制剂，常用剂量为 75ms/d。不良反应少，适用于高危人群和 ASA 不能耐受者。

2. 改善脑循环

（1）钙离子拮抗剂：参考 TIA 治疗。

（2）丁咯地尔：为 α 肾上腺素能受体抑制剂，并具有较弱的非特异性钙离子拮抗作用。通过抑制毛细血管前括约肌痉挛而改善大脑及四肢微循环血流。此外，还具有抑制血小板聚集和改善红细胞变形性的功能。0.1 ~ 0.2g 溶 5% 的葡萄糖溶液或生理盐水 250 ~ 500ml，静脉缓慢滴注，1 次 /d。副作用偶有胃灼热感、胃痛、恶心、头痛、头晕、嗜睡、失眠、四肢灼热感、皮肤潮红或瘙痒。禁用于对本品过敏者、急性心肌梗死、心绞痛、甲状腺功能亢进、阵发性心动过速、脑出血、有其他出血倾向或近期内有大量失血的患者。肝肾功能不全或正在服用降压药者慎用。

（3）中药活血化瘀治疗：可用川芎嗪 120 ~ 200mg 静脉滴注，1 次 / d；三七注射液 0.4 ~ 0.5g 静脉滴注，1 次 / d；复方丹参注射液静脉点滴；此外，也可选用口服脑血栓片、银杏叶片等。

3. 脑保护治疗　目前缺乏有效的脑保护治疗药物，可选用胞磷胆碱钠 0.5 ~ 0.75mg, 静脉滴注，1 次 /d；依达拉奉 30mg/ 次，静脉滴注，2 次 /d。

4. 抗凝剂应用　对于抗凝治疗腔隙性脑梗死尚有争议，抗凝治疗可能会导致脑出血发生，故应慎用。有 TIA 史者或症状进行性加重者可用低分子肝素，如低分子肝素钙注射液 0.4ml（3800U）腹壁皮下注射，1 ~ 2 次 /d；但需密切观察出血副作用。

5. 病情稳定后即开始康复治疗，可采用针灸、理疗、按摩、推拿和康复训练等。

第七节　脑栓塞

脑栓塞是指由于血液中的各种栓子沿血循环进入脑动脉系统，引起动脉管腔闭塞，而侧支循环不能代偿时导致该动脉供血区局部脑组织的坏死，从而出现相应的脑功能缺损。约占缺血性脑血管病的 15% ~ 20%。以颈内动脉系统栓塞多见，约为 75% ~ 80%，其中大脑中动脉可占 90% 以上。后循环栓塞约占 15% ~ 20%，但一般预后较差。最常见的栓子来源为心脏，约 14% ~ 48% 的风湿性心脏病病人发生脑栓塞。心肌梗死、心内膜炎、心房颤动、心脏手术时易诱发本病；非心源性栓子多见于大动脉粥样硬化斑块脱落、潜水减压不当、外伤长骨骨折或气胸、孕妇生产等。少数患者可能查不到确切栓子来源。

一、诊断

（一）脑栓塞临床表现

1. 各年龄均可发病，多有风湿性心脏病、心房颤动或大动脉粥样硬化病史。

2. 骤然起病，多在静态到动态过程中发病，常在数分钟内症状达高峰，少数患者病情呈阶梯式进行性恶化。

3. 部分病人可有短暂性意识不清、头痛或抽搐发作，较大动脉闭塞后数日内继发性脑水肿，可使症状逐渐恶化并导致意识障碍程度加重，甚至脑疝形成。

4. 大约 30% 的患者可继发出血性转化。

5. 可伴有其他脏器血管栓塞的表现，如肾动脉栓塞、周围肢体动脉栓塞等。

6. 神经系统局灶性表现依栓塞的血管和位置而出现不同的神经功能缺损表现，颈内动脉系统栓塞以偏瘫、偏身感觉障碍、语言障碍（优势半球损害时）多见，而椎—基底动脉系统栓塞眩晕、复视、眼球运动麻痹、瞳孔异常、共济失调、交叉性瘫痪、四肢瘫痪、吞咽困难、或严重意识障碍等表现。

7. 常伴有原发病的临床表现，如心慌、气短、心律不齐、心脏杂音、骨折疼痛等。

（二）辅助检查

1. 经颅彩色多普勒超声 可检测到血管内活动的栓子，是诊断脑栓塞的直接证据。

2. 超声心动图 有助于了解心脏的结构变化以及有无心脏附壁血栓。

3. 颈动脉超声 检查可发现颈动脉的动脉粥样硬化斑块及血管狭窄：特别是在斑块基础上有无新鲜的血栓形成。

4. 数字减影血管造影（DSA） 可以发现主动脉弓以及进入颅内的各级血管的动脉硬化及狭窄，但有一定的创伤和危险性，此检查最好在有条件的医院开展。

（三）诊断依据

1. 起病急骤 常在活动时起病；似以静态到动态过程中多见。

2. 有风湿性心脏病、心房颤动等栓子来源或身体其他部位（视网膜、肾）等栓塞的证据。

3. 可一过性意识障碍或癫痫发作，部分患者起病后意识障碍进行性加重。

4. 突然出现、很快达高峰的对侧肢体严重偏瘫、偏侧感觉麻木或丧失、同向偏盲、失语、眩晕、复视、眼球运动麻痹、瞳孔异常、共济失调、交叉性瘫痪或四肢瘫痪、吞咽困难、意识障碍等脑功能损害的表现。

5. 头颅 CT 和 MRI 头颅 CT 可见符合血管分布的单发或多部位脑组织低密度改变；MRI 检查可见病灶区域 T_1 呈低信号改变而 T_2 呈高信号改变。DWI 检查可更早发现梗死病灶，而 MRI 梯度回波检查可早期发现出血性转化。

二、治疗

（一）治疗原则

脑栓塞的基本治疗同动脉粥样硬化性血栓性脑梗死，以抗血栓、降低颅内压、改善脑微循环和脑保护为主，及早进行康复治疗。并积极治疗心脏病等原发病，急性期避免活动，减少栓子再次脱落而复发。有条件的可在卒中单元病房治疗。

（二）治疗方案

1. 抗血栓治疗

（1）溶栓治疗：对发病在 3 ~ 6h 内的大脑中动脉的脑栓塞，若符合溶栓治疗，应进行静脉或动脉溶栓治疗。具体参见脑血栓形成的治疗。

（2）抗血小板聚集治疗：急性期口服阿司匹林 150 ~ 300mg，1 次 /d，恢复期改为 75 ~ 150mg，1 次 /d。也可选用氯吡格雷或奥扎格雷钠。

（3）抗凝治疗：对于心源性脑栓塞抗凝治疗，急性期首选低分子肝素。低分子肝素皮下注射，可选用低分子肝素钙（4100IU/0.4ml/ 支）、低分子肝素（4000IU/0.4ml/ 支）或达肝素（5000IU/0.2ml/ 支），每次 1 支，1 ~ 2 次 /d，连用 7 ~ 10d。或者口服抗凝剂华法林 2 ~ 6mg/d，监测凝血酶原时间 PT 为正常值 1.5 倍或国际标准化比值（INR）维持在

2.0 ~ 3.0。

2. 降低颅内压 可选用甘露醇、甘油果糖、呋塞米、拖拉噻米、七叶皂苷钠等。参见脑血栓形成治疗。

3. 改善脑微循环和脑保护治疗参见脑血栓形成治疗。

4. 脂肪性脑栓塞 可用扩容剂、血管扩张剂静脉滴注，低分子右糖苷 250 ~ 500ml，静脉滴注，1 次 /d。还可用 5% 的碳酸氢钠溶液或 10% 乙醇 250ml，静脉滴注，2 次 /d，利于脂肪溶解。

5. 气栓性脑栓塞 患者应取左侧卧、头低位，如为减压病，可行高压氧治疗增加脑含氧量，减少气栓。

6. 感染性脑栓塞以抗感染治疗为主，禁用溶栓或抗凝治疗。

7. 脑栓塞的预防 应针对栓子来源，积极治疗原发病；如伴有风湿性心脏病的患者，除应积极控制风湿活动外，还应该注意心脏附壁血栓的预防，尤其是合并心房颤动者，必要时应在医生指导下进行抗凝治疗或抗血小板治疗。

第八节 脑分水岭梗死

脑分水岭梗死（CWSI）指脑内相邻较大血管供血交界处或边缘带发生的脑梗死。多在脑动脉狭窄的基础上，当血容量下降、体循环低血压等因素引起脑血流动力学改变所致。主要发生在大脑中动脉与大脑后动脉供血交界处大脑中动脉的皮质支与深穿支之间和大脑前动脉与大脑中动脉供血交界处。CWSI 可为单灶性，也可多为多灶性。常见病因有降压药物使用不当，严重脱水、各种原因导致的休克、低血压、颈动脉阻塞等。CWSI 占脑梗死的 10%。

一、诊断

（一）临床表现

CWSI 临床表现因病灶部位不同而不同。

1. 皮质前型 是大脑前动脉与大脑中动脉供血区的分水岭脑梗死，主要表现为以上肢为主的偏瘫及偏身感觉障碍，一般无可中枢性面、舌瘫，可有强握反射、情感障碍；优势侧病变可出现经运动性失语；非主侧半球损害常有情绪改变或精神障碍，双侧病变可出现四肢瘫痪、智能障碍或痴呆。

2. 皮质后型 病灶位于顶、枕、颞交界区，是大脑中动脉与大脑后动脉，或大脑前、中、后动脉皮质间的分水岭区。临床症状以偏盲最常见，多以对侧下象限盲为主；可有皮质性感觉障碍，对侧轻微偏瘫或无偏瘫；少数患者可有情感淡漠，可有记忆力减退和 Gerstmann 综合征（角回受损），优势侧病变可伴有感觉性失语；非优势侧半球受累可见体象障碍。

3. 皮质上型 病变位于大脑前、中、后动脉皮质支供血区的分水岭区。即额中回、前后中央回上部、顶叶上部及枕叶前部。可表现为偏瘫、偏身感觉障碍或记忆力障碍。

4. 皮质下型 是大脑前、中、后动脉皮质支与深穿支间或大脑前动脉回返支与大脑中动脉的豆纹动脉间的分水岭脑梗死，病灶位于大脑深部白质、壳核、尾状核等处，可出现对侧纯运动性轻偏瘫或(和)感觉障碍、对侧肢体不自主运动等表现。此型可分为5种类型:

(1)皮质下前型:梗死灶位于侧脑室额角后外方，有对侧肢体轻瘫，类帕金森综合征，也可有半侧投掷症及一过性尿失禁。轻者可无症状、体征。

(2)皮质下后型:病灶在内囊后肢附近，有偏瘫及偏身感觉障碍。

(3)皮质下上型:病灶位于侧脑室体旁，可为一个较大病灶或数个病灶相连。临床常有一过性或可逆性轻瘫，很少有感觉障碍，可有构音障碍。

(4)皮质下下型:病变在前后脉络膜动脉供血交界处，症状轻，可有精神抑郁、轻瘫。

(5)皮质下外侧型:病灶位于岛叶皮质下与壳核之间，呈狭窄条索状，临床表现为纯运动性轻偏瘫，偶有构音障碍，临床较常见。

5.其他 分水岭性小脑梗死和脑干梗死，较为少见。多在小脑上动脉和小脑后下动脉之间，表现为轻度小脑性共济失调。

脑干多在脑桥基底部和被盖部连接处的内侧区，表现为眼球凝视、瞳孔缩小和意识障碍等。

(二)辅助检查

目的在于确定引起脑分水岭梗死的病因、危险因素、判断预后以及确定诊断。

1.头颅CT和MRI 头颅CT和MRI有助于发现表现为脑分水岭梗死的颅内病灶，常是临床确定诊断的关键手段。MRI显示病灶优于CT。皮质前型CWSI病灶位于额叶，相当于额中回，呈楔型，沿前、后中央回的上部顶上小叶呈带状前后走行；皮质后型CWSI病灶在顶枕颞交界处，亦呈楔型；皮质下型CWSI病灶主要在基底节区及侧脑室旁，多呈条索状小的梗死灶。在CT上常见腔隙性梗死灶与CWI并存，前者一般好发于基底节区，直径不超过15 ~ 20mm，近圆形；后者多位于侧脑室体旁，呈条索状或带状，有时长达30mm以上，多呈双侧性。

2.CTA或MRA检查 可发现颅内外大动脉的狭窄，是无创性检查的主要工具。

3.超声检查

(1)颈动脉超声检查:应作为脑分水岭梗死患者的一个基本检查手段，常可显示颈动脉狭窄或颈动脉粥样硬化斑块。无损伤检查，病人易于接受。

(2)经颅彩色多普勒超声(TCD):可发现颅内大血管狭窄、判断侧支循环情况、确定有无盗血等情况，但只有在血管狭窄在50%以上时才可能被发现。

4.脑血管造影 选择性动脉导管脑血管造影(DSA)是评估颅内外动脉血管病变最准确的诊断手段。可显示脑动脉或颈内动脉狭窄或闭塞情况，可精确了解脑动脉狭窄的程度、侧支循环代偿情况及动脉粥样硬化斑块的活动情况。

5.其他检查 根据患者情况可检查血细胞比容、血黏度检查、心脏形态及功能检查、血脂、血糖等。

(三)诊断依据

1.中老年发病，病前常有高血压、冠心病、糖尿病史；尤其是有脑动脉狭窄的证据。

2.起病时血压常偏低。

3.皮质前型表现为以上肢为主的中枢性瘫痪，可伴精神障碍、强握反射等。

4. 皮质后型以偏盲为主要表现，可有轻偏瘫。

5. 皮质下型主要表现为偏瘫及偏身感觉障碍等症状。

6. 头颅 CT 或 MRI 提示病灶位于脑动脉供血的分水岭区，病灶呈楔形、带状、条索状。

（四）分型

主要依据头颅 CT 或 MRI 所显示的病灶部位来确定 CWSI 临床类型。可分为皮质前型、皮质后型、皮质上型、皮质下型和其他类型（后循环型）四种类型；皮质下型又可进一步分为五种亚型：皮质下前型、皮质下后型、皮质下上型、皮质下下型和皮质下外侧型。

二、治疗

1. 病因治疗　纠正引起 CWSI 的病因，如休克的及时诊断和治疗，纠正医源性低血压的发生，防止过度脱水，及时治疗种心律失常及其他心脏病，早期有效治疗颈动脉狭窄等。根据患者情况选用低分子右旋糖酐、生理盐水、706 代血浆、参脉注射液等纠正低血压、补足血容量。

2. 脑分水岭梗死　一般治疗同动脉粥样硬化性血栓性脑梗死。

3. 如有脑血管狭窄，可行血管内介入治疗。

第九节　出血性脑梗死

出血性脑梗死（HI）又称为脑梗死后出血，是指在缺血性脑梗死组织内继发出血病灶的一种脑梗死，其梗死区域与出血病灶属于同一动脉供血区，最常见于栓塞性脑梗死及大面积脑梗死。它不同于混合性脑卒中，具有特征性的病理改变、临床特点、CT 或 MRI 表现及病理生理机制。本病于 1873 年由 Lindel 首先报道，1951 年由 FisherAdams 正式提出“出血性脑梗死”之诊断名称。闭塞血管再通后血流再灌注和侧支循环形成是 HI 发生的基本机制。各种原因引起的脑梗死是 HI 最常见原因，约占 UI 的 50% ~ 70%，其中以心源性脑栓塞最多，占 50% 以上；大面积脑梗死因其常伴有严重脑水肿，其发生 HI 机会大，约占 HI 的 20% ~ 25%。临床应用抗凝溶栓治疗脑梗死时也常并发 HI，其中溶栓治疗时 HI 发生率达 15% ~ 45%。过去临床诊断相当困难。CT 的临床应用对本病诊断具有重要意义。

一、诊断

（一）临床表现

1. HI 发生的时间　最常在梗死后 6h，长可至梗死后 2 月，以 3 天到 2 周最为多见，1 周以内约占 42%，1 ~ 2 周约占 35%，2 ~ 3 周约占 15%。

2. Ⅲ发生部位　以大脑中动脉分布区多见为 72% ~ 79%，大脑前动脉分布区为 5% ~ 20%，而椎—基底动脉分布区为 10% ~ 16%，另外，皮质梗死后出血多于皮质下梗死。

3. 临床表现　除原有脑梗死表现外，HI 发生后是否引起原有症状，体征加重，与 HI 发生的时间、病灶大小、出血程度以及治疗措施等有关。一般 3d 内发生的 HI，多为血肿型，常伴有占位效应，临床症状多加重，出现全脑症状，如意识障碍加重及颅内压增高症状加重，头痛、呕吐等或原有局灶性症状加重，肢体瘫痪加重或出现新的神经系统定位体征。1 周以后发生的 HI，常为非血肿型，常无占位效应，除非斑点片状出血累及梗死范围以外的脑组织，原有的神经功能障碍一般不会加重。

（二）辅助检查

1. 头颅 CT 检查 表现为在原有低密度改变病灶中出现斑片状、点状或融合成血肿的高密度影。对于血肿型 HI，病灶周围水肿明显，常有占位效应，表现为中线移位、脑室变形、受压，增强扫描可发现低密度灶内有脑回状、斑片状或团块状强化影。

2.MRI 扫描 急性期可见 T_1 加权像为高信号与正常信号相间，T_2 加权像为轻微低信号改变。亚急性期可见 T_1 及 T_2 加权像均为高信号改变。慢性期则 T_2 加权为低信号改变。MRI 梯度回波检查可早期发现微出血病灶。

3. 脑脊液检查 可由原来正常转变为血性或镜下红细胞增多，压力常增高，蛋白含量也可升高。

4. 脑血管造影 可发现闭塞血管再通及造影剂外渗。

（三）诊断依据

1. 具有典型临床特点

（1）有脑梗死，特别是心源性脑栓塞或大面积脑梗死证据。

（2）原有临床表现有加重趋势，或病情稳定后又突然加重，特别是在起病后 2 周以内。

（3）在应用抗凝剂、溶栓剂或进行扩容扩管治疗时，出现症状恶化或神经功能障碍加重。

2. 腰椎穿刺 发现脑脊液压力增高，脑脊液发现有红细胞。

3. 头颅 CT 或 MRI 提示出血性脑梗死的典型表现。

4. 脑血管造影 可显示闭塞血管再通及造影剂外渗。

（四）分型

1. 依 CT 或 MRI 表现分型 ①血肿型：梗死区内出血融合或血管破裂形成血肿，常有占位效应，临床症状多突然加重；②非血肿型：梗死区内出血呈斑点状、片状、条索状、环状等散在分布的出血灶，不形成血肿，无占位效应，临床症状多无变化。

2. 依病理分型 ①毛细血管型：出血病灶多位于大脑皮质的周边部或皮质下，出血灶常为非血肿型；②小动脉型：常发生于基底节区及脑实质深部，出血灶常为血肿型。

3. 依脑梗死后出血发生的时间分型 ①早发型：多在发病后 3d 内发生，出血灶多为血肿型；②晚发型：多在发病 1 周后发生，出血灶常为非血肿型。

4. 根据Ⅲ后临床症状变化将其分为 ①轻型：HI 发病时间在脑梗死 1 周后，临床症状多不加重；②中型：发病时间在脑梗死后 4 ~ 7d，发病后原有症状体征不缓解或加重，表现为颅内高压症状或肢体瘫痪加重，但无意识障碍及瞳孔变化。③重型：发病时间多在脑梗死后 3d 内，原有症状体征均加重，常伴有明显意识障碍及瞳孔变化，提示预后不良。

二、治疗

HI 治疗要根据病情不同，遵循个体化原则。具体治疗时要参考出血后临床症状是否加重及出血的类型、出血量多少而定。

1. 减轻脑水肿，防止高颅压。

2. 调整血压，血压过高可加重脑出血，降压过快过低可引起脑灌注不足，加重脑缺血缺氧。

3. UI 心源性脑栓塞多见，易再发，是否应用抗凝剂，可根据病情酌情考虑，继发 UI

者应停用抗凝及溶栓治疗，并定期 CT 观察。

4. 急性期扩容扩管、血溶稀释疗法均宜停用。

5. 血肿型 HI 如血肿较大或经保守治疗无效时，可行手术治疗。

6. 停用蛇毒去纤维蛋白制剂及抗血小板聚集药。

7. 其他治疗，包括脑活化剂、脑保护剂、对症治疗，防止各种并发症，加强功能锻炼，促进神经功能恢复等。

第十节　颅内静脉窦及静脉血栓形成

颅内静脉窦及静脉血栓形成（CVT）是由多种病因所致的脑静脉系统血管疾病，以脑脊液吸收障碍、脑静脉回流受阻为特征。依病变的性质可分为非感染性和感染性两大类。临床表现复杂多样，缺乏特征性，易漏诊、误诊。前者多见于慢性消耗性疾病、红细胞增多症、白血病、产褥期及口服避孕药患者等；后者常继发于头面部或其他部位化脓性感染灶，故又称化脓性血栓形成。少数为不明原因者。

由于近年来影像学诊断技术的提高，本病发现率明显提高。病理可见新鲜血栓，陈旧性血栓被纤维组织所取代，血栓富含红细胞和纤维蛋白，血小板较少有时可见血管再通；通常可伴有脑表面静脉周围的蛛网膜下腔出血，静脉窦及皮质血管扩张。血栓形成有时可导致脑梗死，表现为局部脑组织肿胀、苍白、淤血，累及皮质和邻近的白质，皮质下点片状出血；感染性血栓可见静脉窦内脓液，白细胞堆积，常伴脑膜炎或脑脓肿。

一、诊断

（一）临床表现

共同特征为头痛、恶心呕吐、视盘水肿等颅内压增高症状，可见癫痫发作、意识不清、局灶性神经症状等；临床表现复杂多样，且除海绵窦血栓形成外均缺乏特异性。症状体征波动多变，可单侧或双侧，伴发脑实质出血或蛛网膜下腔出血也较常见。感染性血栓可有发热、脑膜刺激征等感染中毒症状。血栓小者可无临床症状。

（二）辅助检查

1. 实验室检查

（1）感染性血栓：白细胞计数、脑脊液或血液细菌培养及药物敏感实验有助于查找病原菌，指导用药。

（2）非感染性血栓：血小板计数、凝血酶原时间等与凝血机制相关的血液学检查，利于发现患者有无高凝状态及指导抗栓治疗。

2. 对疑似脑静脉系统血栓患者的诊断，有赖于影像学检查的支持

（1）CT 或 MRI：CT 可显示血栓所致水肿、出血等脑内继发性的改变，增强扫描的“空三角征”对上矢状窦血栓的诊断，具有特征性。MRI 因对血流的敏感、可显示血栓形成。发病数天内，静脉血栓在 T_1 加权成像（T_1WI）呈等信号、T_2 加权成像（T_2WI）呈低信号血管影；发病 1 ~ 2 周，血栓内红细胞开始溶解，T_1WI、T_2WI 均为高信号血管影；MRI 与 MRV 结合可提高诊断的准确。不记及静脉期循环时间延长，提示血栓部位和轮廓，

为诊断提供有力的证据（见图 3-2-1）。

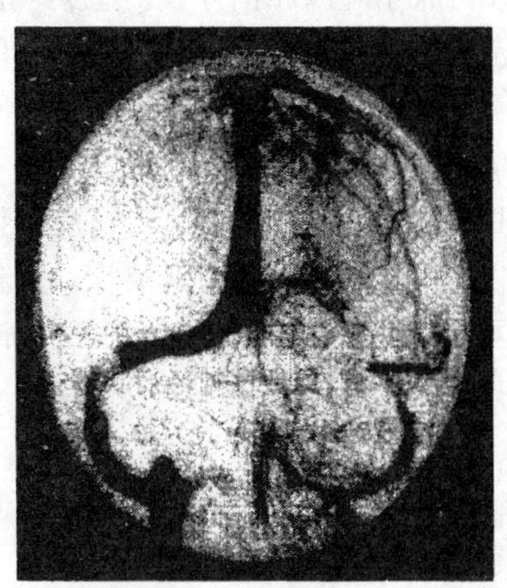

图 3-2-1 DSA 片

（三）诊断标准据病史、临床表现及影像学改变进行诊断。临床对可疑脑静脉系统血栓形成时，应及早行影像学检查（特别是 MRV、DSA），以防误诊、漏诊。以下是常见颅内静脉窦及静脉血栓形成诊断标准：

1. 海绵窦血栓形成

（1）常急性起病，多有发热、全身感染等症状。

（2）多继发于面颊部、眶周、鼻部及的化脓性感染。

（3）眼睑及结膜水肿、眼球突出，多因眶内静脉回流受阻而致。

（4）可出现眼睑下垂、瞳孔散大、眼球各方活动受限，甚至目定，瞳孔对光反应消失，病侧角膜反射消失。由于行于海绵窦的动眼神经、滑车神经、外展神经及三叉神经的眼支受累。

（5）若并发脑膜炎者的脑脊液可见有白细胞增高等炎性改变。

2. 上矢状窦血栓形成

（1）呈急性或亚急性起病。

（2）患者多为非感染性原因所致，以老年患者、产褥期妇女、婴幼儿多见。

（3）出现头痛、呕吐、视盘水肿等颅内压增高症状。可有不同程度的意识障碍，嗜睡直至昏迷。也可有精神症状、癫痫发作等。

（4）其他神经功能缺损的定位体征，取决于受累脑组织的部位。

（5）早期部分患者 CT 增强扫描可见“空三角征”。DSA 显示上矢状窦血栓形成的部位和引流静脉显影不清。

3. 大脑静脉血栓形成 多由静脉窦血栓扩展而来。

（1）大脑大静脉血栓形成临床少见，表现为无感染征象的高热、昏迷、去脑强直、颅内压增高、癫痫发作等，但病情危重。病变主要累及间脑、底节等深部结构，存活患者多遗留记忆障碍、强直等症状。

（2）大脑皮质静脉血栓形成呈急性起病，出现发热、颅内压增高、痫性发作等症状。

二、治疗

（一）治疗原则

有颅内高压者，应积极行脱水降颅压治疗；对感染性血栓形成应积极控制感染，对抗生素的应用，应强调早期选用敏感药物、剂量足、疗程长的原则。针对血栓本身的抗凝、溶栓治疗，是改善预后的有效措施。

（二）治疗方案

1. 病因治疗　对感染性血栓形成最好等细菌培养及药物敏感试验后选择用药，在尚未知致病菌前，宜选多种抗生素联合或广谱抗生素治疗；疗程宜长，一般 2 ～ 3 个月。对非感染性血栓形成在对原发病治疗的基础上，增加血容量、改善循环，降低血黏度，改善全身营养状态。

2. 抗栓治疗

（1）抗凝：肝素类抗凝治疗脑静脉系统血栓形成在于防止血栓扩大，避免静脉血栓形成性脑梗死；低分子肝素钙 0.4ml，皮下注射，2 次 /d，共用 2 周。后继续应用口服抗凝剂（如华法林）3 个月左右，使国际标准化比率（1NR）维持在 2.0 ～ 3.0。

（2）溶栓：应用纤溶酶原激活物（r–tPA、尿激酶）将纤溶酶原转化为纤溶酶，后者再溶解血栓中的纤维蛋白达到抗栓的效果。目前阶段难以评价其风险—效益比，仅适用于肝素治疗病情仍继续恶化的患者。

3. 对症治疗　高热患者应予以物理或者药物降温；有颅内高压者，应积极行脱水降颅压治疗，常用甘露醇快速静脉滴注；癫痫发作者行抗痫药物治疗；对意识障碍的患者应加强护理及支持，积极预防并发症。

三、预后

由于神经诊断和治疗技术的进步，本病的预后有所改善，病死率约为 5.5% ～ 30%，经过积极治疗的患者约 70% ～ 90% 可望临床好转。

第十一节　皮质下动脉硬化性脑病

皮质下动脉硬化性脑病为一种血管性、大脑半球白质脱髓鞘性脑病。皮质下动脉硬化性脑病的发病形式多种多样，例如纯运动性偏瘫、构音障碍、步态障碍、记忆障碍、行为异常及精神症状等。皮质下动脉硬化性脑病的发病机制观点不一，目前大多数认为与动脉粥样硬化有关。额叶、颞叶、顶叶皮质下深部脑白质大部分是由脑表面的小动脉深穿支供血，在高血压动脉粥样硬化等病因的长期反复作用下，造成血管损伤引起的脑组织缺血、缺氧而发生腔隙性脑梗死，引起神经细胞的脱髓鞘、变性以及胶质增生，从而产生痴呆综合征。也有人认为本病与遗传因素有关。

一、诊断

（一）临床表现

1. 有高血压、动脉硬化、反复脑卒中发作史、糖尿病、心脏病等危险因素存在。

2. 中老年缓慢进展性痴呆。呈阶梯状、斑片样智能缺损。包括记忆力衰退、精神症状和行为异常、执行功能减退等。

3. 神经心理测查评分符合痴呆的表现。

4. 可有较长的临床稳定和好转期。

5. 局灶性运动体征，如偏瘫、中枢性面瘫、病理征或感觉障碍。双眼同向偏盲、共济失调、视野缺损。假性延髓性麻痹及帕金森综合征表现。

（二）辅助检查

1. CT 或 MRI

（1）显示较对称的脑室周围白质广泛融合的大片状低密度影，且边界不清。

（2）脑室周围白质明显萎缩及双侧脑室不同程度扩大。

（3）常见皮质下及基底节区多发性腔隙性脑梗死。

（4）MRI 侧脑室前角、后角及体部周围白质均显示对称性长 T_1 长 T_2 脱髓鞘异常信号，较 CT 显示更清楚；可伴有不同程度的脑萎缩。

2. 神经心理学检查 MMSE 量表、ADL 评分低于正常值。

（三）诊断依据

1. 有高血压、冠心病、糖尿病、肥胖、吸烟病史等血管性危险因素的中、老年人。

2. 认知障碍是必须具备的条件，尤其是记忆力障碍，而且是神经智能量表测验所确定的。

3. 多数隐袭起病，渐进性加重。少数可呈亚急性发病。少数患者可有数月乃至数年的稳定好转期。典型者临床表现为高血压、卒中发作史、慢性进行性痴呆三主征。

4. 必须有相应的神经体征，如运动、感觉障碍。少数患者有腱反射亢进、病理征阳性。中、后期可有帕金森综合征、假性延髓性麻痹等表现，个别患者伴有尿失禁或癫痫发作。

5. 影像学相应表现。

（四）鉴别诊断

Alzheimer 病（AD）：老年起病，逐渐进展，往往不伴有脑缺血表现。是一种病因未明的、慢性进行性神经系统疾病。记忆障碍是主要症状，尤其是近记忆力障碍。在 AD 的早期即有视空间智能障碍，语言障碍是大脑高级障碍的另一个敏感指标。但患者没有脑缺血的神经系统症状和体征。

二、治疗

（一）治疗原则

控制脑血管病危险因素，如高血压、高血脂、糖尿病等；加强与病人的情感交流，减少周围环境不良刺激，防治全身并发症；鼓励病人参加脑力劳动，进行记忆功能训练；适当应用改善脑循环及智能障碍药物。

（二）治疗方案

1. 预防性治疗 脑卒中的发生和发展与皮质下动脉硬化性脑病的产生有密切的因果关系，因此，对皮质下动脉硬化性脑病预防关键在于预防脑卒中的危险因素，如高血压、冠心病、糖尿病、肥胖、吸烟、高凝状态等。

2. 脑循环与代谢改善药

（1）改善智能药：吡拉西坦（脑复康）是此类药物的代表，它是 γ－氨酪酸的环状衍生物，能促进神经元 ATP 的合成。脑复康片，800mg，2 ～ 3 次 /d。

（2）银杏叶提取物：国内外常用各种银杏叶制剂用以缓解痴呆患者的认知障碍及伴发症状，如银杏叶片，40mg，3 次 /d。

（3）其他常用药物如钙拮抗剂，抗自由基药物等尼莫地平 30mg，3 次 /d；维生素 E，100mg，3 次 /d。

3. 拟胆碱药物 国外已上市的乙酰胆碱酯酶抑制剂有盐酸多奈哌齐、加兰他敏、重酒石酸卡巴拉汀等。我国自己研制的石杉碱甲也能明显改善痴呆患者记忆力的功效。盐酸多奈哌齐，5mg，1 次 /d。重酒石酸卡巴拉汀 1.5mg，2 次 /d。加兰他敏起始剂量 4mg，2 次 /d。

4. 其他与神经递质有关的药物 5- 羟色胺受体拮抗剂：萘呋胺是一种 5- 羟色胺受体拮抗剂。已证实有一定改善痴呆的作用，萘呋胺，200mg，2 次 /d。神经生长因子：为目前痴呆治疗中极具希望的药物，众多动物实验已证实其治疗痴呆的理论可行性。另外，抑制免疫炎性药物正在临床试用中。

5. 心理治疗及社会干预 在我国，多数痴呆患者是由家庭成员照料的，对痴呆患者应有相应的服务和咨询，并让患者尽量生活更有乐趣，保持一定的社会活动。开发更有效的痴呆治疗方法，其前景取决于生物、心理、社会方式的综合应用。这样就有可能延缓疾病的进展。

第十二节 椎—基底动脉供血不足

椎—基底动脉供血不足（VBI）指椎—基底动脉供血区域在血供不足时引起的多种一过性或持续性临床表现。其中包括眩晕、视觉障碍、肢体无力、站立不稳、跌倒发作、构音困难、复视等。动脉粥样硬化斑块不稳定时，斑块碎屑脱落形成微栓塞，或者当椎—基底动脉严重狭窄，在血压降低、血流量减少，不能仅靠侧支循环代偿时，就可造成椎—基底动脉系统供血不足；还有当椎动脉硬化、颈椎骨质增生压迫椎动脉，当头颈过伸或向一侧转动时也可出现缺血症状；椎—基底动脉供血不足少见的原因，有锁骨下动脉盗血、血液成分改变、脑血管痉挛等。

一、诊断

（一）临床表现

1. 眩晕 是最常见的症状，眩晕的性质可为旋转性、摇摆性，浮动性、可伴站立不稳、下肢发软、地面移动或倾斜等感觉。如病人转换体位（转头、起坐、头颈过度伸屈时）更易诱发眩晕，或眩晕加剧；有时眩晕成为本病早期的唯一症状，但在疾病发展过程中常夹杂其他症状与体征。这些表现可单发或先后出现，不少病人可有上述几种感觉综合的体验。情绪因素、劳累、乘车、走路等也可以诱发。

2. 运动障碍

（1）平衡障碍及共济失调：表现为躯体位置及步态的平衡失调。猝倒发作、Romberg 征阳性，不少病人有眼球震颤。

（2）延髓性麻痹征：如吞咽困难、讲话含糊不清、饮水呛咳等。

（3）肢体瘫痪：可发生偏瘫、单瘫或四肢瘫，其程度多为轻瘫，完全瘫痪少见。

3. 感觉障碍 一侧上下肢或四肢可有麻木或感觉减退，疼痛少见。可有面部感觉异常，麻木感或有针刺感，口周发麻感。

4. 视觉障碍 复视比较多见，由于脑干内动眼、滑车、外展神经核缺血引起。病人突然出现偏盲或全盲，持续数分钟渐恢复。此外，还可有闪光、暗点、甚至幻视等。

5. 头痛 头痛主要位于枕部或顶枕部，或局限于颈部，也可放射至两颞侧的深部，其性质多为跳痛、胀痛。较易误诊为偏头痛。

6. 自主神经功能紊乱 出现恶心、呕吐、上腹部不适、出汗以及血管舒缩功能紊乱、呼吸节律失调等。

7. 精神症状 主要是定向障碍或记忆障碍。

8. 猝倒发作 本病较少见的一种特殊症状。发作前病人并无预兆，常在站立或行走时发生，头颈转动或过度伸屈时更易发生。病人因四肢肌张力突然消失而倒地，这是由于椎动脉硬化以致椎动脉血流量减少及引起脑干网状结构缺血而发生此种症状。患者意识清楚，视力、听力、讲话均正常，能立即站起并继续活动。

9. 意识障碍 可表现短暂意识障碍乃至昏迷，发作性意识障碍有时可见于头颈部转动时。

10. 其他 部分病人由于颈椎骨质增生，刺激或压迫颈神经根，引起一侧（少数是双侧）颈、肩、上肢沿神经根分布区的感觉异常或刺痛，在头颈过度伸屈时较为明显。

椎—基底动脉供血不足和椎—基底动脉脑梗死区别是：前者发作持续时间短、症状轻、无明显后遗症、可自然痊愈。但两者有时并无截然界限，椎—基底动脉供血不足可发展至椎—基底动脉脑梗死，从而导致脑软化。

（二）辅助检查

1. 血脂、糖耐量试验、心电图、心脏超声、血流动力学等常规检查可发现多伴有糖尿病、心脏病、高脂血症、动脉粥样硬化、高黏血症等表现。

2. TCD 检查 可有椎动脉、基底动脉血管狭窄、血流速度增快、涡流形成等表现。颈部血管彩超可见椎动脉、基底动脉管腔变窄、管壁上粥样斑块、内膜增厚。

3. 颈椎 X 线片 可有椎体增生、椎间孔狭窄等颈椎病的表现。必要时可行 MRA 或 DSA 检查。以便发现椎—基底动脉狭窄程度，是否适合血管内介入治疗。

（三）诊断

1. 眩晕，可伴恶心呕吐、复视、吞咽困难或构音障碍。眼球震颤，多呈水平性，少数为垂直性，若未发现自发性眼震，可做位置性眼震诱发试验检查（须在患者情况许可时）。

2. 运动障碍 从单肢到四肢的无力，精细运动障碍或瘫痪。轻度上运动神经元损害体征，如肌力减弱、腱反射活跃或亢进、病理反射阳性。

3. 感觉障碍 四肢、两侧颜面或口周等各种感觉减退或异常。

4. 视力障碍 一侧或两侧视野的完全或部分缺损。

5. 共济失调、伴或不伴眩晕的平衡障碍 指鼻试验、跟膝胫试验欠稳准。站立时，Romberg 征阳性。

如果患者有高血压、动脉粥样硬化、糖尿病、高脂血症、心脏病等病史，同时听诊锁骨上窝处有血管杂音，颈椎 X 线片、TCD、血管彩超有相应变化，则更加有力支持本病的诊断。

（四）鉴别诊断

1. 梅尼埃病 以发作性眩晕、耳鸣、耳聋为主征，发病年龄也多在青中年女性，病理改变在内耳淋巴循环障碍，无明显的中枢神经系统症状和体征；耳鸣呈持续性，耳聋为感音性，有波动性。

2. 神经症　有失眠、头痛、头晕、记忆力减退等一系列神经衰弱等大脑皮质功能减退症状，主诉虽然不少，但细致的检查并无明显的神经系统阳性体征，发病的特点为与情绪变化有较密切关系。

3. 其他疾病　如链霉素中毒、迷路炎、前庭神经元炎等，虽以眩晕为主征，但各具不同的特征。链霉素中毒借助明确的用药史及表现可以诊断；前庭神经元炎病人于起病前有上呼吸道感染伴发热。发病急，症状突出，检查发现自发性眼球震颤，神经系统其他检查无异常。迷路炎是急性或慢性中耳化脓性炎症的常见并发症，大多有中耳病变引起，全身症状较明显，临床上中耳炎病人常出现阵发性眩晕，伴以恶心、呕吐，常并发见鼓膜穿孔。

二、治疗

（一）治疗原则

查找病因，针对病因治疗，对症治疗缓解症状，防止复发。

（二）治疗方案

1. 抗血小板制剂　阿司匹林或其他抗血小板制剂用于治疗椎—基底动脉供血不足。阿司匹林（ASA）：环氧化酶抑制剂，50 ~ 150mg，1 次 /d，饭后服用。因其有消化道副作用，故有消化道出血史及出血倾向者慎用。为减轻副作用可用肠溶剂。氯吡格雷：属 ADP 诱导血小板聚集的抑制剂，常用剂量为 75mg/d。不良反应少，适用于高危人群和 ASA 不能耐受者。噻氯匹定：ADP 诱导血小板聚集的抑制剂 0.125 ~ 0.25mg，1 ~ 2 次 /d。疗效较阿司匹林好，但常有白细胞和血小板减少副作用，已少用。

2. 脑血管扩张剂　如尼莫地平、盐酸氟桂利嗪对一般椎—基底动脉供血不足可改善症状。尼莫地平，30mg，3 次 /d；盐酸氟桂利嗪 5mg，1 次 /d，睡前服用。

3. 镇静安定药　如地西泮，每晚 2.5 ~ 5mg/d。

4. 改善微循环药、血管扩张药或血小板聚集药　如银杏叶制剂、低分子右旋糖酐等。银杏叶片，40mg，3 次 /d，低分子右旋糖酐 250 ~ 500ml，静脉滴注，1 次 /d。

5. 抗组胺药　如苯海拉明，25mg，口服，3 次 /d。

6. 中药治疗　一些中药单成分或者多种药物组合如丹参注射液、川芎嗪、三七、葛根素、银杏叶制剂等可以抗凝、改善脑血流、降低血小板聚集、降低血黏滞度等作用。

7. 神经保护剂　目前常用的有胞磷胆碱、脑复康等。胞磷胆碱 500 ~ 1000mg，加入 500ml 生理盐水或 5% 葡萄糖溶液静脉滴注，1 次 /d。

第十三节　脑出血

脑出血（ICH）指原发性脑实质出血，占全部脑卒中的 10% ~ 30%。常见病因为高血压脑动脉硬化，而非高血压性脑出血常由脑淀粉样变性、动脉畸形、Moya-moya（烟雾病或颅底异常血管网症）等所致。约 70% 的高血压性脑出血发生在基底节区，脑叶、脑干及小脑齿状核各约占 10%。出血好发部位包括大脑中动脉深穿支豆纹动脉（42%）、基底动脉脑桥支（16%）、大脑后动脉丘脑支（15%）、供应小脑齿状核及深部白质的小脑上动脉支（12%）、顶枕叶及颞叶白质分支（10%）。壳核出血易侵犯内囊和破入侧脑室及蛛网膜下腔，丘脑出血向内易破入第三脑室或侧脑室，向外易损伤内囊；脑桥或小脑出血直接破入蛛网膜下腔或第四脑室。非高血压性脑出血多位于皮质下。

一、诊断

（一）临床表现

原发性脑实质出血患者多见于50岁以上中老年人，近年来随着高血压发病年龄的提前，50岁以下的原发脑出血患者并不少见。绝大多数患者伴有高血压病史，但有些患者及家属并不知晓其已患高血压，这需我们进一步观察患者血压，许多患者还伴有糖尿病、血脂异常等疾病。患者常再在活动或情绪激动时突然发病，主要表现为头痛、呕吐及意识障碍，同时出现神经功能缺失症状，常出现偏瘫、失语。依据其出血部位，迅速出现上运动神经元瘫痪，多为偏瘫，也可出现交叉瘫、四肢瘫；偏身感觉障碍、视野缺损、眼球凝视、脑膜刺激征；优势半球病变还可出现失语等局灶性神经功能缺失症状；发病早期血压多升高；可伴有中枢性高热、上消化道出血等症状。

（二）辅助检查

1.CT检查 为首选的确诊检查项目，可见高密度血肿，并可确定血肿部位、大小、形态、血肿是否破入脑室、血肿周围水肿带等。

2. MRI检查 不作为首选，但可根据血肿信号的动态变化判断血肿时间。

3. 数字减影脑血管造影 检出有否脑动脉瘤、脑血管畸形、Moyamoya病和血管炎等。

4. 急性期白细胞总数及中性粒细胞可增高；血糖可轻度增高。

5. 脑脊液检查 已经CT确诊者不提倡腰椎穿刺，以防发生脑疝，尤其是小脑出血者。可有脑压增高、洗肉水样脑脊液。

（三）诊断依据

1. 中老年高血压病患者动态下突然起病，就诊时血压可升高。

2. 常伴头痛、呕吐、意识障碍。

3. 突发神经功能缺失症状，如偏瘫、失语、视野缺损、脑膜刺激症状等。

（四）临床分型

1. 基底节区出血

（1）壳核出血：典型者可出现病灶对侧程度严重的偏瘫、偏身感觉缺失、同向性偏盲，双眼向病灶侧凝视，优势半球病变可有失语，常伴有不同程度的意识障碍。

（2）丘脑出血：上下肢体瘫痪较均等，深感觉障碍明显，可出现丘脑性失语；出血量大时可出现眼球凝视鼻尖，意识障碍多见且较重，如波及丘脑下部或破入第三脑室昏迷加深。

（3）尾状核头出血：仅有头痛、呕吐等症状，体征为轻度脑膜刺激征，无明显瘫痪，偶见对侧中枢性面舌瘫。

2. 脑叶出血 常由脑动静脉畸形、Moyamoya病、血管淀粉样变性和肿瘤所致。常出现严重的头痛、呕吐等症状，失语、视野缺损及脑膜刺激征，癫痫发作较常见，昏迷少见。

（1）顶叶出血：最常见，可有偏身感觉障碍、空间构像障碍等。

（2）额叶出血：偏瘫、Broca 失语、摸索等。

（3）颞叶出血：可见 Wernicke 失语、精神症状。

（4）枕叶出血：对侧偏盲等。

3. 脑桥出血　出血在 5ml 以上者，数秒至数分钟昏迷且多为深昏迷，同时可出现四肢瘫痪、去大脑强直发作，双侧针尖样瞳孔、中枢性高热、中枢性呼吸障碍、眼球浮动。

小量出血表现为交叉性轻瘫痪，两眼向病灶侧凝视或核间性眼肌麻痹等，可无意识障碍。

4. 中脑出血　一侧或双侧动眼神经不全瘫痪或同时合并对侧偏瘫，严重者深昏迷、四肢迟缓性瘫痪，可迅速死亡。

5. 小脑出血　剧烈头痛、呕吐、眩晕等症状，可出现平衡障碍，一侧肢体笨拙、行动不稳、共济失调和眼球震颤等。

6. 原发性脑室出血　酷似蛛网膜下腔出血。大量出血时迅速昏迷、四肢迟缓性瘫痪、瞳孔散大、中枢性呼吸障碍，可因枕骨大孔疝死亡。

（五）鉴别诊断

1. 梗死后出血　神经功能缺失症状稳定后又加重，应高度怀疑，CT 检查可确诊。

2. 外伤性脑出血　病前有头部外伤史，CT 可显示血肿及脑挫裂伤，血肿形态不同于原发性。

3. 瘤卒中　慢性病程突然加重，发病初查体可发现眼底水肿或出血。

4. 抗凝、溶栓后出血　相应的抗凝、溶栓病史，CT 或 MRI 可见梗死灶内、外区域点片状出血。

5. 血液病　根据血友病、特发性血小板减少性紫癜及急性髓细胞性白血病等血液病史，可资鉴别。

6. 脑动脉瘤、脑动静脉畸形　脑动脉瘤破裂前可出现"警兆症状"，如头痛、头晕，部分患者可出现动眼神经麻痹；癫痫发作可作为脑动静脉畸形首发症状，半数以上的患者可有类似于偏头痛的病史，数字减影血管造影、MRA 或 CTA 可明确诊断。

7. 其他可导致突然昏迷的疾病　如酒精、药物、一氧化碳中毒；糖尿病、低血糖、肝性昏迷、尿毒症等代谢性疾病，可根据相关病史、实验室检查及头部 CT 检查加以鉴别。

二、治疗

（一）治疗原则

保持安静、减少搬动、调控血压、减轻脑水肿、降低颅内压、保持呼吸道通畅、预防并发症、加强护理、保持肢体功能位、尽早进行康复治疗。

（二）一般治疗

急性期（1 周内）时尽量卧床休息，后可以适当活动。

出血的早期尽量避免搬动，但是，不能因此延误患者的转运（转至有条件的医疗单位）、必需的检查（如头颅 CT）、急症治疗（开颅手术或钻颅血肿抽吸及脑室穿刺引流）。

体位：取头抬高 20° ~ 30°，头尽量偏向一侧。

畅通气道：早期评价吞咽功能，据此决定进食与否，及时翻身叩背，促进痰液引流，不能咳出时及时吸出，防止窒息。

（三）治疗方案

1. 内科治疗

（1）血压的管理：血压≥ 200/110mmHg 时，降颅压的同时慎重、平稳的应用降血压剂如：硝普钠 50mg 加入 5%葡萄糖液 500ml 静脉滴注，速度 1ml/min，每 2 ~ 3min 测一次血压，使血压维持在略高于发病前水平或 180/105mmHg；收缩压在 170 ~ 200mmHg 或舒张压在 100 ~ 110mmHg 时，先脱水并密切观察血压，必要时再缓慢降压；收缩压 < 160mmHg 或舒张压 < 95mmHg，不需降压治疗。

（2）控制脑水肿：脑出血后 48h 水肿达高峰，2 ~ 5d 后或更长时间逐渐消退。脑水肿可导致高颅压直至脑疝，是脑出血死亡的主要原因。首先以高渗脱水剂为主如：20%甘露醇 125 ~ 250ml/ 次，静脉滴注，6 ~ 8h1 次，连用 7 ~ 10d；静脉滴注 10%复方甘油 500mi，每天 1 次，3 ~ 6h 滴完；酌情选用呋塞米 40mg，静脉注射 2 次 /d 或 10%白蛋白 50ml，静脉滴注，1 ~ 2 次 /d。皮质类固醇脱水作用证据不充分，应慎重选用。

（3）止血药物：一般不用，若有凝血障碍、应激性溃疡或脑出血早期（< 3h）可应用，时间不超过 1 周，如 6– 氨基己酸 4 ~ 6g 静脉滴注；氨甲环酸 0.25g/ 次，1 ~ 2 次 /d 静脉滴注，蛇凝血霉素 150mg 次 / 日静脉注射或肌内注射。

（4）保证营养和维持水电解质平衡：每日液体输入量按尿量 +500ml 计算，高热、多汗、呕吐或腹泻的可适当增加入液量。注意低钠血症，以免加重脑水肿。

（5）并发症防治

1）感染：老年患者意识障碍易合并肺部感染，尿潴留导尿易合并尿路感染，可根据经验、痰、尿培养、药物敏感实验结果选用抗生素。

2）预防应激性溃疡：可选用西咪替丁，0.2 ~ 0.4g/d 静脉滴注；雷尼替丁（呋喃硝胺），150mg 口服，1 ~ 2 次 /d；奥美拉唑，20mg/d 口服，1 ~ 2 次 /d，或 4.0mg 静脉滴注；氢氧化铝凝胶 40 ~ 60ml 口服，4 次 /d。若已发生上消化道出血尚可：去甲肾上腺素 4 ~ 8mg 加入冰盐水 80 ~ 100ml 口服，4 ~ 6 次 /d；云南白药 0.5g 口服，4 次 /d；保守治疗无效时可在胃镜直视下止血，必要时增加补液量或输血。

3）稀释性低钠血症及脑耗盐综合征：每日应取制水摄入量 800 ~ 1000ml，补钠 9 ~ 12g；以缓慢补充，以防发生脑桥中央髓鞘溶解症。

4）痫性发作：常见强直 – 阵挛发作或局灶性发作，可用地西泮 10 ~ 20mg 静脉缓慢推注，不能控制发作者，可用苯妥英钠，15 ~ 20mg/kg 静脉缓慢推注。

5）中枢性高热：首选物理降温，效果不佳时可用溴隐亭 3.75mg/d，并逐渐加量至 7.5 ~ 15.0mg/d，分次口服；或用硝苯呋海因（丹曲林）0.8 ~ 2.0mg/kg，肌内或静脉注射，1 次 /6 ~ 12h，缓解后 100mg，2 次 /d。

6）下肢深静脉血栓：预防可采用勤翻身、被动活动或抬高瘫痪肢体；发生后可用肝素 100mg 静脉滴注，1 次 /d；或低分子肝素 4000U 皮下注射，2 次 /d。

2. 外科治疗手术 宜在发病后 6 ~ 24h 内进行。

（1）手术适应证：脑出血后颅内压增高伴脑干受压：壳核出血≥ 30ml；丘脑出血≥ 15ml；小脑半球出血≥ 10ml 或蚓部 > 6ml，或直径≥ 3cm 或合并明显脑积水；脑叶出血宜内科保守治疗，但 AVM 所致和占位效应明显者；脑室铸型者需脑室穿刺加腰穿放液治疗。

（2）手术禁忌证：①脑干出血、淀粉样血管病导致的脑叶出血不宜手术；②凝血功能异常；③深昏迷及一般情况不能耐受手术者。

（3）常用手术方法

1）开颅血肿清除术：中线结构移位或脑疝时可能有效。

2）小脑减压术：适应证为小脑出血，早期患者意识清楚者效果好。

3）钻孔扩大骨窗血肿清除术。

4）钻孔微创颅内血肿清除术。

5）脑室出血脑室引流术。

3. 康复治疗 病情稳定后宜早期进行康复治疗。

（1）急性期（早期卧床期）康复：保持良好体位，进行被动运动，床上运动训练和开始日常生活能力（ADL）训练。

1）正确的卧位姿势：患侧、健侧、仰卧位。

2）床上坐位：保持躯干直立，髋关节屈曲 90°，双上肢置于移动小桌上。

3）维持关节活动度的训练：做个关节几个方位的运动，2 次 /d，每次 10 ~ 20min。

4）正确的椅子及轮椅上的坐姿：身体条件允许时尽早离床，保持正确坐姿。

5）转移动作训练：床上移位、床上坐起、从床上移至轮椅上或直立。

6）上肢自我主动辅助训练：按照 Bobath 握手的方法进行练习。

7）活动肩胛骨：仰卧、健侧卧位或坐位下进行。

（2）恢复期康复

1）上肢训练：在运动疗法师和作业疗法师的配合下，通过运动疗法和作业疗法不断训练和强化。

2）下肢功能训练：以改善步态为主。另外，还需进行感觉障碍、肌肉痉挛、失语症；构音障碍等神经功能缺失的康复。

第十四节 蛛网膜下腔出血

蛛网膜下腔出血（SAH）是由多种病因引起的脑底部或脑及脊髓表面血管破裂导致的急性出血性脑血管病，常见原因为脑动脉瘤或脑动静脉畸形。当血管破裂后，血液直接流入蛛网膜下腔，因此又称自发性 SAH。脑室质或脑室出血、外伤性硬膜下或硬膜外出血流入蛛网膜下腔为继发性 SAH。约占急性脑卒中的 10%，占出血性卒中的 20%。蛛网膜下腔出血的原因最常见的是先天性动脉瘤，约占 80%，其他原因包括动静脉畸形、烟雾病等。与脑出血破入蛛网膜下腔引起的继发性蛛网膜下腔出血不同。

一、诊断

（一）临床表现

1. 任何年龄均可发病，青壮年起病者居多。粟粒样动脉瘤破裂多发生于 40 ~ 60 岁，两性发病率相近；动静脉畸形常在 20 ~ 40 岁发病；男性发生率为女性的 2 倍。

2. 诱因多为情绪激动、用力、排便、咳嗽、饮酒等，少数可在安静条件下发病，起病形式突然。

3. 头痛多剧烈。儿童及60岁以上发病者可无头痛或头痛不剧烈，起病可较缓慢。呕吐及短暂的意识丧失常见，同时可.伴有畏光、项背部或下肢疼痛，严重者可昏迷。

4. 部分患者可出现精神症状如：欣快、谵妄和幻觉。

5. 颈项强直、Kernig征、Brudzinski征等脑膜刺激征。

6. 后交通动脉瘤可有动眼神经麻痹；颈内动脉海绵窦段动脉瘤破裂可出现第Ⅲ、Ⅳ、Ⅴ和Ⅵ对脑神经麻痹；大脑中动脉血管畸形：出现偏瘫、偏身感觉障碍和痫性发作；椎—基底动脉瘤可出现面瘫等脑神经麻痹；动静脉畸形常有癫痫发作，可伴轻偏瘫、失语或视野缺损等局灶体征，具有定位意义。

7. 20%患者可有玻璃体下片状出血，发病1h内即可出现，为急性颅内压升高和眼静脉回流受阻所致，对诊断具有提示性。

8. 常见颅内并发症

（1）再出血：多发生在首次出血的4周内，第2周多见。表现为原已稳定的病情再次加重，复查脑脊液为鲜红色。

（2）脑血管痉挛：迟发性脑血管痉挛可引起偏瘫等局灶体征。10 ~ 14d为迟发性血管痉挛高峰期。

（3）脑积水

1）急性或亚急性非交通性脑积水：多在出血后2d内，表现嗜睡意识障碍加重、眼球上视受限、外展神经瘫痪；可出现颅内压增高、脑疝。

2）正常颅压脑积水：出现于晚期，多在出血后2 ~ 4周后，表现为精神障碍、步态异常和尿失禁。腰穿脑脊液压力不增高。

（二）辅助检查

1. CT 为首选，出血当日敏感性高，可检出90%以上的SAH。大脑裂池等脑池及蛛网膜下腔可见高密度出血征象，并可确定脑室或脑内出血、脑积水、脑梗死情况；CT增强可发现多数动静脉畸形和较大的动脉瘤，是临床怀疑SAH首选必查项目。

2. CTA或MBA 可显现动脉瘤及动静脉畸形。

3. 数字减影血管造影（DSA） 为诊断血管异常的金标准检查项目，可明确血管异常的部位、解剖走行、侧支循环及血管痉挛等，3D血管重建可明显增加阳性率。约5%首次检查阴性的患者2 ~ 4周后再行检查可发现动脉瘤。阴性者应考虑非动脉瘤性SAH、颅内夹层动脉瘤、硬膜动静脉畸形、其他出血性疾病或颈髓出血等。如能进行病因治疗如手术夹闭动脉瘤或介入血管内动脉瘤栓塞，则应尽早进行造影尽早手术解除病因；若无法进行针对病因的治疗，则造影以出血3d内或3周后进行为宜，以避免血管痉挛引起假阴性结果。大约有15% ~ 20%患者数字减影脑血管造影阴性，一部分为良性中脑周围出血，另一部分患者可能是瘤体过小，瘤颈痉挛、过细或瘤腔内血栓所致。

4. 腰椎穿刺 多见于无CT检查条件、CT检查正常或需与各种脑膜炎鉴别的患者；发病6h后阳性率高。

（1）脑压明显增高。

（2）肉眼可见均匀一致的血性脑脊液。

（3）镜下可见红细胞；随病程延长，脑脊液细胞学检查可见吞噬细胞及含铁血黄素。

（4）病后12h离心脑脊液上清黄变，2～3周黄变消失。

5.其他 经颅超声多普勒（TCD）监测血管痉挛；心电图可显示T波高尖或明显倒置、P–R间期缩短、出现高U波等异常。

（三）诊断依据

1.突发剧烈头痛伴呕吐、颈项强直等脑膜刺激征，伴或不伴意识障碍，检查无局灶性神经体征，可高度提示蛛网膜下腔出血。

2.CT证实脑池和蛛网膜下腔高密度出血征象。

3.腰穿压力明显升高及血性脑脊液。

4.眼底检查玻璃体下片状出血等。

（四）临床分级

一般采用Hunt和Hess分级法对动脉瘤性SAH的临床状态进行分级（见表3–2–2），以选择手术时机和判断预后。

表3–2–2 Hunt和Hess分级法

分级	标准
0级	未破裂动脉瘤
Ⅰ级	无症状或轻微头痛
Ⅱ级	中到重度头痛、脑膜刺激征、脑神经麻痹
Ⅲ级	嗜睡、意识混浊、轻度局灶神经体征
Ⅳ级	昏迷、中或重度偏瘫、有早期去脑强直或自主神经功能紊乱
Ⅴ级	深昏迷、去大脑强直、濒死状态

根据格拉斯哥昏迷评分（CSC）和有无运动障碍制定的世界神经外科联盟（WFNS）分级（见表3–2–3）也广泛应用于临床。

表3–2–3 WFNS分级法

分级	GCS	运动障碍
Ⅰ级	15	无
Ⅱ级	14～13	无
Ⅲ级	14～13	有局灶症状
Ⅳ级	12～7	有或无
Ⅴ级	6～3	有或无

（五）鉴别诊断

1.脑出血 有明显的局灶性神经体征如偏瘫、失语等，虽也可有血性脑脊液，头颅CT表现为脑实质内出血，一般鉴别不难。而原发性脑室、小脑、尾状核头等部位的出血，因无明显的肢体瘫痪等易与SAH相混淆，但头颅CT可发现相应部位的出血可资鉴别。

2.颅内感染 结核性，真菌性、细菌性和病毒性脑膜炎等可有头痛、呕吐及脑膜刺激征，但常先有发热，CSF检查提示感染，头颅CT常为阴性。

二、治疗

（一）治疗原则

防治继续出血、防治迟发性脑血管痉挛、去除病因和防止复发。

（二）治疗方案

1. 内科治疗

（1）一般处理

1）绝对卧床休息 4 ~ 6 周，床头抬高 15° ~ 20°。

2）病房保持安静、舒适和暗光。

3）避免血压及颅内压增高的诱因，如用力排便、咳嗽、喷嚏和情绪激动等。

4）血压升高者，经脱水、轻度镇静等无效时，可审慎将血压降至 160/100mmHg 左右。

5）对症治疗：头痛时可适当应用止痛剂，但应慎用阿司匹林等可能影响凝血功能的非甾体类消炎镇痛药或吗啡、哌替啶等可能影响呼吸功能的药物；保持大便通畅可选用缓泻药。

6）纠正水、电解质平衡紊乱：适当补液补钠，保证正常血容量和足够脑灌注量；注意营养支持，给予高能量、高纤维饮食。

7）加强护理。

（2）颅内压升高者，可根据颅内压情况应用 20% 甘露醇 125 ~ 250ml 或呋塞米、复方甘油注射液、白蛋白等脱水降颅压治疗；有脑疝趋势者可行颞下减压术或脑室引流，以挽救患者生命。

（3）预防再出血：6– 氨基己酸 4 ~ 6g 加至生理盐水 100ml 静脉滴注，15 ~ 30min 内滴完，然后再以 1g/h 剂量静脉滴注 12 ~ 24h，之后 24g/d，持续 3 ~ 7d，逐渐减量至 8g / d，维持 2 ~ 3 周；氨甲环酸 0.4g 缓慢静脉注射，2 次 /d；蛇凝血霉素、维生素 K_3 做止血剂应用有争议。预防癫痫发作可应用苯妥英 300mg/d。

（4）预防性应用钙通道拮抗剂：尼莫地平 40mg 口服，4 ~ 6 次 /d，连用 21d，尼莫地平 10mg/d，6h 内缓慢静脉滴注，7 ~ 14d 为一疗程，以减少动脉瘤破裂后迟发性血管痉挛。用去氧肾上腺素或多巴胺使血压升高可治疗血管痉挛。

（5）脑脊液置换术：腰椎穿刺缓慢放出血性脑脊液，每次 10 ~ 20ml，每周 2 次，可减少迟发性脑血管痉挛、正常压力性脑积水的发生率及降低颅内压，但应注意脑疝、颅内感染和再出血等风险。

2. 手术治疗 根除病因、防止复发的有效方法。

（1）动脉瘤：常用方法是动脉瘤颈夹闭术、动脉瘤切除术。目前证据支持早期即出血后 2 日手术，可缩短再出血风险；血管内介入治疗：采用超选择导管技术，再球囊或支架的辅助下，可脱性球囊或铂金微弹簧圈栓塞术治疗已逐渐取代大部分开颅手术，是目前的首选治疗方案，但国内常因经济原因选择开颅手术。

（2）动静脉畸形：采用 AVM 整块切除术术、供血动脉结扎术、血管内介入栓塞或 γ 刀治疗等。

三、预后

主要取决于 SAH 的病因、病情、有无并发症等多种因素。经脑血管造影后未发现病因者预后佳，脑血管畸形次之，先天性动脉瘤较差。首次发病存活患者约 1/3 可再发出血，再次出血者病死率接近 1/2，出血次数越多预后愈差。

第十五节　血管性痴呆

血管性痴呆（MaD）是由于脑血管病引起的痴呆，约占痴呆的 15% ~ 20%。

一、血管性痴呆的分类

1. 多发梗死性痴呆（MID）。

2. 重要部位单发梗死引起的痴呆。

3. 伴有痴呆的小血管病

（1）多发性腔隙性脑梗死（MLI）。

（2）额叶白质腔隙性脑梗死。

（3）Binswanger 病（BD）。

（4）大脑淀粉样血管病。

4. 脑低灌注引起的痴呆，包括分水岭梗死痴呆、心搏骤停或持续严重低血压导致的全脑缺血—缺氧后出现的痴呆。

5. 出血性痴呆（慢性硬膜下血肿、蛛网膜下腔出血、脑内血肿等）。

6. 其他原因引起的痴呆（包括原因未明或罕见脑血管病）。

二、血管性痴呆的诊断

（一）临床表现

1. 认知功能障碍　常有脑血管病的危险因素，于某次脑血管病后出现认知功能障碍，阶梯性加重。临床上表现为斑片状认知功能减退，执行功能障碍突出，思维迟缓，情感失禁明显。

2. 脑血管病的症状、体征　如偏瘫、假性延髓性麻痹、锥体束征、帕金森综合征等。

（二）辅助检查

1. 头部 CT 或 MRI　是诊断血管性痴呆的重要依据，可发现多发性皮质梗死或皮质下梗死，脑室周围白质广泛脱髓鞘、脑萎缩、脑室扩大等。

2.Hachinski 缺血指数　对于鉴别 AD 和血管性痴呆有一定帮助。

三、NINDS-AIREN 血管性痴呆诊断标准

（一）很可能 VaD 的临床诊断标准

临床检查和神经心理学测试确定存在认知功能减退，表现为记忆障碍和两个以上的认知障碍（包括意向、注意、语言、视空间功能、执行功能、运动控制能力等），并影响患者的日常生活。

有神经系统局灶体征，包括偏瘫、病理征、感觉障碍、偏盲、构音障碍，有或无卒中史。影像学证据包括多发大血管梗死或单一关键部位的梗死（角回、丘脑、基底节、大脑后动脉或前动脉分布区梗死），多发基底节和大脑半球白质的腔隙性梗死或广泛脑室旁白质损害或上述情况联合存在。

痴呆和脑血管之间有明确关系，即痴呆发生在卒中后 3 个月之内，或认知功能突然恶化，或认知缺陷波动和阶梯样加重。

与 VaD 诊断符合的临床特征：包括早期有步态障碍、步态不稳或经常发生无诱因的跌倒、假性延髓性麻痹、人格和脾气改变、意志缺失、抑郁、情感失控或其他皮质下功能障碍，早期不能用泌尿系疾病解释的尿频、尿急和其他泌尿系统症状。

（二）可疑 VaD

有局灶性神经系统体征的痴呆患者，影像学上无脑血管病证据，或卒中与痴呆缺乏时间上的关联。

（三）肯定 VaD

符合很可能 VaD 的临床标准，活检或尸检有血管性痴呆的组织学证据，而没有超出相应年龄的神经元纤维缠结和老年斑，没有可引起痴呆的其他临床或病理学改变。

四、血管性痴呆的治疗

1. 控制脑血管病的危险因素 如高血压、高血脂、糖尿病等。

2. 抗血栓治疗预防卒中复发 可选用阿司匹林、盐酸塞氯吡啶或低分子肝素等。

3. 对症治疗 见痴呆治疗。

4. 改善认知功能 已有许多临床资料支持胆碱酯酶抑制剂治疗 VaD，可根据情况选用。

5. 合理选用改善脑循环、代谢的药物 如钙离子拮抗剂（尼莫地平、氟桂利嗪）、银杏叶制剂等。

第三章 中枢神经感染性疾病

第一节 单纯疱疹病毒性脑炎

神经系统病毒感染性疾病的临床分类较多，依据发病及病情进展速度可分为急性和慢性病毒感染，根据病原学中病毒核酸特点可分为 DNA 病毒感染和 RNA 病毒感染两大类，具有代表性的人类常见的神经系统病毒有单纯疱疹病毒、巨细胞病毒、柯萨奇病毒等。单纯疱疹病毒性脑炎（HSE），也称急性出血坏死性脑炎，是由 I 型单纯疱疹病毒（HSV-I）感染引起的急性脑部炎症，是最常见的一种非流行性中枢神经系统感染性疾病，是成年人群中散发性、致命性脑炎的最常见病因。病毒通常潜伏于三叉神经半月节内，当机体免疫功能降低时，潜伏的病毒再激活，沿轴突入脑而发生脑炎。病变主要侵犯颞叶内侧面、扣带回、海马回、岛叶和额叶眶面。

一、诊断

（一）临床表现

无明显季节性和地区性，无性别差异。

1. 急性起病，部分患者可有口唇疱疹病史。

2. 前驱症状有卡他、咳嗽等上呼吸道感染症状及头痛、高热等，体温可达 40℃。

3. 神经系统症状多种多样，常有人格改变、记忆力下降、定向力障碍、幻觉或妄想等精神症状，重症病例可有不同程度意识障碍，如嗜睡、昏睡、昏迷等，且意识障碍多呈进行性加重。

4. 局灶性神经功能受损症状多两侧明显不对称，如偏瘫、偏盲、眼肌麻痹等，常有不同形式的癫痫发作，严重者呈癫痫持续状态，全身强直阵挛性发作；也可有扭转、手足徐动或舞蹈样多动等多种形式锥体外系表现。肌张力增高、腱反射亢进、可有轻度的脑膜刺激征，重者还可表现为去脑强直发作或去皮质状态。

5. 脑膜刺激征，重症者可见去大脑强直。

6. 颅内压增高，甚至脑疝形成。

（二）辅助检查

1. 血中白细胞和中性粒细胞增高，血沉加快。

2. 脑脊液 压力增高、细胞数增加，最多可达 1000×10^6/L，以淋巴细胞和单核细胞占优势；蛋白质轻、中度增高，一般低于 1.5g/L；糖和氯化物一般正常。

3. 脑组织活检或脑脊液中检出单纯疱疹病毒颗粒或抗原，或者血清、脑脊液中抗体滴度有 4 倍以上升高，可确诊本病。

4. EEG 早期即出现异常，有与病灶部位一致的异常波，如呈弥漫性高波幅慢波，最有诊断价值的为左右不对称、以颞叶为中心的周期 2 ～ 3Hz 同步性放电。

5. 影像学改变：CT 多在起病后 6 ～ 7d 显示颞叶、额叶边界不清的低密度区，有占位效应，其中可有不规则的高密度点、片状出血影，增强后可见不规则线状影。MRI 早期在 T_2 加权像上可见颞叶和额叶底面周围边界清楚的高信号区。

（三）诊断依据

1. 急性起病、有发热、脑膜刺激征、脑实质局灶性损害症状。

2. 以意识障碍、精神紊乱等颞叶综合征为主。

3. 结合脑脊液变化特点 压力增高、细胞数轻中度增加，最多可达 1000×10^6/L，以淋巴细胞和单核细胞占优势；蛋白质轻、中度增高，一般低于 1.5g/L；糖和氯化物一般正常。EEG 出现以颞叶为中心的、左右不对称、2 ~ 3Hz 周期同步性弥漫性高波幅慢波，最有诊断价值。头颅 CT 可在颞叶、额叶出现边界不清的低密度区，有占位效应，其中可有不规则的高密度点、片状出血影，增强后可见不规则线状影。MRI 早期在 T_2 加权像上可见颞叶和额叶底面周围边界清楚的高信号区。

4. 确诊需做血和脑脊液的病毒学及免疫学检查。

（四）鉴别诊断

1. 结核性脑膜炎 亚急性起病、中毒症状重、脑膜刺激症状明显、特异性脑脊液改变：外观无色透明或混浊呈毛玻璃状，放置数小时后可见白色纤维薄膜形成，直接涂片可找到结核杆菌。脑脊液压力正常或升高，细胞数增至 11 ~ 500×10^6/L，以淋巴细胞为主，糖和氯化物含量降低，氯化物低于 109.2mmol/L，葡萄糖低于 22mmol/L，蛋白含量多中度增高，抗结核治疗有效等。

2. 化脓性脑膜炎 起病急，感染症状重、多好发于婴幼儿、儿童和老年人。常有颅内压增高，脑膜刺激症状，脑实质受累表现、血常规示白细胞升高，中性粒细胞升高、脑电图表现为弥漫性慢波。脑脊液白细胞增多，常在（1.0 ~ 10）$\times 10^9$/L，蛋白升高，糖和氯化物降低，脑脊液细菌培养和细菌涂片可检出病原菌。

3. 新型隐球菌性脑膜炎 以头痛剧烈、视力下降为主要临床表现，无低热、盗汗等结核毒血症状，脑脊液墨汁染色阳性和真菌培养可资鉴别。

4. 其他病毒引起的中枢神经系统感染 如巨细胞病毒性脑炎，亚急性或慢性起病，出现意识模糊、记忆力减退、情感障碍、头痛等症状和体征，血清、脑脊液的病毒学和免疫学检查可明确具体的病毒型别。

二、治疗

（一）治疗原则

及早、足量、足程应用抗病毒治疗、抑制炎症、降颅压、积极对症和全身支持治疗、防止并发症等。

（二）治疗方案

1. 抗病毒治疗 应选用广谱、高效、低毒药物。常选用阿昔洛韦，30mg/（kg·d），分三次静脉滴注，连用 14 ~ 21d；或选用更昔洛韦，5 ~ 10mg/（kg·d），静脉滴注，连用 10 ~ 14d。当临床表现提示单纯疱疹病毒性脑炎时，即应给予阿昔洛韦治疗，不必等待病毒学结果而延误治疗。

2. 免疫治疗 能控制炎症反应和减轻水肿，可早期、大量和短程给予糖皮质激素，临床上多用地塞米松 10 ~ 20mg/d，1 次 /d，静脉滴注，连用 10 ~ 14d，而后改为口服泼尼松 30 ~ 50mg，晨起顿服，病情稳定后每 3d 减 5 ~ 10mg，直至停止。病情严重时可采用甲泼尼龙冲击疗法，用量 500 ~ 1000mg，静脉点滴，每日 1 次，连续 3d，而后改为泼尼松 30 ~ 50mg 口服，每日上午 1 次，以后 3 ~ 5d 减 5 ~ 10mg，直至停止。还可选用干扰素或转移因子等。

3. 针对高热、抽搐、精神错乱、躁动不安、颅内压增高等症状可分别给予降温、抗癫痫、镇静和脱水降颅压等相应处理。

4. 应注意保持营养、水电解质平衡、呼吸道通畅等全身支持治疗，并防治各种并发症。

5. 恢复期可采用理疗、按摩、针灸等促进肢体功能恢复。

第二节 病毒性脑膜炎

病毒性脑膜炎是各种病毒感染引起的软脑膜弥漫性炎症临床综合征，是临床最常见的无菌性脑膜炎，主要表现为急性或亚急性起病的高热、头痛、肌痛及脑膜刺激征，呈良性临床经过和自限性。

一、诊断

（一）临床表现

1. 多见于儿童及年轻成人。

2. 肠道病毒感染主要在中夏及早秋，8 ~ 9 月份达高峰。单纯疱疹病毒性脑膜炎呈散发。腮腺炎性脑膜炎可呈局部小流行。

3. 急性起病，儿童超过 1 周，成人 2 周或更长，一般不留后遗症。

4. 主要表现为发热（38 ~ 39℃）、剧烈头痛、颈背疼痛、疲乏、恶心呕吐、食欲减退、腹泻等病毒感染全身中毒症状。

5. 不同程度的脑膜刺激征，但不如化脓性脑膜炎或脑蛛网膜下腔出血明显，且持续时间短。

6. 可伴咽峡炎，面部、躯干及其他部位斑丘疹样皮疹，少数伴周围淋巴结肿大。

7. 不同病毒感染的特征性临床表现。例如，埃可病毒和柯萨奇病毒感染常伴出疹，或疱疹性咽峡炎；柯萨奇病毒 B 组感染，出现胸膜痛、心包炎和睾丸炎。

8. 少部分病人可发生不同程度的嗜睡或轻度意识障碍。一般无抽搐、偏瘫或昏迷等严重脑实质损害的表现。

（二）辅助检查

1. 脑脊液 脑脊液的异常在第 4 ~ 6d 最为明显，压力正常或稍增高。外观清亮、五色，偶有微混。白细胞计数通常为（10 ~ 100）$\times 10^6$/L，淋巴细胞占 3/4，但早期可能以中性粒细胞为主。蛋白、糖及氯化物含量一般正常。脑脊液细菌学检查为阴性。

2. 血象 白细胞大多正常，约 1/3 的患者白细胞减少。

3. 病毒学检查 脑脊液的病毒分离或培养可确诊。

4. 血清学试验 血或脑脊液进行抗体检测，可进行快速诊断。

5. 病毒 PCR 在脑脊液中检测各种病毒核酸有极高的敏感性和特异性，可用于早期诊断，有临床意义。

（三）诊断依据

1. 急性或亚急性起病。

2. 特征病毒感染症状。

3. 可有发热，但一般体温＜40℃。

4. 脑膜刺激症状为主要表现，如头痛、呕吐、颈项强直等。

5. 脑脊液蛋白轻度升高，糖、氯正常，可分离出病毒。

6. 从脑脊液中分离出病毒颗粒，或特异性病毒抗体明显增高。

（四）鉴别诊断

1. 化脓性脑膜炎 好发于婴幼儿、儿童和老年人；起病急，感染的症状；颅内压增高的表现，脑膜刺激症状，脑实质受累；血常规示白细胞升高，中性粒细胞升高；主要根据脑脊液检查提示白细胞增多，常在（1.0 ~ 10）$\times 10^9$/L，蛋白升高，糖含量和氯化物降低，脑脊液细菌培养和细菌涂片可检出病原菌。不能检测到病毒抗原。

2. 结核性脑膜炎 为慢性脑膜炎，病程长，脑脊液压力升高或正常，细胞数增至（11 ~ 500）$\times 10^6$/L，蛋白升高，糖和氯化物降低。脑脊液培养或抗酸杆菌涂片中发现结核杆菌以资鉴别。

二、治疗

（一）治疗原则

病毒性脑膜炎是自限性疾病，抗病毒治疗可缩短病程和缓解临床症状。

（二）治疗方案

1. 抗病毒制剂 阿昔洛韦，又名无环鸟苷，是本病的首选药物，每次 10 ~ 15mg/kg，每日 2 ~ 3 次，静脉滴注，连用 10 ~ 21d。

2. 抗生素 抗生素本身对病毒感染无效，但对于早期不能和细菌性脑膜炎相鉴别的病例，使用抗生素是恰当的。若有使用肾上腺皮质激素的必要，则必须加用抗生素。

3. 肾上腺皮质激素 激素能减轻中毒症状、脑水肿和脑实质的损害。早期可使用中等剂量肾上腺皮质激素，如地塞米松 10 ~ 15mg/d，静脉滴注，连用 5 ~ 7d。肠道病毒脑膜炎的急性期不主张使用。

4. 脑水肿的处理 根据病人头痛、视盘检查及脑脊液压力情况，酌情应用激素和高渗性脱水剂。

5. 发热的处理 使用物理降温。

6. 护理及支持治疗。

第三节 结核性脑膜炎

结核性脑膜炎是结核杆菌引起的脑膜和脊髓膜非化脓性炎症，是神经系统结核病中最常见的疾病，常继发于粟粒性结核或体内其他器官结核。好发于青年和幼儿，冬、春季多见。

一、诊断

（一）临床表现

起病隐匿，症状轻重不一。

1. 多数病例发病缓慢，病程较长。

2. 结核中毒症状、发热、精神和情绪改变、食欲减退、消瘦等。

3. 早期表现为发热、剧烈头痛、呕吐及脑膜刺激征，持续 1 ~ 2 周。

4. 脑神经损害 以动眼神经病损最常见，表现为眼睑下垂、眼球外斜、瞳孔散大、复视等。外展神经、面神经、视神经也可受累。脑神经损害症状因颅底炎性渗出物的刺激、侵蚀、粘连或压迫所致。

5. 脑实质损害 萎靡、淡漠、谵妄、妄想等精神症状，抽搐、癫痫发作，有时呈持续状态，嗜睡、昏睡、昏迷等不同程度意识障碍，或出现偏瘫、交叉瘫、截瘫等不同形式的肢体瘫痪，不自主运动。

6. 颅内压增高 剧烈头痛、喷射性呕吐、视盘水肿、病程较长者，叩击颅骨可呈现“破壶音”。

（二）辅助检查

1. 脑脊液 腰椎穿刺压力高。脑脊液外观清亮或呈毛玻璃样，偶为绿色或草黄色，久置后表面出现一层蛛网状凝块。白细胞计数约（11 ~ 500）$\times 10^6$/L，以淋巴细胞为主。早期蛋白含量仅轻中度增加，病程进展后则可＞3g/L。糖含量常明显下降或完全缺如。氯化物逐渐下降，中晚期相当显著。糖和氯化物同时降低是典型结核性脑膜炎的表现。

2. 病原学检查

（1）细菌学检查：脑脊液检出结核杆菌是确诊的依据。

（2）PCR 检查：用 PCR 的方法检测脑脊液中的结核杆菌 DNA 是早期诊断的敏感方法。但存在假阳性，若同时做斑点杂交可提高阳性率。

（3）检测抗结核抗体：用 ELISA 法检查血或脑脊液中的结核杆菌抗体有辅助诊断意义。

3. 脑部影像学 CT 或 MRI 在一定程度上有诊断意义。若发现明显脑膜强化或阻塞性脑积水，结合临床可做出诊断。

4. 检查脑外结核病灶 胸部 X 线检查是必须进行的项目，可发现肺活动性结核病灶。

5. 结核菌素试验 试验阳性可协助诊断。但晚期病例多为阴性。

（三）诊断依据

1. 密切的结核病接触史和卡介苗接种史。

2. 具有结核中毒症状，颅内压增高和脑膜刺激症状，脑实质或脑神经受损的局灶性定位体征。

3. 脑脊液压力升高或正常，细胞数增至（11 ~ 500）$\times 10^6$/L。蛋白升高，糖和氯化物降低。脑脊液培养或抗酸杆菌涂片中发现结核杆菌即可确诊。

（四）鉴别诊断

1. 化脓性脑膜炎

（1）好发于婴幼儿、儿童和老年人。

（2）起病急，感染的症状。

（3）颅内压增高的表现，脑膜刺激症状，脑实质受累。

（4）血常规示白细胞升高，中性粒细胞升高。

（5）脑电图表现为弥漫性慢波。

（6）脑脊液白细胞增多，常在（1.0 ~ 10）$\times 10^9$/L，蛋白升高，糖和氯化物降低，脑脊液细菌培养和细菌涂片可检出病原菌。

2. 新型隐球菌性脑膜炎 以头痛剧烈、视力下降为主要临床表现，无低热、盗汗等结核毒血症状，脑脊液墨汁染色阳性可资鉴别。

3. 病毒性脑膜炎

（1）急性或亚急性起病。

（2）特征病毒感染症状。

（3）可有发热，＜ 40℃。

（4）脑膜刺激症状为主要表现。

（5）脑脊液蛋白轻度升高，糖、氯正常，可分离出病毒。

二、治疗

（一）治疗原则

包括药物治疗、全身支持、防治并发症、耐药菌的治疗等多种方法的综合性治疗。抗结核治疗是整体治疗的中心环节，用药原则是早期给药、合理选药、联合用药和系统治疗，只要患者临床表现及实验室检查高度提示本病，即使脑脊液抗酸涂片阴性亦应立即开始抗结核治疗。

（二）治疗方案

1. 抗结核治疗 早期、适量、联合、规律及全程用药。

（1）抗结核药物的选择：首选一线药物，主张至少三联用药。一线药物有异烟肼、利福平、吡嗪酰胺、链霉素和乙胺丁醇。

1）常规方案：异烟肼 + 利福平 + 吡嗪酰胺。

异烟肼：0.6g 静脉滴注或口服，一日一次，疗程 1 ~ 2 年。

利福平：0.6g 口服，一日一次，疗程 6 ~ 12 个月。

吡嗪酰胺：0.5g 口服，一日三次，疗程 2 ~ 3 个月。

2）强化方案：异烟肼 + 利福平 + 吡嗪酰胺 + 链霉素或乙胺丁醇。

本方案适用于病情较重者、如伴昏迷、颅内高压、弛张热等。

链霉素：0.75g 肌内注射，一日一次，疗程 2 ~ 3 个月。

乙胺丁醇：0.75g 口服，一日一次，疗程 3 ~ 6 个月。

（2）抗结核药物的毒副作用较大，应用时应密切观察患者的症状、体征，定期监测肝功，给予保肝治疗，应用异烟肼时应加用维生素 B_6。

2. 激素治疗 当出现以下指征时应同时给予激素治疗：

（1）颅内压增高。

（2）结核性脑膜炎合并脑积水、血管炎或蛛网膜炎。

（3）脑脊液中蛋白浓度极高，有可能造成椎管阻塞者。

（4）视觉损伤。

（5）结核球伴周围水肿。

（6）患者严重虚弱，但病原体对抗结核药物敏感。

一般应用地塞米松 5 ~ 101mg/d，或氢化可的松 100mg/d，静脉滴注。

3. 鞘内注射 重症患者在全身用药同时可鞘内注射：地塞米松 5 ~ 10mg、α 蛋白酶 4000U、玻璃酸酶 1500U，每隔 2 ~ 3d 一次，注药宜缓慢；症状消失后每周两次，体征消失后 1 ~ 2 周一次，直至脑脊液正常，脑脊液压力升高者慎用。

4. 对症治疗

（1）给予高营养及维生素饮食，昏迷患者应考虑鼻饲流质或使用静脉高营养。

（2）加强护理，防止肺部感染、压疮和水、电解质紊乱等并发症。

（3）惊厥时给予抗癫痫药物苯巴比妥钠 0.2g，肌内注射，或 6% 水合氯醛 30 ~ 50ml 保留灌肠。

（4）颅内高压的处理，使用高渗性脱水药和利尿剂。

治疗过程中应经常复查脑脊液以监测抗结核药物的治疗效果。治疗开始后 2 ~ 3 个月应进行一次神经影像学检查，以后每 3 ~ 6 个月进行一次，以动态监测病变恢复情况。

5. 并发症的处理 因粘连所致的阻塞性脑积水，药物治疗效果不佳时，可考虑侧脑室引流或脑脊液分流。

第四节 新型隐球菌性脑膜炎

新型隐球菌性脑膜炎是由隐球菌感染引起的脑膜和脑实质所致的中枢神经系统亚急性或慢性炎性病变，是深部真菌病中较常见的一种类型，常见于全身性免疫缺陷性疾病和慢性衰竭性疾病，可发生于任何年龄。

一、诊断

（一）临床表现

1. 起病形式 多为慢性或亚急性起病。发热、头痛、呕吐常为首发症状。

2. 脑膜刺激征 头颈部活动受限，初期头痛多为阵发性，以后多为持续性并加重，同时有恶心呕吐。体征表现颈项强直，凯尔尼格征、布鲁津斯基征阳性。

3. 颅内高压 除头痛、恶心、呕吐外，视盘水肿，视网膜可有渗出或出血。

4. 脑神经受损 以视神经受损多见，视力模糊不清；其他有眼球外展受限，面瘫，听力减退。

5. 脑实质受损 癫痫样发作，肢体瘫痪，不同程度的意识障碍。

（二）辅助检查

1. 脑脊液 压力多明显增高。外观五色透明或微混。白细胞计数轻至中度增加，多为（10 ~ 500）$\times 10^6$/L，以淋巴细胞为主。蛋白含量轻中度增加。糖、氯化物常降低。与其他中枢神经系统的慢性感染的区别在于脑脊液中找到隐球菌，一般常规墨汁染色即可发现。对于疑似病例，应多次检查病原学，提高检出率。

2. 胸部 X 线检查 半数以上可见异常，表现为类结核样或肺炎样改变，少数表现为肺不张。

3. 脑部 CT 或 MRI 改变多样如弥漫性脑水肿、脑膜强化、脑实质低密度灶等。

（三）诊断依据

1. 全身性免疫缺陷性疾病和慢性衰竭性疾病史。

2. 亚急性或慢性起病。

3. 头痛、低热、恶心、呕吐和脑膜刺激征。

4. 脑脊液检查提示颅内压力明显增高、蛋白和细胞数量增高、糖、氯化物降低，墨汁染色阳性，病原学检查发现隐球菌和相关抗体。

5. 影像学发现有脑膜增强反应和脑实质内的局限性炎性病灶。

具备以上条件即可诊断，对于疑似病例，应多次反复检查以提高病原菌检出率，减少误诊。

（四）鉴别诊断

1. 结核性脑膜炎 由于本病临床表现、脑脊液检查颇似结核性脑膜炎，所以与结核性脑膜炎很难鉴别。有研究提示，隐球菌性脑膜炎患者的颅内压往往更高，结合脑脊液病原体检查和影像学检查可资鉴别。

2. 与脑脓肿及部分治疗的化脓性脑膜炎鉴别 脑脊液检查及头颅 CT 增强扫描可鉴别。脑脓肿的头颅 CT 平扫呈较均匀低密度区，头颅增强 CT 显示中心部低密度区，周围有厚薄不均的环形增强带，是脑脓肿的特征性改变。头颅 MRI 显示长 T_1、长 T_2 混杂信号占位病变，增强也可表现为环形增强带。

二、治疗

（一）治疗原则

早期抗真菌治疗，并加强对症支持治疗。

（二）治疗方案

1. 抗真菌药物治疗 应强调早期治疗，必要时可多途径联合用药。用药剂量要足，疗程至少 3 个月以上。治疗结束后，应每 2 ~ 3 个月复查脑脊液一次。至少随访 1 年。一旦发现有复发迹象，应及时重复治疗。

（1）两性霉素 B：首选，不易透过血脑屏障，主张静脉和鞘内注射同时应用。成人初始剂量 1mg/d，加入 5% 葡萄糖 500ml 静脉滴注，2h 滴完。以后根据病人情况可增至 2 ~ 5mg/d，并以每日 2 ~ 5mg 递增，直至 30mg/d，用药总量 2.0 ~ 3.0g。主要不良反应有高热、寒战、头痛、肾功能损害、低血钾及血栓性静脉炎等。临床症状消失，脑脊液 3 次涂片查菌阴性可考虑停药。

鞘内注射：首次剂量 0.05 ~ 0.1mg，以后每次增加 0.1 ~ 0.2mg，一次最大剂量为 1mg，总剂量 20mg。注射时用脑脊液反复稀释，缓慢注入。

（2）氟康唑：首次剂量 400mg 静脉滴注，以后 200 ~ 400mg/d，连用 6 周以上，但转阴后仍需连 8 ~ 10 周，剂量减至 200mg。单独使用易产生耐药性，宜与氟胞嘧啶或两性霉素 B 连用。

（3）氟胞嘧啶：单用疗效差，易产生耐药性，与两性霉素 B 合用。用法为 50 ~ 150mg/（kg · d），分 4 次口服，疗程 3 个月以上。

2. 对症及全身支持疗法 患者常有明显颅内高压，可使用高渗性脱水药，必要时行脑室引流。病程长，注意营养、水及电解质平衡，预防肺部感染及泌尿系感染，进行全面护理。

第五节　化脓性脑膜炎

细菌感染引起的脑膜化脓性炎症称之为化脓性脑膜炎，又称软脑膜炎。化脓性脑膜炎常合并化脓性脑炎或脑脓肿，为一种极为严重的颅内感染疾病。化脓性脑膜炎的病死率和病残率较高。好发于婴幼儿、儿童和老年人。常见的致病菌为脑膜炎双球菌、肺炎球菌和流感嗜血杆菌 B 型。

一、诊断

（一）临床表现

1. 多呈暴发性或急性起病，致病菌种类不同其致病特点不同，脑膜炎双球菌所致的流行性脑膜炎好发于儿童；肺炎球菌脑膜炎好发于老年人；流感嗜血杆菌脑膜炎好发于 6 岁以下婴幼儿。

2. 感染症状　发热、畏寒、上呼吸道感染症状。

3. 颅内压增高表现　剧烈头痛、呕吐、抽搐。

4. 脑膜刺激症状　颈项强直、凯尼格征、布鲁津斯基征阳性等。

5. 脑实质受损出现意识障碍、精神症状。

（二）辅助检查

1. 脑脊液　颅压升高，脓性或外观浑浊，白细胞增多，常在（1.0 ~ 10）$\times 10^9$/L，蛋白升高，糖和氯化物降低，脑脊液细菌培养和细菌涂片可检出病原菌。

2. 血象　白细胞计数明显增高，中性粒细胞明显增高 > 0.8。

3. 脑电图　表现为弥漫性慢波。

4. 血清学检查　免疫学方法可检测血或脑脊液中的特异性抗原或抗体，以协助诊断。

5. 影像学检查　病变早期头颅 CT 或 MRI 检查可正常，随着病变进展，MRI T_1 加权像显示蛛网膜下腔不对称，信号略高，增强后呈不规则强化；T_2 加权像脑膜和脑皮质信号增高。

（三）诊断依据

1. 好发于婴幼儿、儿童和老年人。

2. 起病急，感染的症状。

3. 颅内压增高的表现，脑膜刺激症状，脑实质受累。

4. 血常规示白细胞升高，中性粒细胞升高。

5. 脑电图表现为弥漫性慢波。

6. 脑脊液白细胞增多，常在（1.0 ~ 10）$\times 10^9$/L，蛋白升高，糖和氯化物降低，脑脊液细菌培养和细菌涂片可检出病原菌。

（四）鉴别诊断（见表 3–3–1）

注意与病毒性、结核性、隐球菌性脑膜炎鉴别，通过脑脊液及病原学检查不难鉴别。

二、治疗

（一）治疗原则

针对致病菌选取足量敏感的抗生素，防治感染性休克，维持血压、防止脑疝。

（二）治疗方案

1. 抗菌治疗 病原菌未明确时，可选用广谱抗生素，氨苄西林对脑膜炎球菌、肺炎球菌及流感杆菌均有抗菌活性，给予 150mg/（kg · d），分次静脉滴注。若病原菌明确，应根据病原菌选择抗生素。

表 3-3-1 常见脑膜炎脑脊液改变特点

	化脓性脑膜炎	结核性脑膜炎	病毒性脑膜炎
压力（kPa）	多升高，一般 2.94	增高，多在 1.96 ~ 4.9 之间	正常或稍高
白细胞计数及细胞学检查（1.0×10^6/L）	多于 1000，高者可达 2000，早期中性粒细胞为主，一般在 90% 以上。中期免疫活性细胞、单核 / 巨噬细胞增多。晚期以激活型单核细胞、吞噬细胞为主	白细胞多在 25 ~ 100，少数大于 500，混合反应，早期以中性粒细胞为主，中后期以淋巴细胞为主	白细胞正常或轻度升高，混合反应出现早，消失快，常以淋巴细胞为主
蛋白含量（g/L）	1 ~ 5，高者＞ 10	多在 1 ~ 2，如有阻塞可更高	多＜ 1
糖含量(mmol/L)	极低或消失	晚期降低，可低于 2.75	正常或稍降低大多正常
氯化物(mmol/L)	大多正常	明显降低	组织培养(+)
其他	涂片或培养（+）	涂片、培养或接种（+）	细菌培养(-)，涂片（-）

（1）流行性脑脊髓膜炎：尽早应用敏感并能通过血—脑屏障的抗菌药物。

1）青霉素：首选，20 万 U/（kg · d），可用 320 万 ~ 400 万 U/ 次，静脉滴注，每 8h 一次；疗程 5 ~ 7d。儿童：加万 ~ 40 万 U/（kg · d），分 3 ~ 4 次静脉滴注；疗程同成人。

2）磺胺类药物：磺胺嘧啶、磺胺异恶唑均可选用。仅用于对青霉素过敏及轻型病人。首次剂量 50 ~ 100mg/kg，静脉滴注，以后每日 80 ~ 100mg/kg，分四次静脉滴注。同时予等量碳酸氢钠和足够水分以碱化尿液，治疗 48h 临床症状仍无改善应及时更换其他抗生素。

3）头孢菌素：首选头孢曲松钠，宜用于不能应用青霉素的重症病人。成年人和 12 岁以上儿童：2 ~ 4g / d，分 1 ~ 2 次静脉滴注。儿童：75 ~ 100mg /（kg · d）。疗程均为 3 ~ 5d。应用过程中，应注意二重感染的发生。

（2）流感嗜血杆菌脑膜炎：首选氨苄西林（用法同前）。

（3）肺炎球菌脑膜炎：首选青霉素，每日 800 万 ~ 1200 万 U，分次静脉滴注，2 周为一疗程。青霉素过敏者，可选用氯霉素，新一代头孢类抗生素疗效亦较好。

2. 激素 对于儿童患者宜加用地塞米松 0.6mg/（kg · d），静脉滴注，连用 3 ~ 5d。对于暴发性感染的成人患者，如伴有颅高压、严重菌血症，也可使用地塞米松 10 ~ 20mg/d，静脉滴注，连用 3 ~ 5d。

3. 对症支持疗法

（1）呼吸道隔离，卧床休息，保持空气流通，密切观察病情变化，加强护理；以流食为宜，注意水、电解质平衡。

（2）颅内高压时予 20% 甘露醇 250ml，快速静脉滴注，根据病情 4 ~ 6h 1 次，可重复使用，应用过程中应注意对肾脏的损害。

（3）高热予物理降温或使用退热剂。

（4）惊厥者予苯巴比妥钠，0.2g 肌内注射，每 6 ~ 8h 一次。

（5）合并颅内脓肿者，若颅压较高不能及时改善症状者，有必要行脓肿抽吸术或开颅清除脓肿，或在短期内施行脑室引流。

第六节 脑囊虫病

脑囊虫病是由猪带绦虫幼虫（囊尾蚴）侵入脑组织形成包囊，从而产生各种症状的一种中枢神经系统的疾病，约占全身囊虫病的 60% ~ 80%，是临床工作中的常见疾病之一，也是中枢神经系统最常见的寄生虫病，常有外源性感染和自身感染两种方式感染。

一、病理

明确分期指导临床治疗有着重要意义，病理上脑实质内囊虫分四期：

1. Ⅰ期 囊泡期囊虫头节含在清晰的囊液内，囊壁薄，周围炎症反应轻微。

2. Ⅱ期 胶样囊泡期虫体死亡，头节开始退变，囊内液体开始变浑浊，囊肿收缩，囊壁变厚，释放的代谢物破坏血脑屏障，引起脑组织炎性反应和水肿。

3. Ⅲ期 颗粒结节期，囊泡皱缩，囊壁变厚，虫体及囊壁钙化，形成肉芽肿，周围水肿仍存在。

4. Ⅳ期 钙化结节期，为终末期，囊虫形成钙化结节。

二、诊断

（一）临床表现

1. 症状

（1）癫痫发作：最为常见，可见各种形式的癫痫发作，以单纯部分性发作和全面强直阵挛性发作多见。

（2）颅内压增高：头痛、呕吐，视力减退，囊虫位于第三、四脑室时，头位变动时常诱发剧烈眩晕、恶心、呕吐甚至意识丧失或呼吸循环功能紊乱。

（3）脑膜炎表现：发热、头痛、呕吐、脑膜刺激征及局灶性脑实质损害的表现，如偏瘫、单瘫、偏身感觉障碍、失语、偏盲或多发性脑神经麻痹的表现，有时可出现小脑和锥体外系损害的表现。

（4）精神障碍：以意识障碍及智能减退多见。

（5）脊髓损害：罕见，表现为脊髓压迫综合征。

2. 体征 与临床类型有关。

（1）癫痫型发作后可无任何阳性体征，少部分发现局灶性脑实质损害的体征如偏瘫、单瘫、失语等。

（2）颅内压增高型可见视盘水肿、意识障碍。

（3）脑膜炎型常见脑膜刺激征、多发性脑神经麻痹的体征，如双侧面瘫、眼球活动异常等。

（4）脊髓型可见脊髓半切或横贯性损害的体征。

（5）有时可发现皮下结节。

（二）辅助检查

1. 实验检查、化验检查

（1）血常规：嗜酸粒细胞计数增多。

（2）脑脊液：可能正常或轻度细胞数升高，以淋巴细胞为主。脑脊液囊虫免疫试验（+）。

（3）免疫学检查：可发现血及（或）囊虫免疫试验（+）。

2. 器械、形态、功能检查

（1）头颅 CT 检查：可明确病灶的数量和部位。多发生于皮质及皮质下。临床症状的轻重与 CT 表现并不完全平行。CT 表现极为典型的病例，临床症状可以很轻微甚至无症状，而仅为 CT 偶然发现。CT 扫描对脑囊虫病诊断具有重要价值，可以直接显示囊虫数目、生长部位、病变范围，同时提供治疗效果，评估及病变转归信息。

脑囊虫病 CT 分为脑实质型、脑室型、脑膜型、混合型。脑实质型又分为急性脑炎型、囊泡型、多发环形和结节强化型、慢性钙化型。脑囊虫病因感染期不同征象复杂多样。多发囊泡型及多发环状和结节强化型、慢性钙化型因其多发，囊泡内及小环内偏心点状高密度头节 CT 征象极为典型，诊断并不困难。

（2）头颅 MRI 检查：MRI 诊断活动期囊虫与退变期囊虫明显优于 CT，对病程分期有独特长处。

“靶征”是非常重要的特异性表现，几乎不需要同其他病变鉴别，即可诊断。显示头节是其关键，扫描时加做薄层扫描有较大帮助，避免了容积效应的模糊影响。头节的信号变化多样，T_1WI 可为等或高信号，T_2WI 等、低、高信号均可。①活动期：判断囊虫存活与否的重要标志是头节的显示，在 T_1WI 像上显示较清晰，囊液为低信号，头节为等信号，即“黑靶征”；T_2WI 像上囊液为高信号，头节为低信号，即“白靶征”，水抑制序列将 T_2WI 像“白靶征”变为“黑靶征”。灶周可有少量水肿；②退变死亡期：头节消失水肿明显是此期特点，退变早期头节增大，随后崩解消失，囊壁膨胀破裂，大量异体蛋白释放入脑，水肿面积明显增大，占位效应可致侧脑室变形，甚至中线移位；③钙化期：钙化灶位于脑内任何部位，T_2WI 较 T_1WI 敏感，呈结节状短 T_2 低信号，一般无水肿或少量水肿，还可呈环形低信号，中心为高信号及高低混杂信号，与钙盐沉积不同阶段及炎性反应有关；T_1WI 像钙化灶呈等低信号，常与脑实质无明显对比区分；增强扫描钙化灶可环形强化小结节状强化或不强化；④混合期：为上述两期或三期病灶同时存在。

（3）四肢软组织拍片：有时可发现钙化点。

（4）皮下结节活检。

（5）脑电图：脑电图异常与囊尾蚴寄生的部位、感染的数量及对脑损害的程度有关。

（三）诊断依据

1. 可有粪便便绦虫史或皮下结节。

2. 临床表现为癫痫发作、脑膜炎、颅内压增高等表现。

3. 血清或脑脊液囊虫免疫试验（+）。

4. 血嗜酸粒细胞计数增高。

5.CT 或 MRI 可帮助诊断。

（四）鉴别诊断

本病应与各种原因造成的癫痫、脑肿瘤、结核性肉芽肿、脑脓肿等鉴别。鉴别重点在于病史和各种辅助检查。

1. 与脑脓肿鉴别 脑脓肿临床上常有高热，头痛、呕吐视盘水肿等颅内压增高症状，脑膜刺激征阳性，脑囊虫病则这些症状少见。头颅 CT 或 MRI 有头节时容易鉴别；头颅 MRI 无头节时，需与脑脓肿鉴别，此二者表现有时极为相似，都为环形病灶，壁较均匀，周边长 T_2 水肿，水抑制序列是简便有效的鉴别手段，脑囊虫内囊液可被抑制为低信号，而脑脓肿囊内液体不能被抑制，仍为高信号，这是由于脑脓肿及囊性胶质瘤囊内液体以结合水为主，脑囊虫内囊液以自由水为主，如此可避免不必要的增强扫描。

2. 与脑肿瘤鉴别 临床鉴别困难，头颅 MRI 与囊性胶质瘤鉴别，囊性转移瘤一般壁厚不均匀，并可见附壁结节，增强扫描明显强化，较易辨别，不典型时也可应用水抑制序列鉴别，囊液高信号不能被抑制。

三、治疗

（一）治疗原则

对症、驱虫治疗。

（二）治疗方案

1. 治囊虫治疗

（1）阿苯达唑（丙硫咪唑）：15 ~ 20mg/（kg · d），连用 10d。

（2）吡喹酮：一个疗程总量 300mg/kg，从小剂量开始渐增加剂量，每日不超过 1g。

可选择这两种药之一种，每日剂量分 2 ~ 3 次服用，间隔 1 ~ 3 个月再行第 2 个疗程，一般 3 ~ 4 个疗程即可。病灶多者需 6 ~ 8 个疗程。

2. 驱绦虫 疑有绦虫存在，选择下列一种驱虫方法。

（1）槟榔和南瓜子：炒熟 120g 南瓜子，带皮晨起空腹食入，2 小时后服入 120g 槟榔的生药水煎剂，2.5h 后再服 50%硫酸镁 50ml。

（2）氯硝柳胺（灭绦灵）：晨起空腹嚼碎口服 1s，1h 后再如法服 1g。

3. 对症治疗 根据病情选用抗癫痫药，如卡马西平，0.1g 3 次 /d 或丙戊酸钠，0.2g，30 次 /d 及肾上腺糖皮质激素（地塞米松或泼尼松）。若颅压高，加用甘露醇、甘油果糖、呋塞米等脱水剂。

4. 手术 脑室囊虫可手术摘除，脑积水者宜行脑脊液分流术。

（三）用药原则

足量，按疗程使用，注意肝功损害。若囊虫数目多、颅内压增高，在杀虫时用甘露醇或地塞米松静点防止高颅压及过敏反应。

四、预防原则

养好良好的个人卫生习惯，便后饭前勤洗手。

第四章 脱髓鞘疾病

第一节 多发性硬化

多发性硬化（MS）是一种病因未明的以中枢神经系统（CNS）炎性脱髓鞘为主要特征的疾病。病理学特征是散在性炎症、髓鞘脱失和轴突损伤，病变最常侵犯的部位是脑室周围白质、视神经、脊髓和脑干传导束及小脑白质等。多于 20 ~ 40 岁发病，女性稍多见。多数患者呈反复发作与缓解的病程，每次发作都可伴有临床症状，为“复发”，此后多数患者都会有一定程度的恢复，构成本病早期的典型复发—缓解过程。有 10% ~ 20% 患者起病后进行性加重。诊断须凭间歇性或进行性 CNS 症状，并有两处以上 CNS 白质损害为证，患者年龄适当，别无其他解释（如复发性脑卒中、系统性红斑狼疮之类）。诊断主要是依据临床特征，现有实验室检查是支持而不是直接用于诊断。

一、诊断

（一）临床表现

MS 病变以空间、时间上的多发性（即散在分布于 CNS 的多数病灶和病程中的缓解—复发），构成其临床经过及症状、体征的主要特点。

1. 出现神经症状前的数周或数月，多有疲劳、体重减轻、肌肉和关节隐痛等；可有感冒、发热、感染、外伤、手术、拔牙、妊娠、分娩、过劳、精神紧张、药物过敏和寒冷等诱因。

2. 急性或亚急性起病，病程中复发—缓解是本病的重要特点。复发也多为急性或亚急性，缓解期最长可达 20 年，复发次数十余次至数十次，每复发一次可残留部分症状和体征，逐渐积累使病情加重。少数病例缓慢阶梯式进展，无明显缓解而逐渐加重。

3. 首发症状多为一个或多个肢体局部无力、麻木、刺痛感或单肢不稳；单眼突发视力丧失或视物模糊（视神经炎），复视，平衡障碍，痉挛性或共济失调性下肢轻瘫，膀胱括约肌功能障碍，Lhermitte 征等。

4. MS 的体征多于症状。主诉一侧下肢无力、共济失调或麻木感的患者，可能证明有双侧锥体束征。临床常见的症状体征有：

（1）肢体瘫痪多见，常见不对称性痉挛性轻截瘫，表现为下肢无力或沉重感。

（2）视力障碍，自一侧开始，隔一段时间侵犯另一侧，亦可短时间内两眼先后受累。发病较急，有缓解—复发的特点。早期眼底无改变，后期可见视神经萎缩。视力常可于发病数周后开始改善。

（3）眼球震颤多为水平性或水平加旋转。复视约占 1/3。病变侵及内侧纵束引起核间性眼肌麻痹，侵犯脑桥旁正中网状结构导致一个半综合征。核间性眼肌麻痹和眼球震颤并存提示有脑干病灶，应高度怀疑 MS 的可能。动眼、外展神经及其髓内径路受累也可出现个别眼肌麻痹，但较少见。

（4）其他脑神经受累少见，可有中枢性或周围性面神经麻痹、耳聋、耳鸣、眩晕和咀嚼肌无力、构音障碍和吞咽困难等。

（5）半数患者可见共济失调，但 Charcot 三主征（眼震、意向震颤和吟诗样语言）仅见于部分晚期 MS 患者。

（6）半数以上患者可有感觉障碍，包括深感觉障碍和 Rom- berg 征。可出现痛性痉挛发作。

（7）发作性症状，如 Lhermitte 征是过度前屈颈时，自颈部出现一种异常针刺感沿脊柱向下放射至大腿或达足部，是颈髓受累的征象。球后视神经炎和横贯性脊髓炎是典型的发作性症状，常是确诊病例的特征性表现。也常见构音障碍、共济失调、单肢痛性发作、感觉迟钝、闪光和阵发性瘙痒等。

（8）可出现病理性情绪高涨如欣快和兴奋，多数病例表现抑郁、易怒，也可表现为淡漠、嗜睡、强哭强笑、反应迟钝、智能低下、重复语言、猜疑和迫害妄想等精神障碍。

总之，MS 病灶散在多发，症状千变万化，症状和体征不能用 CNS 单一病灶来解释，常为大脑、脑干、小脑、脊髓和视神经病变的不同组合构成其临床症状。

（二）辅助检查

1. 脑脊液检查　多数压力正常，CSF 单个核细胞（MNC）数轻度增高或正常，一般在 15×10^6/L 以内。脑脊液中 7 球蛋白，尤其是 IgG 含量常增高，用高解析电泳可在脑脊液蛋白的球蛋白区内见到数条寡克隆 IgG 带，IgG 寡克隆带常在疾病的早期出现。脑脊液髓鞘碱性蛋白质升高提示 MS 急性发作。脑脊液 OB/IgG 阳性，即脑脊液电泳检查发现寡克隆区带阳性或脑脊液 IgG 24h 鞘内合成率升高或 IgG 指数的升高。

2. 诱发电位检查　视觉、听觉、体感诱发电位检查可在疾病早期，甚至在出现自觉症状以前发现异常，主要表现为潜伏期延长，某波波幅明显下降，某波成分消失。

3. CT 检查　急性期或复发加重期，CT 平扫显示侧脑室周围，尤其在前后脚旁、皮质下显示边界清楚或不清楚散在多发、大小不一的低密度灶，小者直径仅数毫米，大者可达 4 ~ 5cm。多数病灶无占位效应，注射造影剂后低密度病灶均有强化，大部分呈均匀强化，少数可为环状强化。在静止期和类固醇皮质激素治疗后，临床症状缓解，低密度灶仍显示，此时无占位效应，无强化。晚期病人，低密度病灶边界清楚、不强化。

4. MRI 检查　是目前检测 MS 病灶最敏感的影像学方法。在 T_1 加权像上，多见于两侧侧脑室旁，特别是前后脚周围可见多发散在斑点状的低信号区，病灶与侧脑室呈垂直排列，与脑室周围白质内小血管的走行方向一致。陈旧性硬化斑呈等信号。

病变还可位于大脑白质的边缘区、胼胝体、内囊、小脑、脑干和脊髓白质。在 T_2 加权上，病变显示为高信号。质子密度加权像有利于显示靠近脑室边缘、脑干和小脑的病灶。Gd-DTPA 增强扫描 T_1 加权像显示，急性脱髓鞘病变有强化，而陈旧瘢痕性病灶无强化。激素治疗后病灶减少并缩小。

（三）诊断依据

1. 国际上，临床通用的 MS 诊断，选用 Schumaeher 标准。内容包括：

（1）发病年龄在 10 ~ 59 岁。

（2）神经系统检查中存在客观的中枢神经损害体征两个或两个以上。

（3）两个阳性神经体征必须是病史或体检中证实，并互不相关。

（4）病灶必须位于白质。

（5）两次或两次以上发作，每次发作持续 24h 以上，每次发作间隔在 1 个月以上。病程若进展，必须持续在 6 个月以上。

（6）神经症状和体征不能用其他疾病解释。

2. 1983 年 Poser 的诊断标准

（1）临床支持确诊 MS

1）病程中两次发作和两个分离病灶临床证据。

2）病程中两次发作，一处病变临床证据和另一部位病变亚临床证据。

（2）实验室检查支持确诊 MS

1）病程中两次发作，一个临床或亚临床病变证据，脑脊液 OB/IgG 阳性。

2）病程中一次发作，两个分离病灶临床证据，脑脊液 OB/IgG 阳性。

3）病程中一次发作，一处病变临床证据和另一处病变亚临床证据，脑脊液 OB/IgG 阳性。

（3）临床可能 MS

1）病程中两次发作，一处病变的临床证据。

2）病程中一次发作，两个不同部位病变临床证据。

3）病程中一次发作，一处病变临床证据和另一处病变亚临床证据。

（4）实验室检查支持可能 MS：病程中两次发作，脑脊液 OB/IgG 阳性，两次发作需累及 CNS 不同部位，须间隔至少一个月，每次发作须持续 24h。

3. 临床分型 根据病情发展过程，临床上可将 MS 分为下列几种类型：

（1）缓解—复发型。

（2）首次发作进行型。

（3）进行性复发型。

（4）再次发作后进行型。

（四）鉴别诊断

1. 急性播散性脑脊髓炎

（1）多发生于感染后或疫苗接种后两周左右，呈急性或亚急性起病，表现发热、昏睡或昏迷，呈自限性，症状常涉及视神经、脑干、小脑和脊髓。

（2）常伴有头痛、呕吐等颅压增高症状。脑膜刺激征阳性。

（3）脑脊液白细胞数常增多，蛋白含量可轻度增高。

（4）病程为单相性，容易与 MS 急性期混淆，但后者多不伴高热和脑膜刺激征。

2. 颈椎病脊髓型 颈椎病脊髓型与 MS 脊髓型均可表现进行性痉挛性截瘫伴后索损害，鉴别诊断有赖于脊髓 MRI。

3. 热带痉挛性截瘫（TSP） 又称 HTLV-I 相关脊髓病 （HAM），是人类嗜 T 淋巴细胞病毒 -I（HTLY-I）感染引起的自身免疫反应。

（1）痉挛性截瘫。

（2）CSF 细胞数增高（以淋巴细胞为主）及 CSF-OB、VEP、BAEP 和 SEP 多有异常。

（3）放射免疫法或酶联免疫吸附法检测患者血清和 CSF，可见 HTLV-I 抗体有利于确诊。

4. 中枢神经系统淋巴瘤 在 MRI 显示的脑室旁病损可与 MS 斑块极为类似，并导致 CNS 多灶性、复发性和类固醇反应性 病损，但此病无缓解，CSF-OB 缺如。

二、治疗

（一）急性发作期

1. 皮质固醇类和肾上腺皮质类激素 治疗前必须排除结核、上消化道出血等禁忌证。ACTH、甲泼尼龙或地塞米松静脉注射均可选用。①甲泼尼龙静脉冲击疗法已经在很大程度上代替了 ACTH 或口服泼尼松，作为 MS 急性发作的首选药物。静脉应用甲基泼尼松龙 250 ~ 500mg，12h 一次，或 800 ~ 1000mg，每日 1 次，连续 3 ~ 5d，然后改用泼尼松口服，每日 60 ~ 80mg，连续 7d，后逐渐减量，每隔 4 ~ 5d 减少 10mg，总疗程 1 个月以上。②地塞米松 10 ~ 20mg 静脉滴注，1 ~ 2 周后改用口服泼尼松。激素治疗疗程不宜太长，一般在 2 ~ 4 周内停用。③地塞米松鞘内注射，初次 5mg，以后每次递增 0.5mg 达 10mg，每周 1 ~ 2 次，10 次为一疗程。应严格无菌操作。激素治疗期间应注意防治其副作用。

2. 免疫抑制剂 ①硫唑嘌呤，50mg 每日 2 次，口服，可减少发作次数。②环磷酰胺，200 ~ 400mg 静脉注射，每周 2 ~ 3 次，2 周为 1 疗程。对慢性进展性 MS 有效。③环孢素，5mg/（kg・d），口服，疗效较硫唑嘌呤好。上述各免疫抑制剂治疗，均应注意肝、肾功能损害和白细胞改变。

3. 丙种球蛋白 剂量为 0.4g/（kg・d），静脉滴注，连用 5d，此后可每月使用一次，连续 6 个月以巩固疗效。

4. 血浆置换治疗。

（二）缓解期

治疗以预防、减少复发和改善病残为目标，常用措施：

1. 干扰素 -β 1h 为免疫调节剂，常用剂量为 800 万 U 皮下注射，隔日一次，连续应用 6 ~ 12 个月或长期应用，可减少复发次数。

2. Copolymer-1 为复方氨基酸成分，皮下注射。可减少复发。

（三）对症治疗

1. 肌无力 理疗可用于失用引起的肌无力治疗，对于中枢神经脱髓鞘引起的肌无力无明显效果。

2. 痉挛 ①巴氯芬，中枢性骨骼肌松弛药，开始剂量为每日 5 ~ 10mg，分 3 次口服，可逐渐加量至每日 40 ~ 80mg，分 4 次口服，以免出现镇静和软弱效应；不可突然停药，否则可能发生精神错乱和惊厥。也可采用鞘内注射治疗难治性痉挛。②地西泮，中枢性骨骼肌松弛药，可用作巴氯芬的辅助治疗，尤宜对因夜间痉挛影响睡眠的病人适合，每日 5 ~ 10mg。③丹曲林，外周性骨骼肌松弛药，初始剂量为每日 25mg，经过几周逐渐加量至每天 200 ~ 400mg，本品作用于肌肉，故其解痉同时几乎都伴有运动无力，心肌病患者须慎用。

3. 震颤和共济失调 ①普萘洛尔，每日 40 ~ 120mg。②地西泮，每日 5 ~ 10mg。③扑痫酮，每日 10 ~ 25mg/kg，极量每日 28mg。④氯硝西泮，每日 0.5 ~ 1.0mg。

4. 疼痛综合征 包括三叉神经痛或非典型面痛。三叉神经痛和令人不快的感觉异常，卡马西平治疗有效，一般剂量为每日 400 ~ 1200mg。阿米替林、苯妥英钠及巴氯芬亦有效。

如药物治疗无效，可作三叉神经感觉根切断术。慢性下背痛和小腿痛一般可由非类固醇抗炎药（NSAID）及理疗缓解。适当步行支助、踝足矫治器及适当座椅亦极重要。如有神经根痛，特别是踝或膝腱反射消失时，应注意是否同时伴有椎间盘脱出。

5. 自主神经功能障碍 合并尿潴留和尿失禁的患者，应检查尿常规、尿细菌培养、测定残余尿量。如无尿路感染，尿潴留量＜ 100ml，抗胆碱能药如溴丙胺太林（普鲁本辛）7.5 ~ 15mg，每日 4 次即可收效。如有尿路感染，或尿潴留量＞ 100ml，则须做泌尿系专科检查。

6. MS 病人的疲劳如已造成病废，但非抑郁所致，金刚烷胺治疗有效，剂量为 100mg，每日 2 次。此药无效的病人，有时改用匹莫林有效。

7. 癫痫发作者服用苯妥英钠，每日 200 ~ 400mg，或卡马西平，每日 600 ~ 1000mg。

（四）康复治疗

针灸、体疗、保持适量运动十分重要。

第二节 视神经脊髓炎

视神经脊髓炎（NMO）又称 Devic 病，是脱髓鞘病变局限在视神经和脊髓、具有复发—缓解倾向的一种 MS 变异型。以部分或完全横贯性脊髓病和视神经炎为特征。本病的病理改变为脱髓鞘、硬化斑和坏死空洞形成，伴有血管周围的炎性细胞浸润。视神经损害主要累及视神经和视交叉，脊髓损害好发于颈段和胸段。它与经典的 MS 不同，其病损较为局限，破坏性病变较为明显，胶质细胞增生不明显。临床可表现为自然缓解，也可出现进行性加重。视力丧失和截瘫先后发生，但顺序不一，间隔可以很长。

一、诊断

（一）临床表现

1. 发病年龄为 5 ~ 60 岁，以 20 ~ 40 岁多见，也有许多儿童患者，男女均可发病。

2. 急性严重的横贯性脊髓炎和双侧同时或相继出现的视神经炎（ON）是本病特征性的临床表现，可在短时间内连续出现，导致截瘫和失明，病情进展迅速，可有缓解—复发。

3. 急性起病者可在数小时或数日内单眼视力部分或全部丧失；一些患者在视力丧失前一两天感觉眶内疼痛，眼球运动或按压时明显，眼底改变为视盘炎或球后视神经炎。视力障碍在数月内进行性加重。

4. 急性横贯性脊髓炎是脊髓的急性进展性炎症性脱髓鞘病变，多数情况是 MS 的表现，呈单相型或慢性多相复发型。临床常见播散性脊髓炎，表现不完全横贯性、脊髓半切或上升性脊髓炎，其特征是快速进展的（数小时或数天）下肢轻瘫、双侧 Babinski 征、躯干部感觉平面和括约肌功能障碍等。

（二）辅助检查

1. CSF-MNC 增多较 MS 显著，CSF 蛋白增高在复发型较单相病程明显。CSF-IgG 指数增高和出现寡克隆带。

2. MRI 检查 脊髓 MRI 表现与 MS 相似，其脱髓鞘病灶多沿脊髓纵轴走行，呈条索状，急性期可有强化。

3. 诱发电位检查 多数患者视觉诱发电位异常，主要表现为潜伏期延长及波幅降低。

（三）诊断要点

1. 同时或先后出现视神经和脊髓受累的征象。

2. CSF-IgG 指数增高和出现寡克隆带。

3. MRI 显示视神经和脊髓病灶。

4. 视觉诱发电位异常。

（四）鉴别诊断

1. 单纯性球后视神经炎

（1）多损害单眼。

（2）无脊髓病损或明显缓解复发。

2. MS 可表现为 NMO 的临床模式，CSF 及 MRI 检查对两者很有鉴别意义。

（1）MS 罕见 CSF-MNC 计数大于 50×10^6/L 或中性粒细胞增多。

（2）90%以上 MS 患者 CSF 存在寡克隆带。

（3）NMO 发病初期 MRI 多正常，复发缓解型 MS 头部 MRI 多有典型病灶；MS 的脊髓病变极少超过 1 个脊髓节段；脊髓肿胀和 Gd-DTPA 强化也少见。

3. 亚急性脊髓视神经病

（1）多见于小儿。

（2）先有腹痛、腹泻等腹部症状，多无瘫痪，以感觉异常为主，常呈对称性，无复发。

（3）CSF 无明显改变。

二、治疗

1. 皮质固醇类和肾上腺皮质类激素，同 MS 的治疗。

2. 有临床试验表明，皮质类固醇治疗无反应的病人经血浆置换约半数患者的症状可获改善。

3. 脊髓损害有时表现为上升性脊髓炎，如影响呼吸肌出现呼吸困难时，应注意保持呼吸道通畅，必要时作气管切开，呼吸机辅助呼吸。

4. 病初尿潴留较为明显者，常需导尿，为避免膀胱感染，每隔 2 ~ 3h 排空 1 次，并予以膀胱冲洗，每日 1 ~ 2 次，使用抗生素预防泌尿系感染。

5. 长期卧床可导致肺部感染及压疮发生，应注意勤翻身、勤吸痰、勤拍背。积极治疗有助于降低死亡率。

第三节 急性播散性脑脊髓炎

急性播散性脑脊髓炎（ADEM）是一种广泛累及中枢神经系统白质的急性炎症性脱髓鞘病，以多灶性或弥散性脱髓鞘为其主要特点。通常发生于感染、出疹及疫苗接种后，故又称感染后、出疹后或疫苗接种后脑脊髓炎。患者尚可表现为急性出血性白质脑炎（AHLE），被认为是急性播散性脑脊髓炎的暴发型，起病急骤，病情凶险，死亡率高。

一、诊断

（一）临床表现

该病好发于儿童和青壮年，四季均可发病，散发病例多见。多在感染或疫苗接种后 1 ~ 2 周急性起病，少数也可呈暴发式或亚急性起病，脑脊髓炎通常出现于皮疹后 2 ~ 4d，常表现为皮疹正在消退、症状正在改善时患者突然再次出现高热，并伴有头昏、头痛、乏力、全身酸痛，严重时出现抽搐和意识障碍。绝大多数患者大脑弥漫性损害的症状较为突出，如意识障碍和精神异常；脑局灶性损害的表现，如偏盲、偏瘫、视力障碍和共济失调等也较为常见；少数患者脑膜受累，可出现头痛、呕吐、脑膜刺激征；锥体外系受累时出现震颤、舞蹈样动作等；脊髓病变时出现受损平面以下部分或完全性截瘫或四肢瘫，上升型麻痹，传导束型感觉缺失，不同程度的膀胱括约肌和肠麻痹等。

急性出血性白质脑炎常见于青壮年，病前 1 ~ 14d 可有上呼吸道感染史，临床表现为急起高热、头痛、颈项强直、精神异常与昏迷，症状和体征迅速达高峰，不少病例在 2 ~ 4d，甚至数小时内死亡。

（二）辅助检查

1. 周围血象 白细胞增多，血沉增快。

2. 脑脊液检查 急性播散性脑脊髓炎外观正常，压力及细胞数可轻度增高，以单个核细胞为主，很少超过 $250 \times 10^6/L$。急性出血性白质脑炎细胞数增高明显，以多个核细胞为主，红细胞常见，细胞数可高达 $1000 \times 10^6/L$；蛋白质轻至中度升高，主要为 IgG，可发现寡克隆带。

3. 脑电图检查 多为广泛性中度以上异常。

4. CT 和 MRI 检查 在疾病早期，CT 检查可能为阴性。急性发作期，CT 平扫显示两侧大脑半球白质内，特别是半卵圆中心呈现弥散性大片状或斑片状低密度病灶，边界不清，周围有水肿，急性期有强化。慢性期脑白质和灰质均出现萎缩，表现为脑室系统扩大，脑沟增宽。MRI 显示病变更为清楚，在两侧大脑半球白质多为长 T_1、长 T_2 异常信号的病灶。

（三）诊断依据

1. 病前 1 ~ 2 周多有非特异性病毒感染或疫苗接种史。

2. 出现急性或亚急性脑和脊髓弥漫性损害的症状要高度警惕。

3. 脑脊液中细胞数轻度增多，EEG 广泛中度以上异常，CT 或 MRI 发现脑和脊髓白质内多发散在病灶，特别在丘脑部位。

（四）鉴别诊断

1. 病毒性脑炎

（1）一般呈急性起病。

（2）前驱症状可有上呼吸道感染、发热、头痛、肌痛、乏力。

（3）全脑或局灶性脑损害的症状和体征。

（4）脑脊液压力、细胞数可增高或正常，病毒抗体阳性。

（5）排除其他病原体感染。

2. 多发性硬化

（1）多发于成人，儿童少见。

（2）无明确的前驱感染史或疫苗接种史。

（3）全脑受损症状不突出。

（4）病程表现为时间上的多发性。

（5）炎性细胞浸润局限于脱髓鞘病变的血管周围，正常白质内无炎性细胞浸润。

二、治疗

（一）治疗原则

尽早、大剂量、足疗程的给予类固醇皮质激素治疗，保护血—脑屏障，抑制炎性脱髓鞘过程。

（二）治疗方案

1. 对因治疗

（1）类固醇皮质激素：目前主张用静脉滴注甲泼尼龙 500 ~ 1000mg/d 或地塞米松 20mg/d 冲击治疗 3 ~ 5d，以后逐渐减量至口服泼尼松，疗效较好。

（2）血浆置换法或免疫球蛋白：对皮质类固醇治疗无效的患者可考虑。免疫球蛋白用量为 0.4mg/（kg · d），静脉滴注，连用 5d。

2. 对症治疗及支持治疗

（1）注意水、电解质、酸碱平衡。

（2）及早给予抗生素以防治并发感染。

（3）保持呼吸道通畅，勤翻身，勤拍背，必要时给予吸氧。

（4）颅内高压者应给予甘露醇等脱水降颅压。

（5）有癫痫发作者给予抗癫痫药物。

3. 功能锻炼

（1）及早进行被动、主动的功能锻炼。

（2）配合针灸、按摩和理疗。

4. 并发症的治疗

（1）并发肺部感染者：加强护理，保持呼吸道通畅，及早应用抗生素，也可根据痰培养及药敏试验结果来选择抗生素。

（2）并发压疮者：勤翻身，局部保持干燥，贴敷溃疡膜等。

（3）并发泌尿系感染者：定时用 3% 硼酸水冲洗膀胱，选用敏感抗生素治疗。

第四节　脑桥中央髓鞘溶解症

脑桥中央髓鞘溶解症（CPM）是一种以脑桥基底部髓鞘对称性破坏为主要病理特征的继发性脱髓鞘疾病。常出现特殊意识状态（闭锁综合征），多继发于各种严重疾患引起的营养不良、电解质紊乱之后，病情进展迅速，多数在数周内死亡，少数存活者可遗留痉挛性瘫痪等严重的神经功能障碍。

一、诊断

（一）临床表现

青壮年多发，急性或亚急性起病，无缓解，表现为进行性加重的病程。常在各种慢性消耗性疾病的基础上突然发病；典型表现为假性延髓性麻痹、中枢性四肢瘫和不同程度的意识障碍，这是由于位于脑桥基底部中线附近的皮质脑干束、皮质脊髓束、上行网状激活系统被损害所致。严重者四肢瘫痪，咀嚼、吞咽及言语障碍，呈缄默或完全或不完全性闭锁综合征，仅能通过眼球活动示意。还可有眼震、眼球协同运动障碍。

（二）辅助检查

1. 电解质紊乱 如低血钠、低血钾、低血氯等。

2. CT 检查 CT 平扫显示脑桥基底部出现低密度灶，无占位效应，一般不向上侵犯中央纤维束，病灶周边脑桥组织相对完好。病灶无强化。

3. MRI 检查 MRI 是目前最有效的辅助检查手段，平扫显示急性期患者在脑桥上部中央出现三角形，或对称性圆形、卵圆形长 T_1、长 T_2 信号的病灶，其周边可见一相对正常脑环，增强扫描病灶可强化，通常于发病 2 ~ 3 周后异常信号显示最为清楚。治疗后，病灶可无变化或缩小或完全吸收，其变化主要取决于发病时病灶的大小。

4. 诱发电位检查 脑干听觉诱发电位对确定病灶有帮助，但不能确定其范围。

（三）诊断依据

1. 有慢性酒精中毒、电解质紊乱及其他严重基础疾病。

2. 突然出现皮质脊髓束和皮质脑干束受损的症状。

3. 头颅 MRI 可明确诊断。

（四）鉴别诊断

1. 脑桥肿瘤

（1）占位效应显著。

（2）病变进行性发展。

（3）MRI 增强多强化。

2. 脑梗死

（1）多见于有动脉粥样硬化、高血压、糖尿病或冠心病史的老年人。

（2）常在安静或睡眠中起病。

（3）一般无头痛、呕吐、昏迷等全脑症状。

（4）有明确的定位症状和体征。

二、治疗

（一）治疗原则

目前缺乏特别有效的治疗方法，以对症和支持治疗为主，积极去除原发病及预防并发症。

（二）治疗方案

1. 对因治疗

（1）纠正电解质紊乱：临床上纠正低钠血症要缓慢，主张使用生理盐水逐渐纠正并限制液体入量，24h 内血钠升高不超过 25mmol/L，症状控制后应减少钠的输入。

（2）皮质激素的应用：同 MS 的治疗，早期大剂量应用皮质激素冲击疗法可缓解病情的进展。

（3）高压氧及血浆置换疗法：有待于进一步观察。

（4）丙种球蛋白。

2. 对症治疗及支持治疗

（1）注意水、电解质、酸碱平衡。

（2）保持呼吸道通畅，勤翻身，勤拍背。

（3）颅内压增高者应给予甘露醇等脱水降颅压。

3. 功能锻炼

（1）及早进行被动、主动的功能锻炼。

（2）配合针灸、按摩和理疗。

4. 并发症的治疗

（1）并发肺部感染者：加强护理，保持呼吸道通畅，吸早应用抗生素，也可根据痰培养及药敏试验结果来选择抗生素。

（2）并发压疮者：勤翻身，局部保持干燥，贴敷溃疡膜等。

（3）并发症泌尿系感染者：定时用3%硼酸水冲洗膀胱，选用抗生素进行治疗。

第五节 同心圆性硬化

同心圆性硬化又称 Balo 病，属大脑白质脱髓鞘性疾病，由 Balo 于 1928 年首次报道。因其病理特点为病灶内髓鞘脱失带与髓鞘保存带呈同心圆层状交互排列，形似树木年轮或大理石花纹状而得名。同心圆性硬化的临床表现和病理改变与 MS 相似，故多数学者认为它可能是 MS 的一种变异型。

一、诊断

（一）临床表现

多见于青壮年女性，急性或亚急性起病，多数有低热、乏力、头痛等前驱症状，1 ~ 3 周症状达顶峰。多以精神障碍起病，如淡漠、发呆、无故苦笑、重复言语及幻听等，并可出现失语、癫痫、轻偏瘫或四肢轻瘫、尿便失禁，部分可有意识障碍，甚至呈去皮质状态，查体可见锥体束征和假性延髓性麻痹体征等。

（二）辅助检查

1. 实验检查、化验检查 脑脊液检查常规和生化多正常，个别患者可出现颅内压稍高。

2. 器械、形态、功能检查

（1）脑电图检查：脑电图可见中高波幅慢波。

（2）CT 和 MRI 检查：CT 可见大脑白质多个散在低密度病灶。MRI 可见病灶直径为 1.5 ~ 3cm 明暗相间的年轮样病变，层次分明，共 3 ~ 5 个相间环，增强扫描可见强化，结构更分明，有确诊价值。

（三）诊断与鉴别诊断

根据临床表现和 MRI 示大脑白质多个散在长 T_1、长 T_2 信号，且呈同心圆改变时，可拟诊该病。确诊依靠脑活检。临床主要与病毒性脑炎和急性播散性脑脊髓炎相鉴别。

二、治疗

治疗以肾上腺皮质激素为主，辅以抗癫痫药、抗精神病药物等对症治疗。

第五章 锥体外系疾病

第一节 帕金森病

帕金森病（Parkinson's disease，PD）又称特发性帕金森病，简称Parkinson病，是一种中老年人常见的中枢神经系统变性疾病。65岁以上人群患病率约为1000/10万，随年龄增大而增高，男性稍多于女性。其主要病理变化是在黑质致密部、苍白球、纹状体和蓝斑等处的多巴胺(DA)能神经元严重缺失，导致多巴胺能与胆碱能系统不平衡，以黑质最明显，伴有不同程度的神经胶质细胞增生。临床主要表为静止性震颤、运动迟缓、肌强直和姿势反射异常。病因尚不完全清楚，大多认为不是单一因素所致，可能为多种内、外因素综合作用的结果。主要有遗传因素、老化、环境因素、氧化应激、线粒体功能异常等。

一、诊断

（一）临床表现

1. 大多在50 ~ 60岁以后发病，30岁之前发病少见。

2. 起病隐匿，缓慢进展。症状常从一侧上肢开始，逐渐波及同侧下肢、对侧上肢及下肢，呈“N”字形进展。

3. 静止性震颤 常为PD首发症状，典型表现为拇指、食指搓丸样震颤。震颤频率一般在4 ~ 6Hz。多从一侧上肢开始，静止时出现，紧张时加剧，运动后减轻和停止，睡眠后消失。严重者可出现头部、下颌、口唇、舌、咽喉部以及四肢震颤。但70岁以上尤其高龄发病的患者可不出现震颤。

4. 肌强直 肌强直是PD的主要症状之一，主要是由于主动肌和拮抗肌张力均增高所致。在肢体被动屈伸运动时常出现“铅管样强直”，若同时伴有震颤时，被动运动时可感到有齿轮样感觉，则称之为“齿轮样”强直。

5. 运动迟缓 随意动作减少，包括启动困难和运动迟缓，因肌张力增高、姿势反射障碍出现一系列特征性运动障碍症状，面部表情肌活动减少，常双眼凝视，瞬目减少，呈面具脸（masked-face），手指精细动作困难，书写时字愈写愈小，为写字过小征。

6. 姿势反射异常 患者四肢、躯干和颈部由于肌强直呈特殊屈曲体态，头部前倾，躯干俯屈，上肢肘关节屈曲，腕关节伸直，前臂内收，指间关节伸直，拇指对掌；下肢髋关节与膝关节均略呈弯曲，行走小步态，起步困难，起步后前冲，愈走愈快，不能及时停步或转弯，称之为“慌张步态”，行走时上肢摆动减少或消失；转弯时躯干僵硬，小步转弯。

7. 其他 反复轻敲患者眉弓上缘可诱发眨眼不止，口、咽、腭肌运动障碍，使讲话缓慢、语音低沉单调、流涎等，严重时吞咽困难；可见皮脂腺、汗腺分泌亢进引起多脂、多汗，消化道蠕动障碍引起顽固性便秘，交感神经功能障碍导致直立性低血压等，括约肌功能不受累；精神症状以抑郁多见，可出现焦虑、激动，部分患者晚期出现轻度认知功能减退、视幻觉甚至痴呆等。

（二）辅助检查

1. 脑脊液和尿中多巴胺的代谢产物高香草酸含量降低。

2. 头颅 CT、MRI 检查 缺乏特异性表现，部分患者头颅 MRI 可见黑质变薄或消失。

3. DA 转运体（DAT）功能显像 可检测 DAT 功能，早期 PD 患者 DAT 功能较正常下降 31% ~ 65%，可用于 PD 早期和亚临床诊断。

4. 正电子发射断层扫描（PET） 可见壳核和尾状核放射性聚集减低。

（三）诊断标准

1. 符合帕金森病的诊断

（1）运动减少：启动随意运动的速度缓慢。疾病进展后，重复性动作的运动速度及幅度均降低。

（2）至少存在下列一项特征：①肌肉僵直；②静止性震颤 4 ~ 6Hz；③姿势不稳（非原发性视觉、前庭、小脑及本体感受功能障碍造成）。

2. 支持诊断帕金森病必须具备下列 3 项或 3 项以上的特征

（1）单侧起病。

（2）静止性震颤。

（3）逐渐进展。

（4）发病后多为持续性的不对称性受累。

（5）对左旋多巴的治疗反应良好（70% ~ 100%）。

（6）左旋多巴导致的严重的异动症。

（7）左旋多巴的治疗效果持续 5 年或 5 年以上。

（8）临床病程 10 年或 10 年以上。

3. 必须排除帕金森病 下述症状和体征不支持帕金森病，可能为帕金森叠加症或继发帕金森综合征。

（1）反复的脑卒中发作史，伴帕金森病特征的阶梯状进展。

（2）反复的脑损伤史。

（3）明确的脑炎史和（或）非药物所致动眼危象。

（4）在症状出现时，应用抗精神病药物和（或）多巴胺耗竭药。

（5）1 个以上的亲属患病。

（6）CT 扫描可见颅内肿瘤或交通性脑积水。

（7）接触已知的神经毒类。

（8）病情持续缓解或发展迅速。

（9）用大剂量左旋多巴治疗无效（除外吸收障碍）。

（10）发病 3 年后，仍是严格的单侧受累。

（11）出现其他神经系统症状和体征，如垂直凝视麻痹、共济失调，早期即有严重的自主神经受累，早期即有严重的痴呆，伴有记忆力、言语和执行功能障碍，锥体束征阳性等。

4. 诊断帕金森病的金标准 随访观察。

（四）临床分期

一般采用改良的 Hoehn-Yahr 分级法进行评定。

0 级：无病理体征。

Ⅰ级：单侧病变。

Ⅰ级半（1.5 级）：单侧及中轴损害。

Ⅱ级：双侧病变，无平衡障碍。

Ⅱ级半（2.5 级）：轻度双侧病变伴拉扯试验（突然从病人背后拉其双肩）有防御反应。

Ⅲ级：轻到中度双侧受损，某些姿势不稳。生活可自理。

Ⅳ级：严重失能，仍能在不需要帮助下行走或站立。

Ⅴ级：如无帮助只能坐轮椅或卧床。

（五）鉴别诊断要点

1. 继发性帕金森综合征 常有相对明确的病因，如脑血管病、服用某些特殊药物、中毒等；临床可明显发现除“三大主征”之外的其他脑实质损害的体征，且绝大多数以肌张力增高为主要表现，典型的静止性震颤少见；补充多巴胺治疗疗效差。

2. 特发性震颤 常多有家族史；多在青壮年发病，也可老年发病；震颤以运动性或姿位性为特征，症状相对稳定，无明显进展，且无其他体征；饮酒或口服普萘洛尔有效。

3. Shy-Drager 综合征（SDS） 自主神经症状突出，可表现为直立性低血压、无汗、排尿障碍和阳痿，偶有锥体束、下运动神经元和小脑损害的体征。

4. 橄榄脑桥小脑变性（OPCA）临床可表现为少动、强直、甚至静止性震颤。但多同时有共济失调等小脑症状。MRI 显示小脑和脑干萎缩是特征。

5. 进行性核上性麻痹（PSP） 常有双眼向上凝视麻痹和假性延髓性麻痹及锥体束征，早期姿势步态不稳、容易跌倒，一般震颤不明显，左旋多巴治疗效果差。

6. 皮质基底节变性（CBD）表现肌强直、运动迟缓、姿势不稳、肌张力障碍和肌阵挛等，但有皮质复合感觉缺失、一侧肢体忽略、失用、失语和痴呆等皮质损害症状，眼球活动障碍和病理征，左旋多巴治疗无效。

7. 肝豆状核变性 可引起帕金森综合征，青少年发病，一侧或两侧上肢粗大震颤，肌强直、动作缓慢或不自主运动，可有肝脏损害的证据和角膜 K-F 环阳性，血清酮、酮蓝蛋白、酮氧化酶活性降低，24h 尿酮增加可资鉴别。

二、治疗

PD 的治疗应采取综合治疗，包括药物治疗、手术治疗、康复治疗、心理治疗等，其中药物治疗是首选且是目前主要的治疗手段。以减轻症状，减少并发症、延长生命、提高生活质量为目的。坚持“剂量滴定”“细水长流、不求全效”的用药原则和优化治疗原则；治疗既应遵循一般原则，又应强调个体化特点。目前治疗以对症处理和神经元保护为主要途径。

1. 药物治疗

（1）抗胆碱药：对震颤和强直有效，对运动迟缓疗效较差，适于震颤明显年龄较轻患者。常用苯海索 1 ~ 2mg 口服，3 次 /d；副作用包括口干、视物模糊、便秘和排尿困难，严重者有幻觉、妄想。青光眼、支气管哮喘及前列腺肥大患者禁用。年龄在 60 岁以上尤其伴有认知损害时应避免使用。

（2）金刚烷胺：促进 DA 在神经末梢释放，阻止再摄取，并有抗胆碱能作用，可能有神经保护作用，可轻度改善少动、强直和震颤等，早期可单独或与苯海索合用。起始剂量 50mg，2 ~ 3 次 /d，1 周后增至 100mg，2 ~ 3 次 /d。药效可维持 1 年，但停药一段时间后再次应用仍有效。副作用可见不安、意识模糊、踝部水肿等，肾功能不全、癫痫、严重胃溃疡和肝病患者慎用。

（3）多巴胺能药物：是大多数患者缓解症状最有效的药物，但长期应用会导致明显副作用。常用复方多巴制剂，左旋多巴（L–dopa）是治疗 PD 最有效药物或金指标。现多用 L–dopa 与外周多巴脱羧酶抑制剂（DCI）按 4 ：1 制成的复方制剂（复方 L–dopa），用量较 L–dopa 减少 3/4。复方 L–dopa 剂型：包括标准片、控释片、水溶片等。①美多巴：由 L–dopa 与苄丝肼按 4 ：1 组成，L–dopa 200mg+ 苄丝肼 50mg；②卡比多巴和左旋多巴控释片 250mg 由 L–dopa 与卡比多巴按 4 ：1 组成。临床应用一般从小剂量开始，每隔 3 ~ 7d 增加剂量，常用量在 375 ~ 1000mg，分 3 ~ 4 次服用。

副作用：周围性副作用常见恶心、呕吐、低血压和心律失常（偶见）等，用药后可逐渐适应，餐后服药可减轻消化道症状。中枢性副作用包括症状波动、运动障碍和精神症状等，症状波动和运动障碍是常见的远期并发症，多在用药 4 ~ 5 年后出现。闭角型青光眼、精神病患者禁用。

（4）多巴胺（DA）受体激动剂：单用 DA 受体激动剂疗效不佳，一般主张与复方 L–dopa 合用，发病年龄轻的早期患者可单独应用。应从小剂量开始，渐增量至获得满意疗效而不出现副作用。副作用与复方 L–dopa 相似，症状波动和运动障碍发生率低，直立性低血压和精神症状发生率较高。目前主要有麦角类和非麦角类 DA 受体激动剂。麦角类 DA 受体激动剂可引起瓣膜性心脏病，非麦角类 DA 受体激动剂（如普拉克索）由于无麦角类 DA 受体激动剂的副作用和潜在的神经元保护作用而被推荐作为早期 PD 的一线药物。大多数患者推荐使用低剂量的左旋多巴和 DA 受体激动剂联合应用，以降低左旋多巴不良反应，延长左旋多巴有效治疗时间。

1）溴隐亭：主要激活 D_2 受体，开始 0.625mg/d，每隔 3 ~ 5d 增加 0.625mg，通常治疗剂量 7.5 ~ 40mg/d，分 3 次服用；治疗剂量范围大，短期效果可，半年以上的长期疗效有限。副作用与左旋多巴类似，错觉和幻觉常见，精神病患者禁用，相对禁忌证包括近期心肌梗死、严重周围血管病和活动性消化性溃疡等。

2）吡贝地尔缓释片：是选择性 D_2 和 D_3 多巴胺受体激动药，剂量为 150 ~ 250mg/d，对改善震颤作用明显，对强直和少动也有作用。

3）培高利特：激活 D_1 和 D_2 两类受体，开始 0.025mg/d，每隔 5d 增加 0.025mg，一般有效剂量 0.375 ~ 1.5mg/d，最大不超过 2.0mg/d，1 ~ 3h 达血浆峰值浓度，半衰期较长（平均 30h），较溴隐亭抗 PD 作用稍强，作用时间亦长；因易引起心脏瓣膜纤维化而退出市场。

4）普拉克索：新一代非麦角碱类选择性多巴胺 D_2 和 D_3 受体激动剂。0.125mg，3 次 /d，逐渐加量至 0.5 ~ 1.0mg，3 次 /d，该药能有效改善早期及晚期帕金森病的运动症状，延缓和减轻左旋多巴相关运动并发症的发生和程度，并能缓解帕金森病伴发的抑郁症状。用于早期或进展期 PD，症状波动和运动障碍发生率低，常见意识模糊、幻觉及直立性低血压。

5）麦角乙脲：具有较强选择性 DA 受体激动作用，对 DA 受体作用很弱，从小剂量开始，0.05 ~ 0.1mg/d，逐渐增量，平均有效剂量为 2.4 ~ 4.8mg/d；按作用一剂量比，作用较溴隐亭强 10 ~ 20 倍，半衰期短（平均 2.2h），作用时间短，为水溶性，可静脉或皮下输注泵应用，用于复方多巴治疗出现明显“开 – 关”现象。

6）阿朴吗啡：D_1 和 D_2 受体激动剂，可显著减少"关期"状态，对症状波动，尤其"开－关"现象和肌张力障碍有明显疗效，采取笔式注射法给药后 5 ～ 15min 起效，有效作用时间 60min，每次给药 0.5 ～ 2mg，每天可用多次，便携式微泵皮下持续灌注法可使患者每天保持良好运动功能；也可经鼻腔给药，但长期用药可刺激鼻黏膜。

7）卡麦角林：是所有 DA 受体激动剂中半衰期最长（70h），作用时间最长，适于 PD 后期长期应用复方多巴产生症状波动和运动障碍患者，有效剂量 2 ～ 4mg/d，1 次 /d，较方便。

（5）单胺氧化酶 B（MAO-B）抑制剂：抑制神经元内 DA 分解，增加脑内 DA 含量。和复方 L-dopa 有协同作用，减少 L-dopa 约 1/4 用量，延缓开关现象，有神经保护作用。丙炔苯丙胺 2.5 ～ 5mg，2 次 /d，宜早、午服用，傍晚服用可引起失眠。副作用有口干、食欲不振和直立性低血压等，胃溃疡患者慎用。

（6）儿茶酚—氧位—甲基转移酶（COMT）抑制剂：抑制 L-dopa 外周代谢，维持 L-dopa 稳定血浆浓度，阻止脑胶质细胞内 DA 降解，增加脑内 DA 含量。与左旋多巴或卡比多巴合用增强后者疗效，减少症状波动反应，常作为左旋多巴的辅助用药。对于"剂末现象和开关现象"有效，单独使用效果差。

1）恩他卡朋：是周围 COMT 抑制剂。100 ～ 200mg 口服，3 次 /d。

2）托可朋：具有周围和中枢 COMT 抑制作用。100 ～ 200mg 口服，3 次 /d，副作用有腹泻、意识模糊、运动障碍和转氨酶升高等，应注意肝脏毒副作用。

2. 外科治疗　立体定向手术治疗 PD 适应证为药物治疗失效、不能耐受或出现运动障碍（异动症）的患者，年龄较轻，症状以震颤、强直为主且偏于一侧者效果较好，但术后仍需用药物治疗维持。

（1）深部脑刺激疗法（DBS）：是将高频微电极刺激装置植入 PD 患者手术靶点，高频电刺激产生的电压和频率高于病变神经元产生的电压和频率，从而起到抑制作用。DBS 优点是定位准确、损伤范围小、并发症少、安全性高和疗效持久等，缺点是费用昂贵。美国 FDA 已批准临床应用 DBS 治疗 PD。

（2）丘脑毁损术：是用立体定向手术破坏一侧丘脑腹外侧核、豆状襻及丘脑底核，对 PD 的震颤疗效较好，最佳适应证是单侧严重震颤。单侧丘脑毁损术并发症较少，双侧毁损术可引起言语障碍、吞咽困难及精神障碍等并发症，不主张采用。

（3）苍白球毁损术：微电极引导定向技术有助于寻找引起震颤和肌张力增高的神经元。用此法确定靶点，手术效果较好，改善 PD 运动症状，尤其运动迟缓，很少产生视觉受损等并发症。

2）吡贝地尔缓释片：是选择性 D_2 和 D_3 多巴胺受体激动药，剂量为 150 ～ 250mg/d，对改善震颤作用明显，对强直和少动也有作用。

3）培高利特：激活 D_1 和 D_2 两类受体，开始 0.025mg/d，每隔 5d 增加 0.025mg，一般有效剂量 0.375 ～ 1.5mg/d，最大不超过 2.0mg/d，1 ～ 3h 达血浆峰值浓度，半衰期较长（平均 30 小时），较溴隐亭抗 PD 作用稍强，作用时间亦长；因易引起心脏瓣膜纤维化而退出市场。

4）普拉克索：新一代非麦角碱类选择性多巴胺 D2 和 D3 受体激动剂。0.125mg，3 次 /d，逐渐加量至 0.5 ~ 1.0mg，3 次 /d，该药能有效改善早期及晚期帕金森病的运动症状，延缓和减轻左旋多巴相关运动并发症的发生和程度，并能缓解帕金森病伴发的抑郁症状。用于早期或进展期 PD，症状波动和运动障碍发生率低，常见意识模糊、幻觉及直立性低血压。

5）麦角乙脲：具有较强选择性 D_1 受体激动作用，对 D_1 受体作用很弱，从小剂量开始，0.05 ~ 0.1mg/d，逐渐增量，平均有效剂量为 2.4 ~ 4.8mg/d；按作用—剂量比，作用较溴隐亭强 10 ~ 20 倍，半衰期短（平均 2.2h），作用时间短，为水溶性，可静脉或皮下输注泵应用，用于复方多巴治疗出现明显“开－关”现象。

6）阿朴吗啡：D_1 和 D_2 受体激动剂，可显著减少“关期”状态，对症状波动，尤其“开－关”现象和肌张力障碍有明显疗效，采取笔式注射法给药后 5 ~ 15min 起效，有效作用时间 60min，每次给药 0.5 ~ 2mg，每天可用多次，便携式微泵皮下持续灌注法可使患者每天保持良好运动功能；也可经鼻腔给药，但长期用药可刺激鼻黏膜。

7）卡麦角林：是所有 DA 受体激动剂中半衰期最长（70h），作用时间最长，适于 PD 后期长期应用复方多巴产生症状波动和运动障碍患者，有效剂量 2 ~ 4mg/d，1 次 /d，较方便。

（5）单胺氧化酶 B（MAO–B）抑制剂：抑制神经元内 DA 分解，增加脑内 DA 含量。和复方 L–dopa 有协同作用，减少 L–dopa 约 1/4 用量，延缓开关现象，有神经保护作用。丙炔苯丙胺 2.5 ~ 5mg，2 次 /d，宜早、午服用，傍晚服用可引起失眠。副作用有口干、食欲不振和直立性低血压等，胃溃疡患者慎用。

（6）儿茶酚－氧位－甲基转移酶（COMT）抑制剂：抑制 L–dopa 外周代谢，维持 L–dopa 稳定血浆浓度，阻止脑胶质细胞内 DA 降解，增加脑内 DA 含量。与左旋多巴或卡比多巴合用增强后者疗效，减少症状波动反应，常作为左旋多巴的辅助用药。对于“剂末现象和开关现象”有效，单独使用效果差。

1）恩他卡朋：是周围 COMT 抑制剂。100 ~ 200mg 口服，3 次 /d。

2）托可朋：具有周围和中枢 COMT 抑制作用。100 ~ 200mg 口服，3 次 /d，副作用有腹泻、意识模糊、运动障碍和转氨酶升高等，应注意肝脏毒副作用。

2. 外科治疗　立体定向手术治疗 PD 适应证为药物治疗失效、不能耐受或出现运动障碍（异动症）的患者，年龄较轻，症状以震颤、强直为主且偏于一侧者效果较好，但术后仍需用药物治疗维持。

（1）深部脑刺激疗法（DBS）：是将高频微电极刺激装置植入 PD 患者手术靶点，高频电刺激产生的电压和频率高于病变神经元产生的电压和频率，从而起到抑制作用。DBS 优点是定位准确、损伤范围小、并发症少、安全性高和疗效持久等，缺点是费用昂贵。美国 FDA 已批准临床应用 DBS 治疗 PD。

（2）丘脑毁损术：是用立体定向手术破坏一侧丘脑腹外侧核、豆状襻及丘脑底核，对 PD 的震颤疗效较好，最佳适应证是单侧严重震颤。单侧丘脑毁损术并发症较少，双侧毁损术可引起言语障碍、吞咽困难及精神障碍等并发症，不主张采用。

（3）苍白球毁损术：微电极引导定向技术有助于寻找引起震颤和肌张力增高的神经元。用此法确定靶点，手术效果较好，改善 PD 运动症状，尤其运动迟缓，很少产生视觉受损等并发症。

3. 康复治疗 对患者进行语言、进食、行走及各种日常生活训练和指导，对改善生活质量十分重要。晚期卧床者应加强护理，减少并发症发生。康复包括语言训练，面肌锻炼，手部、四肢及躯干锻炼，呼吸肌锻炼，步态及平衡锻炼，姿势锻炼等。

附：统一帕金森病评定量表

一、精神、行为和情绪

1. 智力损害

0= 无；

1= 轻微智力损害，持续健忘，能部分回忆过去的事件，无其他困难；

2= 中等记忆损害，有定向障碍，解决复杂问题有中等程度的困难，在家中生活功能有轻度但肯定的损害，有时需要鼓励；

3= 严重记忆损害伴时间及（经常有）地点定向障碍，解决问题有严重困难；

4= 严重记忆损害，仅保留人物定向，不能做出判断或解决问题，生活需要更多的他人帮助；

2. 思维障碍（由于痴呆或药物中毒）

0= 无；

1= 生动的梦境；

2=“良性”幻觉，自知力良好；

3= 偶然或经常的幻觉或妄想，无自知力，可能影响日常活动；

4= 持续的幻觉、妄想或富于色彩的精神病，不能自我照料。

3. 抑郁

0= 无；

1= 悲观和内疚时间比正常多，持续时间不超过 1 周；

2= 持续抑郁（1 周或以上）；

3= 持续抑郁伴自主神经症状（失眠、食欲减退、体重下降、兴趣降低）；

4= 持续抑郁伴自主神经症状和自杀念头或意愿。

4. 动力或始动力

0= 正常；

1= 比通常缺少决断力，较被动；

2= 对选择性（非常规）活动无兴趣或动力；

3= 对每天的（常规）活动无兴趣或动力；

4= 退缩，完全无动力二、日常生活活动（确定“开或关”）；

5. 言语（接受）

0= 正常；

1= 轻微受影响，无听懂困难；

2= 中度受影响，有时要求重复才听懂；

3= 严重受影响，经常要求重复才听懂；

4= 经常不能理解；

6. 唾液分泌

0= 正常；

1= 口腔内唾液分泌轻微但肯定增多，可能有夜间流涎；

2= 中等程度的唾液分泌过多，可能有轻微流涎；

3= 明显过多的唾液伴流涎；

4= 明显流涎，需持续用纸巾或手帕擦拭；

7. 吞咽

0= 正常；

1= 极少呛咳；

2= 偶然呛咳；

3= 需进软食；

4= 需要鼻饲或胃造瘘进食；

8. 书写

0= 正常；

1= 轻微缓慢或字变小；

2= 中度缓慢或字变小，所有字迹均清楚；

3= 严重受影响，不是所有字迹均清楚；

4= 大多数字迹不清楚；

9. 切割食物和使用餐具

0= 正常；

1= 稍慢和笨拙，但不需要帮助；

2= 尽管慢和笨拙，但能切割多数食物，需要某种程度的帮助；

3= 需要他人帮助切割食物，但能自己缓慢进食；

4= 需要喂食；

10. 着装

0= 正常；

1= 略慢，不需帮助；

2= 偶尔需要帮助扣纽扣及将手臂放进袖里；

3= 需要相当多的帮助，但还能独立做某些事情；

4= 完全需要帮助；

11. 个人卫生

0= 正常；

1= 稍慢，但不需要帮助；

2= 需要帮助淋浴或盆浴，或做个人卫生很慢；

3= 洗脸、刷牙、梳头及洗澡均需帮助；

4= 保留导尿或其他机械帮助；

12. 翻身和整理床单

0= 正常；

1= 稍慢且笨拙，但无需帮助；

2= 能独立翻身或整理床单，但很困难；
3= 能起始，但不能完成翻身或整理床单；
4= 完全需要帮助；
13. 跌跤
0= 无；
1= 偶有；
2= 有时有，少于每天 1 次；
3= 平均每天 1 次；
4= 多于每天 1 次；
14. 行走中冻结
0= 无；
1= 少见，可有启动困难；
2= 有时有冻结；
3= 经常有，偶有因冻结跌跤；
4= 经常因冻结跌跤；
15. 行走
0= 正常；
1= 轻微困难，可能上肢不摆动或倾向于拖步；
2= 中度困难，但稍需或不需帮助；
3= 严重行走困难，需要帮助；
4= 即使给予帮助也不能行走；
16. 震颤
0= 无；
1= 轻微，不常有；
2= 中度，感觉烦恼；
3= 严重，许多活动受影响；
4= 明显，大多数活动受影响。
17. 与帕金森病有关的感觉主诉
0= 无；
1= 偶然有麻木、麻刺感或轻微疼痛；
2= 经常有麻木、麻刺感或轻微疼痛，不痛苦；
3= 经常的痛苦感；
4= 极度的痛苦感三、运动检查；
18. 言语（表达）
0= 正常；
1= 表达、理解和（或）音量轻度下降；
2= 单音调，含糊但可听懂，中度受损；
3= 明显损害，难以听懂；

4= 无法听懂；

19. 面部表情

0= 正常；

1= 略呆板，可能是正常的“面无表情”；

2= 轻度但肯定是面部表情差；

3= 中度表情呆板，有时张口；

4= 面具脸，几乎完全没有表情，口张开在 1/4 英寸（0.6cm）或以上。

20. 静止性震颤（面部、嘴唇、下颌、右上肢、左上肢、右下肢及左下肢分别评定）

0= 无；

1= 轻度，有时出现；

2= 幅度小而持续，或中等幅度间断出现；

3= 幅度中等，多数时间出现；

4= 幅度大，多数时间出现。

21. 手部动作性或姿势性震颤（右上肢、左上肢分别评定）

0= 无；

1= 轻度，活动时出现；

2= 幅度中等，活动时出现；

3= 幅度中等，持物或活动时出现；

4= 幅度大，影响进食。

22. 强直（患者取坐位，放松，以大关节的被动活动来判断，可以忽略“齿轮样感觉”；颈、右上肢、左上肢、右下肢及左下肢分别评定）

0= 无；

1= 轻度，或仅在镜像运动及加强试验时可查出；

2= 轻到中度；

3= 明显，但活动范围不受限；

4= 严重，活动范围受限。

23. 手指拍打试验(拇食指尽可能大幅度、快速地做连续对掌动作;右手、左手分别评定)

0= 正常；

1= 轻度减慢和（或）幅度减小（11 ~ 14 次 /5s）；

2= 中等障碍，有肯定的早期疲劳现象，运动中可以有偶尔的停顿（7 ~ 10 次 /s）；

3= 严重障碍，动作起始困难或运动中有停顿（3 ~ 6 次 /5s）；

4= 几乎不能执行动作（0 ~ 2 次 /5s）。

24. 手运动（尽可能大幅度地做快速连续的伸掌握拳动作，两手分别做，分别评定）

0= 正常；

1= 轻度减慢或幅度减小；

2= 中度障碍，有肯定的早期疲劳现象，运动中可以有偶尔的停顿；

3= 严重障碍，动作起始时经常犹豫或运动中有停顿；

4= 几乎不能执行动作。

25. 轮替动作（两手垂直或水平作最大幅度的旋前和旋后动作，双手同时动作，分别评定）

0= 正常；

1= 轻度减慢或幅度减小；

2= 中度障碍，有肯定的早期疲劳现象，偶在运动中出现停顿；

3= 严重障碍，动作起始时经常犹豫或运动中有停顿

4= 几乎不能执行动作。

26. 腿部灵活性（连续快速地脚后跟踏地，腿完全抬高，幅度约为 7.2cm，分别评定）

0= 正常；

1= 轻度减慢或幅度减小；

2= 中度障碍，有肯定的早期疲劳现象，偶在运动中出现停顿；

3= 严重障碍，动作起始时经常犹豫或运动中有停顿；

4= 几乎不能执行动作。

27. 起立（患者双手臂抱胸从直背木或金属椅子站起）

0= 正常；

1= 缓慢，或可能需要试 1 次以上；

2= 需扶扶手站起；

3= 向后倒的倾向，必须试几次才能站起，但不需帮助；

4= 没有帮助不能站起。

28. 姿势

0= 正常直立；

1= 不很直，轻度前倾，可能是正常老年人的姿势；

2= 中度前倾，肯定是不正常，可能有轻度的向一侧倾斜；

3= 严重前倾伴脊柱后突，可能有中度的向一侧倾斜；

4= 显著屈曲，姿势极度异常。

29. 步态

0= 正常；

1= 行走缓慢，可有曳步，步距小，但无慌张步态或前冲步态；

2= 行走困难，但还不需要帮助，可有某种程度的慌张步态、小步或前冲；

3= 严重异常步态，行走需帮助；

4= 即使给予帮助也不能行走。

30. 姿势的稳定性（突然向后拉双肩时所引起姿势反应，患者应睁眼直立，双脚略分开并做好准备）

0= 正常；

1= 后倾，无需帮助可自行恢复；

2= 无姿势反应，如果不扶可能摔倒；

3= 非常不稳，有自发的失去平衡现象；

4= 不借助外界帮助不能站立。

31. 躯体少动（梳头缓慢，手臂摆动减少，幅度减小，整体活动减少）

0= 无；

1= 略慢，似乎是故意的，在某些人可能是正常的，幅度可能减小；

2= 运动呈轻度缓慢和减少，肯定不正常，或幅度减小；

3= 中度缓慢，运动缺乏或幅度小；

4= 明显缓慢，运动缺乏或幅度小。

二、治疗的并发症

（一）异动症

1. 持续时间：（异动症存在时间所占 1 天觉醒状态时间的比例——病史信息）

0= 无；

1=1% ~ 25%；

2=26% ~ 50%；

3=51% ~ 75%；

4=76% ~ 100%。

2. 残疾：（异动症所致残疾的程度——病史信息，可经诊室检查修正）

0= 无残疾；

1= 轻度残疾；

2= 中度残疾；

3= 严重残疾；

4= 完全残疾。

3. 痛性异动症所致疼痛的程度

0= 无痛性异动症；

1= 轻微；

2= 中度；

3= 严重；

4= 极度。

4. 清晨肌张力不全

0= 无；

1= 有。

（二）临床波动

1. “关”是否能根据服药时间预测

0= 能；

1= 能。

2. “关”是否不能根据服药时间预测

0= 不是；

1= 是。

3. “关”是否会突然出现（如持续数秒钟）

0= 不会；

1= 会。

4.“关”平均所占每天觉醒状态时间的比例

0= 无；

1=1% ~ 25%；

2=26% ~ 50%；

3=51% ~ 75%；

4=76% ~ 100%。

（三）其他并发症

5. 患者有无食欲减退、恶心或呕吐

0= 无；

1= 有。

6. 患者是否有睡眠障碍（如失眠或睡眠过多）

0= 无；

1= 有。

7. 患者是否有症状性位置性障碍（记录患者的血压、脉搏和体重）

0= 无；

1= 有。

（四）修订 Hoehm 和 Yahr 分期

0 期 = 无症状；

1 期 = 单侧疾病；

1.5 期 = 单侧 + 躯干受累；

2 期 = 双侧疾病，无平衡障碍；

2.5 期 = 轻微双侧疾病，后拉试验可恢复；

3 期 = 轻到中度双侧疾病，某种姿势不稳，独立生活；

4 期 = 严重残疾，仍可独自行走或站立；

5 期 = 无帮助时只能坐轮椅或卧床。

（五）Schwab 和英格兰日常生活活动量表

100% = 完全独立，能毫无困难地做各种家务，速度不慢，基本上是正常的，没有意识到有什么困难；

90% = 完全独立，能做各种家务，速度稍慢或感觉稍有困难及有障碍，可能需要双倍时间，开始意识到有困难；

80% = 能独立完成大部分家务，但需双倍时间，意识到有困难及速度缓慢；

70% = 不能完全独立，做某些家务较困难，需 3 ~ 4 倍的时间，做家务需用一天的大部分时间；

60% = 某种程度独立，能做大部分家务，但极为缓慢和费力，出错误，某种家务不能做；

50% = 更多地依赖他人，半数需要帮助，更慢，任何事情均感困难；

40% = 极需依赖他人，在帮助下做各种家务，但很少独立完成；

30% = 费力，有时独立做一些家务或开始时独立做，需要更多的帮助；

20% = 不能独立做家务，在少量帮助下作某些家务也困难，严重残疾；

10% = 完全依赖他人，不能自理，完全残疾；

0% = 自主功能障碍如吞咽困难，尿便失禁，卧床。

第二节 肝豆状核变性

肝豆状核变性又称 Wilson 病，是一种常染色体隐性遗传病，其基因位于 13q 上，其病理生理基础是酮代谢障碍。本病多见于青少年和儿童，半数有家族史。发病率为（0.5 ~ 3.0）/10 万。本病于 1911 年首先由 Wil-son 报道，临床上以肝损害、锥体外系症状与角膜色素环等为主要表现。

一、诊断

（一）临床表现

临床主要表现为神经症状、精神症状与肝病症状等，以神经症状为首发症状的约占 50%；以精神症状为首发症状的约占 20%；以肝病症状为首发症状的约占 20%。疾病晚期多出现多器官损害。

1. 起病可为急性、亚急性或慢性；少年起病者进展多迅速，晚发者多进展缓慢。

2. 多数在 10 ~ 40 岁之间发病；30% ~ 50%有阳性家族史。

3. 首发症状可以是肝脏症状、神经症状、精神症状、肾脏症状或以上症状的组合；多数以神经精神症状为首发症状。

4. 肝脏症状 多表现为慢性肝脏损害的症状，食欲减退、乏力、肝区疼痛、轻度黄疸、腹水或脾功能亢进等症状，偶尔以急性肝功能衰竭或溶血为首发表现。

5. 神经症状 主要为锥体外系病症，震颤、言语讷吃、吞咽困难、张口流涎、肌张力障碍及帕金森综合征等。

6. 精神症状 多表现为神经衰弱综合征和情感障碍。头晕、头痛、注意力不集中情绪易变、抑郁、行为异常、妄想、幻觉及智力下降等。

7. 肾脏症状 蛋白尿、氨基酸尿及肾小管酸中毒等。

8. 角膜可见 K-F 环，为本病特征性体征。明显时肉眼即可观察到，位于角膜和巩膜的交界处，在角膜内表面上，呈褐绿或棕绿色，宽约 1.3mm，早期在裂隙灯下方可观察到。

9. 本病也有以骨骼肌肉为主要表现的病例，称为骨肌型，较为少见。多见于年轻患者，进展缓慢的进行性骨骼改变和肌萎缩为主要临床表现，锥体外系和肝病症状缺如或轻微，驱酮治疗效果好，预后良好。

（二）辅助检查

1. 血清酮蓝蛋白（CP）< 0.2g/L。其诊断价值较大。血清酮氧化酶活性可间接反映血清 CP 的含量，二者临床诊断价值相当。

2. 血清酮 95%的患者血清酮含量低于正常值（17.4 ~ 20.5μmol/L），但诊断价值较 CP 低。

3. 24h 尿酮＞100mg。未治疗的患者 24h 尿酮常明显增多。尿酮的改变可作为药物剂量调整的参考指标。

4. 头颅 CT 可见脑室扩大，基底节及丘脑低密度改变。

5. 头颅 MRI 可表现为脑萎缩，基底节及丘脑、小脑、脑干对称性 T_2 信号增高。

6. 肝酮量 是诊断本病的金指标之一。绝大多数超过正常值（250μg/g，干重）的5倍以上。但由于为创伤性检查、具有一定危险性，不能成为常规检查。

7. 部分患者检查可发现肝、肾功能损害和蛋白尿等表现。

8. 脑电图（EEG） 50%患者 EEG 或诱发电位异常，但缺乏特异性。可作为预后判断的指标。

（三）诊断依据

1. 起病可急可缓，绝大多数青少年起病。

2. 主要表现为震颤、强直、肌张力障碍及肝功能异常及精神症状。

3. 角膜 K–F 环阳性。

4. 血清酮蓝蛋白＜0.2g/L，24h 尿酮＞100μg。

5. 部分患者可有阳性家族史。

6. 头颅 MRI 可显示基底节呈对称性改变。

（四）鉴别诊断

1. 帕金森病 帕金森病发病多在 60 岁以上，发病开始症状和体征多不对称，而肝豆状核变性发病多年轻，且症状和体征多对称；帕金森病无角膜 K–F 环及酮代谢的实验室检查异常；帕金森病无肝脏损害的表现。

2. 风湿性舞蹈病 具有风湿病的临床表现，发热、心脏瓣膜损害、关节肿胀、舞蹈性动作多变，血沉快、抗“0”和类风湿因子阳性、无 K–F 环和血清酮蓝蛋白低等。

3. 慢性肝病 慢性肝病多有明确的病因、如病毒性肝炎等，肝功能损害常较明显，无酮代谢异常和 K–F 环。而肝豆状核变性肝功能损害较轻、转氨酶仅轻度升高，在胆红素明显升高时 AKP 始终处于低值。

二、治疗

（一）治疗原则

排出体内过多的酮，阻止酮在组织内的再沉积，减少酮的吸收，减轻临床症状，提高生活质量。

（二）治疗方法

1. D– 青霉胺 促进酮的排出，从小剂量开始，0.125 ~ 0.25g，2 ~ 3 次 /d，然后逐渐加量，最大量为2000mg/d，一般需加服维生素 B_6。大多需长期服用，可发生消化道症状和过敏反应，少数可引起白细胞减少。首次使用者，需做青霉素皮试，阴性者方可使用。

2. 三乙烯—羟化四甲胺（TETA） FDA 指定为不能耐受青霉胺治疗的患者的专用药物。400 ~ 800mg，3 次 /d。

3. 硫酸锌 减少酮的吸收，100 ~ 200mg，3 次 /d，饭前 1 小时服用。不良反应多为消化道症状，如恶心、呕吐等，可见口唇和肢体麻木。长期治疗时应定期监测血清酮、锌水平。

4. 有震颤和强直者可选用苯海索或金刚烷胺；有精神症状可选用舒必利、氟哌啶醇；

肌张力异常者可用左旋多巴；有睡眠障碍者可选用地西泮、氯硝西泮或唑吡坦等。

5. 肝移植可改善临床症状和肝脏功能。

6. 低酮高蛋白饮食 避免食用含酮高的事物，如坚果类、贝壳类、动物肝脏和香菇、玉米等。

第三节 特发性震颤

特发性震颤（ET）又称原发性震颤，是临床常见的运动障碍性疾病。姿势性或运动性震颤是唯一表现，缓慢进展或长期不进展。约60%患者有家族史，呈常染色体显性遗传。任何年龄均可发病，但多见于成年人，特发性震颤在普通人群中发病率为0.3% ~ 1.7%。

一、诊断

（一）临床表现

1. 特发性震颤在各个年龄段均可发现，多见于中老年人。存在20 ~ 30岁和50 ~ 60岁两个发病高峰。

2. 震颤是特发性震颤唯一的症状。通常先由单侧上肢起病，也可双侧上肢对称起病。常可发展至头、面、舌、下颌部。累及躯干和双侧下肢者甚为少见。主要表现为姿位性震颤，少数可伴发静止性震颤。也可表现为垂直的“点头”运动和水平的“摇头”运动。

3. 疲劳、紧张、情绪激动可加重震颤。特发性震颤在安静时减轻，在睡眠时消失。常对乙醇的反应较为显著，即使饮用少量乙醇，震颤就可减轻。

4. 神经系统除震颤外，无其他阳性定位体征。

（二）辅助检查

1. 头颅CT、MRI检查 对诊断价值不大，但对鉴别诊断有意义。

2. 肌电图（EMG） 可记录到促动肌—拮抗肌同步化连续发放活动。

（三）诊断标准

根据典型的姿势性和（或）动作性震颤，饮酒后减轻，有家族史，不伴有神经系统其他症状体征，应考虑特发性震颤可能。美国运动障碍学会及世界震颤研究组织提出的特发性震颤诊断标准如下：

1. 核心诊断标准

（1）双手及前臂动作性震颤。

（2）除齿轮现象，不伴其他神经系统体征。

（3）或仅有头部震颤，不伴肌张力障碍。

2. 次要诊断标准

（1）病程超过3年。

（2）有家族史。

（3）饮酒后震颤减轻。

3. 排除标准

（1）伴其他神经系统体征，或震颤发生前不久有外伤史。

（2）由药物、焦虑、抑郁、甲亢等引起的生理亢进性震颤。

（3）有精神性（心因性）震颤病史。

（4）突然起病或分段进展。

（5）原发性直立性震颤。

（6）仅有位置特异性或目标特异性震颤，包括职业性震颤及原发性书写震颤。

（7）仅有言语、舌、颏或腿部震颤。

（四）震颤的临床分级

1996年，美国国立卫生研究院（NIH）特发性震颤研究组提出的震颤临床分级为5个等级。

0级：无震颤。

Ⅰ级：很轻微震颤（不易发现）。

Ⅱ级：易发现的幅度不到2cm无致残性震颤。

Ⅲ级：明显的幅度2～4cm部分致残性震颤。

Ⅳ级：严重的幅度超过4cm致残性震颤。

（五）鉴别诊断

特发性震颤主要与以下疾病鉴别：

1. 帕金森病　帕金森病多在老年人发病，此时期也是特发性震颤的多发年龄，因此许多特发性震颤常误诊为帕金森病。特发性震颤患者合并PD几率高于普通人群，说明特发性震颤和PD之间可能存在一定联系。PD震颤以静止性为主，可合并动作性震颤，常伴动作迟缓、强直、步态异常和表情减少等。

2. 甲亢和肾上腺功能亢进引起的震颤　多表现为细颤，可伴食欲亢进、多汗、心率加快、体重减轻、神经兴奋性增高和甲状腺肿大等甲亢表现，伴满月脸、向心性肥胖、高血压和多血质等肾上腺功能亢进表现。

3. 小脑病变　主要是小脑底核及小脑上脚病变，表现上肢和下肢意向性震颤，常伴其他小脑体征如共济失调等。

二、治疗

（一）治疗原则

大多数特发性震颤患者仅有轻微的震颤，不影响日常生活时可不予药物治疗，症状明显者可采取药物控制症状。

（二）治疗方法

1. β肾上腺素能阻滞药　可通过阻断外周β_2:受体起作用，普萘洛尔能减轻震颤幅度，需长期服用剂量为120～180mg/d。普萘洛尔相对禁忌证包括：未得到控制的心功能衰竭；Ⅱ～Ⅲ度房室传导阻滞；哮喘等支气管痉挛疾病；少见副反应包括疲乏、恶心、腹泻、皮疹、阳痿及抑郁等，多数患者对普萘洛尔能较好耐受，建议用药期间监测脉搏和血压。

2. 扑米酮　可减轻震颤幅度，不影响震颤频率，用于减轻手震颤，对头部、舌震颤疗效不佳。ET患者对此药常很敏感，自小剂量50mg/d开始，每两周增加用量50mg/d，直至有效或出现副反应，通常有效剂量100～150mg，3次/d。20%～30%的患者服药后出现眩晕、恶心和姿势不稳等急性副反应。

3. 氯硝西泮 可能有较好疗效，与中枢镇静作用有关。1 ~ 2mg，2 ~ 3 次 /d。嗜睡、共济失调是主要副作用。

4. 氯氮平 能有效缓解特发性震颤症状，由于可引起粒细胞减少，用药后 6 个月内不定期检查血细胞计数。

5. 钙离子拮抗药 氟桂利嗪 5 ~ 10mg/d，或尼莫地平 30mg，4 次 /d，可减轻部分患者震颤，但疗效不确切。

6. 手术治疗 药物无效的特发性震颤患者，严重影响日常生活时可试用立体定向丘脑毁损术或深部脑刺激术（DBS）。

第六章 原发性头痛

第一节 偏头痛

一、定义

偏头痛是一种常见的慢性神经血管性疾病，由多种诱因引发的中枢神经系统和三叉神经血管系统的异常反应，导致反复发作的一侧或双侧搏动性头痛，伴畏光畏声和（或）恶心或呕吐等自主神经功能障碍，部分患者伴有一过性神经系统局灶性症状。好发于年轻女性，多有阳性家族史。

二、分类

（一）国际头痛联盟（1CHD）的分类

2003 年第 2 版（1CHD–11）的分型中将偏头痛分为六个亚型，其中最常见的为无先兆偏头痛，约占 80%，有先兆偏头痛约占 10%。

偏头痛的分型为：

1. 无先兆偏头痛

2. 有先兆偏头痛

（1）伴典型先兆的偏头痛性头痛。

（2）伴典型先兆的非偏头痛性头痛。

（3）典型先兆不伴头痛。

（4）家族性偏瘫型偏头痛。

（5）散发性偏瘫型偏头痛。

（6）基底型偏头痛。

3. 常为偏头痛前驱的儿童周期性综合征

（1）周期性呕吐。

（2）腹型偏头痛。

（3）儿童良性发作性眩晕。

4. 视网膜性偏头痛

5. 偏头痛并发症

（1）慢性偏头痛。

（2）偏头痛持续状态。

（3）无梗死的持续先兆。

（4）偏头痛性梗死。

（5）偏头痛诱发的痫样发作。

6. 可能的偏头痛

（1）可能的无先兆偏头痛。

（2）可能的有先兆偏头痛。

（3）可能的慢性偏头痛。

（二）目前尚用的分类

1. 无先兆性偏头痛（普通型偏头痛）。

2. 先兆性偏头痛（典型偏头痛）。

3. 偏瘫型偏头痛。

4. 基底动脉型偏头痛。

5. 眼肌麻痹型偏头痛。

6. 偏头痛等位发作。

三、诊断

（一）临床特点

约50%～80%的患者有阳性家族史，10岁前发病占25%，2/3为年轻女性；临床表现为，在饮食、环境、月经、紧张、焦虑等诱因影响下，长期性地反复发作的单侧额颞部及（或）眼眶部的剧烈搏动性疼痛，历时几小时至几天，间歇期正常，发作频率不等，绝经期以后减轻或消失；40%是双侧；伴有面色苍白、出汗、畏光、畏声、恶心，重者呕吐；部分患者病前几小时至几天有恶心、疲倦、抑郁、兴奋、注意力不集中、颈部僵硬等轻微的前驱症状及（或）持续15～60min的先兆，头痛在先兆期或先兆症状随后的60min内发生。

先兆是完全可逆的一过性局灶性神经系统症状，包括视觉、感觉、运动、语言等的缺失或刺激性症状。视觉先兆最多见，常累及双眼，包括简单的视野缺损、暗点、闪光、亮点、几何图形；复杂的有城垛样光谱（特征性先兆）、视物变形和"马赛克"视觉等。感觉和运动先兆多为单侧，常伴视觉症状。

（二）辅助检查

偏头痛是功能紊乱性的疾病，目前没有辅助检查的客观阳性结果，如怀疑器质性病因继发的头痛，可排除性地进行相关五官疾病检查、头颈部神经影像学及脑脊液检查。

（三）诊断

根据有家族史的青少年或年轻患者、在多种因素诱导下发生长期反复发作性的搏动性头痛、且排除了器质性损害即可考虑偏头痛，在ICHD-Ⅱ中偏头痛主要类型的诊断条件如下：

1. 无先兆性偏头痛（普通型偏头痛）的诊断标准

（1）符合以下（2）～（4）项特征的至少5次发作。

（2）每次头痛发作持续4～72h（未治疗或治疗不成功）。

（3）疼痛至少具备以下特点中的两条：①单侧性；②搏动性；③中度或重度疼痛；④日常体力活动会加重头痛或头痛时避免此类活动。

（4）在头痛时至少具备以下中一条：①畏光和畏声；②恶心和（或）呕吐。

（5）不能归因于其他疾病。

2. 伴典型先兆的偏头痛性头痛（典型偏头痛）的诊断标准

（1）至少两次发作符合以下（2）～（4）的标准。

（2）先兆包括至少以下一条，但没有运动无力症状：①完全可恢复的视觉症状，包括阳性症状（如闪光、亮点）和（或）阴性症状（如暗点）；②完全可恢复的感觉症状，包括阳性症状（如蚁行感）和（或）阴性症状（如麻木）；③完全可恢复的言语功能障碍。

（3）至少符合以下两条：

1）同向视觉症状和（或）单侧感觉症状。

2）至少 1 个先兆症状逐渐发展的过程≥ 5min，和（或）不同先兆症状接连发生，过程≥ 5min。

3）每个症状持续≥ 5min 并且≤ 60min。

（4）在先兆期同时或先兆发生后 60min 内出现头痛，头痛符合上述无先兆偏头痛诊断中（2）~（4）项的标准。

（5）不能归因于其他疾患。

3. 家族性偏瘫型偏头痛的诊断标准

（1）至少两次发作符合以下标准（2）和（3）。

（2）先兆包括完全可恢复的运动无力，尚包括至少以下一条

1）完全可恢复的视觉症状，包括阳性症状和（或）阴性症状。

2）完全可恢复的感觉症状，包括阳性症状和（或）阴性症状。

3）完全可恢复的言语障碍。

（3）至少符合以下两条：

1）至少一个先兆症状逐渐发展时间≥ 5min 和（或）不同的先兆症状接连出现≥ 5min。

2）每个症状持续时间≥ 5min 并且≤ 24h。

3）在先兆期或先兆症状发生后 60min 内出现符合无先兆性偏头痛诊断中（2）~（4）标准的头痛。

（4）一级及二级亲属中有符合此家族性偏瘫性偏头痛诊断中（1）~（5）项标准的发作。

（5）不能归因于其他疾患。

4. 散发性偏瘫性偏头痛诊断标准 符合上述家族性偏瘫性偏头痛诊断标准中（1）~（3）、（5）项；仅（4）项不同，散发性偏瘫性偏头痛患者的一级及二级亲属中没有符合家族性偏瘫型偏头痛诊断标准（1）~（5）的发作。

5. 基底型偏头痛

（1）至少两次发作符合以下（2）~（4）的标准。

（2）先兆包括以下可完全恢复的症状中至少两条，但是没有活动力弱：①构音障碍；②眩晕；③耳鸣；④听觉迟钝；⑤复视；⑥共济失调；⑦同时在双眼颞侧和鼻侧区域的视觉症状；⑧意识水平的下降；⑨同时双侧感觉异常。

（3）至少符合以下一条：

1）至少一个先兆症状逐渐发展时间≥ 5min 和（或）不同的先兆症状接连出现≥ 5min。

2）每个症状≥ 5min 并且≤ 60min。

（4）在先兆期或先兆症状随后 60min 之内出现符合无先兆性偏头痛的（2）~（4）标准的头痛。

（5）不归因于其他疾患。

（四）鉴别诊断

1，其他血管性头痛

（1）原发性高血压：①有高血压病史的中老年多见；②头痛多在晨起严重；③常伴随头昏、心悸或面色苍白、出汗、心动过速等；④发作时血压明显增高，控制血压有效。

（2）丛集性头痛

1）是另一种少见的原发性神经血管性头痛，是一眼眶部位的发作性短时间剧痛，睡眠中易出现，时间近刻板，常使患者定时痛醒，活动可减轻，入睡后可又出现；50%的患者每日均有发作，经过几周至几个月的密集成串发作后停止，间歇数月至数年后又开始一周期。

2）青年男性多见，饮酒、紧张、服硝酸酯等诱发，头痛伴同侧眼结膜充血、流泪、面部潮红等，查体可见 Homer 征（霍纳征）。

2. 颅内压增高引起的头痛

1）头痛常呈双侧的额颞部、枕后部痛，早晨重。

2）咳嗽、屏气、用力时疼痛加剧。

3）头痛多持续性存在，进行性加重。

4）常伴外展神经麻痹、视力减退、视盘水肿、脑局部受压的症状，或脑膜刺激征。

5）使用脱水剂头痛减轻。

6）头颅 CT、MRI 及 DSA 检查可确定病因。

3. 头、面部器官疾患导致的头痛

（1）急性或亚急性闭角型青光眼：眼内房水排出障碍使眼压急剧增高，导致突发、剧烈的额眶部疼痛伴视力减退、虹视（看灯光周围有彩虹样彩环）、雾视（似在烟雾中），及恶心、呕吐等；查体见眼球坚硬、结膜充血、瞳孔散大、视力下降、视野缺损、视盘凹陷扩大及视神经萎缩等；40 岁以上的女性患者常见，避光和卧床时易加重。

（2）鼻窦炎：鼻窦炎即是鼻窦黏膜的感染性炎症，临床表现发热、头痛、鼻塞、脓涕、嗅觉减退，鼻窦区表面压痛及叩痛、X 线片异常。其头痛多为额部钝痛或隐痛，无搏动性，感冒时易加重，且因鼻窦的窦口位置和异常的鼻甲使头痛程度随鼻通气、体位引流、麻黄碱收缩鼻甲黏膜等加重或减轻。如急性额窦炎常在患侧眶上及额部疼痛，晨起即感头痛，逐渐加重，午后减轻，至晚间疼痛全部消失，次日又可同样发作。

四、治疗

目的是终止头痛发作、减轻疼痛，缓解伴发症状，预防复发。

（一）发作期治疗

1. 一般治疗 可利用各种非药物手段，如避光静卧、冷敷、针灸、按摩、理疗等尽量减轻疼痛。对伴恶心、呕吐的患者可使用异丙嗪，或甲氧氯普胺 10mg，肌内注射。较常见的不良反应为昏睡、烦躁不安、疲怠无力、便秘、腹泻、睡眠障碍、眩晕、锥体外系反应（肌震颤、发音困难、共济失调等）；禁用于嗜铬细胞瘤、癫痫、孕妇、胃肠道出血、机械性肠梗阻，肝肾功能衰竭时，应减少用量；与地西泮类、吩噻嗪类及对乙酰氨基酚等合用时作用增强。

2. 轻、中度头痛或早期的头痛，采用镇痛和镇静为主的短期的非特异性药物治疗：

（1）镇痛剂：①阿司匹林：口服 0.3 ~ 0.6g，3 次 /d，对胃肠有刺激，宜饭后服用，胃与十二指肠溃疡患者慎用。②对乙酰氨基酚：口服 0.25 ~ 0.5g，3 ~ 4 次 /d，1 日量不宜超过 2g。可引起恶心、呕吐、出汗、腹痛及面色苍白等，剂量过大可引起肝脏损害，发生过敏反应须立即停药；服药期间应避免饮用含酒精的饮料；肝、肾功能不全者慎用。③对乙酰氨基酚和咖啡因的复合剂。

（2）镇静剂：①地西泮，10mg 肌内注射。副作用与毒性有嗜睡、眩晕、疲劳、共济失调等。慎用于青光眼、重症肌无力和肝肾功能不全的患者，能增强吩噻嗪类药物作用，久用易成瘾。②巴比妥类。

（3）中药或中成药：天麻、汉桃叶、川芎、葛根等药物及其复合制剂，如复方羊角颗粒。

3. 中、重度头痛或以上治疗无效时宜采用特异性治疗：

（1）麦角类：①麦角胺咖啡因（含酒石酸麦角胺 1mg，咖啡因 100mg）：口服 1 ~ 2 片，半小时后如无效可再服 1 片，一日总量不超过 6 片。②双氢麦角碱 0.25 ~ 1mg 肌内注射或静脉注射。③麦角胺 2 ~ 3mg，鼻腔内给药。麦角类大剂量可引起头晕、耳鸣、腹痛、恶心、呕吐、痉挛、胸痛、心悸、呼吸困难、心率过缓等，也有可能突然发生严重高血压。孕妇及心脑血管病变、或末梢血管疾病患者、或肝肾疾病患者禁忌。

（2）曲普坦类：①舒马普坦，25 ~ 50mg 口服，或 6mg 皮下注射，1h 后可重复给药，24h 内最大剂量口服不超过 300mg、皮下注射不超过 100mg。口服给药常见的副作用有恶心呕吐（可能与偏头痛本身有关）、倦怠和眩晕。皮下注射给药常见的不良反应是注射部位疼痛或充血。②佐米普坦 2.5 ~ 5.0mg 口服，2h 后头痛不缓解的可重复， 24h 内不宜超过 10ms。由于这类药物有潜在的冠状动脉等血管收缩作用，对患有各类心血管疾病者均应为禁忌。可用于有视觉先兆的偏头痛患者，但基底型偏头痛、偏瘫型偏头痛的患者禁忌。

宜早期足量采用以上两种特异疗法，但不宜超出最大量、不宜长期使用，每周不宜超过 2 ~ 3d，以免引起药物反跳性头痛。必要时配合使用镇吐药。

（3）以上药物无效或不能耐受时可试用多巴胺拮抗剂，如氯丙嗪。

（二）预防性治疗

目的是降低发作频率，缩短发作的持续时间，减轻发作的严重程度。

首先给予宣教、解除恐惧和焦虑，鼓励记头痛日记，以寻找和避免诱因，尽量减少发作。预防性药物治疗适用于以下患者：急性期药物治疗无效、有不能耐受的药物不良反应或存在禁忌证的；近期头痛频繁发作每月 2 ~ 3 次以上或头痛超过 4 天有可能导致药物过量和依赖的；有特殊类型的偏头痛，如偏瘫型偏头痛、基底型偏头痛、先兆期过长或偏头痛性梗死等。常用的预防药物有如下几类：

1. 钙通道拮抗剂 ①氟桂利嗪 5 ~ 10ms，每晚 1 次口服，其瞌睡、疲惫和体重增加均见于服药早期或剂量增加时，不需停药；长期用药时，偶见下列严重的不良反应：抑郁症，锥体外系症状、血管神经性水肿。哺乳期妇女和明显低血压病者慎用或不用。②尼莫地平 20 ~ 40mg 口服，2 ~ 3 次 /d。尼莫地平的不良反应少，最常见的不良反应有血压下降、肝炎、皮肤刺痛，颅内压增高患者、怀孕及哺乳妇女不宜应用。维拉帕米或尼卡地平对预防也有效。

2. 抗抑郁剂 发作频繁且合并紧张性头痛，可选用阿普唑仑 0.4 ~ 0.8mg；或阿米替林 25 ~ 75mg 睡前服用。还可选丙咪嗪、舍曲林和氟西汀等。

3. β 受体阻滞剂 普萘洛尔约对 50% ~ 70% 病人有效，1/3 病人的发作次数可减少一半以上。一般用量为 10 ～ 40mg，3 次 /d。可出现乏力、嗜睡、头晕、抑郁、低血压、心率过慢（＜ 50 次 /min）、不能耐受活动和阳痿等副作用；较少见的有支气管痉挛、充血性心力衰竭。下列情况慎用本品：过敏史、窦性心动过缓、严重心脏传导阻滞、充血性心力衰竭、肺气肿或支气管哮喘、过敏性鼻炎、糖尿病、甲状腺功能低下、雷诺征或其他周围血管疾病、肝肾功能衰退等。

4. 抗癫痫药 丙戊酸钠、卡马西平和托吡酯。丙戊酸钠 100 ～ 400mg，3 次 /d。

5. 5- 羟色胺拮抗剂 苯噻啶每日剂量 0.5 ～ 3mg，1 次 /d；或美西麦角每日 0.5 ～ 6mg，1 ～ 2 次 /d。两种药物都须从小剂量开始、逐渐增加，副作用都有嗜睡、体重增加，美西麦角还会发生严重的腹膜后纤维化。

6. 其他 大剂量维生素 B_2、镁剂、肉毒毒素 A 局部注射和中药。

预防治疗宜考虑患者的个体情况，采用不良反应少的药物，均应小剂量开始、逐渐加量，约 3 周后评价疗效，疗程一般不少于 3 个月，常于 3 ～ 6 个月后逐渐减量到停药，以免产生不良反应。

第二节 紧张型头痛

一、定义

紧张型头痛(TH)又称为肌收缩性头痛，是最常见的慢性头痛之一，主要表现为两侧枕、颞、额或全头部的压迫式轻到中度非搏动性疼痛，不影响活动，不伴明显的自主神经反应，可有局部压痛。病程不一，发作性或持续性出现，多持续几天至数十年。常伴失眠及心境障碍，并因应激、劳累和按摩而波动，中青年多见。病因不明，心理障碍对紧张型头痛的产生和持续存在有明显的影响，部分由颈部姿势异常引起，肌肉的持续收缩等可导致局部缺血及 5-HT 等致痛因子的聚集。

二、分类

1.ICHD-11 分类

（1）偶发性紧张型头痛。

（2）频发性紧张型头痛。

（3）慢性紧张型头痛。

（4）可能的紧张型头痛。

2. 以上前三型以触诊颅周有无压痛加重又各分两型

（1）伴颅周压痛的。

（2）不伴颅周压痛的。

三、诊断

（一）临床特点

约占头痛患者的 40%，是成年人中最常见的头痛类型，40% 始于儿童和青少年，中青年多见，女性稍多，尤其是脑力工作者。头痛部位多变，常呈两侧枕、额、颞或全头部的压迫式、紧缩式轻到中度疼痛，非搏动性，不影响日常活动，不伴呕吐等明显的自主神经反应，但伴有头晕、食欲减退、情绪不稳、坐立不安、紧张、心烦、气短、耳鸣、失眠多梦、颈部僵硬等症状。查体可见部分病人在两侧额肌、颞肌、咬肌、胸锁乳突肌、颊肌、斜方肌明显压痛，并加重头痛的程度。隐匿或历时几十分钟到数日的发作性起病，病程长短不一，反复发作易慢性化，慢性型连绵不断可历时几十年；多因紧张、情绪、劳累及社会生活事件诱发或加重，按摩、放松、理疗等减轻，长久头痛常加重其精神症状，也可致患者反复就诊。

（二）辅助检查

至今为止的辅助检查均未能发现有任何器质性改变。预排除颅内占位、颈髓和颈椎病变，可行头颅、颈部的 X 线、CT、MRI 等相应检查。

（三）诊断

目前，仍无任何一种仪器或检测方法可用于紧张型头痛的明确诊断，主要依据临床表现，必须首先排除各种器质性头痛和其他类型的头痛。

ICHD–II 的诊断标准：

1. 偶发性紧张型头痛

（1）至少有 10 次满足条件（2）～（4）的发作，平均每月头痛发作不到 1d（每年头痛＜ 12d）。

（2）每次头痛持续 30min ～ 7d。

（3）至少有下列中的两项头痛特征

1）双侧性。

2）压迫或紧缩（非搏动）性。

3）轻中度。

4）不会因走路、爬楼等日常体力活动而加重。

（4）符合下列两项

1）无恶心和呕吐（可有厌食症状）。

2）可有畏声或畏光。

（5）不能归因于其他疾病。

2. 频发性紧张型头痛 至少 10 次满足上述条件（2）～（4）的发作，且发作的天数每年 12 ～ 180d 或每月头痛发作 1 ～ 14d，且不能归因于其他疾病。

3. 慢性紧张型头痛诊断标准

（1）头痛符合标准（2）～（4），且至少 3 个月平均每月头痛超过 15d（每年头痛）180d。

（2）头痛持续数小时或持续不断。

（3）至少有下列中的两项头痛特征

1）双侧性。

2）压迫或紧缩（非搏动）性。

3）轻中度。

4）不会因走路爬楼等日常体力活动而加重。

（4）符合下列两项

1）可有畏光或畏声及轻度恶心症状，或仅有其中之一。

2）无中重度恶心、无呕吐。

（5）不能归因于其他疾病。

以上三型以颅周肌肉触诊有无压痛加重及肌电图异常又分两型：

1）伴颅周压痛的：头痛伴有颅周肌肉的压痛或颅周肌肉的肌电图异常。

2）不伴颅周压痛的：头痛不伴有颅周肌肉的压痛或颅周肌肉的肌电图异常。

4. 可能的紧张型头痛 是指以上的紧张型头痛诊断标准中只有 1 项不符合，且不是偏头痛。

四、治疗

采用个体化治疗，用各种方法减轻或中止头痛、防止转变成慢性。

1. 紧张型头痛的药物治疗 凡驾车或操纵机器的患者应谨慎给予镇静剂和肌松剂。

（1）镇痛治疗：用单一镇痛剂或复方制剂，用阿司匹林、吲哚美辛、对乙酰氨基酚或与咖啡因等的复方制剂。①阿司匹林，主要通过抑制外周及下丘脑前列腺素和缓激肽的合成而发挥镇痛作用。疼痛发作时给予 0.3 ~ 0.6g，餐后服用以减少胃肠反应，4h 后可重复应用，胃及十二指肠溃疡禁用。②对乙酰氨基酚，其不良反应较少，但镇痛作用较弱，每次 0.5 ~ 1.0g 可以再重复应用。③咖啡因及其复方镇痛制剂，复方阿司匹林（阿司匹林、非那西丁和咖啡因）、索米痛（对乙酰氨基酚、氨基比林、苯巴比妥和咖啡因）、酚咖片（对乙酰氨基酚与咖啡因组成）等，其中咖啡因每日最大剂量不超过 300mg，否则易引起激动不安、失眠、心悸以及反跳性头痛。

（2）肌松剂：①盐酸乙哌立松，50mg，2 ~ 3 次 /d，常见胃肠道症状、皮疹、困倦、失眠、头痛、四肢麻木和无力感，偶发生休克。有药物过敏病史、肝功能障碍的患者需慎重给药。②巴氯芬 5mg，口服，1 ~ 3 次 /d，每隔 3 天增服 5mg，应根据病人的反应具体调整剂量，常用剂量为 30 ~ 75mg/d，停药前应逐渐减量，以防反跳现象。治疗开始时常出现日间镇静、嗜睡和恶心等副作用。溃疡病、肝、肾功能不全者慎用。

（3）抗抑郁、抗焦虑：可单用或加用镇静、抗焦虑、抗抑郁类药物（阿普唑仑、阿米替林、氟西汀等）。如地西泮，2.5 ~ 5mg，2 ~ 3 次 /d，其尚有肌松弛作用。抗焦虑、抗抑郁剂有增强止痛效果，合用或单用可以治愈部分患者，如阿米替林 25mg，1 ~ 3 次 /d，其不良反应为嗜睡、口干、便秘、直立性低血压。

2. 综合治疗 配合采用心理治疗，防止和矫正各种不良姿势，也可采用运动、理疗、按摩、针灸、中药等治疗，以尽量减少药物依赖性和毒副作用。

第三节 从集性头痛

一、定义

从集性头痛是另一种神经—血管功能障碍性疾病，病灶位于下丘脑灰质，是调控生物钟的神经元紊乱。表现为刻板的、无先兆的、一侧眼眶为主的短时间发作的剧烈疼痛，发作时伴同侧眼、鼻、面的自主神经症状，有周期性的密集成串的发作期和相对的缓解期。

多见于青年男性在饮酒后发生。

二、分类

ICHD-II 的分类：

1. 发作性丛集性头痛（占 80%）。
2. 慢性丛集性头痛（占 20%）。

三、诊断

（一）临床特点

它与偏头痛有共同之处，但有更大的不同：主要见于 30 ~ 50 岁的男性患者，男性发病率是女性的 4 ~ 7 倍，少数有家族史；头痛之前无先兆，从一侧眼窝及其周围突然开始的剧痛，数分钟达到高峰，向同侧额颞顶部及耳鼻扩散，也可扩散至枕、颈部，为钻痛样、烧灼样、戳透样锐痛，病人往往烦躁不安，活动可减轻，一次头痛持续的时间 10 ~ 180min；伴有眼、鼻、面部等处的自主神经症状，如鼻塞、流涕、流泪、结膜充血、眼睑水肿、面部出汗等，20%的患者出现同侧 Homer 征。发作符合一定的昼夜节律，午睡后和凌晨发作最常见，常使患者从睡眠中定时痛醒，而且发作的部位、形式和程度非常刻板，50%的患者每日一次，其余患者发作更多，每日发作一至数次，在数周至数月内连续发作密集成串，之后经过数月或数年的缓解期后可再周期性复发，发作期内登高、饮酒、紧张、服硝酸酯等易诱发，间歇期如常，且没有辅助检查的异常。

（二）诊断

1.ICHD-II 的诊断条件

（1）至少有符合标准（2）~（4）的 5 次发作。

（2）重度或极重度的单侧眶部、眶上和（或）颞部疼痛，自然头痛时限 15 ~ 180min。

（3）头痛至少伴有下列中的一项

1）同侧结膜充血和（或）流泪。

2）同侧鼻塞和（或）流涕。

3）同侧眼睑水肿。

4）同侧额面部出汗。

5）同侧瞳孔缩小及（或）眼睑下垂。

6）躁动或感觉不宁。

（4）发作频率隔日一次至每日 8 次。

（5）不能归因于其他疾病。

2. 发作性丛集性头痛（80%） 至少两次丛集期持续 7 ~ 365d，其间无痛期 1 个月。

3. 慢性丛集性头痛（20%） 头痛反复发作＞ 1 年，缓解期无或＜ 1 个月。

（三）鉴别诊断

颞动脉炎：是一种系统性全动脉炎，约 50%患者伴风湿性多发性肌痛，均发生在 50 岁以上的人群，血沉加快；多是一侧额颞区的持续性疼痛，梳头、洗脸可加重；并颞区触痛和颞浅动脉的曲张、压痛和搏动减弱；可伴有眼肌麻痹等持续性局灶神经损害症状。

四、治疗

1. 丛集性头痛的急性发作期的治疗

（1）氧气吸入：用面罩吸氧，100%的氧气 8 ～ 10L/min，给予 10 ～ 15min。

（2）曲普坦类：舒马普坦 6mg 皮下注射，1 小时后可重复给药，24h 内最大剂量不超过 100mg。

（3）麦角类：双氢麦角碱 0.25 ～ 1mg 肌内注射或静脉注射；麦角胺 2 ～ 3mg，鼻腔内给药。

（4）表面麻醉：4%的利多卡因 1ml，滴鼻，15min 后可重复。

（5）睡前用重酒石酸麦角胺 1mg 对预防夜间发作特别有效。

（6）糖皮质激素：以上治疗无效时静脉推注地塞米松 5 ～ 10mg，或泼尼松 40 ～ 60mg/d，口服 1 周。

有各种心脑血管性疾病、或周围血管疾病的患者禁止使用麦角类、曲普坦类药物。

2. 预防复发　控制情绪、避免紧张和睡眠不足，避免饮酒及高空缺氧、避免服血管扩张剂。

（1）维拉帕米：120 ～ 480mg/d，分次口服；对发作性和慢性丛集性头痛都有预防作用，常见不良反应是水肿、便秘、低血压，有心脏传导阻滞的患者禁忌。

（2）酒石酸麦角胺 1mg，2 次 /d，口服；

（3）慢性丛集性头痛可用碳酸锂，从 300mg/d 开始，逐渐加量，常用剂量是 600 ～ 900mg/d，宜维持血药浓度 0.4 ～ 0.8mmol/L。可合用维拉帕米和麦角类药物，避免同时服用排钠利尿剂，认真检测其神经毒性的不良反应，如震颤、无力、言语含糊、视力模糊、意识障碍、眼震及共济失调，严重心、肾、甲状腺疾病者禁用。

（4）糖皮质激素：能预防发作性丛集性头痛的复发，泼尼松 60mg 晨服，连用 3d 后每隔 3d 减 10mg，18d 后减完。若反复使用可引起高血压、糖尿病、胃炎和股骨头坏死，有类似疾病的患者禁忌。

第七章 癫痫

癫痫是一种脑部疾患，其特点是持续存在能产生癫痫发作的脑部持久性病变，并出现相应的神经生物学、认知、心理学以及社会学等方面的后果。新的癫痫定义具有三个要素：至少一次以上的癫痫发作史；反复癫痫发作的倾向及易感性；出现相应的神经生物学、认知、心理及社会等方面的障碍。癫痫发作指脑神经元异常放电和过度超同步化放电所造成的临床现象。其特征是突然和一过性症状，由于异常放电的神经元在大脑中的部位不同而有多种多样的表现，可以是运动、感觉、精神或自主神经的，伴有或不伴有意识或警觉程度的变化。对临床上确实无症状而仅在脑电图（EEG）上出现异常放电者，不称之为癫痫发作。

一、诊断

（一）癫痫发作的分类及临床表现

1. 癫痫发作的共同特征，即发作性、短暂性、重复性、刻板性。发作性指癫痫突然发生，持续一段时间后迅速恢复，间歇期正常；短暂性指患者发作持续的时间都非常短，数秒钟、数分钟或数十分钟，除癫痫持续状态外，很少超过半小时；重复性指癫痫都有反复发作的特性，仅发作一次不能诊断为癫痫；刻板性指每次发作表现几乎一致。

2. 不同类型癫痫所具有的特征，是确定癫痫发作类型的主要依据。

（1）全面性发作：发作最初的临床症状表明在发作开始时即有双侧大脑半球受累，往往伴有意识障碍。

发作期 EEG 最初为双侧大脑半球广泛性放电。

1）全身强直—阵挛性发作（GTCS）：意识丧失、双侧强直后紧接着有阵挛的序列活动是全身强直—阵挛发作的主要临床特征。可由部分性发作演变而来，也可一起病即表现为全身强直—阵挛发作。发作可分为三期：①强直期，表现为全身骨骼肌持续性收缩。眼肌收缩出现眼睑上牵、眼球上翻或凝视；咀嚼肌收缩出现口强张，随后猛烈闭合，可咬伤舌尖；喉肌和呼吸肌强直收缩致患者尖叫一声，短暂呼吸停止；颈部和躯干肌肉的强直性收缩使颈和躯干先屈曲，后反张；上肢由上举后旋转为内收前旋，下肢先屈曲后猛烈伸直，持续 10 ~ 20s 后进入阵挛期；②阵挛期，患者从强直转成阵挛，每次阵挛后都有段暂间歇，阵挛频率逐渐变慢，间歇期延长，在一次剧烈阵挛后，发作停止，进入发作后期。以上两期均伴有呼吸停止、血压升高、瞳孔扩大、唾液和其他分泌物增多；③发作后期，此期尚有短暂阵挛，可引起牙关紧闭和尿便失禁。呼吸首先恢复，随后瞳孔、血压、心率渐至正常。肌张力松弛，意识逐渐恢复。从发作到意识恢复约历时 5 ~ 15min。醒后患者常感头痛、全身酸痛、嗜睡，部分患者有意识模糊，此时强行约束患者可能发生伤人和自伤。

2）失神发作：分为典型失神和不典型失神。

A. 典型失神：表现为活动突然停止、发呆、呼之不应、手中物体落地。部分患者可机械重复原有的简单动作，每次发作持续 5 ~ 30s，罕见超过 1min 者，每天发作数次到上百次不等。发作后立即清醒，醒后不能回忆。发作时 EEG 表现为双侧同步的 3Hz 的棘慢综合波爆发。

B. 不典型失神：表现为意识障碍的发生和结束均较缓慢，可伴有轻度的运动症状，发作时 EEG 表现为慢的棘慢波节律。

3）强直性发作：表现为发作性全身或双侧肌肉的强烈持续收缩，肌肉僵硬，躯体伸展背屈或者前屈。持续数秒到数十秒，一般不长过一分钟。发作期 EEG 示双侧低波幅快活动或高波幅棘波节律爆发。

4）阵挛性发作：主动肌间歇性收缩，导致肢体有节律性的抽动。发作期 EEG 表现为快波活动或者棘慢或多棘慢波综合节律。

5）肌阵挛发作：表现为快速、短暂、触电样肌肉收缩，可遍及全身，也可限于某个肌群，常成簇发生。发作期 EEG，无固定频率的多棘波、多棘慢波、棘慢复合波放电。

6）痉挛：表现为突然短暂的躯干肌和双侧肢体强制性屈性或伸展性收缩，呈“点头样”“鞠躬样”，偶有发作性后仰。多见于 West 综合征。

7）失张力发作：表现为双侧部分或全身躯干肌张力突然丧失，导致不能维持原的姿势，出现跌倒、肢体下坠等。发作期 EEG，普遍性棘波、尖波、慢波及 10Hz 活动及节律性慢波活动（1 ~ 2Hz）。

（2）部分性发作：发作的临床和 EEG 改变提示，异常活动起源于一侧大脑半球的局部区域，根据发作时有无意识改变分为单纯部分性、复杂部分性、部分继发全身性发作三类。后者系神经元异常放电从局部扩展到双侧脑部时出现的临床发作。

1）单纯部分性发作（SPS）：发作时意识存在，发作后能复述发作的生动细节。发作时 EEG 可以在相应的皮质代表区记录到局灶性异常放电。根据放电起源和累及部位不同可分为：

A. 运动性发作：一般累及身体的某一部位，相对局限或伴有不同程度的扩展。多见于一侧眼睑、口角、手或足趾，也可涉及一侧面部或肢体。严重者发作后可留下短暂性肢体瘫痪，称为 Todd 麻痹。异常运动从局部开始，沿皮质功能区移动，如从手指→腕部→前臂→肘→肩→口角→面部逐渐发展，称为 Jack- son 发作；另外，根据发作时姿势的不同可表现为偏转性发作、姿势性发作、抑制性运动发作、失语性发作等。

B. 感觉性发作：异常放电部位为相应的感觉皮质，表现为一侧面部、肢体或躯干的麻木，刺痛；另外，尚可有眩晕性发作和特殊感觉发作，后者表现为视、听、味、嗅幻觉。

C. 自主神经发作：症状复杂，表现为口角流涎，上腹部不适，“气往上冲”的感觉，伴有恶心、呕吐、面色苍白、出汗、竖毛、瞳孔散大等。其放电起源于岛叶、间脑及其周围结构。

D. 精神症状发作：高级大脑功能的障碍，主要表现为记忆障碍（似曾相识、陌生感、记忆性幻觉等）、情感异常（恐惧、抑郁、欣快、愤怒）、发作性错觉（视物变形、变大、变小，声音变强或变弱）、认知障碍及结构性幻觉等。

2）复杂部分性发作（CPS）：发作时伴有不同程度的意识障碍，同时有多种简单部分发作的内容，患者对外界刺激没有反应。发作后不能或部分不能复述发作的细节。EEG 可记录到单侧或双侧不同步的异常放电，通常位于颞区或额区。临床表现分为三种类型。

A. 仅有意识障碍：发作时动作突然停止，两眼发直，呼之不应，此时需与失神发作鉴别。成人的“失神”几乎均是复杂部分发作，EEG 检查可以鉴别。

B. 表现为意识障碍和自动症：在意识障碍的基础上出现发作性行为异常是自动症的主要特征，如反复咂嘴、噘嘴、咀嚼、舔舌、舔牙、吞咽（口咽自动症）或反复搓手、拂面，不断地穿衣、脱衣、解衣扣、摸索衣裳（手部自动症），也可以表现为有走奔跑无目的的开门、关门、乘车上船（行走自动症）；还可出现自言自语、叫喊、唱歌（语言性自动症）或机械重复原来的动作。发作后患者意识模糊，常有头昏，不能回忆发作中的情况。

C. 简单部分发作演变为复杂部分发作：发作开始为单纯部分性发作，继之出现意识障碍，或伴有各种自动症。

3）部分继发全身发作（SGTCS）：先出现上述部分性发作，随之出现全身发作。发作间期 EEG 为局灶性异常，发作时的 EEG 可见局灶性异常放电迅速泛化为两侧半球的全面性放电，发作间期 EEG 局灶性异常。

（3）难以分类的发作：包括因资料不全而不能分类的发作，以及所描述的类型迄今尚无法归类者。随着临床资料和检查手段的完善，难以分类的发作将越来越少。

（4）2001 年国际抗癫痫联盟提出的新的发作类型

1）肌阵挛失神：表现为失神发作，同时伴有肢体的节律性肌阵挛动作抽动。

2）负性肌阵挛：短暂的肌张力性肌肉活动中断，时间小于 500ms，其前没有负性肌阵挛的成分。

3）眼睑肌阵挛：表现为突发的、节律的快速眼睑肌阵挛抽动，每次发作有 3 次以上的眼睑抽动，可伴有轻微的意识障碍。

4）痴笑发作：表现为发作性无诱因的发笑，内容空洞，不带感情色彩，持续时间在半分钟左右。

（二）癫痫综合征的临床表现

癫痫综合征是指由特定的症状和体征组成的特定癫痫现象，具有独特的临床症状、病因及预后。

1. 婴儿期常见的癫痫综合征

（1）良性家族性新生儿惊厥（BFNC）：常染色体显性遗传。出生后 2 ~ 3d 发病，表现为全面性、偏侧性或局灶性强直或阵挛发作，预后良好，多在 1 ~ 2 个月内消失。EEG 大多正常，部分患儿有局灶性异常。

（2）早发性肌阵挛脑病：多发病于出生后的 1 天或数天内，表现为难治性频繁的肌阵挛发作，病因是多因素的，最常见的为严重的遗传代谢障碍。EEG 表现为爆发抑制波形。

（3）大田原综合征：多于出生后数天至 3 个月发病，最常见的病因为大脑发育不良，表现为强直性痉挛。EEG 表现为爆发抑制的波形。

（4）良性婴儿肌阵挛性癫痫：1 ~ 2 岁发病，有家族史。为发作性、短暂性、全身肌阵挛发作。EEG 可见双侧同步的棘—慢复合波、多棘慢复合波。预后良好。

（5）婴儿严重肌阵挛性癫痫：出生后一年内发病，高峰在出生后 5 个月。全身或单侧的阵挛、肌阵挛、非典型失神发作，常伴意识障碍，受累儿童有精神运动发育迟缓和其他神经功能缺失。EEG 为双侧棘慢波发放。

（6）West 综合征：又称婴儿痉挛，是发生在婴儿期的一种难治性癫痫。4 ~ 7 个月是发病高峰，可由胎儿期、围生期及出生后的多种原因引起。痉挛可为屈曲性、伸展性、点头样，多数为混合性。每次发作 1 ~ 15s，常连续发作数次到数十次，以睡醒后和临睡前最为密集。多数伴有智力低下。EEG 呈高幅失律，极高波幅的慢波以不规则的形式反复爆发，在长程的爆发中混有棘波、尖波、棘慢复合波或多棘慢复合波。

2. 儿童期常见的癫痫综合征

（1）儿童良性癫痫伴中央—颞部棘波：好发年龄 5 ~ 10 岁，男略多于女，其局部抽搐表现为口、咽、面部肌肉，也可累及一侧肢体；局灶性发作可进展为全身性发作。多在入睡后不久或凌晨清醒前发生。EEG 背景活动通常正常，在一侧或双侧中央区和颞区棘、尖波发放，局灶性的棘、尖波通常在 NREM 的轻睡期明显增多，常成群成组出现。

（2）儿童良性枕叶癫痫：好发年龄 1 ~ 14 岁，是一种以视觉症状（黑矇、闪光、视幻觉）为特征的发作表现，可有呕吐、头痛、头眼偏转，并可以继发复杂部分发作或全面性发作。EEG 背景活动通常正常，发作间期在一侧或双侧枕区有反复频繁呈节律性爆发的 1.5 ~ 3Hz 的棘慢波复合波放电，仅在闭目时出现，发作期 EEG 在一侧枕区显示持续的棘慢复合波放电。

（3）Lennox-Gastaut 综合征（LGS）：好发于 3 ~ 8 岁。发作形式多样，包括强直性发作、失张力发作、肌张力发作、肌阵挛发作、非典型失神发作和全身强直—阵挛性发作等；智力低下；EEG 示 1 ~ 2 ~ 5Hz 棘慢复合波是本综合征的三大特征，易出现癫痫持续状态。预后差，为儿童难治性癫痫之一。

（4）肌阵挛—站立不能性癫痫：也称 Doose 综合征，与 LGS 发病年龄相似，以肌阵挛—站立不能为特征，多有遗传因素。预后较 LGS 好。

（5）失神癫痫：是儿童期最常见的癫痫之一，女性为多，与遗传因素关系密切。常 6 ~ 7 岁起病，表现为频繁的典型失神，每日多次。EEG 为 3Hz 的棘慢复合波。预后良好。

（6）获得性癫痫性失语：又称 Landau-Kleffner 综合征。发病年龄 3 ~ 8 岁，男多于女，隐袭起病，进行性发展，病程中可有自发缓解和加重。最常见的表现是获得性言语功能衰退、失语，以听觉性失认为特征。EEG 示睡眠中连续出现的棘慢波综合，多为双侧性，颞区占优势。有年龄依赖性，青春前期趋于缓解。

（7）慢波睡眠中持续棘慢复合波的癫痫（ECSWS）：多在 3 ~ 10 岁发病，表现为部分性或全面性发作，存在获得性认知功能障碍。EEG 示慢波睡眠中持续性癫痫样放电。

（8）Rasmussen 综合征：多起病于 1 ~ 15 岁，主要影响一侧大脑半球，为难治性癫痫，多为单纯部分性运动发作，易出现持续状态，发作频繁。随病情发展出现认知下降、偏瘫等神经体征，影像学在后期出现一侧或局部大脑半球进行性萎缩。EEG 呈一侧为主的癫痫样放电，背景为不对称慢波活动。

（9）常染色体显性遗传夜发性额叶癫痫：特点为常染色体显性遗传；7 ~ 12 岁为发病高峰；睡眠中频繁的运动性部分发作；EEG 正常或存在额区的痫样放电。

（10）肌阵挛失神癫痫：发病高峰在 7 岁左右，多有遗传背景。发作以失神伴双侧节律性肌阵挛为特点。EEG 上可见到双侧同步对称、节律性的 3Hz 棘慢复合波，类似失神发作。

3. 青少年期常见的癫痫综合征

（1）青少年肌阵挛性癫痫：好发于 8 ~ 18 岁，多在醒后出现肢体的阵挛性抽动，主要累及上肢，偶可合并全身强直—阵挛发作和失神发作。EEG 表现为双侧多棘慢波或棘慢复合波。预后良好。

（2）青少年期失神癫痫：青春期发病，男女间无明显差异。发作频率少于儿童期失神癫痫，80%以上出现全身强直—阵挛发作，EEG 上可见广泛性棘慢复合波。

（3）觉醒期全身强直—阵挛发作的癫痫：在青少年或青春期发病，表现为觉醒前后全面强制—阵挛发作，也可有失神发作或肌阵挛发作。EEG 表现为双侧的 3 ～ 5Hz 的棘慢复合波。预后良好。

4. 症状性癫痫

（1）颞叶癫痫：指发作起源与颞叶的癫痫综合征。可分为内侧颞叶癫痫（MTLE）和外侧颞叶癫痫（LTLE），绝大多数颞叶癫痫为前者。海马硬化为常见的病理改变。发作类型包括自主神经症状、特殊感觉症状及精神症状等为特点的简单部分发作，或伴有自动征的复杂部分发作。EEG 示颞区癫痫样放电。

（2）额叶癫痫：是一组发作起源于额叶的癫痫综合征。特点是发作形式多样；持续时间短暂；睡眠中容易发作；发作可与短时间内成串出现，发作后很快清醒；易继发全面发作。EEG 示额区的癫痫样放电。

（3）顶叶癫痫：发作起源于顶叶的癫痫类型。表现为简单部分性异常体表感觉症状。由于异常放电的扩散，可出现颞叶、额叶、枕叶的发作形式。

（4）枕叶癫痫：是症状性或隐源性的枕叶癫痫发作。以发作性视觉症状为特征。EEG 示枕区癫痫样放电。

（5）家族性颞叶癫痫：特点为：常染色体显性遗传；起源于颞叶内侧结构（腹部不适、气向上冲或梦境感）；EEG 为前颞区的癫痫样放电；预后良好。

5. 特殊类型和其他

（1）进行性肌阵挛癫痫：特点为：频繁的肌阵挛发作；病情呈进展性；神经系统异常（认知功能衰退、小脑及锥体束症状）；EEG 背景活动异常，双侧的棘慢波、多棘慢波综合；病因与遗传代谢病或变性病有关，预后不良。

（2）反射性癫痫：发作为特定的感觉或复杂认知活动诱发包括视觉、听觉、嗅觉、味觉、躯体感觉、内脏感觉及精神刺激等；发作类型不固定，可表现为全身强直—阵挛发作、部分性发作、失神发作或肌阵挛发作等多种发作形式；去除诱发因素，发作消失；大多不需要药物治疗。

（3）癫痫性脑病：是指频繁的癫痫发作或癫痫样放电造成的进行性脑功能障碍，是一组疾病的总称，其共同特征为获得性慢性神经功能衰退。EEG 明显异常，药物疗效差。

（4）热性惊厥：小儿急性发热性疾病时伴有的一种痉挛发作，多见于 3 岁以前的婴幼儿，呈全身强直—阵挛发作，与体温的高低不呈正相关，有一定的遗传因素。多数儿童时自愈，故不属于癫痫范畴。约有 5%转变为无热惊厥（癫痫）。

（三）辅助检查

1. 癫痫的脑电图表现 理论上讲，癫痫发作都能用脑电图记录到发作或发作间期癫痫样放电，但实际工作中只有 50%左右可以记录到癫痫样放电。采用过度换气、闪光刺激等诱导方法可进一步提高脑电图的阳性率。癫痫脑电图的典型表现是棘波、尖波、棘慢复合波或尖慢复合波。不同类型的癫痫脑电图上有不同的表现，可辅助进行癫痫发作类型的确定。随着长程脑电监测和视频脑电图的发展，对癫痫的诊断将更加准确和合理。

2. 癫痫相关的其他检查 针对所怀疑的病因选择相关检查，包括：血糖、血钙、血脂、脑脊液检查、TED、脑血管造影、放射性核素扫描和 rCBF、CT、MRI+MRA 等进一步查明病因。

（四）癫痫的诊断

1. 传统的癫痫诊断分为三步

（1）首先确定是否为癫痫，发作是否有癫痫发作的共性，发作表现是否具有不同发作类型的特征，并进行脑电图检查提供依据，同时需要排除其他非癫痫性发作性疾病。

（2）明确癫痫发作的类型和癫痫综合征，根据发作前先兆和发作是否伴意识丧失，根据特征性临床表现和脑电图特征来确定发作类型。

（3）确定癫痫的病因。

2. 2001 年，国际抗癫痫联盟提出的新癫痫诊断方案有 5 个步骤

（1）发作期症状学：根据标准描述性术语对发作时的症状，进行详细的不同程度的描述。

（2）发作类型：根据发作类型表，确定患者的发作类型。

（3）综合征：根据已被接受的癫痫综合征，进行综合征的诊断。

（4）病因：如可能根据经常合并癫痫或癫痫综合征的疾病分类确定病因、遗传缺陷，或症状性癫痫的特殊病例基础。

（5）损伤：这是非强制性的，但时常有用的诊断附加指标，主要是关于癫痫造成损伤的程度。

（五）癫症的鉴别诊断

1. 癔症性发作

（1）类癫痫样症状。

（2）精神刺激史、性格特征。

（3）症状戏剧性，发作时程长。

（4）多无自伤和尿失禁。

（5）无神经系统体征。

（6）暗示治疗有效。

（7）EEG 有助于诊断。

2. 晕厥

（1）多在站立或坐位时出现。

（2）伴有面色苍白、大汗等。

（3）有原发性疾病存在，如心律失常、动脉硬化等。

（4）EEG 发作时可有非特异性慢波。

3. 偏头痛

（1）癫痫头痛程度轻，多在发作前后出现，偏头痛则以偏侧或双侧剧烈头痛为主要症状。

（2）癫痫脑电图为阵发性棘波或棘慢复合波，而偏头痛主要为局灶性慢波。

（3）简单视幻觉二者都有，但复杂视幻觉为癫痫常见。

（4）癫痫的意识障碍发生突然，很快终止，程度重，基底动脉型偏头痛的意识障碍发生较缓慢，易唤醒。

4. 短暂性脑缺血发生（TIA）

（1）一般表现为神经功能的缺失症状。

（2）症状迅速达到高峰，然后逐渐缓解。

（3）老年病人同时有脑动脉硬化的基础。

5. 过度换气综合征

（1）多由心理障碍所致，不恰当过度换气诱发，临床上表现为发作性躯体症状为特征的综合征。

（2）女性多见。

（3）症状可由过度换气引起。发作间期或发作期脑电图无癫痫样放电。

（4）发作前后血气分析显示二氧化碳分压偏低。

（六）癫痫的药物治疗

1. 癫痫开始治疗的指征

（1）AED 应该在癫痫的诊断明确之后开始使用。

（2）在出现第二次无诱因发作之后应该开始 AED 治疗。

（3）一些特殊情况可以在首次发作后考虑开始 AED 治疗：并非真正的首次发作；有预示再次发作风险的因素；典型的临床表现及脑电图特征符合癫痫综合征的诊断；患者本人及监护人认为再次发作难以接受。

（4）发作间歇期太长（1 年以上甚至更长），可以暂时推迟药物治疗。

（5）有明确促发因素的发作，并不需要立刻开始 AED 治疗。

2. 癫痫的药物治疗

（1）单药治疗的原则

1）强调单药治疗的原则。单药治疗的好处：方案简单，依从性好；药物不良反应相对较少；致畸性较联合用药小；方便对于疗效和不良反应的判断；无药物之间的相互作用；减轻经济负担。

2）如果一种一线药物已达最大可耐受剂量仍然不能控制发作，可换另一种一线或二线药物治疗。

3）如果两次单药治疗无效，再选第三种单药治疗获益的可能性很小，预示属于难治性癫痫的可能性较大，可以考虑合理的多药治疗。

（2）合理的药物治疗

1）两次单药治疗后仍不能很好控制，选择多药治疗。

2）对药物的作用机制、药动学特点以及与其他药物之间的相互作用有所了解。选择不同作用机制的药物；避免有相同的不良反应、复杂的相互作用和肝酶诱导的药物合用。

3）如果联合治疗仍不能获得更好的疗效，选择疗效和不良反应之间的最佳平衡点。

4）多药治疗的选药原则

A. 选择不同作用机制的药物；如氨酪酸能样作用的药物与钠通道阻滞剂合用，可能有更好的临床效果。如卡马西平、拉莫三嗪或苯妥英钠与丙戊酸钠、托吡酯、加巴喷丁、左乙拉西坦的联合使用。

B. 避免有相同的不良反应、复杂的相互作用和肝酶诱导的药物合用：加巴喷丁、左乙拉西坦很少与其他药物产生相互作用，适合与其他药物合用。丙戊酸钠与拉莫三嗪合用可能产生对疗效有益处的相互作用（丙戊酸钠延长拉莫三嗪的半衰期，使其血浆浓度升高，但须适当调整起始剂量，以避免特异体质的不良反应）。

C. 如果联合治疗仍不能获得更好的疗效，选择疗效和不良反应之间的最佳平衡点。

（3）抗癫痫药物的调整：注意药物用法

1）从较小的剂量开始，缓慢的增加剂量直至发作控制或最大可耐受剂量。

2）出现剂量相关的副作用，可暂时停止增加剂量或酌情减少当前用量，待副作用消退后再继续增加量至目标剂量。

3）合理安排服药次数：方便治疗，提高依从性，保证疗效，减少不良反应的出现。

4）AED 治疗失败：检查患者的依从性；重新评估癫痫的诊断；选择另一种有效且副作用较小的，逐渐加量至发作控制或最大可耐受剂量。

一般宜从小剂量开始，逐渐增加剂量，以既能控制发作，又不产生毒性反应的最小有效剂量为宜。

（4）严密观察不良反应

1）所有抗癫痫药物均有不良反应。

2）剂量相关性不良反应最常见，通常发生于开始用药或增加剂量时，与血药浓度有关，治疗过程中须注意观察。

3）多数常见的不良反应为短暂性，缓慢减量即可明显减少。

4）严重的特异性反应

A. 卡马西平、拉莫三嗪所致的皮疹。

B. 丙戊酸、卡马西平导致的肝损伤、血小板减少等。

C. 苯妥英钠引起的神经系统损害。

D. 苯巴比妥导致智能、行为改变等。

E. 一旦发现特异性反应须考虑减量、停药或换药。

（5）换药原则：当一种药物经过一段时间应用确认无效，需要换另一种药时，应逐步替换，即根据药物的半衰期和稳态血浓度所需的时间。达稳定血浓度所需时间一般 5 ~ 7 倍于药物的半衰期。

1）换药宜采取加用新药递减旧药的原则。

2）换药至少要有 3 ~ 7d 的过渡期。

3）不宜加用新药后骤然停用原来的旧药。

4）骤然停药会引起癫痫发作加重，甚至诱发癫痫持续状态。

（6）减药及停药原则

1）患者在药物治疗的情况下，2 ~ 5 年以上完全无发作，可以考虑停药。

2）患者经较长时间无发作，仍然面临停药后再次发作的风险，在决定是否停药之前应评估再次发作的可能性。脑电图始终异常、存在多种发作类型、有明显的神经影像学异常及神经系统功能缺损的患者，复发率明显升高，应延长服药时间。

3)不同综合征预后不同,直接影响停药后的长期缓解率。如儿童良性癫痫综合征,1 ~ 2年无发作就可以考虑停药；青少年肌阵挛癫痫即使 5 年无发作，停药后的复发率也很高；bnnox–Gastaut 综合征可能需要更长的治疗时间。

4）停药过程应该缓慢进行，可能持续数月甚至 1 年以上。苯二氮卓类和苯巴比妥的撤药除了有再次发作的风险，还可能出现戒断综合征（焦虑、惊恐、不安、出汗等），所以停药过程应该更加缓慢。

5）多药联合治疗的患者，每次只能减掉一种药物，并且撤掉一种药物之后，至少间隔 1 个月，如仍无作，再撤掉第二种药物。

6)如果在撤药过程中出现发作,应停止继续撤药,并将药物剂量恢复到发作前的剂量。

（七）癫痫持续状态的处理

癫痫持续状态的定义：超过这种发作类型大多数病人持续的时间后，发作仍然没有停止的征象或反复的癫痫发作在发作间期中枢神经系统的功能没有恢复到基线。

1. 治疗目的

（1）尽快终止发作，一般应在痫性发作的 10min 内终止发作。

（2）保护大脑神经元。

（3）查寻病因，去除促发因素。

（4）保护心、肺功能。

2. 治疗原则

（1）全面性惊厥性癫痫持续状态治疗

1）一般措施：保持呼吸道通畅；给氧；监护生命体征：呼吸、心脏功能、血压、血氧等；建立大静脉输液通路；对症治疗，维持生命体征和内环境的稳定；根据具体情况进行实验室检查，如全血细胞计数、尿常规、肝功能、血糖、血钙、凝血象、血气分析、AED 血药浓度监测等。

2）10min 内中止发作的治疗

A. 地西泮：为首选药物。成人首次静脉注射 10 ~ 20Mg，注射速度＜ 2 ~ 5mg/min，于 15min 后重复给药，或用 100 ~ 200mg 地西泮溶于 5%葡萄糖溶液 500ml 中，于 12h 内缓慢静脉滴注，因地西泮有呼吸抑制作用，所以用药过程中应注意观察呼吸。

B. 劳拉西泮：静脉注射成人推荐用药剂量 4mg，注射速度＜ 2mg/min，于 10 ~ 15min 后按相同剂量重复给药；仍无效，需采取其他措施。12h 内用量一般不超过 8mg。

C 苯妥英钠：成人静脉注射每次 150 ~ 250mg，注射速度＜ 50mg/min，需要时 30min 后可再次静脉注射 100 ~ 150mg，一日总量不超过 500mg。磷苯妥英，是苯妥英钠的前体药，药理特性与苯妥英钠相同，应用剂量相等，水溶性，局部刺激小。

D. 苯巴比妥：成人静脉注射每次 200 ~ 250mg，注射速度 ＜ 60mg/min，必要时 6h 重复 1 次。极量每次 250mg，每日 500mg。

E. 丙戊酸钠：丙戊酸钠注射液 15 ~ 30mg/kg 静脉推注后，以 1mg/（kg · h）速度静脉滴注维持。

F. 水合氯醛：10%水合氯醛 20 ~ 30ml 加等量植物油保留灌肠。

3）超过 10min 中止发作的治疗

请专科医生会诊、治疗，如有条件进入癫痫加强单元或 ICU 治疗。

B. 可酌情选用下列药物: 咪达唑仑: 0.05 ~ 0.4mg/(kg·h); 异丙酚: 1mg/kg，每 3 ~ 5min 重复 1 ~ 2mg/kg，最大量 10mg/kg，维持 1 ~ 10mg/（kg·h）；必要时请麻醉科协助治疗。

C. 有条件者进行脑电图监测。

4）维持治疗。

可控制发作后，应立即应用长效 AED 苯巴比妥 0.1 ~ 0.29，肌内注射，每 8h 一次。

B. 根据发作类型选用口服 AED，必要时可鼻饲给药。

C. 达有效血药浓度后逐渐停止肌内注射苯巴比妥。

5）病因的治疗：确定病因，进行病因治疗。

6）治疗中的评价

多数病例需脑电图检查，在等待脑电图结果时，不应延迟治疗。

B. 如患者临床发作活动停止，意识恢复，不需脑电图监测。

C. 如抽搐已停止，而意识状态未迅速恢复，应做脑电图，以明确放电的发作活动是否停止。

（2）非惊厥性癫痫持续状态治疗：静脉注射地西泮或劳拉西泮，用法同惊厥性癫痫持续状态。

（3）恢复和调整原口服药物。

（4）癫痫专业专家会诊。

（八）癫痫的外科治疗

1. 癫痫外科的手术适应证

（1）药物难治性癫痫。

（2）继发性癫痫。

（3）特殊的癫痫综合征。

（4）手术需要得到患者及其家属较好的理解和配合。

2. 外科治疗的禁忌证

（1）具有潜在的变性疾病或者代谢疾病。

（2）合并有突出并且严重的全身性疾病者。

（3）合并有严重精神障碍、严重的认知功能障碍者。

（4）由于身体营养状况不能耐受手术者。

第八章 脊髓疾病

第一节 急性脊髓炎

急性脊髓炎指各种感染或变态反应所引起的以脊髓横贯性损伤为主要表现的一种非特异性炎性病变，多发生在感染之后，炎症常累及几个脊髓节段、并以胸髓最易受侵犯。本病病因未明，可能由于某些病毒感染所致，或疫苗接种后引起的一种机体自身免疫反应。大多在 3 ~ 6 个月基本恢复，少数可遗留严重后遗症而致残。

一、诊断

（一）临床表现

任何年龄都可发病，但好发于青壮年，无性别差异。

病前 1 ~ 2 周可有发热、全身不适或上呼吸道感染、腹泻或疫苗接种等病史。受凉、淋雨和过劳为常见诱因。

急性起病，常先有背痛或胸腰部束带感，随后出现双下肢麻木、无力等症状，多于数天内症状发展至高峰，出现脊髓横贯性损害即感觉，运动和括约肌功能障碍症状。表现为病变以下肢上运动神经元瘫痪、深浅感觉缺失或减退以及尿便潴留。

病变可累及脊髓的几个节段，但以胸段最多，尤其是 $T_{3\sim5}$ 节段，颈髓，腰髓次之。也有部分受累的脊髓病变呈上升性过程，累及颈段和延髓，出现四肢瘫痪或饮水呛咳、声音嘶哑、吞咽困难、呼吸困难而导致死亡，称为上升性脊髓炎。

起病急且病情严重者常出现脊髓休克，出现损害平面以下肢瘫痪、肌张力降低、腱反射降低或消失、病理反射不能引出；经过 2 ~ 4 周后出现瘫痪肢体肌张力增高、腱反射增高和病理反射阳性。

典型脊髓炎早期多表现为大小便潴留，在休克期则表现为充盈性尿失禁，恢复期出现自主性神经性膀胱。

当脊髓炎累及颈胸段脊髓、损害颈交感神经或睫状脊髓反射中枢时，可出现霍纳征，病变以下皮肤干燥、无汗或出汗减少。当累及到脊膜或脊神经根时，可出现颈项强直、克氏征和拉塞格征阳性，称为脊膜脊髓炎或脊膜脊神经根脊髓炎。

（二）辅助检查

1. 周围血象 急性期白细胞数正常或轻度升高。

2. 脑脊液检查 压力正常，白细胞数正常或略高（10 ~ 100）$\times 10^6$/L，以淋巴细胞为主；蛋白含量正常或略高（0.5 ~ 1.2g/L），糖、氯化物正常，压颈试验通常通畅。少数病人因脊髓严重水肿，蛛网膜下腔部分梗阻，蛋白质含量可明显增高达 2g/L 以上。

3. 脊髓 MRI 检查 是确定急性脊髓炎最可靠的辅助检查。可发现病变部位脊髓增粗、严重肿胀，T_1 加权呈低信号而 T_2 加权呈高信号改变，后期则脊髓变细。

（三）诊断依据

1. 病前 1 ~ 2 周可有上呼吸道感染史或疫苗接种史。

2. 急性起病的脊髓横贯性损害的表现，无脑神经、视神经及周围神经受损的表现；症状和体征相对对称。

3. 脑脊液检查基本正常。

4. MRI 检查可发现相应脊髓节段炎性改变，有助于确诊。

5. 应除外脊髓型多发性硬化。

（四）鉴别诊断

1. 急性脊髓硬膜外脓肿

（1）起病前常有身体其他部位的化脓性感染病灶。

（2）高热和其他全身中毒症状较明显。

（3）病变水平局部有明显压痛和叩击痛。

（4）病变部位硬膜外穿刺可见脓液。

（5）周围血白细胞及中性粒细胞明显升高。

（6）脑脊液检查蛋白、细胞数升高，压颈试验示椎管部分或完全梗阻。

（7）CT、MRI 可帮助诊断。

2. 脊柱结核

（1）病前常有其他部位的结核病史和结核中毒症状。

（2）病变部位脊柱脊突常有明显突起或出现成角畸形，叩击痛（+）。

（3）脊柱 X 线片或 CT 片见椎体破坏或畸形，椎旁寒性脓肿。

3. 脊椎转移瘤

（1）起病缓慢，老年人多见。

（2）有身体其他部位的恶性肿瘤病史。

（3）早期以根痛为主要表现。

（4）X 线片可见椎体破坏，但无寒性脓肿。

4. 脊髓出血

（1）常有局部外伤史，多由血管畸形引起。

（2）急性起病，迅速出现背痛和和脊髓横贯性损害的表现。

（3）脑脊液检查为血性，脑膜刺激征阳性。

（4）脊髓 CT 检查可发现出血部位高密度影。

5. 脊髓型多发性硬化

（1）脊髓损害的症状多不对称且不完全。

（2）常有复发和缓解交替的病史。

（3）脑脊液蛋白可升高。

（4）可有视觉、听觉诱发电位异常。

（5）激素治疗效果明显。

二、治疗

（一）治疗原则

早期应用皮质激素治疗，加强护理，促进神经肌肉功能康复，预防并发症，注重康复训练。

（二）治疗方案

1. 药物治疗

（1）糖皮质激素：可用地塞米松 10 ~ 20mg/d，静脉滴注，7 ~ 14d 后可改为泼尼松 30 ~ 60mg/d，口服，根据病情的逐渐好转而逐渐减量停用；也可使用加甲泼尼龙冲击治疗，成人 1g/d，静脉滴注，连用 3 ~ 5d，改为泼尼松口服。

（2）B 族维生素治疗：维生素 $B_1$10 ~ 20mg，3 次 / d、维生素 B_6 10 ~ 20mg，30 次 / d、维生素 B_{12} 500mg，1 ~ 20 次 / d。

（3）硝酸士的宁 1 ~ 2mg/d，肌内注射。注意毒副作用。

（4）大剂量免疫球蛋白治疗：0.4g/（kg · d），静脉滴注，连续用 3 ~ 5d 为一疗程。

（5）可用营养神经药物治疗：胞磷胆碱钠 0.5 ~ 0.75g/d、神经节苷酯治疗 40 ~ 100mm/d，静脉滴注，两周为一疗程。

（6）恢复期肌肉痉挛者可口服地西泮 2.5mg，2 ~ 3 次 /d；卡马西平 0.1 ~ 0.2，3 次 /d 或乙哌立松 25 ~ 50mg，2 ~ 3 次 /d。

2. 加强护理，定时翻身拍背，预防肺部感染、泌尿系感染及压疮的发生。

3. 排尿障碍的患者给予留置导尿，3% 的硼酸溶液冲洗膀胱，2 次 /d。

4. 加强营养，保持水、电解质平衡。

5. 加强肢体的功能锻炼，及早进行被动、主动的功能锻炼，并可进行针灸、按摩、理疗等。

6. 并发症的治疗

（1）肺部感染者：加强护理，保持呼吸道通畅，根据痰培养及药敏试验结果来选择抗生素。

（2）泌尿系感染者：用 3% 的硼酸水冲洗膀胱，选用适当的抗生素进行治疗。

（3）并发压疮者：勤翻身，局部保持干燥，贴敷溃疡膜等。

第二节　脊髓亚急性联合变性

脊髓亚急性联合变性是由于维生素 B_{12} 的摄入、吸收、转运或代谢障碍导致体内维生素 B_{12} 缺乏而引起的中枢和周围神经系统的代谢障碍，导致髓鞘脱失、轴突变性，病变主要累及脊髓侧索、后索和周围神经，临床表现为双足及双手的感觉异常，双下肢感觉性共济失调甚至痉挛性瘫痪，常伴贫血表现。

一、诊断

（一）临床表现

1. 中年多见，慢性或亚急性起病，多先有倦怠、乏力等贫血表现；部分患者可有慢性胃病、胃大部切除史或长期腹泻史。

2. 早期特征性表现为持续对称的双足刺痛、麻木、烧灼感或痛觉迟钝；后渐出现双下肢无力、僵硬，行走有踩棉感，步态不稳以夜间明显；以后可累及双上肢，但严重程度很少超过下肢。

3. 症状持续几月甚至几年，少数患者视力下降，晚期可有大小便费力，但尿潴留相对少见。

4. 病情严重时可累及大脑半球可出现易激惹、情绪不稳、幻觉和痴呆等精神症状。

5. 查体可有皮肤、黏膜苍白；双下肢振动觉、位置觉减退或消失，感觉性共济失调，Romberg 征阳性；末梢性感觉障碍，腱反射减弱或亢进，但 Babinski 征阳性。

（二）辅助检查

1. 周围血及骨髓检查提示巨幼细胞性贫血；血清维生素 B_{12} 水平通常低于 100μg/ml，肌内注射维生素 B_{12} 10d 后网织细胞增多，有助诊断。

2. 脑脊液检查多正常。

3. 血清维生素 B_{12} 水平正常者应做 Schilling 试验（口服标记的维生素 B_{12}，以测定尿、粪中排泄量），可发现维生素 B_{12} 吸收障碍。

4. 注射组胺做胃液分析可表现有抗组胺性胃酸缺乏。部分病人可检测到血抗胃壁细胞抗体或抗内因子抗体。

5. 脊髓 MRI 检查可发现变性节段脊髓的长条状 T_1 低信号、T_2 高信号改变。

6. 肌电图检查可发现周围神经损害的证据，体感诱发电位异常。

（三）诊断依据

中年起病，有贫血或慢性胃病、胃大部切除史或长期腹泻史。临床具有呈亚急性或慢性发病，有后索、锥体束、伴或不伴有周围神经受损的症状体征，临床应考虑，血清维生素 B_{12} 浓度低于 100μg/ml 即可确诊。脊髓 MRI 检查可显示病变的部位和程度。

（四）鉴别诊断

1. 脊髓压迫症 急性多突然出现脊髓横贯性损害的表现，慢性多逐渐出现脊髓不全横贯性损害的表现，神经体征不对称，腰穿脑脊液蛋白定量增高，奎肯试验不通畅，脊髓 MRI 可明确病变压迫的部位。

2. 多发性硬化 发病较急，病程中常有缓解复发，中枢神经系统多灶性损害体征，血维生素 B_{12} 浓度正常，激素治疗有效。

3. 周围神经病 无脊髓侧索受损的体征。

二、治疗

（一）治疗原则

早期、足量、长程应用维生素 B_{12} 治疗。

（二）治疗方案

1. 维生素 B_{12} 500μg 肌内注射，1 ~ 2 次 /d，连续 2 周，以后改为每周肌内注射 2 ~ 3 次，2 ~ 3 个月后根据病情改善情况可小剂量维持。

2. 恶性贫血者，可加用叶酸口服治疗 5 ~ 10mg，3 次 /d，但不能单独使用叶酸治疗，否则会导致神经症状加重。

3. 周围神经损害严重时，可口服维生素 B_{12} 10mg，3 次 /d 或维生素 B_1 100mg，肌内注射，1 ~ 2 次 /d；维生素 B_6 10mg，3 次 /d。

4. 神经营养药物治疗：胞磷胆碱钠 0.5 ~ 0.75g/d、神经节苷脂治疗 40 ~ 100mg/d，静脉滴注，2 周为一疗程。

5. 加强瘫痪肢体的功能锻炼、辅以针灸、理疗、按摩等治疗。

（三）预防

有胃炎、十二指肠球部溃疡、胃大部切除术及小肠原发性吸收不良症的病人，可口服维生素 B_{12}、叶酸加以预防。

第三节 脊髓压迫症

脊髓压迫症是由于椎管内占位性病变引起的不同程度脊髓受压和椎管梗阻为主要表现一组疾病。病情常呈进行性进展，可出现不同程度的脊髓横贯性损害和椎管梗阻。以疾病起病缓急分为急性和慢性脊髓压迫症。病因包括肿瘤占 1/3 以上，多来源于脊髓组织及邻近结构，其次为来自肺、乳房、消化道等转移瘤；脊柱外伤；脊柱退行性改变，如椎间盘脱出、韧带钙化等；炎症（脓肿）；先天性疾病等。急性者以外伤骨折、椎体移位、硬膜外血肿、脓肿多见，而慢性者以肿瘤多见。

一、诊断

（一）临床表现

1. 急性压迫 起病快，进展迅速，病程短，多突然出现急性脊髓横贯性损害的表现：脊髓功能于数小时至数日内完全丧失，表现损害平面以下肢体瘫痪、深感觉消失和尿便潴留。常伴有脊髓休克。

2. 慢性压迫 起病隐袭，进展缓慢，病程长，临床多经过局部损害期（根痛）、脊髓半切损害期和横贯性损害期三个阶段。

（1）根痛期：为神经根及脊膜刺激症状，常为髓外压迫的最早症状，后根损害多表现为相应的皮肤支配区刺痛、刀割样或烧灼样痛，可出现脑脊液冲击征。在躯干常表现为束带感。前根损害时，可出现节段性肌萎缩、肌束震颤和相应节段反射消失。

（2）脊髓部分受用期：表现为脊髓半切综合征，损害平面以下同侧肢体上运动神经元瘫痪、同侧深感觉障碍和对侧浅感觉减退或消失。

（3)脊髓完全受压期：表现为脊髓横贯性损害的症状，损害平面以下所有的感觉缺失、肢体瘫痪和尿便潴留。

3. 硬膜外病变时常可出现脊膜刺激症状，与病灶相对应的椎体有叩痛、压痛或活动受限。

（二）辅助检查

1. CSF 检查 阻塞平面以下压力低，严重梗阻时，蛋白含量增高，糖和氯化物正常，细胞数正常。一般梗阻越完全、时间越长、梗阻平面越低、蛋白含量越高。腰椎穿刺可能加重原有症状，应事先告知。

2. 压颈试验 此试验可证实椎管有无梗阻，但试验正常不能完全排除梗阻。梗阻时呈压颈试验阳性。

3. 脊柱 X 线 可发现病变部位骨折、脱位、结核、增生、狭窄等表现。

4. 脊髓造影 可显示椎管梗阻界面，但因其创伤性而被 MRI 替代。

5.CT 及 MRI 可发现脊髓损害平面相应的改变，能清楚显示脊髓压迫病变部位、上下界和性质等征象，常为确诊的主要方法。

（三）诊断依据

1. 确定是否为脊髓压迫综合征，排除非压迫性病变：急性脊髓炎；脊髓蛛网膜炎；脊髓空洞症等。

2. 确定病变节段。

（1）纵向诊断：确定病变在脊髓的节段，根据根痛部位、脊突压痛、叩击痛、腱反射改变、肢体瘫痪类型和感觉减退平面确定（见表 3–8–1）。

表 3–8–1　脊髓不同平面（纵向）损害的临床表现

脊髓节段	根痛部位	感觉平面	瘫痪类型	反勤：	二便障碍
C1 ~ C4	后枕颈肩	颈肩	四肢（上单位）	四肢 +++	+
C5 ~ T2	上肢	上肢	上肢（下单位）	上肢 –	
			下肢（上单位）	下肢 ++	+
T3 ~ T12	胸腹	胸腹	下肢（上单位）	下肢 +++	+
L1 ~ S2	下肢	下肢	下肢（下单位）	下肢 –	+
圆锥	会阴	会阴	（—）	正常	+
马尾	下肢会阴	下肢会阴	下肢节段性瘫痪	下肢 –	–

（2）横向诊断：确定病变位于髓内，髓外硬膜内膜外。可根据根痛的有无、病情进展情况（椎体束：障碍的类型、尿便出现的早晚等来综合判断（见表 3–8–2）。

表 3–8–2　脊髓不同部位（横向）损害的临床表现

	髓内	髓外硬膜内	髂外硬膜外
神经根刺激症状	少见，双侧性	多见	何有
感觉障碍	下行性发展	上行性发展	准行性
肌肉萎缩	明显	不明显	不明显
括约肌障碍	出现早，严重	出现晚	出现晚
椎管梗阻程度	较晚、轻	较早、重	较轻
蛋白增高	轻度	明显	不明显
急性	脊髓出血	少见	椒肿，脓肿
慢性	脊髓肿瘤，囊肿	神经鞘瘤	寡杂外伤
		脊膜瘤	有瘤，感染

3. 确定病因及性质（病因诊断） MRI 检查常是确定诊断的主要工具。

二、治疗

1. 脊髓压迫综合征最主要的是病因治疗。尽快去除脊髓受压的原因，减轻脊髓的压迫和水肿。

2. 康复治疗及功能锻炼。

3. 加强护理，防治并发症。

第四节 放射性脊髓病

恶性肿瘤患者因接受放射性治疗后经过一段时期产生神经系统损害的症状，表现为脊髓损伤的称放射性脊髓病。

一、病因和发病机制

鼻咽癌、食管癌患者接受放射治疗如深部 X 线或 ^{60}钴可造成放射性脊髓损伤，发病机制尚有争论：①直接照射产生损伤；②血管受损引起缺血性改变继之发生脊髓的软化坏死；③自身免疫反应所致；④自由基损伤等 4 种学说。

二、病理

肉眼可见受累节段肿胀、变轻，灰质与白质界限不清，镜检见脊髓血管壁纤维素样变性、管壁变厚，有淋巴细胞浸润，脊髓软化、疏松，可见有小空洞（坏死）形成，累及灰质时前角细胞变性，细胞数减少。

三、临床表现

由于在颈部及周围区域接受放射治疗，故颈髓受损多见，起病隐匿，早期以感觉异常为主，以后可有 Lhermitte 征，颈肩部疼痛，单个或多个肢体无力或瘫痪，进展性感觉缺失，晚期可出现括约肌功能障碍，临床有以下分型：

1. 早期短暂型 仅有主观症状和较轻微的感觉障碍，潜伏期约 3 个月，经过 3 个月后可有消退。

2. 下运动神经元疾患型 表现为上、下肢的下运动神经元损害的征象，本型极少见，可能为脊髓前角细胞受损所致。

3. 急性截瘫或四肢瘫型 症状发展达高峰仅数小时或数天以后病情稳定，可能是由于血管病变导致脊髓坏死，本型亦极少见。

4. 慢性进展性放射性脊髓病 最为常见，潜伏期 3 个月至 5 年平均约 18 个月，发生率达 0.6% ~ 12.5%，临床表现已如前述。

四、辅助检查

脑脊液检查示椎管通畅，部分病例蛋白含量稍增高，MRI 可显示细微的病理改变。

五、诊断和鉴别诊断

结合病史，神经症状发生在放射治疗后，神经症状范围与照射区域一致，在排除了癌肿转移及癌肿的神经系统并发症后结合脑脊液及 MRI 检查诊断多可确定。

鉴别诊断主要应注意明确有关癌肿尤其是鼻咽癌的复发转移，除原有的癌症表现外要注意有无颅底骨质破坏来证实是否肿瘤复发。

六、治疗

迄今尚无有效治疗方法，皮质激素和神经细胞营养药、抗氧化剂及支持疗法可部分改善症状，针灸治疗对肢体功能有一定改善。

本病一旦发生后，治疗效果欠佳，因此尤其要注意在放射治疗时注意保护（包括控制放射剂量、时间及保护非放射区组织等），重在预防或减少本病的发生。

第五节 脊髓空洞症

本病为一种缓慢进展的退行性病变，其病理特征是脊髓灰质内的空洞形成及胶质增生。临床表现为受损节段内的浅感觉分离、下运动神经元瘫痪和自主神经功能障碍，以及受损节段平面以下的长束体征。如病变位于延髓者，称延髓空洞症；如病变同时波及脊髓和延髓者，称球脊髓空洞症。

一、病因

确切病因尚不清楚，可分为先天发育异常性和继发性脊髓空洞症两类，后者罕见，是指继发于脊髓肿瘤、外伤、炎症等引起脊髓中央组织的软化和囊性变，这一类脊髓空洞症的病理和临床均有与前者有所不同。

本节主要介绍先天发育异常所致者，有以下几种学说。

（一）先天性脊髓神经管闭锁不全：

本病常伴有脊柱裂、颈肋、脊柱侧弯、环枕部畸形等其他先天性异常支持这一看法。

（二）胚胎细胞增殖：

脊髓灰质内残存的胚胎细胞团缓慢增殖，中心坏死液化形成空洞。

（三）机械因素：

因先天性因素致第四脑室出口梗阻，脑脊液从第四脑室流向蛛网膜下腔受阻，脑脊液搏动波向下冲击脊髓中央管，致使中央管少数民族扩大，并冲破中央管壁形成空洞。

二、病理

空洞部位的脊髓外观可正常，或呈梭形膨大，或显萎缩。空洞腔内充满液体，通常与中央管相通，洞壁由胶质细胞和胶质纤维构成。空洞常位于脊髓下颈段及上胸段的前后灰质连合及一侧或两侧后角基底部。空洞可限于几个节段、也可上及延髓下达脊髓全长，横切面上空洞大小不一，形状也可不规则。在空洞及其周围的胶质增生发展过程中，首先损害灰质中前角、侧角、后角和灰白质前联合，其后再影响白质中的长束，使相应神经组织发生变性、坏死和缺失。

延髓空洞症大多由颈髓扩展而来，通常位于延髓后外侧部分的三叉神经脊束核和疑核部位，以后才影响周围的长束，使之继发变性。

三、临床表现

多在 20 ~ 30 岁发病，偶可起病于童年或成年以后，男多于女。起病隐潜，病程进行缓慢常以手部小肌肉萎缩无力或感觉迟钝而引起注意。临床症状因空洞的部位和范围不同而异。

（一）感觉障碍

本病可见两种类型的感觉障碍，即由空洞部位脊髓支配的节段性浅感觉分离性感觉障碍和病变以下的束性感觉障碍。

节段性浅感觉分离性感觉障碍，为本病最突出的临床体征。因空洞常始发于下颈、上胸段脊髓，故多以手部不知冷热，被刀切割时不知疼痛而引起注意，并常伴有手、臂的自发性疼痛、麻木、蚁走等感觉异常。检查时可见按脊髓节段性分布的一侧或双侧的痛觉和温度觉明显迟钝或消失，而触觉保留或轻度受损、其范围通常上及颈部、下至胸部，呈披肩或短上衣样分布。如空洞波及上颈髓三叉神经感觉束时，面部也可出现痛温觉障碍。若空洞起始于腰骶段，则下肢和会阴部出现分离性浅感觉障碍。若空洞波及后根入口处，则受损节段的一切深浅感觉均可丧失。

束性感觉障碍。当空洞扩展损害一侧或双侧脊髓丘脑束时，产生损害下面以下对侧或双侧躯体的束性浅感觉障碍。脊髓后索常最后受损，此时则出现损害平面以下的同侧或双侧躯体的深感觉障碍。

因空洞的形状和分布常不规则，节段性和束性感觉障碍多混合存在，故需仔细检查，方能确定其范围和性质。

（二）运动障碍

下运动神经元性瘫痪。当脊髓颈、胸段空洞波及前角时，出现手部鱼际肌、骨间肌以及前臂诸肌无力、萎缩和肌束震颤。手肌严重萎缩进而呈爪状手。随病变发展，可逐渐波及上臂、肩带及部分肋间肌，引起瘫痪。腰骶部的空洞则表现为下肢和足部的肌肉萎缩。

上运动神经元性瘫痪。当病变压迫锥体束时，可出现损害平面以下一侧或双侧的上运动神经元性瘫痪体征。

（三）自主神经功能障碍

自主神经功能障碍常较明显，由于病变波及侧角所致，常见上肢营养障碍，皮肤增厚，烧伤疤痕或顽固性溃疡，发绀发凉，多汗或少汗。下颈髓侧角损害可见霍纳征。约20%的病人骨关节损害，常为多发性，上肢多见，关节肿胀，关节部位的骨质萎缩、脱钙、被磨损破坏，但无痛感，这种神经源性关节病称为夏科关节。

（四）其他症状

常合并脊柱侧弯、后弯、脊柱裂、弓形足、扁平颅底、脑积水及先天性延髓下疝等畸形。

（五）延髓空洞症

其空洞常从脊髓延伸而来，也可为疾病的首发部位。因常侵及延髓疑核、舌下神经核和三叉神经脊束核而出现吞咽困难，发音不清，舌肌萎缩及震颤甚至伸舌不能，面部痛温觉减退但触觉存在。如空洞波及前庭小脑通路时可引起眼球震颤、眩晕、步态不稳。当损害脑桥面神经核时可出现周围性面瘫。

四、诊断及鉴别诊断

本病多在青中年发病，病程缓慢。节段性分离性浅感觉障碍，肌肉萎缩无力，皮肤关节营养障碍，常伴有脊柱畸形、弓形足等。脑脊液检查压力及成分大多正常，空洞大时也可致椎管梗阻，脑脊液蛋白含量增高。X线摄片可证实所伴有的骨骼畸形，脊髓碘油造影可见脊髓增宽。延迟脊髓造影CT扫描及脊髓磁共振象可显示空洞的部位、形态与范围，尤以后者为理想的检测方法。

本病需与下列疾病鉴别

（一）脊髓内肿瘤和脑干肿瘤

前者临床表现与脊髓空洞症相似，但脊髓内肿瘤一般病变节段较短，早期出现括约肌症状，椎管梗阻现象常较明显；后者好发于儿童和少年，多有明显的交叉性麻痹，病程短，发展快，晚期可有颅压增高现象。

（二）颈椎病

虽可有上肢的肌萎缩及节段性感觉障碍，但无浅感觉分离，根性疼痛多见，肌萎缩常较轻，一般无营养障碍，颈椎X光片可见骨质半生及椎间孔变窄等征象。

（三）麻风

可引起手及前臂的痛触觉分离、肌萎缩及皮肤溃疡。但感觉障碍范围不符合节段性分布，体表皮肤可有散右脱屑和色素斑，受累神经变粗，并有麻风接触史，皮肤、黏膜及神经活检可查见麻风杆菌。

五、治疗

目前尚无特效疗法。可选择性做手术治疗，如椎板切除减压、脊髓空洞与蛛网膜下腔分流术、枕骨大孔减压、第四脑室出口矫治术等。可试用中药，以补气、健脾、活血为治则，如地黄饮子加减。

第六节　运动神经元病

运动神经元病是以损害脊髓前角，桥延脑颅神经运动核和锥体束为主的一组慢性进行性变性疾病。临床以上或（和）下运动神经元损害引起的瘫痪为主要表现，其中以上、下运动神经元合并受损者为最常见。

一、病因

本病病因至今不明。虽经许多研究，提出过慢病毒感染、免疫功能异常、遗传因素、重金属中毒、营养代谢障碍以及环境等因素致病的假说，但均未被证实。

二、病理

脊髓前角和桥延脑颅神经运动核的神经细胞明显减少和变性，脊髓中以颈、腰膨大受损最重，延髓部位的舌下神经核和疑核也易受波及，大脑皮质运动区的巨大锥体细胞即Betz细胞也可有类似改变，但一般较轻。大脑皮层脊髓束和大脑皮层脑干束髓鞘脱失和变性。脊神经前根萎缩，变性。

三、临床表现

根据病变部位和临床症状，可分为下运动神经元型（包括进行性脊肌萎缩症和进行性延内存麻痹），上运动神经元型（原发性侧索硬化症）和混合型（肌萎缩侧索硬化症）三型。关于它们之间的关系尚未完全清楚，部分患者乃系这一单元疾病在不同发展阶段的表现，如早期只表现为肌萎缩以后才出现椎体束症状而呈现为典型的肌萎缩侧索硬化，但也有的患者病程中只有肌萎缩，极少数患者则在病程中只表现为缓慢进展的锥体束损害症状。

（一）下运动神经元型

多于30岁左右发病。通常以手部小肌肉无力和肌肉逐渐萎缩起病，可波及一侧或双侧，或从一侧开始以后再波及对侧。因大小鱼际肌萎缩而手掌平坦，骨间肌等萎缩而呈爪状手。肌萎缩向上扩延，逐渐侵犯前臂、上臂及肩带。肌力减弱，肌张力降低，腱反射减弱或消失。肌束颤动常见，可局限于某些肌群或广泛存在，用手拍打，较易诱现。少数肌萎缩从下肢的胫前肌和腓骨肌或从颈部的伸肌开始，个别也可从上下肢的近端肌肉开始。

颅神经损害常以舌肌最早受侵，出现舌肌萎缩，伴有颤动，以后腭、咽、喉肌，咀嚼肌等亦逐渐萎缩无力，以致病人构音不清，吞咽困难，咀嚼无力等。延髓性麻痹可为首发症状或继肢体萎缩之后出现。

晚期全身肌肉均可萎缩，以致卧床不起，并因呼吸肌麻痹而引起呼吸功能不全。

如病变主要累及脊髓前角者，称为进行性脊骨萎缩症，又因其起病于成年，又称成年型脊肌萎缩症，以有别于婴儿期或少年期发病的婴儿型和少年型脊肌萎缩症，后两者多有家族遗传因素，临床表现与病程也有所不同，此外不予详述。倘病变主要累及延髓肌者，称为进行性延髓麻痹或进行性延髓性麻痹。

（二）上运动神经元型

表现为肢体无力、发紧、动作不灵活。因病变常先侵及下胸髓的皮质脊髓束，故症状先从双下肢开始，以后波及双上肢，且以下肢为重。肢体力弱，肌张力增高，步履困难，呈痉挛性剪刀步态，腱反射亢进，病理反射阳性。若病变累及双侧皮质脑干，则出现假性延髓性麻痹症状，表现发音清、吞咽障碍，下颌反射亢进等。本症称原发性侧索硬化症，临床上较少见，多在成年后起病，一般进展甚为缓慢。

（三）上、下运动神经元混合型

通常以手肌无力、萎缩为首发症状，一般从一侧开始以后再波及对侧，随病程发展出现上、下运动神经元混合损害症状，称肌萎缩侧索硬化症。一般上肢的下运动神经元损害较重，但肌张力可增高，腱反射可活跃，并有病理反射，当下运动神经元严重受损时，上肢的上运动神经元损害症状可被掩盖。下肢则以上运动神经元损害症状为突出。延髓性麻痹时，舌肌萎缩，震颤明显，而下颌反射亢进，吸吮反射阳性，显示上下运动神经元合并损害。病程晚期，全身肌肉消瘦萎缩，以致抬头不能，呼吸困难，卧床不起。本病多在40 ~ 60 岁间发病，约 5% ~ 10% 有家族遗传史，病程进展快慢不一。

四、诊断和鉴别诊断

根据发病缓慢隐袭，逐渐进展加重，具有双侧基本对称的上或下、或上下运动神经元混合损害症状，而无客观感觉障碍等临床特征，并排除了有关疾病后，一般诊断并不困难。

本病脑脊液的压力、成分和动力学检查均属正常，少数患者蛋白量可有轻度增高。虽有肌萎缩但血清酶学检查（磷酸肌酸激酶、乳酸脱氢酶等）多为正常。患肌的针电极肌电图可见纤颤、正尖和束颤等自发电位，运动单位电位的时限宽、波幅高、可见巨大电位，重收缩时运动单位电位的募集明显减少，做肌电图时应多选择几块肌肉包括肌萎缩不明显的肌肉进行检测，有助于发现临床上的肌肉病损，少数病人周围神经运动传导速度可减慢。有条件时可做脊髓磁共振象检查，本病可显示脊髓萎缩。

在诊断时应注意与下列疾病鉴别

（一）颈椎病

为中老年人普遍存在的脊椎退行性变，当引起上肢肌萎缩，伴下肢痉挛性力弱，且无感觉障碍时，与运动神经元病表现相似，有时鉴别甚为困难。便颈椎病病程十分缓慢，再根据颈椎 X 线片或颈椎 CT 扫描或脊髓磁共振象上的阳性发现，并与临床症状仔细对比分析，当可做出正确判断。

（二）颅颈区畸形

颅底凹陷症等颅颈区畸形，可引起后四对颅神经损害，上肢肌萎缩，下肢痉挛性瘫痪，但多早年起病，病程缓慢，常有颈项短、小脑损害症状及感觉障碍，X 片有相应阳性发现，可做鉴别。

（三）脊髓和枕骨大孔附近肿瘤

颈髓肿瘤可引起一侧或两侧上肢肌萎缩伴痉挛性截瘫，后者还有后四对颅神经损害症状，但肿瘤有神经根性刺激症状和感觉障碍，膀胱排尿功能障碍常见，双侧症状往往不对称，脑脊液蛋白增高，可有椎管梗阻表现，脊髓造影和磁共振象检查可提供较确切诊断依据。

（四）脊髓蛛网膜炎

颈髓蛛网膜炎也可引起上肢肌萎缩和下肢痉挛性瘫痪，但多呈亚急性起病，病情常有反复，双侧症状不对称，感觉障碍弥散而零乱，脑脊液常有异常。

（五）继发于其他疾病的肌萎缩侧索硬化症状群

如某些代谢障碍（低血糖等）、中毒（汞中毒等），以及恶性肿瘤有时也可引起类似肌萎缩侧索硬化症的临床表现，此时，须注意查找原发疾病。

五、病程及预后

本病为一进行性疾病，但不同类型的病人病程有所不同，即使同一类型病人其进展快慢亦有差异。肌萎缩侧索硬化症平均病程约 3 年左右，进展快的甚至起病后 1 年内即可死亡，进展慢的病程有时可达 10 年以上。成人型脊肌萎缩症一般发展较慢，病程常达 10 年以上。原发性侧索硬化症临床罕见，一般发展较为缓慢。死亡多因延髓性麻痹，呼吸肌麻痹，合并肺部感染或全身衰竭所致。

六、治疗

因病因不明，尚无有效疗法。

1. VitE 和 VitB 族口服。

2. ATP 100mg，肌注，1 次 /d；辅酶 A100μ，肌注，1 次 /d；胞磷胆碱 250mg，肌注，1 次 /d，可间歇应用。

3. 针对肌肉痉挛可用安定 2.5 ~ 5.0mg，口服，2 ~ 3 次 /d；氯苯氨丁酸（Baclofen）50 ~ 100mg/d，分次服。

4. 根据致病因素的假设，介绍过可试用于治疗本病的一些药物，如促甲状腺激素释放激素（TRH），变构蛇毒酶，干扰素，神经节苷脂，卵磷脂，睾酮，半胱氨酸，免疫抑制剂以及血浆交换疗法等，但它们的疗效是否确实，尚难评估。

5. 患肢按摩，被动活动。

6. 吞咽困难者，以鼻饲维持营养和水分的摄入。

7. 呼吸肌麻痹者，以呼吸机辅助呼吸。

8. 防治肺部感染。

第七节 遗传性共济失调症

遗传性共济失调是一组以共济失调为主要表现的中枢神经系统慢性变性疾病。

一、病因

病因不明，大多有家族遗传史，呈常染色体隐性或显性遗传。病理变化以脊髓、小脑、脑干变性为主。周围神经、视神经也可受累。由于病损部位不同，损害轻重程度不等，临床症状可有较大差异。常见有下列类型。

二、临床表现及分型

（一）Friedreich

为常染色体隐藏性遗传，亦有显性遗传。病理改变可见整个脊髓发育细小，以胸段最重。主要病变在后索及侧索。本型多于儿童期起病，进展缓慢。最初症状为双下肢共济失调，走路不稳，步态蹒跚，容易跌倒，站立时双足分得很宽，向两侧摇晃。因后索受损故闭目时症状加重，呈白征阳性，以后双上肢也可出现共济失调，但症状较下肢轻。查体发现双下肢感觉明显减退，腱反射减弱或消失，肌张力低下。锥体束受累明显时，也可腱反射活跃，出现病理征。多数病人有眼球震颤，部分有视神经萎缩及智力减退，疾病早期也可有心电图异常，且部分患者可出现心脏扩大及心律失常等。本病常伴有骨骼畸形，如脊柱后侧凸，弓形足、马蹄内翻足等。

（二）Marie 型

为常染色体显性遗传。病理改变主要在小脑。脊髓中以脊髓小脑前、后束损害明显，后索及锥体束损害较轻。本型多在成年后隐袭起病，进展缓慢，共济失调常为首发症状，表现为缓慢进展的上肢意向性震颤，共济失调性步态及构音困难，亦可有躯干性共济失调，下肢肌张力增高、腱反射活跃，病理反射阳性。少数病员伴有眼球震颤与视神经萎缩，无骨骼畸形。头颅 CT 或 MRI 检查常可见小脑萎缩。

（三）遗传性痉挛截瘫

多数呈常染色体显性遗传，但也有呈常染色体隐性遗传或性状隐性遗传。主要病理改变为脊髓锥体束严重变性。大多在儿童起病，男性多见，主要表现为逐渐进展的下肢痉挛性瘫痪。早期症状为行走时双腿僵硬，不灵活、肌力减弱。由于下肢伸肌张力增高呈剪刀步态。膝、跟腱反射活跃，病理征阳性。感觉多无障碍。多数有弓形足，但不如 Friedreich 共济失调症明显。有时伴有眼球震颤和脊柱侧凸。疾病缓慢进展，以后双上肢也受影响。如累及延髓支配肌群时可出现构音障碍，吞咽困难。晚期括约肌功能也发生轻度障碍。

三、诊断及鉴别诊断

根据缓慢进展的共济失调以及不同类型的临床特点，且多数患者有阳性家族遗传史，诊断不难。但需与下列疾病鉴别。

（一）脊髓亚急性联合变性

缓慢起病，后索及锥体束同时受累，出现深感觉障碍，共济失调，痉挛性截瘫及肢体远端的感觉异常等。但无弓形足及脊柱后侧凸畸形。常伴有胃酸缺乏及血清中维生素 B_{12} 含量减少以及恶性贫血等。

（二）多发性硬化

病灶多发，可有脊髓、小脑变性，出现小脑性共济失调及锥体束征，但病程常有缓解和复发。脑脊液中免疫球蛋白增高。

（三）小脑肿瘤

多见于儿童，缓慢起病的小脑性共济失调，但易发生颅内压增高症状和体征，且无遗传史。

（四）环枕部畸形

如颅底凹陷、寰椎枕骨化和颈椎融合等。除共济失调外常伴有后组颅神经损害、短颈、节段型或传导束型感觉障碍。

四、病程和预后

本病发展缓慢，如无严重的心肺并发症，多数不影响寿命。少数患者卧床不起而残废。

五、治疗

目前尚无特效疗法，除一般支持疗法外可用针刺治疗，休疗及肢体功能锻炼，也可有各种 B 族维生素、胞二磷胆碱肌注、口服卵磷脂等。晚期患者应注意预防各种感染。弓形足可行矫形手术或穿矫形鞋等。

第九章 变性疾病

第一节 运动神经元病

运动神经元病（MND）是一种病因不明，选择性侵犯上、下运动神经元的进行性神经系统变性疾病。病变范围包括皮质锥体细胞、皮质延髓束和皮质脊髓束、脑干后组运动神经元、脊髓前角细胞。临床特征为上、下运动神经元受损的症状和体征共存，表现为锥体束征、肌肉无力和萎缩不同的组合，感觉和括约肌功能一般不受影响。长期以来，对运动神经元病的命名和分类争论很大，到目前为止尚无一种得到公认的分类方法。在临床上根据对上、下运动神经元受损的不同部位，以及是否累及脑神经核或脊髓前角而定，共分四型：肌萎缩侧索硬化（ALS）、脊肌萎缩症（SMA）、原发性侧索硬化（PLS）和进行性延髓麻痹（PBP）。其中肌萎缩侧索硬化是最常见的类型。

一、肌萎缩侧索硬化

肌萎缩侧索硬化是运动神经元病中最常见的一个类型，病变累及脊髓前角细胞、脑干后组运动神经元及锥体束。无论最初累及的是上或下运动神经元，最后均表现为肢体和延髓上、下运动神经元损害共存。有关本病病因目前存在多种理论，但均未完全明确，一般认为同遗传基因、氧化应激、兴奋性氨基酸介导的神经毒性、神经营养因子缺乏、免疫功能异常、环境毒素及外伤等有关。病理可见脊髓前角和脑干脑神经运动核的神经细胞明显减少和变性，脊髓中以颈、腰膨大受损最重，延髓部位的舌下神经核和疑核也易受波及，大脑皮质运动区的巨大锥体细胞即 Betz 细胞也可有类似改变，但一般较轻，大脑皮质脊髓束和大脑皮质脑干束髓鞘脱失和变性，脊神经前根萎缩，变性。

（一）临床表现

本病通常 40 岁以后隐匿起病，男性多见，男女比例为（1.4 ~ 2.5）：1。病程多数在 5 年以内，平均存活时间为 31 ~ 43 个月。

1. 症状

（1）早期主要表现为下运动神经元损害包括肌肉无力、肌束震颤和肌肉萎缩。最初出现在上肢，但也可以发生在全身任何一个或一组肌肉中。受影响的肢体多不对称，多数患者首先表现为单侧上肢受损，突出的表现是手部小肌肉的无力与萎缩，可影响到大、小鱼际肌，骨间肌，蚓状肌，使手部呈现为爪形手，临床上有时很像尺神经麻痹。

（2）少数患者可以以下肢尤其是远端肌肉的无力和萎缩起病，临床表现为两下肢沉重而容易疲乏，走路时双足抬举困难即足下垂，很像腓总神经麻痹。

（3）另有很少部分病人，可以首先表现为肩胛带肌肉的无力和萎缩。

（4）不论起病部位在哪里，随着病情的进展，无力和萎缩都会波及其他肢体，最终影响到躯干、头、颈、延髓肌和呼吸肌。患者可以出现舌肌纤颤，舌肌萎缩以及全身明显的肌束震颤。还可出现语言不清、饮水呛咳、吞咽困难等延髓麻痹的症状。

（5）几乎所有的患者到后期都会出现程度不同的呼吸肌受累，呼吸困难，而且不易控制。

（6）晚期胸锁乳突肌和颈部肌肉受累时，可出现抬头及转颈困难；部分患者可以出现假性延髓性麻痹性情感障碍，如强哭强笑，但即使脑干功能严重受损，眼外肌也不受损，而且患者智能不受影响，并且神志始终保持清楚。

（7）很少出现括约肌功能障碍和客观上的感觉障碍，但有些病人可有主观上的感觉异常，它可伴随 Parkinson 病叠加和某些痴呆共同出现，也可以见于副肿瘤综合征的病人。

2. 体征

（1）腱反射改变取决于上、下运动神经元损害的程度。

（2）典型的改变是萎缩的肌肉上出现腱反射亢进，病理征阳性。

（3）可以出现双侧皮质脑干束受损害的体征。

（4）全身多处可见肌肉萎缩和肌束震颤，尤其可见舌肌萎缩和纤颤。

（5）感觉检查全部正常。

（二）辅助检查

1. 神经电生理检查　神经电生理检查的目的为确认临床上受累区域内的下运动神经元损害；寻找临床上未受累区域内的下运动神经元损害的神经电生理证据；排除其他疾病。

（1）神经传导速度

1）早期运动神经传导速度正常，但随着病情进展，可出现混合肌肉动作电位波幅减低（肌肉萎缩时），此时，神经传导速度可以减慢，但不应该低于正常值下限的 70%。

2）感觉神经传导速度正常。

（2）肌电图异常

1）主要为下运动神经元受损害的肌电图表现，累及到多个区域，包括有或无临床症状的肢体肌肉及胸锁乳突肌、胸、腰椎椎旁肌、舌肌。

2）具体表现为典型的失神经损害，如纤颤电位、正锐波、束颤电位和运动单位数目减少，其中，束颤电位是肌萎缩侧索硬化患者的典型肌电图特点，这种束颤电位通常是长时程的多相电位，尤其是当它出现在即有失神经支配现象又有慢性神经再生现象的肌肉上时就更有意义。

3）当慢性病程出现神经再生时肌电图上可见失神经电位和神经再生现象同时存在，可以出现神经纤维芽生，以致运动单位病理性扩大，表现为轻收缩时运动单位电位波幅增大，时程增宽即巨大电位，多相电位增多，而这种慢性的神经再生电位往往和失神经电位同时在同一块肌肉上出现。

4）此外，还可见到复杂重复放电，在运动神经元病中，出现这种放电代表着疾病的一种慢性过程。

5）在重收缩时，运动单位电位的募集相明显减少，表明运动单位丢失很明显。

2. 神经影像学检查　CT 和 MRI 可见大脑皮质不同程度的萎缩，部分患者 MRI 在 T_2 加权像上皮质出现高信号。

3. 其他　血液生化和脑脊液检查多无异常。

（三）诊断依据

根据中年以后隐匿起病，慢性进展病程，以肌无力、萎缩和肌束震颤，伴腱反射亢进、病理征等上、下神经元同时受累为主要表现，无感觉障碍。有典型的神经电生理异常，再结合神经影像检查及其他实验室检查排除其他疾病，即可临床诊断。

1.1994 年，世界神经病学联盟提出了 E1 Eseorial 诊断标准。1998 年，又对这一标准进行了补充和修订，提出下面诊断依据：

（1）临床、神经电生理或神经病理学有下运动神经元损害的证据。

（2）临床检查具有上运动神经元损害的证据。

（3）病史中症状和体征逐渐进展，从一个区域累积到其他区域。

2. 同时排除以下两点

（1）神经电生理和病理检查发现能够解释上或下运动神经元损害的疾病。

（2）神经影像学上发现其他疾病并且这些疾病能够解释临床和神经电生理的异常。

（四）鉴别诊断

由于目前尚没有一种特异性检查方法能够确诊肌萎缩侧索硬化，因而，现有的诊断过程都是排除性的，鉴别诊断尤其重要，尤其是早期仅有单肢萎缩和无力时诊断很困难，需要与下列疾病相鉴别。

1. 颈椎病性脊髓病　由于该病与肌萎缩侧索硬化均好发于中老年人，临床表现相似，特别是没有颈部疼痛，括约肌功能正常，感觉障碍不明显的颈椎病性脊髓病很难与肌萎缩侧索硬化鉴别。颈椎病性脊髓病是由于颈椎骨质、椎间盘或关节退行性改变而造成相应部位的脊髓受压，伴或不伴有脊神经根受压的一种脊髓病变，该病无舌肌萎缩和纤颤，无延髓麻痹症状，下颌反射阴性，胸锁乳突肌肌电图正常。

2. 多灶性运动神经病　本病只影响运动纤维，不影响感觉纤维。临床表现早期为非对称性的肢体远端肌肉无力和萎缩，很像肌萎缩侧索硬化，但本病患者年龄比肌萎缩侧索硬化年轻，肌肉无力和萎缩不成比例，表现为无力很明显，而萎缩相对比较轻微，反映出本病是以髓鞘脱失为主，而非轴索损害。另外，本病不影响上运动神经元，所以，不会出现上运动神经元损害的表现。神经传导检查可见周围神经节段性、多灶性运动神经传导阻滞，一半患者血中抗 GM，抗体滴度增高，免疫抑制剂或免疫球蛋白治疗效果好。

3. 单肢肌萎缩　本病发病年龄在 20 ~ 35 岁，有些患者病前有上肢或颈部外伤史，但无脊髓灰质炎病史。男性多于女性，表现为隐匿起病的局限肌肉无力和萎缩，上肢多见，无力和萎缩主要局限在手内侧肌群和前臂，上臂也可以波及，下肢受累比较少见，可影响近端或远端肌肉。大多数患者局限在一或两个肢体，仅有很少一部分转变为全身型。反射可正常或减低，有些患者反射可增强，但没有病理反射，很少数患者可有远端肢体震颤，脑神经支配肌肉不受影响。发病开始的 2 ~ 3 年病情进展的相对比较快，但之后进展很慢，甚至处于稳定阶段，尽管患者存在局限的肌肉萎缩，但手和上肢的功能一般没有大的影响。MRI 检查可以正常，也可以发现和临床表现相对应的脊髓节段出现萎缩，多在下颈和上胸段脊髓。除了 MRI 外，本病神经传导检查通常正常，肌电图检查失神经电位很少见，受累及的肌肉可出现慢性神经源性损害的改变，而在未受累或累及较轻的肢体上仅见很轻微的慢性神经源性损害改变。本病目前尚无有效的治疗方法，主要是物理治疗和体能锻炼，预后较好。

二、脊肌萎缩症

脊肌萎缩症（SMA）是遗传性进行性运动神经元病，起病可在婴幼儿期、儿童期、青少年期及成人期。主要为单纯的下运动神经元即脊髓前角细胞和脑干运动性脑神经核损害为主，但在病理上也可见有较少的皮质脊髓束受累，病变首先侵犯颈膨大。成人型脊肌萎缩症发病年龄 18 ~ 60 岁，临床表现主要为肢体近端肌肉的无力和萎缩，少数病人可累及后组脑神经，出现构音障碍、吞咽困难。本病呈良性病程，进展比肌萎缩侧索硬化慢，但一般是持续进展，没有缓解，但多不影响寿命。

三、进行性延髓麻痹

进行性延髓麻痹（PBP）主要累及的是延髓和脑桥的脑神经运动核，主要临床表现为延髓麻痹，表现为缓慢进展的构音不清、吞咽和咀嚼困难、饮水呛咳。查体可见舌肌纤颤，舌肌萎缩，咽反射消失，如皮质延髓束受累可出现下颌反射亢进，后期伴强哭，强笑，表现为真假延髓性麻痹共存。本病进展较快，预后不良，多在 1 ~ 3 年内死于呼吸肌麻痹或肺部感染。

四、原发性侧索硬化

原发性侧索硬化（PLS），很少见，缓慢起病，病程较长，选择性的仅损害上运动神经元即双侧皮质脊髓束，而并不损害下运动神经元。临床上表现为四肢肌张力增高，腱反射亢进，病理反射阳性和假性延髓性麻痹，而肌肉萎缩和肌无力不明显。本病的预后比 AlS 要好，有些患者可以存活十年，偶有长期生存报道。

五、治疗

（一）治疗原则

包括病因治疗，对症治疗和各种非药物治疗。病因治疗的发展方向包括兴奋性氨基酸毒性、神经营养因子，抗氧化和自由基清除。但目前尚无有效的治疗办法。

（二）治疗方案

1. 病因治疗

（1）抗兴奋性氨基酸毒性治疗

1）利鲁唑主要是抑制中枢神经系统的谷氨酸能神经传导。国外的资料表明利鲁唑对缓解症状和延缓寿命起一定的作用，但它只是症状性治疗，而不能根治。

2）适用于轻中度病程在 5 年以内、没有气管切开的患者，对进行性脊肌萎缩者无效。成人剂量 50mg 口服，每日 2 次。

3）一般患者对此药耐受良好，副作用主要为胃肠道反应，但通常用药三周后逐渐缓解；其次是转氨酶升高，故需要每三个月查一次肝功能。

（2）抗氧化和自由基清除治疗：维生素 E 具有抗氧化和自由基清除作用。

2. 对症治疗 对晚期有延髓麻痹的病人，可给予鼻饲饮食。呼吸肌无力者，可气管切开，人工辅助呼吸。

3. 康复治疗 积极的康复治疗可以提高患者的运动能力，维持关节活动度，防止失用性肌萎缩，使患者最大限度的发挥其现有功能。

第二节 多系统萎缩

多系统萎缩（MSA）是一组病因不名的、散发的、进行性加重的神经系统变性病。病变主要累及锥体外系、锥体系、小脑和自主神经系统等多部位。临床症状较复杂，尤其在疾病早期，与帕金森病等其他神经系统变性病的症状重叠，很难明确诊断。临床上主要依靠病史及详细的神经系统检查。近年来，随着一些新的辅助诊断手段的出现，MSA 的诊断准确率有所提高。

MSA 的病因尚不清楚，涉及少突胶质细胞胞质内包涵体、脂质过氧化损伤、酶代谢异常等。目前认为包涵体在发病中起重要作用。MSA 病变部位广泛，中枢及周围神经系统均可累及，但病变主要在脊髓中间外侧柱、脑桥桥横纤维、脑桥基底部核团、延髓下橄榄核、小脑中脚、小脑半球、中脑黑质、苍白球、壳核等处，病理改变主要为弥散性神经元萎缩、变性、消失及反应性胶质增生。

临床上分为三型：包括以帕金森样症状为主的纹状体黑质变性（SND），以小脑症状为主的橄榄—脑桥—小脑萎缩（OPCA）以及以自主神经系统功能障碍为突出表现的 Shy-Drager 综合征（SDS）。其基本病理改变为神经元缺失，胶质细胞增生，其病理诊断的特异性标志是少突胶质细胞包涵体。

一、诊断

（一）临床表现

MSA 是一种缓慢进展性疾病，其发病年龄多为 50 岁以上的成人，90％的患者在 40 ~ 60 岁发病。进展比帕金森病快，平均病程约为 6 年。常出现小脑、锥体外系、自主神经损害三组症状。此外，部分患者还会出现锥体束征、眼外肌瘫痪、认知功能障碍等。

1. 症状

（1）早期症状：很多患者早期表现为泌尿生殖系统的症状，男性最早出现的症状为性功能障碍，而被误认为是前列腺疾患就诊于泌尿科。男性和女性患者在早期都可出现膀胱功能障碍，表现为尿频、尿急、排尿不尽。其他症状还包括肢体僵硬，动作迟缓，站立时头晕，步态不稳。

（2）自主神经功能障碍：自主神经功能障碍可以是多系统萎缩的唯一表现，突出表现为直立性低血压，表现为站立时头晕，重者出现晕厥，患者卧位时血压正常，站立时血压迅速下降，以收缩压下降明显，达 20 ~ 40mmHg，且无心率显著改变。而多数患者最终都会出现不同程度的自主神经功能障碍，包括性功能减低，局部或全身出汗异常及括约肌功能障碍。

（3）其他：以帕金森样症状最常见，其次是小脑症状和锥体束损害症状。表现为动作迟缓、肢体僵硬、步态不稳、容易摔跤。此外，还可出现包括严重的吞咽困难、打鼾、假性延髓性麻痹、快速眼动期睡眠障碍及认知功能障碍。

2. 体征

（1）以帕金森样症状为主要表现的多系统萎缩主要表现为肌张力增高，动作减少，而静止性震颤不显著。

（2）以小脑症状为主要表现的多系统萎缩主要表现为肢体和躯干的共济运动障碍，

眼球震颤。

（3）部分患者可以出现锥体束损害的表现，出现四肢腱反射亢进，病理反射阳性。

（二）辅助检查

1. 自主神经功能检查

（1）卧立位血压检测：分别测量患者平卧位和由平卧位站起后的血压，同时测量心率变化，如卧立位血压下降超过 20 ~ 40mmHg 以上而心率无明显变化者为异常。

（2）肛门括约肌肌电图：肛门括约肌的神经支配来自骶髓前角细胞的 Onuf 核，此核系调控膀胱和直肠括约肌的自主神经中枢，多系统萎缩患者早期出现 Onuf 核变性而导致肛门括约肌出现失神经支配和再支配，表现为运动单位时程增宽，波幅增高，多相电位增多。

2. 影像学检查 MRI 检查可以正常，也可以出现脑干、小脑萎缩。有至少 20% 的多系统萎缩患者有较为异常的 MRI 表现，异常多集中在中脑、基底节区。表现为豆状核萎缩，T_2加权像显示黑质与红核间正常存在的长 T_2 信号区变窄；早期还可见壳核背外侧信号降低，晚期整个壳核信号都明显降低，低于苍白球的信号。

（三）诊断依据

MSA 早期诊断很困难，脑组织病理检查为诊断 MSA 的金标准。临床上很容易误诊，尤其以自主神经症状及锥体外系症状起病，尚未出现其他系统症状时，容易导致误诊误治。

在临床上出现以帕金森样症状、小脑损害及自主神经系统功能障碍者排除其他疾病时，应高度怀疑多系统萎缩。自主神经功能检查、头颅影像学检查及括约肌肌电图可为临床提供诊断依据。大多数患者生前确诊很困难，多为疑似诊断。

1. 1999 年，Gilman 提出了多系统萎缩的四组临床特征和诊断标准。四组临床特征包括：

（1）自主神经系统功能障碍或排尿障碍。

（2）帕金森样症状。

（3）小脑性共济失调。

（4）锥体系功能障碍。

2. Gilman 诊断标准

（1）可能的多系统萎缩：其中一组临床特征加另外两个分属不同系统的体征。

（2）很可能的多系统萎缩：第一组临床特征加上对多巴胺反应差的帕金森样症状或小脑性共济失调。

（3）确诊多系统萎缩需要神经病理学证实。

（四）临床分型

根据主要临床表现的不同，分为三个亚型：

1. 纹状体黑质变性 以帕金森样症状为主，包括行动迟缓，尤其表现为行走时启动困难，动作僵硬，卧位时难以翻身，写字为小写征。

2. 橄榄—脑桥—小脑萎缩 以小脑损害症状为主，包括动作笨拙、精细动作不能、步态不稳、步迹加宽、爆破性语言及眼球震颤。

3. Shy-Drager 综合征 以自主神经系统功能障碍为突出表现，包括性功能障碍、排尿障碍、头晕及直立性低血压、出汗异常。

（五）鉴别诊断

1. 老年单纯性直立性低血压 为单纯的自主神经功能障碍，不伴有帕金森样症状和小脑损害症状，与老年人血压增高及对血浆去甲肾上腺素随体位改变的反应增强有关，常由低血容量性、药物性、排尿性等所导致。

2. 帕金森病 本病进展比多系统萎缩更缓慢，突出地表现为静止性震颤，肌强直，动作迟缓，并且症状多不对称，多巴胺治疗有效，患者无小脑损害、直立性低血压、锥体系损害。

3. Alzheimer 病 本病以智能障碍突出，隐袭起病，进行性加重。病理特征为老年斑，神经元纤维缠结和神经元丢失，而多系统萎缩患者早期不伴有智能衰退。

二、治疗

（一）治疗原则

目前无特殊治疗办法，主要是对症治疗，晚期主要是护理和预防并发症。

（二）治疗方案

1. 控制直立性低血压

（1）对于直立性低血压患者可采用卧床时头位稍高于下肢 15° ～ 20°，能促进肾素的释放和减少仰卧时的高血压。

（2）在床上坐起或下地前先活动双腿，再缓慢起来。穿有弹性的弹力袜，促进直立时静脉回流。

（3）药物治疗可使用激素或口服肾上腺素能受体激动剂，使外周血管收缩，如米多君，推荐剂量为每次 2.5mg，3 次 /d，对严重难治性低血压患者，国外推荐剂量为逐步增至 30mg/d。

2. 其他 对于伴发的震颤、肌强直等对左旋多巴反应差者，可用金刚烷胺、苯海索、巴氯氛等减轻肌强直及帕金森样症状，有共济失调者，在控制血压后予以体疗。小便淋漓者可用集尿器、针灸等。

第三节 阿尔茨海默病

阿尔茨海默病（AD）是痴呆最常见的原因，约占全部痴呆的 50%～60%左右。其发病机制还不清楚，老年斑和神经元纤维缠结是其主要病理特征，至今缺乏有效治疗手段。

一、诊断

（一）临床表现

AD 多见于 60 岁以后老年人，一般隐匿起病，进行性加重，以近记忆障碍为主要临床表现，伴有轻到中度语言障碍、失用、失认、视空间功能障碍、人格改变、定向障碍、思维判断能力下降等。可伴有幻觉、妄想、抑郁、焦虑等神经精神症状。除认知功能障碍外，早期无神经系统定位体征，晚期可合并帕金森综合征、步态障碍、尿失禁等。临床诊断后 AD 患者平均可存活 8 ～ 10 年。

AD 的记忆障碍以近记忆减退为主，尤以回忆障碍表现突出，提示或暗示没有显著帮助；语言障碍常以举名困难开始，继之出现越皮质型感觉性失语，语言理解障碍，而复述能力相对保留。找词困难和重复语言也是轻中度AD的特征，而晚期患者缄默不语，口语功能全部丧失。

（二）辅助检查

（1）CT或MRI：可有脑萎缩，以中颞叶，尤其海马萎缩最为显著。

（2）脑脊液：tau蛋白和磷酸化tau蛋白升高。

（三）NINCDS-ADRDA诊断标准

1. 临床诊断为“很可能AD”的标准

（1）通过临床检查和MMSE、Blessed痴呆量表或其他类似检查证实有痴呆，并通过神经心理检查进一步确认。

（2）存在两个或更多区域的认知功能障碍。

（3）记忆和认知功能障碍进行性加重。

（4）无意识障碍。

（5）40～90岁发病，多于65岁以后发病。

（6）除外可导致进行性记忆和认知功能障碍的系统性疾病和其他脑部疾病。

2. “很可能AD”的诊断需以下几方面的证据支持

（1）进行性特殊认知功能障碍，如语言（失语），运动技能（失用），感知（失认）。

（2）日常生活障碍和行为模式的改变。

（3）类似疾病家族史，尤其由神经病理所证实。

（4）实验室检查：腰穿正常、EEG正常或非特异改变，如慢波活动增加、CT有脑萎缩，并经系列观察证实进行性加重。

3. 在除外其他非AD所致痴呆后，以下临床特点不能作为否定“很可能AD”的依据

（1）在疾病进展过程中有平台期。

（2）伴有以下症状：抑郁、失眠、尿便失禁、妄想、错觉、幻觉、言语过多、情感失禁或躯体爆发、性功能障碍和体重减低。

（3）一些病人有其他神经病学异常，尤其在疾病较晚期，包括运动方面的体征，如肌张力增高，肌阵挛或步态异常。

（4）疾病晚期出现癫痫发作。

（5）高龄CT正常。

4. 出现以下临床特点时，“很可能AD”的诊断不可靠

（1）突然脑卒中发作。

（2）局灶性神经系统体征，如偏瘫、感觉缺失、视野缺损，且与疾病早期阶段不相符。

（3）癫痫或步态异常出现于发病时或很早疾病的阶段。

5. 临床诊断“可能AD”的原则

（1）在痴呆综合征基础上，除外其他足以引起痴呆的神经科、精神科或系统性疾病的情况下，在起病形式、临床表现、临床过程方面存在变异。

（2）当患有可引起痴呆的继发性系统性或脑部疾病，但不足以引起痴呆时，可作此

诊断。

（3）用于研究性调查时，对一个单个的、逐渐进展的，除外其他特定疾病的严重的认知功能缺陷，可做此诊断。

6. 确诊为 AD 的标准

（1）临床符合“很可能 AD”的诊断标准。

（2）活检或尸检组织病理学证实。

二、AD 的鉴别诊断

（一）AD 与 VD 的鉴别诊断（见表 3-9-1）

表 3-9-1 AD 与 VD 的鉴别

	AD	血管性痴呆
起病	隐匿，缓慢	急性
病程	缓慢进行性加重	阶梯式恶化
人格障碍	早期出现	晚期出现
痴呆状态	全面性	斑片状
性别	女性多	男性多
自知力	早期丧失	保持到晚期
情感改变	多淡漠，缺少自动性	情感失禁多
定位体征	少	多
CT	脑萎缩	多发梗死，PVL
Hachinski 缺血指数	≤ 4 分	≥ 7 分

（二）AD 与路易体痴呆的鉴别

AD 晚期可伴有帕金森综合征表现，而路易体痴呆患者帕金森综合征出现早，与痴呆症状在 1 年内先后发生。路易体痴呆患者认知功能波动大，视幻觉明显，而记忆障碍并不一定突出。

三、AD 的分型

根据痴呆发生年龄，将 AD 分为早发型和晚发型（见表 3-9-2）。

表 3-9-2 早发型 AD 与晚发型 AD 的特点

	早发型 AD	晚发型 AD
发病年龄	＜ 65 岁	＞ 65 岁
病情进展	快	慢
智能障碍	明显	与正常老人差别小
失语失认失用	较多	少见
局灶症状	较多	少见
CT 或 MRI 脑萎缩	不著	明显
病理生化改变	明显	与正常老人差别较小

四、AD 分级

Ⅰ期：相当于初期，职业或社会生活明显损害，但能独立生活，可以保持自身清洁，具有正确的判断能力。

Ⅱ期：相当于中期，独立生活有困难，需要一定程度的监护。

Ⅲ期：重度，相当于末期，日常生活明显障碍，需要持续监护，如不能保持自身整洁，言语困难或完全不能讲话。

五、AD 的治疗

1. 一般治疗、对症治疗 见痴呆治疗。

2. 改善认知功能 轻至中度 AD 可选用胆碱酯酶抑制剂，如盐酸多奈哌齐、重酒石酸卡巴拉汀、加兰他敏等；中重度患者可选用谷氨酸盐受体拮抗剂，如盐酸美金刚。

3. 对症治疗 针对神经精神症状和睡眠紊乱进行相应处理，见痴呆一节。

4. 抗氧化治疗 可选用维生素 E，100mg 3 次 /d，或单胺氧化酶 B 抑制剂，司来吉兰，5mg 2 次 /d。

第十章 肌肉疾病

第一节 重症肌无力

一、概述

重症肌无力（MG）是一种获得性自身免疫性疾病，以横纹肌收缩无力和易疲劳为特征，休息后可缓解、好转。重症肌无力患者血中的乙酰胆碱受体抗体与神经肌接头突触后膜上的乙酰胆碱受体结合，导致运动终板上的乙酰胆碱受体数量减少和功能障碍，引起重症肌无力临床症状。大约 85% ~ 90% 的全身型重症肌无力患者体内可检测到乙酰胆碱受体抗体。神经肌接头处乙酰胆碱传递障碍是由于乙酰胆碱受体抗体与受体结合后：①促进乙酰胆碱受体降解；②在补体参与下直接破坏受体；③直接封闭位于受体上的离子通道。有充分的证据表明，重症肌无力的发生与个体基因易感性相关，如人类白细胞抗原（HLA）基因：女性，不伴胸腺瘤，且发病年龄在 40 岁以下者与 HLA-B8 和 DR3 相关；老年，男性，不伴胸腺瘤者，且发病年龄在 40 以上者与 HLA-B7 和 DR2 相关。HLA 和 Ig 重链基因影响重症肌无力的易感性。胸腺病理活检发现，2/3 重症肌无力病人伴有胸腺增生；20% ~ 25% 病人伴有胸腺瘤。10% 左右的病人伴有其他自身免疫性疾病，如甲状腺炎、系统性红斑狼疮、类风湿关节炎、干燥综合征、溃疡性结肠炎、哮喘及多发性硬化等。

二、诊断

（一）临床表现

患病率为 2/10 万 ~ 5/10 万；男女患病之比约为 4 ∶ 6。任何年龄均可发病，平均发病年龄女性为 26 岁，男性 30 岁。发病前通常没有诱因，但有时继发于精神刺激、躯体应激、发热及妊娠等。

重症肌无力可常常先选择性地累及眼外肌，也可累及全身骨骼肌，但以脑神经支配范围的肌肉受累多于脊神经支配的肌肉。眼睑下垂和眼外肌麻痹引起复视、斜视等为本病最常见症状。临床症状、肌无力的程度在病程中不断地变化。

眼外肌受累最多见。单或双侧眼睑下垂经常是首发症状，此后因单或双侧眼外肌麻痹出现复视。这种症状在病的早期下午或晚间加重，经一夜休息后可好转或消失。首发症状出现后，成年重症肌无力患者渐出现其他肌群受累的症状。例如，头面部肌肉受累时，可出现面部表情丧失、咀嚼无力；咽喉部肌肉受累时可出现吞咽困难、饮水呛咳、声音嘶哑、语音不清、语调低沉、鼻音，甚至部分病人因食物及分泌物堵塞呼吸道引起窒息。儿童肌无力者多数局限于眼外肌，极少数累及延髓和全身肌肉。

肌无力危象和胆碱能危象。肌无力危象是由于胆碱酯酶抑制剂用量不足，或神经肌肉接头处突触后膜上的乙酰胆碱受体不再对乙酰胆碱敏感引起，部分病人在治疗过程中也可因病毒感染、精神刺激等因素诱发肌无力危象。肌无力危象往往不伴 . 有毒蕈碱样作用或不突出。值得注意的是，肌无力危象时胆碱酯酶抑制剂过量可转换成胆碱能危象。胆碱能危象通常是由于胆碱酯酶抑制剂过量引起，往往与毒蕈碱样作用相伴。例如，治疗过程中肌无力症状非但不改善，反而进行性加重，甚至出现肌无力危象，同时出现腹部痉挛、肠蠕动明显增强、恶心呕吐、腹泻、瞳孔缩小、口腔气道分泌物增多，汗腺分泌增多及心动过缓等。因此，在治疗过程中，如遇到上述胆碱能过量反应时，或病人对大剂量胆碱酯酶抑制剂反应不佳时，应立即撤药或改用其他治疗方法。肌无力危象和胆碱能危象，两者的鉴别是注射 2mg 依酚氯铵，若肌无力症状明显改善，说明是肌无力危象，反之则相反。病人对胆碱酯酶类药物的耐受性持续数天后消失，此时可考虑酌情从小剂量开始加量使用。

（二）辅助检查

1. 乙酰胆碱酯酶抑制剂试验　简便易行，目前广泛应用于重症肌无力的诊断。静脉注射依酚氯铵在几秒内起作用，作用仅持续几分钟。静脉注射药物 1 ~ 2mg，观察 15s，如果在 30s 内无不良反应，则注入剩余的 8 ~ 9mg。评价药物反应，需要客观测试一种或多种症状，如眼睑下垂、眼外肌无力或肢体躯干肌无力的改善程度等。也可用抗胆碱酯酶药物新斯的明，一般肌内注射新斯的明 0.5 ~ 1.0mg，在 30min 左右时起效最大，药效持续 2h 左右。部分病人可出现胆碱能副作用，主要包括：肌束震颤、面色潮红、口腔分泌物增多、汗腺分泌增多、肠蠕动加快而腹痛、恶心、呕吐。对有心脏病的病人应慎用，因可引起心动过缓、房室传导阻滞、心搏骤停等。这些胆碱能副作用，可用阿托品拮抗。

2. 肌电图检查　以 2 ~ 3Hz 频率刺激一根运动神经 5 次，称为重复频率刺激试验，可导致肌肉诱发电位波幅下降 10%或更多。如果检查两根或两块以上近端或远端肌肉，几乎所有病人都呈阳性结果。波幅降低是由于神经末梢释放的乙酰胆碱最小释放单位量的减少所致。单纤维肌电图，在一主动肌收缩过程中，可比较同一运动单元内距离相近的肌纤维的动作电位时，重症肌无力病人低波幅和相对长时程的 EPP，可引起一些肌纤维的电位间期的延长及动作电位间隙间断性阻滞。

3. 血清学试验　目前乙酰胆碱受体抗体测定是用放射免疫和酶联免疫方法。放射免疫方法是先用 α－银环蛇毒素标记乙酰胆碱受体，然后再用其检测乙酰胆碱受体抗体。α－银环蛇毒素不可逆地与乙酰胆碱受体 α 亚单位结合。乙酰胆碱受体抗体阳性率依病情和病程不同而不同。一般重、中全身型重症肌无力阳性率最高，95%左右；轻度全身型重症肌无力抗体阳性率约 80%；眼肌型阳性率最低，约 50%。部分病人病初抗体阴性或滴度低，随着病程延长或病情变化，抗体转为阳性或抗体滴度升高。就总体而言，抗体滴度与病情轻重程度不相吻合。但是，接受血浆置换的病人，随血浆置换次数的增加血中抗体滴度降低，临床症状亦随之改善。

（三）重症肌无力分类

根据其临床表现分类，目前常用的是改良的 Osserman 分类法，主要是依据临床症状的严重性和肌无力分布的范围。

Osserman 分类法。

Ⅰ型：单纯眼肌型，症状单纯局限于眼外肌。

Ⅱa 型：轻度全身型。轻度全身肌无力，有脑神经、肢体和躯干肌无力，但不影响呼吸肌，无明显延髓症状。此型病人对抗胆碱酯酶药物反应良好，死亡率低。

Ⅱb 型：中度全身型。有明显的眼睑下垂、复视、构音和吞咽困难及颈肌无力。此型病人对抗胆碱酯酶药物常不敏感，易发生肌无力危象，死亡率相对较高，应予以特别重视。

Ⅲ型：危象型。常为突然发生，并在6个月内迅速发展。病初出现呼吸肌无力，伴严重的延髓肌、四肢肌和躯干肌无力；对抗胆碱酯酶药物反应极差；容易发生肌无力危象，死亡率高。此型病人常常伴有胸腺瘤。

Ⅳ型：晚期严重型。常在Ⅰ、Ⅱa型数年之后症状加重，出现明显的全身肌无力。此型病人伴发胸腺瘤的机会多。

（四）诊断

重症肌无力的诊断根据以下几点而定：①典型的病史，临床症状和体征；②神经电生理检测神经肌接头处传递功能结果；③胆碱酯酶药物试验结果；④血中乙酰胆碱受体抗体滴度结果。

（五）鉴别诊断

1. 低钾型周期性瘫痪

（1）四肢瘫痪呈迟缓型，近端重于远端。

（2）常无脑神经损害。

（3）无感觉障碍。

（4）发作时血钾低于3.5mmol/L或EEG有低钾改变。

（5）补钾治疗后症状迅速改善。

2. 格林－巴利综合征

（1）发病前常有上呼吸道或者肠道感染史；或疫苗接种史。

（2）多为急性或亚急性起病，迅速出现四肢无力，部分患者累及呼吸肌出现呼吸困难。

（3）发病时多有四肢末梢感觉障碍。

（4）部分病人双眼睑闭合不能或不全，额纹变浅、鼻唇沟变浅或消失，或有饮水呛咳、声音嘶哑、吞咽困难。

（5）四肢对称性迟缓性软瘫，表现为四肢肌力减弱、肌张力降低、腱反射减弱或者消失，病理反射阴性。

（6）一般不累及尿便功能，极少数可有一过性的大小便功能障碍。

（7）脑脊液检查早期正常，两周后出现蛋白—细胞分离现象，即蛋白升高而细胞数正常或轻微增多。

（8）肌电图检查，早期F波或H反射延迟或消失，后期可见神经传导速度减慢。

3. 多发性肌炎

（1）多发性肌炎是一种原因不明的骨骼肌炎性疾病，是指非化脓性炎症所致的骨骼肌损害，以对称性肢带肌、颈和咽喉部肌肉无力为特征。

（2）多为潜隐性起病，一般无急性加重过程。

（3）多发性肌炎和皮肌炎多表现为肌肉酸困、无力为著，后期可出现肌肉萎缩。常累及四肢近端，为对称性肩和骨盆带肌无力，故其早期症状为抬上臂梳头困难和上楼梯时抬腿困难，而后累及颈、呼吸和咽喉部肌群。

（4）血清学检查可发现肌酶升高。肌源性血清酶谱增高，肌酸磷酸激酶最敏感，醛缩酶、谷草转氨酶、谷丙转氨酶、乳酸脱氢酶水平增高也有意义。

（5）肌电图检查可发现肌病电位。

（6）肌肉活检可发现肌肉纤维变性、坏死、再生、单核/巨噬细胞浸润，一些非坏死性肌纤维有T细胞和巨噬细胞浸润，肌内膜可见明显的淋巴细胞浆、胞核和组织细胞聚集。

三、治疗

1. 胆碱酯酶抑制剂　几乎所有的重症肌无力病人都使用胆碱酯酶抑制剂。最常用的有两种，即吡斯的明和新斯的明。吡斯的明，胆碱能副作用少，作用时间长，3 ~ 4h，目前广泛应用于临床；而新斯的明，作用持续时间相对短，一般2h左右，且胆碱能副作用多，较少应用。虽然增加乙酰胆碱酯酶抑制剂剂量，肌无力症状仍进行性加重，并出现呼吸肌麻痹时，表明出现了肌无力或胆碱能危象，可危及生命，应行气管插管或气管切开。

2. 胸腺摘除　一般认为，在胸腺增生和乙酰胆碱受体抗体滴度高的青年女性患者，胸腺摘除效果最佳；胸腺瘤则是手术摘除的绝对指征，因为该瘤经常侵犯纵隔或其他部位。虽然，目前尚无按年龄、性别、抗体滴度及病情严重程度对胸腺摘除术在重症肌无力病情改善程度方面严格的对比研究，但普遍认为胸腺摘除术能使多数病人的病情缓解、好转，部分病人可痊愈。因此，应提倡早期行胸腺摘除术，特别是胸腺增生和胸腺瘤的病人。

3. 糖皮质激素　目前泼尼松等糖皮质激素广泛用于治疗重症肌无力。治疗效果各家报道不一，但总体有效率在50%以上。病初，泼尼松口服剂量，国人60mg左右，隔日一次，顿服；也可在极化液中加入地塞米松15mg静脉滴注，1次/d，10 ~ 14d为一疗程。小儿酌减。糖皮质激素治疗肌无力，临床症状明显改善的平均时间为3个月左右。待病情稳定、缓解、好转后，应逐渐减少糖皮质激素用量。

4. 免疫抑制剂　经上述治疗效果不佳者，可选用硫唑嘌呤和环磷酰胺。

硫唑嘌呤，是有效的辅助类固醇治疗重症肌无力的药物，临床常单独用于不能耐受糖皮质激素或者糖皮质激素治疗半年症状无改善者。成人剂量50mg/次，口服，常用量为100 ~ 150mg/d。环孢素是具有免疫抑制活性的真菌多肽，疗效与硫唑嘌呤类似，但起效比较快，1 ~ 2个月内可见效。主要用于不能耐受糖皮质激素治疗或者硫唑嘌呤的重症肌无力患者5mg/（kg·d），2次/d口服，可使肌力增强，症状改善。治疗过程中严密监测其副作用。定期检测血常规、肝、肾脏功能。环磷酰胺，因高血压、糖尿病、溃疡等不能耐受糖皮质激素的重症肌无力患者可考虑应用。1000mg静脉滴注，1次/5d，或者200mg/次，静脉注射，每周2 ~ 3次，直至总量达到10g。应定期查血常规，注意白细胞和血小板及胃肠道不良反应。

5. 血浆置换　对严重病例或肌无力危象的重症肌无力病人特别适用，可在短时间内迅速、有效地改善病人症状，降低病人血浆中乙酰胆碱受体抗体水平。另外，胸腺手术之前准备，胸腺手术后及应用免疫抑制剂起始阶段辅助治疗，可减轻应用大剂量糖皮质激素诱发的肌无力症状加重。并适用于严重的重症肌无力患者，胆碱酯酶抑制剂、糖皮质激素及胸腺摘除疗效均不理想的患者。血浆置换起效快，作用维持时间短，2 ~ 8周后肌无力症状又可复发。血浆置换量，一般是2 ~ 2.5L，一周内可连续置换3次左右。血浆置换可与免疫抑制剂联合应用，肌无力症状可得到长期缓解。但因其费用昂贵等原因，临床使用受到一定限制。

6. 免疫吸附疗法 免疫吸附疗法是继血浆置换疗法后建立的一种新的疗法。其原理是当重症肌无力病人血通过已经特殊处理的膜时，血中的致病因子乙酰胆碱受体抗体被选择性地吸附到膜上，以此达到祛除血中抗体的目的，而已经“净化了的血”输回病人体内，改善症状。此疗法特别适用于危重病人，尤其是有呼吸肌麻痹的病人，比较安全、有效。

7. 大剂量丙种球蛋白冲击 危重病人或出现肌无力危象，或长期使用抗胆碱酯酶药物、糖皮质激素及免疫抑制剂治疗无效者，可考虑使用大剂量丙种球蛋白。用量 400mg/kg，或成人每次 15 ~ 20g，静脉滴注。危重病人按上述剂量 1 次 /d，连续用 5 ~ 6d。

第二节 多发性肌炎

一、概述

多发性肌炎是一种原因不明的骨骼肌炎性疾病，是指非化脓性炎症所致的骨骼肌损害，以对称性肢带肌、颈和咽喉部肌肉无力为特征。这类疾病广义上讲包括传统的成人多发性肌炎和皮肌炎、儿童皮肌炎、与肿瘤有关的肌炎、伴其他结缔组织病的肌炎等。

多发性肌炎较少见，年发病率为（0.5 ~ 8.4）/100 万。男女之比为 1 ： 2，即女性较男性多；包涵体肌炎则男性较多。好发年龄，有两个高峰：10 ~ 14 岁和 45 ~ 54 岁。伴有其他结缔组织病的多发性肌炎亚型者好发年龄与伴随的好发年龄相似。合并恶性肿瘤的肌炎或包涵体肌炎则好发在60岁以后。多发性肌炎病理改变为: 肌肉纤维变性、坏死、再生、吞噬和单核细胞浸润。多发性肌炎中常见单个肌纤维坏死，一些非坏死性肌纤维有 T 细胞和巨噬细胞浸润。肌内膜可见明显的淋巴细胞浆、胞核和组织细胞聚集。这些炎性细胞多为 T 细胞，几乎无 B 细胞。而后，肌纤维直径增大，出现间质纤维化。

皮肌炎病人的肌肉虽然可见与多发性肌炎患者相似的改变，但其炎性细胞更多聚集在肌束膜周围的血管旁，且以 B 细胞为主。儿童的皮肌炎中常见有血管内皮增生、局灶性梗死和筋膜壁上可见 IgG、IgM 和补体 C_3。

二、诊断

（一）临床表现

多为潜隐性起病，一般无急性加重过程。常累及四肢近端。为对称性肩和骨盆带肌无力，故其早期症状为抬上臂梳头困难和上楼梯时抬腿困难，而后累及颈、呼吸和咽喉部肌群。当影响到咽喉部肌群时，可出现吞咽、发音和构音障碍，这是预后差的标志。可伴中度肌痛或肌肉压痛。疾病活动时可出现关节痛，但明显的滑膜炎少见。重者及疾病晚期受累肌群可有肌萎缩和肌挛缩。受累肌群的腱反射可降低。

可因吞咽无力、呛咳而致吸入性肺炎。5% ~ 10%病人可有间质性肺病，故部分病人可在肌无力出现之前先出现干咳、呼吸困难，肺部可闻及捻发音和细小的爆裂音，也可呈弥漫性肺功能低下。有时心电图上可出现传导异常和心律失常，但有症状的心脏病不常见。低氧血症、肺动脉高压及心肌病可致充血性心力衰竭，少数可出现雷诺现象。

当肌炎病人有皮肤损害时称之为“皮肌炎”。典型的皮损是面、颈和四肢伸侧面红斑。若于指、肘、膝关节上有高出皮面的红或紫红色，其上附有鳞屑的皮损则名之为 Gottron 斑。

特征性上睑部紫红色皮疹，个别可出现甲床毛细血管改变，尤其在有雷诺现象的病人。这些改变包括毛细血管袢的扩张或扭曲，有时还可见无血管区。儿童皮肌炎与成人者相似，但其血管受累较突出。

常可有发热、体重下降和皮下钙化等全身表现，也可有胃肠道出血甚至穿孔。

常见合并其他结缔组织病和自身免疫性疾病的有：系统性红斑狼疮、硬皮病、类风湿性关节炎、结节性动脉周围炎、巨细胞性动脉炎，自身免疫性甲状腺病、胰岛素依赖性糖尿病、疱疹性皮炎、重症肌无力和原发性胆汁性肝硬化。

约 20% 成人型多发性肌炎和皮肌炎合并肿瘤，与同龄对照组比较，两组间肿瘤发生率上并无明显差异。最常见的肿瘤是乳腺癌、肺癌。卵巢癌和胃癌发生率高于常人，直肠癌和结肠癌发生率较低，伴间质性肺病和其他结缔组织病病人中，肿瘤不常见。

（二）辅助检查

1. 肌酶 99%病人于病程中出现血清酶谱增高，磷酸肌酸激酶最敏感，醛缩酶、谷草转氨酶、谷丙转氨酶、乳酸脱氢酶水平也有意义。当肌炎活动而血清肌源性酶，尤其是其磷酸肌酸激酶正常的可能解释有两种：①可能合并肿瘤而且血循环酶抑制物存在；②长期慢性病人，肌萎缩已经很明显。CK-MB 是来自心脏的磷酸肌酸激酶同工酶，当无心脏受累时，血清 CK-MB 也可升高。

当合并肿瘤或其他结缔组织病时，血沉可以增快，约半数病人血沉可不快。

2. 肌电图 几乎所有病人均有肌源性改变。其典型的改变包括：①低波幅、短时程、多相运动单位电位；②纤颤波、正向波和插入时易激惹性增高；③自发性、怪异的高频放电。但也有约 10% 病人肌电图正常，有些病人肌电图改变仅限于椎旁肌肉。

3. 肌肉活检 肌肉活检可发现肌纤维变性、坏死、再生、吞噬和单核细胞浸润，一些非坏死性肌纤维有 T 细胞和巨噬细胞浸润，肌内膜可见明显的淋巴细胞浆、胞核和组织细胞聚集。

（三）诊断

多发性肌炎诊断标准：①对称性肢带肌无力，伴或不伴吞咽困难和颈前屈肌无力；②血清肌酶谱升高，尤其是肌酸磷酸激酶升高；③肌电图见低波幅、短时程、多相电位、纤颤和正相波，异常的高波幅重复放电；④肌肉活检可发现肌纤维坏死、吞噬和再生，肌纤维大小不等和炎性渗出。

（四）鉴别诊断

许多疾病可致肌无力，需与吉兰—巴雷综合征、重症肌无力、低钾性周期性瘫痪等鉴别。

1. 吉兰 - 巴雷综合征

（1）发病前常有上呼吸道或者肠道感染史；或疫苗接种史。

（2）多为急性或亚急性起病，迅速出现四肢无力，部分患者累及呼吸肌出现呼吸困难。

（3）发病时多有四肢末梢感觉障碍。

（4）部分病人双眼睑闭合不能或不全，额纹变浅、鼻唇沟变浅或消失，或有饮水呛咳、声音嘶哑、吞咽困难。

（5）四肢对称性迟缓性软瘫，表现为四肢肌力减弱、肌张力降低、腱反射减弱或者消失，病理反射阴性。

（6）一般不累及尿便功能，极少数可有一过性的尿便功能障碍。

（7）脑脊液检查早期正常，两周后出现蛋白—细胞分离现象，即蛋白升高而细胞数正常。

（8）肌电图检查，早期 F 波或 H 反射延迟或消失，后期可见神经传导速度减慢。

2. 低钾型周期性瘫痪

（1）四肢瘫痪呈迟缓型，近端重于远端。

（2）常无脑神经损害。

（3）无感觉障碍。

（4）发作时血钾低于 3.5mmoVL 或 EEG 低钾改变。

（5）补钾治疗后症状迅速改善。

3. 全身型重症肌无力

（1）重症肌无力（MG）是一种获得性自身免疫性疾病，以横纹肌收缩无力和易疲劳为特征，休息后可缓解、好转。

（2）药理学试验：简便易行，目前广泛应用于重症肌无力的诊断。静脉注射依酚氯铵在几秒内起作用，作用仅持续几分钟。也可用抗胆碱酯酶药物新斯的明，一般皮下注射新斯的明 0.5 ~ 1.0mg，30min 左右起效最大，药效持续 2h 左右。

（3）肌电图检查：以 2 ~ 3Hz 频率刺激一根运动神经 5 次，称为低频重复电频率刺激试验，可导致肌肉诱发电位波幅下降 10%或更多。

（4）血清学试验：一般重、中全身型重症肌无力乙酰胆碱受体抗体阳性率 95%左右；轻度全身型重症肌无力抗体阳性率约 80%；眼肌型阳性率最低约 50%。

（5）代谢性疾病：甲状腺功能亢进或减退，甲状腺旁腺功能，亢进、任何原因引起的高血钾症、都可致近端肌无力，血清肌酸磷酸激酶升高和肌电图的肌源性改变。艾迪生病、库欣病、原发性醛固酮增多症和任何原因的低血钙症均可致肌无力。类固醇性肌病常缓慢起病并伴其他类固醇增多的症状。

三、治疗

急性期强调休息、理疗，大幅度被动运动能保持肌肉功能及避免挛缩。应禁烟，有呛咳时应抬高头位。

（一）肾上腺糖皮质激素治疗

泼尼松起始剂量为单剂 1 ~ 2mg/kg。若有反应，则常在 1 ~ 2 周内肌力有改善，且血清肌酸磷酸激酶水平下降。大剂量肾上腺糖皮质激素应维持到肌力恢复正常后的 3 ~ 6 周。症状一旦缓解，肾上腺糖皮质激素应逐渐减量，全过程约需两年。在病情控制极好的情况下可考虑隔日给药。

部分病人肾上腺糖皮质激素治疗效果不佳的原因可能是初始剂量不当，撤药太快，诊断错误，或合并有恶性肿瘤、难治性肌病或类固醇性肌病等。肾上腺糖皮质激素加量后，肌力好转则提示有疾病的活动。若肾上腺糖皮质激素减量后，肌力好转者，则提示存在类固醇性肌病。

（二）免疫抑制剂

对于难治性或需要持续用大剂量肾上腺糖皮质激素的病人，可每日口服硫唑嘌呤，常用剂量为每日 100mg，分 2 次服用；每周静脉注射或口服氨甲蝶呤或每 1 ~ 4 周静脉注射环磷酰胺。在使用免疫抑制剂的过程中应注意检测血常规、肝、肾功能，一旦出现不良反应应及时减量或调整用其他药物。

（三）大剂量免疫球蛋白冲击

长期使用肾上腺糖皮质激素及免疫抑制剂治疗无效者或者效果不佳的病人，可考虑使用大剂量丙种球蛋白。用量 40mg/kg，或成人每次 15 ~ 20g，静脉滴注。危重病人按上述剂量 1 次 /d，连续用 5 ~ 6d。

四、病程和预后

总的 5 年生存率约为 80%，儿童预后较成人好。多发性肌炎和皮肌炎存活者中约半数可基本痊愈。伴肿瘤的老年病人，尤其有明显肺、心、胃肠受累者预后差。抗组氨酰 -tRNA 合成酶抗体阳性病人预后欠佳。

第三节　低钾型周期性瘫痪

一、概述

低钾型周期性瘫痪是以反复发作的突发骨骼肌弛缓性瘫痪为特征的一组疾病，发病时多伴有血清钾水平降低。低钾型周期性瘫痪是周期性瘫痪中最多的一型，由 Cavare（1863）首先描述，Westphal（1885）和 Oppenheim 分别做了报道，Goldflam（1885）强调本病与遗传有关，又称家族性周期性瘫痪，他首先发现肌纤维明显空泡形成。Aitken 等（1937）报道瘫痪发作时血钾降低，应用钾可使瘫痪恢复，以此与正常血钾性和高钾型周期性瘫痪相鉴别。

二、诊断

（一）临床表现

1. 任何年龄均可发病，儿童早期至三十余岁发病居多，可早至 4 岁或晚至 60 岁。在 Talbott 综述的一组 152 例低钾型周期性瘫痪中，10 岁之前出现症状 40 例，16 岁之前 92 例。男性较多。典型发作常出现在后夜或凌晨，过劳、饱餐尤其进食过量碳水化合物易发生，白天亦可发作，特别是饱餐或小睡后。出现轻度或严重肢体无力，数小时达到高峰，轻者持续 6 ~ 24h 或 1 ~ 2d，重者持续数日。瘫痪发作的频率不等，多为数周或数月一次，个别病例可频繁发作甚至每日发作，也有数年发作一次或终生仅发作一次者。随年龄增长，发作频率减低。部分患者肌无力恢复时伴多尿、大汗及麻痹肌肉酸痛及僵硬。肌无力或瘫痪分布不同，肢体肌较躯干肌受累早且严重，近端肌较远端肌易受累，下肢通常较先受累，两侧对称，发作高峰期腱反射减弱或消失。眼外肌、面肌、舌肌、咽喉肌、膈肌和括约肌通常不受累，表现为眼球运动、吞咽及构音正常，尿、便功能通常正常。严重病例可累及呼吸肌，发作期少数病例可因心脏传导功能障碍、室性期前收缩等导致死亡。早受累的肌肉通常先恢复，发作间期正常。本病可完全恢复，补钾和乙酰唑胺治疗有效。

2. 非典型病例表现为单肢或某些肌群无力，双臂瘫痪不能举臂或梳头，习惯性动作时短暂无力，日常短暂发作与暴露于寒冷有关。有些患者早年有畸形足，中年时发展为慢性进行性近端肌病，伴肌纤维空泡，变性及肌病性动作电位，某些病例在周期性瘫痪发作停止后很久才出现。

3. 诱因包括饱餐（过量进食糖类）、酗酒、过劳、剧烈运动、受凉、寒冷、感染、创伤、情绪激动、焦虑和月经，以及注射胰岛素、肾上腺素、皮质类固醇或大量输注葡萄糖等。发病前有些病人可有过度饥饿或烦渴、口干、心悸、面色潮红、出汗、少尿、腹泻、紧张、疲劳、嗜睡、恐惧、肢体酸胀和麻木感等前驱症状，某些病人此时如活动可能抑制发作。发作后可有头痛、虚脱、多尿，偶有腹泻。

（二）辅助检查

1. 发作时常伴血清钾降低，散发性病例发作期血清钾一般降至 3.5mmol/L 以下，最低可达 1 ~ 2mmol/L，尿钾减少，血钠可升高。某些发作血钾水平可接近正常，血钾恢复后肌无力仍可持续。恢复期血钾水平恢复正常。

2. 当血钾水平低于正常（3mmol/L）时可出现典型低钾性心电图改变，如 P–R 期间，QRS 波和 Q–T 间期延长，以及 S–T 段下降，T 波低平等，出现 U 波。

3. 肌电图显示瘫痪肌肉伴动作电位波幅降低或消失，严重者超强度刺激周围神经或强烈主观用力均无反应。肌力下降出现于运动单位电位丧失和肌纤维表面动作电位传导阻滞。发作期间诊断可借助激发试验，1h 内静脉滴注葡萄糖 100g 及普通胰岛素 20U，通常滴注 1h 随血糖降低出现低血钾，发生麻痹前可见快速感应电刺激引起肌肉动作电位波幅节律性波动，继而出现潜伏期延长，动作电位间期增宽和波幅降低，甚至反应消失，出现瘫痪后将氯化钾 3g 加于盐水 1000ml 中静脉滴注可终止发作。试验前需取得病人及家属的了解和同意，做好应付可能发生呼吸肌麻痹、心律不齐等意外的准备。

4. 组织病理改变　肌纤维均匀增大，最显著的改变是肌浆空泡形成，尤其在疾病进展的晚期阶段。肌原纤维被圆形或卵圆形的空泡分隔，空泡内含透明液体。肌原纤维与线粒体均有病理改变，肌糖原局灶性增加，分离的肌纤维可出现节段变性。电镜下可发现，肌浆网空泡化和横管系统局限性膨大，空泡由肌浆网终末池和横管内膜细胞器增殖、变性和扩张形成，肌原纤维被圆形或卵圆形空泡分隔，空泡内含透明液体及少数糖原颗粒。不论低钾性或高钾性，发作间期均可见钠含量增高，发作期水分进入肌细胞进一步引起钠和钙增加，这些改变与瘫痪的发生有关。病程较长及发作较多的患者，肌肉可见轻度病变，晚期活检可发现肌纤维空泡变性。

（三）鉴别诊断

根据典型的临床发作病史、经过及症状表现，发作时血清钾降低及心电图特征性改变，补充钾盐和乙酰唑胺治疗有效，有家族史者更易确诊。需要与以下疾病鉴别：

1. 高血钾型周期性瘫痪　发病年龄较早，发作多在白天，肌无力发作时间较短，血钾含量升高，用钾后症状加重等。

2. 正常血钾型周期性瘫痪　罕见，多在 10 岁前发病，表现为发作性肌无力，发作通常持续 10d 以上，患者常极度嗜盐，限制食盐摄入可诱发，进食大量糖类不会诱发，血清钾水平正常。

3. 周期性瘫痪伴心律失常（Andersen 综合征）　常染色体显性遗传，发病时血钾可高、低或正常，对钾盐敏感，儿童发病后因心律失常需安置起搏器。病人表现为周期性瘫痪、室性心律失常和发育畸形，心律失常发作前心电图可有 Q-T 间期延长。

治疗应控制心律失常，发作时静脉滴注大量生理盐水可使瘫痪恢复。

4. 吉兰 – 巴雷综合征 表现为四肢瘫，但起病相对较慢，可有感觉异常或感觉障碍、脑神经受累，病程长，无复发，CSF 可见蛋白 – 细胞分离。长期接触钡应与急性钡中毒鉴别，表现为四肢瘫、睑下垂、发音及吞咽困难等。

5. 须排除其他疾病引起的继发性血钾降低 如原发性醛固酮增多症，失钾性肾炎、肾小管酸中毒、17 α – 羟化酶缺乏症，以及应用皮质类固醇和噻嗪类利尿剂引起的药物性低钾，胃肠道疾病引起短期钾离子大量丧失和癔症性瘫痪等。

三、治疗

1. 急性发作的治疗可顿服 10% 氯化钾或 10% 枸橼酸钾 20 ~ 50ml，隔 2 ~ 4h 再用一次直至好转，24h 总量为 10g，病情好转后逐渐减量，一般无须静脉给药，以免引起高血钾。重症患者可用 10% 氯化钾 10 ~ 15ml 加入 500ml 液体中静脉滴注，并口服氯化钾。初始可用安全剂量氯化钾 0.05 ~ 0.1mmol/kg 静脉滴注。避免用葡萄糖或 NaCl 作载体溶液。多次严重发作继发进展性多发性肌病，有报道用碳酸酐酶抑制剂可使肌力恢复。适量日常运动对病人有益。

2. 预防发作，长期每日口服含氯化钾 5 ~ 10g 的无糖水溶液，无效时可给低糖类、低钠（160mmoL/d）、高钾饮食和缓释钾制剂，平时少食多餐，避免饱餐、寒冷、酗酒和过劳等。甲亢性周期性瘫痪积极治疗原发病可预防发作。预防性治疗首选碳酸酐酶抑制剂乙酰唑胺，口服 250mg/ 次，1 ~ 4 次 /d；钾潴留剂螺内酯 200mg 口服，2 次 /d；也可服氢氯噻嗪 500mg，1 次 /d，对预防发作有效；预防发作也可选用丙咪嗪。

第四节 进行性肌营养不良

进行性肌营养不良（PMD）是一组骨骼肌遗传性进行性变性疾病。根据遗传方式、发病年龄、肌萎缩分布、肌肉假肥大、病程及预后等可分为不同的临床类型，患者多有家族史，典型临床特征是缓慢进展的对称分布的肌无力和肌萎缩，累及肢体和头面部肌肉，少数可累及心肌，无感觉障碍。

本组疾病源于肌肉本身病变，支配受累肌肉的脊髓前角运动神经元、脑运动神经核神经元、周围神经及神经末梢均完好，肌纤维严重变性，与神经病性或脊髓萎缩性肌肉病变完全不同。肌营养不良一词曾被广泛应用，导致命名的混乱。目前仅用于遗传性变性肌病，其他称为多发性肌病或肌病。

一、Dnchenne 型肌营养不良

本组疾病的遗传方式不同，早在 20 世纪 80 年代初，假肥大型肌营养不良的病因学研究已确认 DMD 基因位点在 Xp21 染色体上，该基因是迄今发现的人类最大的基因，基因组长 2500kb，含 79 个外显子，编码 3685 个氨基酸组成相对分子质量 427000 抗肌萎缩蛋白。该蛋白分布于骨骼肌和心肌细胞膜质膜面，起细胞支架作用，在维持肌纤维完整性和抗牵拉方面发挥必不可少的功能。患者因抗肌萎缩蛋白基因缺失或突变等导致肌细胞内 lys 缺乏，造成功能缺失，但无感觉障碍，肌电图无失神经电位，无代谢产物异常贮积的证据。

真性肌肥大被认为系劳作引起正常肌纤维增粗。假性肌肥大是变性肌纤维被脂肪细胞取代所致，但疾病早期已存在较多增粗的肌纤维，对肌肥大也起重要作用，脂肪细胞增多、纤维变性和血管壁增厚均为继发改变。残留纤维缩小（萎缩）是显著的组织学特征，但不能确定是否代表细胞代谢逐渐衰竭及所有有肌浆组分容量减少。纤维逐渐变性消失可能是反复损害或愈来愈广泛的坏死导致再生能力耗竭，肌营养不良晚期仅剩余散在的肌纤维，几乎淹没大量脂肪细胞中。慢性多发性肌炎的晚期表现与肌营养不良颇类似，如纤维数量减少、残余纤维大小不等、脂肪细胞和肌内膜纤维组织增多，但缺少营养不良性肥大纤维。这些相似性提示肌营养不良的典型改变无特异性，仅反映肌病改变的慢性过程。在所有类型的肌营养不良中，脊髓神经元、神经根轴索及周围神经均正常。

Duchenne 型肌营养不良（DMD）又称假肥大型肌营养不良、儿童严重全身营养不良，本病由 Duchenne（1868）首先描述。DMD 是主要影响男性的 X 连锁隐性遗传病，是进行性肌营养不良最常见的临床类型。多在儿童早期发病，呈相对迅速进展性病程。全球年发病率为 13 ~ 33/10 万，每 3300 个存活男婴中约一人患病，无明显地理或种族差异。患儿发病多有明确的家族倾向，约 30% 的患儿无家族史，认为是自发性基因突变。Roses 等研究发现，约半数变异型病例的母亲也有轻微病变，女性为基因携带者所生男孩约 50% 发病，女孩患病罕见。有些携带者有轻微肢体无力、腓肠肌肥大和血清 CK 增高等。根据抗肌萎缩蛋白空间结构变化及功能丧失程度不同，假肥大型肌营养不良又分为 Duehenne 和 Becker 型。

1. 临床表现 患儿一般 3 岁左右时被家人发现，半数病例走路前就已显示出疾病的某些征象，通常 6 岁以前发病。患儿均为男性，起病隐袭，因不能行走或跑步来就诊，或者虽能行走和跑步，却比同龄孩子差很多，易向前跌倒。随年龄增长，行走、跑步和登楼等显得越来越困难，腰腹部前凸、踮脚和鸭步日见明显。肌无力自四肢近端和躯干缓慢进展，下肢较重，骨盆带肌无力使走路向两侧摇摆，呈鸭步。病人站立和行走时为增加支撑，两脚常分开，摇摆是双侧臀中肌无力所致。Wilson 曾用押韵的短语“两腿叉开站立，摇摇摆摆行走”描述特征性姿势和步态异常。小腿疼痛是常见的主诉，髂腰肌和股四头肌无力使登楼和蹲位站立困难。腹肌和髂腰肌无力使患儿从仰卧位站起须先转为俯卧位，将四肢最大范围地伸展呈现四点位，再用双手臂支撑双足背、膝部等处攀附身体方能直立，称 Cower 征，为本病的特征性表现之一。肩胛带受累举臂无力，前锯肌和斜方肌无力不能固定肩胛内缘，使肩胛游离呈翼状肩胛，双臂前推时尤明显。面对病人有时可见肩部上方突出的肩胛角。

肢体近端肌萎缩明显，疾病早期约 90% 的患儿可见双侧腓肠肌体积增大，为假肥大，触之坚硬，具有橡胶样弹性，肌力通常轻度减低，肌张力低下，绝大部分肌肉发生萎缩，四肢近端肌最明显，腓肠肌、部分股外侧肌和三角肌可始终肥大。在一例极罕见的 DMD 患者，病初全部肌肉甚至包括面肌均增大，且强壮有力，为真性肥大，被称为“超大力士”。臂肌、三角肌和冈下肌等也可见假肥大，面肌偶有轻度无力，发音、吞咽和眼球运动不受累，腱反射逐渐减弱以至消失，踝反射保留至最后才消失。本病可有骨质变薄、软化和骨化中心出现延迟等，随病情进展，肌无力和肌萎缩选择性累及颈屈肌、腕伸肌、肱桡肌、胸肌肋部、背阔肌、肱二头肌、肱三头肌、胫前肌和腓骨肌等，眼肌、面肌、延髓肌和手肌等通常不受累，疾病晚期可出现面肌、胸锁乳突肌和膈肌无力。躯干肌萎缩表现为骨突出如骨架，若腹肌受累则下肋部与髂嵴间隙变小；患儿用脚尖走路使腓肠肌缩短、跟腱挛缩，胫前肌与腓骨肌失去正常的位置关系，呈马蹄内翻足畸形，9 ~ 12岁不能行走，需依靠轮椅。髋部伸肌和腹肌无力使髋部屈肌挛缩，导致骨盆倾斜和代偿性脊柱前凸维持站立平衡。肌挛缩使 DMD 患者采取一些习惯的体位和姿势，如腰部脊柱前凸、髋部屈曲外展、膝部屈曲和足跖屈，严重肌挛缩终将使行走功能丧失，前臂可出现屈曲挛缩。

平滑肌通常不受累，无消化道症状，少见的并发症为急性胃扩张。多数患儿常有心肌受累，出现各种类型的心律失常，心电图右胸前导联可见大 R 波，左胸前导联和肢体导联可见深 Q 波，是左心室壁基底部心肌纤维丧失和继发纤维化所致，少数心肌受损严重者出现充血性心力衰竭。约 20 岁时患者可出现呼吸道症状，晚期病情加重时需呼吸机支持。约 1/3 的患儿出现智力低下而忽略了肌无力症状。生命的最后几年病人通常在轮椅上度过，最终卧床不起。多在 25 ~ 30 岁前死于呼吸道感染、呼吸衰竭、心力衰竭或消耗性疾病等，25 岁以后存活的患者不超过 20%。

DMD 是进行性肌营养不良病情最严重的类型，严重程度与患儿在家族中的遗传代数成反比，家族受累代数愈多，病情愈轻；散发病例最严重，预后不良。研究证实，女性为基因携带者。80%以上基因携带者腓肠肌轻微无力、假肥大、血清 CK 升高、肌电图和肌活检轻度异常，少数携带者可有中等程度肌病表现，表现类似肢带型肌营养不良，这类有症状携带者的肌纤维有独特的镶嵌式免疫染色模式，某些纤维含抗肌萎缩蛋白，其他纤维缺如，这些指标对遗传咨询很有帮助。

2. 辅助检查

（1）DMD 肌电图表现为典型肌源性损害。病程晚期心脏受累可见心电图异常，表现为 V_1 导联 RS 波幅增高，V_5 导联 Q 波深窄。

（2）血清肌酸激酶（CK）水平异常增高，可达正常 50 倍以上，乳酸脱氢酶（LDH）、GOT、GPT 和醛缩酶等也增高，尿肌酸增加，肌酐减少。

（3）肌活检组化检查可发现抗肌萎缩蛋白缺失或异常，采用免疫染色和免疫印迹法检测 Dys，可为 Duchenne 型与 Becker 型肌营养不良及携带者的诊断提供依据。酶联免疫吸附试验（ELISA）定量测定 Dys，是确定 DMD 和 BMD 型肌营养不良以及与其他肌病进行鉴别的经济、快速方法。Dys 基因分析可从白细胞或 50mg 骨骼肌提取 DNA 进行。

DMD 的肌肉基本病变是肌纤维坏死、再生和肌膜核内移，出现肌细胞萎缩与代偿性肥大相嵌分布的典型表现，随病情进展肌细胞大小的差异不断增加。肥大的肌细胞横纹消失，光镜下呈玻璃样变，坏死的肌细胞增多，出现絮样变性、颗粒变性和吞噬现象等，肌细胞间质内可见大量脂肪和结缔组织增生。

Duchenne 型肌营养不良早期的显著特征是单一或成组纤维明显节段性变性、吞噬作用及再生，可见肌浆呈嗜碱性、肌膜核增生、核仁出现等。肌细胞坏死可刺激再生或恢复过程，可解释纤维分叉和有核小纤维聚集，坏死的肌浆和肌膜被巨噬细胞移除，局部出现少量 T 淋巴细胞，血管不受累，变性及未变性的肌纤维肌浆可有玻璃样变。肌纤维明显变性前纵切面可见“收缩带”，Duchenne 型较其他更广泛。所有类型肌营养不良最终的组织学改变都相同，可见肌纤维缺失，残留的肌纤维较正常纤维大或小，呈无规律排列，脂肪细胞增多及纤维变性等。

二、Becker 型肌营养不良

Becker 型肌营养不良（BMD）是较少见的良性肌营养不良，具有 DMD 的必备特征，如 X 连锁隐性遗传、腓肠肌假肥大、肢体近端肌无力、血清 CK 水平增高、EMG 肌源性损害和肌肉病理呈肌病表现等。Becker 和 Kiener（1955）提议将其作为独立类型，Becket（1957）首先报告，后称为 Becker 型肌营养不良。BMD 的发病率很难估计，每 10 万男婴中约 3 ~ 6 人发病，几乎均为男性，女性为携带者。与 DMD 相比，BMD 肌肉的 Dys 水平正常，但蛋白质异常。

BMD 发病年龄较晚，通常 5 ~ 45 岁，平均 12 岁。BMD 的受累肌肉表现为轻度肌无力和肌肥大，女性携带者偶表现为更轻的症状，肌电图显示肌源性损害。如果患者舅舅也患病，且仍能行走，易做出 BMD 的诊断。肌电图和肌活检可除外遗传性脊肌萎缩症。

病情进展缓慢，病程可达 25 年以上，40 岁后仍能行走，预后较好。死亡通常发生在 50 岁后，也可活到更大年龄，心脏受累通常较 Duchenne 型少见或较轻，智力发育大多正常，血清 CK 水平升高不显著，为正常值的 25 ~ 200 倍，预后较好，又称良性型。

三、面肩肱型肌营养不良

面肩肱型肌营养不良（FSH）也称 Landouzy-Dejerine 型营养不良、相对轻度局限性肌营养不良等。常见为常染色体显性遗传，遗传缺陷定位于 4q35 的同源框基因（长约 180 个碱基对的 DNA 序列）重组，基因产物未确定。主要累及面、肩和臂肌，缓慢进展，病程很长往往近于停止；散发病例极少。本病并非罕见，年发病率约 5/10 万。

发病年龄为 6 ~ 20 岁，青春期较多，偶见儿童或成年早期发病，男女均可罹患。肌无力典型局限于面、肩和臂肌，早期症状为面部表情肌无力和肌萎缩，许多病例在儿童早期就出现面肌无力，易累及眼轮匝肌、颧肌和口轮匝肌，眼睑闭合无力，吹哨和鼓腮困难，唇肌松弛前噘，侵犯面肌呈现特殊的“斧头脸”肌病面容，咬肌、颞肌、眼外肌、咽肌和呼吸肌等不受累。缓慢进展型不伴面肌无力可能是本病的亚类。逐渐侵犯上肢带肌如三角肌、冈上肌、冈下肌以及肱二头肌、肱三头肌和胸大肌上半部，最初表现举臂过顶困难，少数病例偶见三角肌和腓肠肌轻微假肥大。肩胛肌受累较常见翼状肩胛，肩胛呈翼状上抬，状如天使之翼，并可见锁骨凸出，体检时令患者双手平肩推墙，表现明显。疾病早期肌无力可不对称，如出现一侧翼状肩胛。口轮匝肌假肥大使口唇增厚微噘，下肢胫前肌、腓骨肌无力行走呈鸭步足下垂。病变向躯干肌和髋肌蔓延，斜方肌下部和胸肌的胸骨经常受累。胸锁乳突肌、前锯肌、菱形肌、骶棘肌和背阔肌出现进行性肌萎缩，可累及三角肌，胸肌废用使腋前襞向下外倾斜，肱二头肌、肱三头肌和肱桡肌均可受累，肱二头肌受累通常不如肱三头肌明显，上臂较前臂细瘦，如同“突眼”效应。骨盆肌受累较晚，程度较轻，引起轻微脊柱前凸和骨盆不稳。

许多轻症患者未意识到自己患病，Tyier 和 Stephells 描述犹他摩门教徒中大量患者几乎半数是这种情形。本病可随时变为静止状态，一般不伴或极少心肌受累，有些患者可出现心动过速、心脏肥大和心律失常（室性或房性期前收缩）。疾病晚期眼外肌偶可受累，智力发育正常。本型的临床严重性差异颇大，病情进展缓慢，一般不影响正常寿命，15% ~ 20%的患者最终因病情严重而需依靠轮椅。

本病的一个偶发特征是，某一肌肉（如一侧胸肌、肱桡肌或肱二头肌）或肌肉某一部分先天性缺如，这类患者日后将发展成典型病例。可能存在早期发病的变异型，特征是病程进展较快，伴双侧面瘫、神经性耳聋和渗出性视网膜剥脱等（Coats 病）。Fitzsimmons 等应用荧光素血管造影术，在 75 例普通型面肩肱型营养不良患者中发现 56 例存在不同的视网膜异常病变，包括毛细血管扩张、闭塞、漏出及微动脉瘤等。这一现象提示视网膜异常病变是该病固有的组成部分。

肌电图显示肌源性损害，心电图正常。肌肉活检表现为肌病特征，组织学改变较轻。血清 CK、LDH 水平正常或轻度增高。

四、肩胛腓骨型肌营养不良

（一）概述

肩胛腓骨型肌营养不良，Brossard（1886）首先研究，此前已有许多主要累及颈肩部肌、上臂肌及胫前肌和腓骨肌进行性肌无力和失用特征性表现的报道，胫前肌和腓骨肌病损可引起足下垂。

（二）诊断

本病的性质一直存有争论，有人认为是进行性肌营养不良，也有人认为是脊肌萎缩症或神经病性肌萎缩。Davidenkow 广泛地研究了此病，主要是家族性肩胛腓骨肌无力和肌萎缩伴反射消失和远端感觉丧失的脊髓神经元病类型，其他学者也证实了这一观点。Wilhelmsen 等（1996）通过连锁分析将本病的异常基因定位于 12 号染色体，证明该病并非面肩肱型或其他类型肌营养不良的等位基因变异型。

Thomas 等（1975）确定了一种肌病类型，6 例病人的症状均发生于成年早期或中期，由于双侧足下垂使行走困难，肩胛肱骨肌受累症状出现较晚，病程进展缓慢，尚无病人严重丧失行动能力，很可能是常染色体显性遗传。有人（1996）研究了一个常染色体显性遗传肩胛腓骨综合征大家系，44 个家族成员中 14 人患病，确定了该病的遗传缺陷。患者多于成年早期发病，由于足下垂使行走和上楼困难，随后出现上肢近端肌无力。其中 3 例患者表现为恶性进展型，其余病例呈相对良性病程。病理检查除可见肌营养不良的非特异性坏死组织学特征外，某些肌纤维中还可见嗜酸性玻璃样变包涵体和边缘空泡。

五、肢带型肌营养不良

（一）概述

肢带型肌营养不良（LGMD）也称肩胛肱骨和骨盆股骨肌营养不良、Erb 型肌营养不良或 Type1A-B 和 Type2A-E。本病的遗传方式不定，包含一组肌营养不良变异型，可为常染色体显性或隐性遗传，隐性遗传较常见，散发病例也不少见。病变主要累及肢体近端。此型有 Dys，无 Xp21 突变。

（二）诊断

临床上常见某些肌营养不良患者不能归类于 Duchenne 型、Becker 型、面肩肱型或肩胛腓骨型等，男女均可患病，无腓肠肌或其他肌肉假肥大，晚发型成年患者可累及骨盆肌、肩带肌或两者均受累，但面肌完好。WilhelmErb 首先注意到此型肌营养不良，Walton 和

Nattrass（1954）将它分类为 Erb 型肢带型肌营养不良。与肩胛腓骨型一样，该病也为异质性，肢带肌无力不累及面肌是唯一相同的特征。通常将不符合 DMD、BMD 或面肩肱肌营养不良的诊断标准，表现肢带肌无力的患者包括在此型中。

肢带型肌营养不良作为遗传学独立疾病正在发生变化。进行性脊肌萎缩症和先天代谢性肌病的阐明，肢带型肌营养不良已明显地减少了。随着分子遗传学技术的发展，迄今至少确定了8种肢带综合征，多具确切的染色体位点和基因变异，其中7种已鉴别出基因产物。

儿童晚期、青少年或成年早期发病，多为 10 ~ 20 岁，男女均可罹患；与 Duchenne 型和 Beeker 型肌营养不良相比，肩带肌和骨盆带肌几乎同等程度受累。传统上肩带肌先受累者称 Erb 少年型肌萎缩，骨盆带肌先受累者称 Leyden–Mobius 型肌萎缩。儿童晚期或成年早期肌无力和肌萎缩表现最明显，可自肩部向髋部进展可反之。首发症状可为骨盆带肌萎缩，腰椎前凸，下肢近端无力，呈鸭步，上楼及坐位站起困难，膝腱反射比踝反射消失早。以后累及肩胛带肌，出现肌萎缩、抬臂困难和翼状肩胛，头面肌一般不受累，无假肥大。病情进展缓慢，病后平均 20 年丧失行动能力。发病愈晚，病程愈可能为良性，常染色体显性遗传及缺少家族史患者亦倾向于慢性进展病程。

肌电图和肌活检均显示肌源性损害，血清 CK 水平轻度增高，显著低于 Duchenne 型。心脏很少受累，心电图正常，智力发育正常。

六、眼咽肌型肌营养不良

眼咽肌型肌营养不良为常染色体显性遗传，基因定位于染色体 14q，基因产物不明。Taylor（1915）首先描述本病，认为可能是核性萎缩（眼球运动 - 迷走神经综合征）。Voctor 等（1962）发现，Taylor 研究的患者后代患晚发型肌病（肌电图及活检均呈肌病表现）。其中一个家系可前溯 10 代，一个早期的法国 - 加拿大移民是 249 个患病后代的祖先，其他家系也呈显性遗传，偶有隐性遗传，世界各地可见大量散发病例。

本病多在成年晚期，通常 30 ~ 50 岁起病。首发症状为双侧对称上睑下垂和眼球运动障碍，缓慢进展，逐步出现吞咽困难、轻度面肌力弱、咬肌无力、萎缩和构音不清。严重吞咽困难可导致进食受限，最终呈恶病质状态，可通过切断环咽肌改善症状，无效时可能需要鼻饲或胃造口术。某些家系疾病晚期可出现相对较轻的眼外肌、肩带肌及骨盆肌无力和肌萎缩。

血清 CK 和醛缩酶水平正常或轻度升高，肌电图可见受累肌肉肌源性改变。

尸检可见本病患者眼肌、咽肌及其他肌肉广泛存在比例适当的肌纤维丧失，肌浆存在边缘空泡。电镜下可见核内管状丝是该病的特征，但并非特异性组织学表现，也见于其他肌病如包涵体肌炎。脑干内脑神经核和脑神经均正常。

七、眼肌型肌营养不良

眼肌型肌营养不良或 Kilon–Nevin 型肌营养不良。为典型常染色体显性遗传，也有隐性遗传和散发病例，某些病例与线粒体 DNA 缺失有关。通常 30 岁以前发病，上睑下垂为早期表现，随之发生进展性眼外肌麻痹，常见面肌无力，四肢肌亚临床受累，病程缓慢进展，Kilon–Nevin 型易误诊为重症肌无力，许多眼肌型病例与眼咽型肌营养不良的区别范围仍不清楚。

八、远端型肌营养不良

（一）概述

远端型肌营养不良或称 Welander 型、Miyoshi 型肌营养不良，是主要在成年发病缓慢进展的远端型肌病。Cower 等早在 1902 年报道过这类病例，它与强直性肌营养不良及腓骨肌萎缩症的鉴别直到最近才清楚。

（二）诊断

典型病例 40 岁以后起病，纯合子发病较早，症状较重。主要影响手足小肌肉、腕伸肌、足背屈肌，病程缓慢进展。临床上易与 Kugelberg–Welander 少年脊肌萎缩症混淆。Milhorat 和 Wolff（1943）报道的远端型肌营养不良是常染色体显性遗传变异型。一个 12 例家系远端萎缩型进行性肌营养不良的病人，26 ~ 43 岁发病，5 ~ 15 年发生残疾，一例经尸检证实为营养不良性肌病。

Welander 根据 72 个瑞典家系 249 例患者的研究，于 1951 年报道了一组类似疾病，为常染色体显性遗传。肌无力首先累及手部小肌肉，逐渐扩展至下肢远端肌肉，出现跨阈步态，不出现肌纤维自发收缩、痛性痉挛、肌强直和感觉障碍等。中枢神经系统及周围神经正常，不伴内分泌疾病。3 例尸检和 X 例肌肉活检显示单纯营养不良性改变。该病进展很缓慢，某些患者 10 年方见近端型肌废用。Markesbery 等报道一例晚发型远端型肌病，肌无力始于下肢远端肌，逐渐扩展至手部，并有心肌病变和心力衰竭等。

另一类远端型肌营养不良为常染色体隐性遗传或散发的远端肌病，在日本颇流行，表现为年轻人进行性小腿肌无力和肌萎缩，主要是腓骨肌、腓肠肌和比目鱼肌，多年后肌无力扩展至大腿肌、臀肌和臂肌。疾病早期血清 CK 水平明显增加。本病的致病基因最近定位于染色体 2p12 ~ 14。研究发现，同一基因位点缺陷可引起两种类型的肌营养不良。Magee 和 DeJong（1965）以及 Willehois（1968）等描述一型明显独立的远端型肌病，为常染色体显性遗传，2 岁前发病，这些婴儿期发病的病例是否真正的肌营养不良尚不确定。

九、先天性肌营养不良

（一）概述

先天性肌营养不良是出生时即存在肌营养不良，常伴肢体近端肌和躯干肌挛缩，肌无力的严重程度及病情进展可有较大差异。自 20 世纪初先天性肌病已有零星报道，由于病理学检查缺乏或不完善，难以得出正确评价。某些病例可能是先天性强直性肌营养不良或先天性肌病的一个类型。

（二）诊断

Banker（1957）描述 2 例伴关节扭曲的先天性肌营养不良同胞患儿，1 例死于生后 10 个月。病理改变为肌纤维变性、粗细不等和纤维化，被脂肪细胞代替，中枢及周围神经系统完好，根据变性的严重程度可排除肌肉发育性疾病。Peaon 和 Fowler（1963）报道一对兄妹有相似的临床和病理表现。Walton 亦描述过一例 4 岁患儿。Vassella 等（1967）从医学文献上收集了 27 例，他本人观察了 8 例患者，同胞间患病率提示为常染色体隐性遗传。Rotthauwe 等报道 8 个病例中只有一例为良性病程，其他均于出生时就出现肌无力和肌张力减低，吸吮和吞咽困难以致影响营养摄入。年龄最大 23 岁，有些患儿能够行走，但较晚。Donner 等在芬兰的研究发现，10 年内在医院所见的 160 例神经肌病患儿中 9% 为先天性肌营养不良。患者呈全身性肌无力和肌张力低下，3 例心电图异常，血清 CK 水平增高，肌电图符合肌病表现。20 世纪 60 年代，日本曾有涉及一百余例先天性肌营养不良患者的系列报告，这些病例的共同特点是重度智力低下和大脑皮质发育异常。Dobyns 等（1989）报道一组先天性肌营养不良病例伴无脑回畸形、小脑及视网膜畸形（Walker–Warburg 综合征）。Santavuori 等报道 19 例芬兰的先天性肌营养不良患者伴视网膜异常、脑积水、巨脑回—多小脑回，以及透明隔和胼胝体发育不全或缺如，呈现“肌 – 眼 – 脑病”。Lebenthal 等描述了一个阿拉伯先天性肌营养不良大家系，伴动脉导管未闭，某些患儿出生时就有肌挛缩，有些晚些时候出现，肌电图为肌病表现，血清 CK 水平中度增高。

十、强直性肌营养不良

（一）概述

肌强直是肌肉松弛障碍的病态现象，表现为骨骼肌在随意收缩或物理刺激引起收缩后不能立即松弛，肌电图出现连续高频后放电。

（二）诊断

强直性肌营养不良（MD）也称营养不良性肌强直，是终生疾病，基因外显率为 100%。全球患病率为（3 ~ 5）/10 万人，无明显地理或种族差异，发病率约 1/8000 活婴，是最常见的成人型肌营养不良。由 Delege（1890）首先描述，Steinert（1909）也描述了此病，他认为本病是先天性肌强直（Thomsen 病）的变异型。同年，Batten 和 Gibb 认为本病是单独的临床疾病。该病的特征性表现是高水平外显率的常染色体显性遗传方式，肌萎缩独特的解剖定位伴肌强直，非肌肉组织（眼晶状体、睾丸及其他内分泌腺、皮肤、食管、心脏及大脑）发生营养不良性改变等。

1. 临床表现 发病年龄差异较大，多见于青春期或 30 岁以后，男性较多。临床表现各异，大多数患者成年早期肌肉失用才变得明显，已发现该病有重症新生儿（先天）型。本病症状较严重，进展缓慢，主要表现为肌无力、肌萎缩和肌强直三组症状，前两种症状突出。

肌无力见于全身骨骼肌，常伴面肌无力和上睑下垂，可在肌强直数年后发生。肌萎缩见于成年早期型患者，手部小肌肉及前臂伸肌常首先受累，手掌变薄变平，柔软易弯曲，逐渐累及肢体近端肌和躯干肌，腱反射明显减弱或消失。肌肉挛缩少见，可伴肌无力和肌强直。眼睑下垂、变薄及面肌松弛是本病的早期体征，见于其他肌肉受累前多年。肌萎缩常常累及面肌、咬肌和颞肌，咬肌萎缩导致下半面部变窄，下颌骨变薄错位，使牙齿不能很好地咬合。该特征与上睑下垂、额部脱发和前额皱起等共同构成病人特殊的瘦长面容，颧骨隆起，呈斧头状脸睑。胫前肌群萎缩导致足下垂、跨阈步态、行走困难易跌跤，可为某些家系的早期体征。咽喉肌无力可出现单调鼻音、构音障碍和吞咽困难，胸锁乳突肌变薄无力使颈部瘦长和过度前屈（“鹅颈”）。

肌强直是本病的显著特征，肌肉强烈自发性收缩后松弛延缓，短暂叩击、电刺激引起肌收缩时限延长。肌强直常在肌萎缩前数年出现或同时发生，本病累及肌肉不如先天性肌强直（Thomsen 病）广泛，几乎所有的病例都累及手肌和舌肌，半数病例累及肢体近端肌。轻微运动如眨眼、面部表情运动等不引起强直。用力闭合眼睑不能立即睁眼，欲咀嚼时不能张口，紧握拳头松弛延缓或需要重复数次后才能放松。叩诊锤叩击四肢和躯干肌可见局部肌球形成，多见于前臂的手部伸肌，持续数秒后才能恢复，此体征对诊断本病颇有价值。Maas 和 Patetson 认为，许多最初诊断为先天性肌强直的病例最终证明是强直性肌营养不良。

该病先天型或婴儿型病例肌强直现象直到儿童期（2 ~ 3岁后）才表现出来。患者通常已习惯肌强直并不把它当成主诉。某些家系可无肌强直，但有其他特征症状。肌强直与营养不良无直接关系，易呈现强直的肌肉如舌肌、指屈肌等极少出现肌无力和肌萎缩。

2. 鉴别诊断 根据头面肌、胸锁乳突肌和四肢远端肌萎缩、肌无力，体检可见肌强直，叩击出现肌球，肌电图典型强直放电，DNA 分析 CTG 异常重复等可确诊。

与其他类型肌强直鉴别。有些患者的首发症状是下肢远端肌无力导致足下垂、跨阈步态，易与 Chareot–Merie–Tooth 病、腓总神经麻痹等混淆。本病的临床症状有极大变异性，许多病人智力发育不受损，肌强直和肌无力很轻，以致未引起注意。Pryse–Philips 等研究一个 Labrador 大家系 133 例患者仅 27 人表现为部分症状，只有较少数肌肉受累，上睑提肌、面肌、咬肌、胸锁乳突肌、前臂肌、手肌和胫前肌等始终存在，本病应为远端型肌病。Gowers 描述的一例 18 岁年轻患者表现为胫前肌、前臂肌和胸锁乳头肌无力和失用，伴眼轮匝肌和额肌轻瘫，很可能是本病患者。该病与 Welander 等提出的单纯远端型肌营养不良不同。

十一、肌营养不良症的诊断

进行性肌营养不良的诊断主要根据临床表现、遗传方式、肌电图、血清肌酶测定和肌活检等，基因及抗肌萎缩蛋白 Dys 检测有助于确诊。

1. 开始学步时出现症状或行走延迟的男性患儿应考虑 Duchenne 型营养不良，表现为登楼困难及蹲位或卧位站起困难，髋部和膝部肌肉较踝部无力，异常增粗坚硬的小腿（假肥大）；血清 CK、醛缩酶和肌红蛋白增高；肌电图和肌活检呈肌病表现；检测抗肌萎缩蛋白 Dys 缺失或异常。

2. 成年患者出现弥漫性或近端肌无力并持续数月，应考虑肌营养不良或多发性肌炎。肌肉活检亦可导致误诊，因在营养不良性病变背景下可见炎性病灶。多发性肌炎的进展通常更迅速，血清 CK、醛缩酶值高于肌营养不良（非成年期发病 Duch-enne 型例外），肌电图可见许多纤颤电位（成年型营养不良少见）。若仍不能确诊，可用泼尼松试验治疗 6 个月，如有疗效为多发性肌炎。

3. 成人缓慢进展性近端肌无力，除考虑面肩型和肢带型肌营养不良，某些先天性多发性肌病也可以成年出现症状或加重，包括中央核肌病及线样肌病，轻型酸性麦芽糖酶或脱支酶缺乏伴糖原贮积病、进展性晚型低血钾性多发性肌病、线粒体肌病和卡尼汀多发性肌病等在成人均有报道，肌活检及组织化学染色通常可提供确切诊断。

4. 青少年或成年起病亚急性或慢性对称型近端肌无力，应考虑脊髓性肌萎缩症（Kugelberg–Welander 型）、多发性肌炎和肌营养不良等，肌电图和肌活检可确诊。脊髓性肌萎缩症属常染色体显性或隐性遗传，青少年起病，四肢近端对称性肌萎缩，肌束震颤，肌电图神经源性损害，肌肉病理为群组性萎缩，符合失神经支配，基因检测染色体 5q11 ~ 13 上的 SMN 基因缺失、突变或移码等异常。

5. 肌营养不良早期一侧或腿部肌无力伴进行性肌萎缩，可停顿数周，最终呈双侧对称性分布。应与单神经炎或神经根炎鉴别，后者隐袭起病，病情较轻，肌肉失用时才引起注意（失神经性肌萎缩需 3 ~ 4 个月达到顶峰），单神经炎病情稳定且可痊愈，这类获得性疾病的诊断要点是仅限于最初累及的肌肉，其他肌肉完好，肌电图为失神经反应，随病情进展易确诊；进行性脊肌萎缩症初期因有肌纤维颤动，肌无力进展相对较慢易于鉴别。

6. 儿童或青少年起病的肌营养不良应与先天性肌病鉴别。

十二、辅助检查

1. 肌电图出现典型肌强直放电，受累肌肉出现连续高频强直波逐渐衰减，肌电图扬声器发出类似轰炸机俯冲或链锯样声音；67%的患者运动单位时限缩短，48%有多相波。心电图常可发现传导阻滞及心律失常。

2. 血清 CK 和 LDH 等肌酶滴度正常或轻度增高。基因检测有特异性，患者染色体 19q13.3 位点萎缩性肌强直蛋白激酶基因（DMPK）内 CTG 三核苷酸序列异常重复扩增超过 100（正常人为 5 ~ 40），重复数目和症状严重性相关。

3. 肌活检可见。本病具有某些特征性肌病的病理表现，周边部常见肌浆质和环状成束的肌原纤维，细胞核内移或中央部成核作用显著，呈链状排列。肌细胞大小不一，呈镶嵌分布，肌原纤维往往向一侧退缩形成肌浆块。也有人观察到单一肌纤维坏死伴萎缩肌纤维，肌细胞坏死和再生不显著。肌梭可有过量肌梭内纤维（尤其先天型），许多周围神经终末支异常复杂和延伸，这些改变可继发于肌强直或相关末梢神经病。

十三、治疗

肌营养不良迄今无特效治疗方法，通常以支持治疗为主，如增加营养、适当锻炼、尽可能从事日常活动、避免过劳、防止感染等。

（一）药物治疗

1. 维生素 E 等各种维生素、氨基酸、青霉胺等均证明无效，三磷腺苷、肌苷、肌生注射液、甘氨酸、核苷酸、苯丙酸诺龙及中药等可试用。

2. 小剂量泼尼松长期服用对延缓病情进展有一定作用，Fenichel 等（1991）认为泼尼松可使 Duchenne 型肌营养不良的进展延缓 3 年，剂量为 0.75mg/（kg · d），由于严重的副作用如体重增加、库欣病样外观、行为异常及胃肠道障碍，常需减量。

3. 别嘌醇可使 Duchenne 型的临床症状不同程度地改善、CK 水平有所下降，可能由于防止供肌肉收缩的高能化合物分解而缓解病情，年龄小者疗效较好，治疗中应定期检查白细胞，如＜ 3×10^9/L 应停药。

4. 奎宁 0.3 ~ 0.6 g/d，口服，必要时 0.3g，3 次 /d，有轻微类箭毒作用，作用于运动终板缓解肌强直症状。有时达到有效剂量前出现轻度中毒症状如耳鸣，有些病人感觉副反应较肌强直本身更严重，宁愿不服药，心脏传导阻滞患者禁用。

5. 膜系统稳定药可缓解肌强直，如苯妥英钠 0.1g，3 次 /d。普鲁卡因胺 0.5 ~ 1.0g，4 次 /d，可减慢房室结传导，心脏传导异常患者禁用，即使安装起搏器仍很危险。

6. 睾酮已用于强直性肌营养不良的治疗，可增加肌肉质量和肌酐分泌量，Griggs 等发现对保持肌力或减轻肌强直均无效。

目前对强直性肌营养不良可采用下列对症治疗：

1. 膜系统稳定药如苯妥因钠 0.1g，3 次 /d；普鲁卡因胺 1g,4 次 /d；奎宁 0.3g，3 次 /d；可促进钠泵活动，降低膜内钠离子浓度，提高静息电位，改善肌强直状态，有心脏传导阻滞患者忌用普鲁卡因酰胺和奎宁。

2. 钙离子通道阻滞剂或其他解痉药可能有效，可试用皮质类固醇和 ACTH。

3. 肌萎缩可试用苯丙酸诺龙治疗，加强蛋白合成代谢，灵芝制剂有一定的疗效。康复治疗对改善肌无力、保持肌肉功能有益。合并其他系统症状者应给予对症治疗，成年患者应定时检查心电图和眼部疾病。

（二）对症支持疗法

1.Duchenne 型及其他类型肌营养不良患者病情进展至需用轮椅时，均可隐袭发生呼吸衰竭，出现睡眠呼吸暂停、CO_2 潴留导致晨起头痛或过度呼吸引起进行性体重减轻才引起注意。经常发生夜间缺氧可辅助通气，疾病早期可用负压护胸周期性扩张胸壁，鼻腔正压通气更方便，晚期可行开窗支气管切开术进行正压通气，改善夜间通气功能，白天可正常呼吸和说话。不伴呼吸衰竭的肌营养不良病人肺活量也仅为正常的 20% ~ 50%，鼻腔正压通气随机试验显示不能改善或延长病人的生存时间。严重受累患者可长期使用辅助呼吸，在家中治疗。

2. 肌营养不良最常见的并发症如严重肺部感染和心脏失代偿等，首先用抗生素治疗。白内障成熟时可手术治疗。

3. 坚持物理和康复疗法。Vignos 认为较早开始最大抵抗力练习，能增加 Duchenne 型、肢带型和面肩肱型患者的肌力，一年后每块肌肉都未见肌无力加重，但耐力练习不能显著提高循环和呼吸功能。每日被动牵拉肌肉 20 ~ 30 次，夜间用夹板固定可减轻挛缩。如已形成肌肉挛缩，病人仍能行走，筋膜切开术和拉长肌腱可能有效。坚持行走和直立体位可延缓脊柱侧凸形成，预防性治疗较恢复治疗更有效。病人应避免过长时间卧床，缺乏活动可导致疾病快速进展，应鼓励病人尽可能维持正常人的生活，保持健康心态。认真调理饮食，避免肥胖。游泳是有效的练习，按摩和电刺激并无价值。不应中断肌营养不良患儿的教育，以便将来可以从事坐式职业。

4. 肌原细胞移植（MTr）是近来的研究热点，是目前美国 FDA 唯一批准可用于临床试验的 DMD 疗法。MTr 的概念由 Patridge 等（1989）首次提出，Law 等（1997）进行 MTr 临床试验，将分离培养的患者亲属肌原细胞注射到患者局部肌肉，6 个月时可检测到肌肉中供体来源肌细胞，患儿膝关节伸肌无力增加约 50%。人类胚胎肌原细胞移植至 Duchenne 型患者肌肉，可以充分替代抗肌萎缩蛋白 Dys。MTr 的优势是肌原细胞获得和移植较易进行，可携带抗萎缩蛋白 Dys 基因及相关基因。缺点是存在排斥反应，表达时间短，不能改善心肌肌力和智能缺陷，局部注射分布范围有限。但迄今为止尚无确切证据可证明 MTF 的有效性，即使注射到刚开始受累的肌肉。

第十一章 遗传性共济失调

遗传性共济失调（HA）是由遗传因素导致的以共济失调为主要表现的一大类中枢神经系统变性疾病。目前考虑与遗传和神经代谢紊乱有关。共济失调是患者不能按一定的形式维持精细步态、完成精确动作的一种病理状态，任何累及小脑传入或传出途径的病变都可能导致共济失调，其中多数由遗传因素所致，故统称为遗传性共济失调。HA 包括一组比较接近的变性疾病。病变部位主要在脊髓、小脑和脑干，故也称为脊髓—小脑—脑干疾病，或称为脊髓小脑共济失调（SCA）。其他组织如脊神经、脑神经、交感神经、基底节、丘脑、丘脑下部、大脑皮质均可受累。还可伴有其他系统异常，如骨骼畸形、眼部病症、前庭及听力障碍，心脏、内分泌及皮肤病变等。

HA 的发病率占神经系统遗传病的 10% ~ 15%。流行病学的资料表明，本病的发病率较低，但在很多国家和地区均有发生，不同的疾病类型其患病率在不同的国家、民族也有较大的差异。

一、临床表现

HA 的分类困难而且混乱，文献报道约有六十余种类型。不少学者在本病分类上做了很大努力，试图从表型或临床症状对遗传性共济失调进行分类，但这并不十分准确。研究表明，具有相同遗传基础的患者可表现出不同的临床表现，而不同的基因突变又可表现为相似或相同的表型变化。因此，随着对 HA 分子遗传学基础的不断深入研究，将为遗传性共济失调的分类提供更科学的依据。然而，迄今尚未有统一的分类标准。一些学者主张对本病以临床表现（发病年龄、主要症状和体征、伴有其他症状、病程等）及生化特征（酶及蛋白质异常、DNA 修复缺陷、白细胞抗原）以及其他遗传标记的连锁关系作为其分类的标准。为了便于临床掌握，也由于目前国内的生化检查条件不足，现在仍然沿用旧的简单分类：①脊髓型，包括 Friedreich 共济失调、遗传性痉挛性截瘫、后柱性共济失调等；②脊髓小脑型，包括遗传性痉挛性共济失调、共济失调毛细血管扩张症等；③小脑型，包括橄榄脑桥小脑萎缩（Menzel 型）、肌阵挛性小脑协调障碍、亚急性坏死性脑脊髓病、周期性共济失调等。但是不管采用哪一种分类，各型之间仍有交叉重叠的症状，且临床与病理改变也不完全一致。

临床常见的类型有如下几类：

1. Friedreich 共济失调 患者男女相等，多在 5 ~ 18 岁起病，走路不稳，闭目难立征阳性。Babinski 征阳性，下肢深、浅感觉消失。

2. 遗传性痉挛性截瘫 多数病例在儿童期，患者双下肢无力，伸肌张力高，可有剪刀步态，下肢腱反射亢进，可有病理反射。

3. 遗传性痉挛性共济失调 男女罹患相等，发病多在 20 ~ 40 岁，呈蹒跚痉挛步态，意向震颤，构音障碍。双下肢张力高。腱反射亢进，可有病理反射。

二、辅助检查

CT 和 MRI 检查清晰显示小脑及脑干萎缩，尤其 MRI 对脊髓小脑型或小脑型者有很大助诊价值。

三、诊断依据

根据发病年龄、共济失调的特点，伴随其他病症，遗传方式阳性家族史、CT 或 MRI 检查所见即可诊断。

HA 的诊断主要依据两个共同特征，一是缓慢发生（少数是急性发作或间歇发生）和发展的对称性共济失调，二是遗传家族史。诊断 HA 的一般顺序是：首先确认患者的主要特征是共济失调并收集家族史资料，其次排除非遗传性病因，并检测有无特定的生化异常，最后做基因学检测。具体的诊断顺序：

（1）确认共济失调综合征并确定遗传特点：典型病例表现为进行性步行困难，伴笨拙、语言障碍或视觉障碍。眼震、吟诗样语言、辨距不良、震颤和步态共济失调等是主要的小脑体征，并常伴痴呆、锥体束征及脊髓、周围神经体征。根据临床表现确定为进行性共济失调后应详细收集家族史，根据家族遗传特点确定遗传类型。

（2）排除非遗传性病因：很多神经系统获得性疾病能导致进行性平衡障碍，无家族史可鉴别，常见病因，如多发性硬化、多发性脑梗死、酒精性小脑变性、小脑肿瘤、肿瘤或感染浸润基底脑膜、副肿瘤综合征和甲状腺功能低下等。某些疾病，像 HA 一样缓慢进展、小脑萎缩，但不遗传，被称为“散发性共济失调”，已确认部分患者有基因突变，一些伴锥体外系和自主神经功能缺陷的属于多系统萎缩，另一些患者可能有免疫学基础，如与谷氨酸脱羧酶和醇溶朊抗体相关。

（3）确定特殊的生化异常：某些 HA 患者伴特异的生化异常，如果生化诊断比突变分析容易或治疗试验可行，则首选生化检查。

（4）确定特异基因型：很多 HA 无特殊的生化异常，运用分子生物学技术进行突变分析和连锁分析是确诊的唯一手段，这依赖于详尽的临床资料所提供的线索。

在诊断 HA 时，除共济失调这个主要体征外，还需根据伴随症状和体征、发病年龄、遗传方式、辅助检查等进行判断。CT 扫描表现有小脑、脑干、大脑皮质和（或）白质萎缩、基底节钙化，增强 CT 扫描无增强效应。以小脑萎缩最常见，脑干萎缩次之，这与本病的病理改变主要在小脑和脑干等部位相一致。由于小脑、脑干等处的神经细胞消失，神经纤维脱髓鞘，轴索变性引起脑组织萎缩。HA 的 CT 扫描小脑萎缩征象以小脑蚓部萎缩比例最高，其次是小脑上池扩大，此外，还显示有大脑萎缩。伴有智力障碍的 HA 患者大脑萎缩的阳性率高。Pedersen 认为小脑、脑干萎缩的程度与临床症状、体征呈平行关系，且 CT 扫描异常率与病程有关。病程越长，异常率越高，但也有个别患者病程长、病情重，而 CT 扫描正常。CT 扫描可发现小脑、脑干萎缩征象，有助于 HA 的诊断，特别是对散发型病例。但也有部分患者 CT 扫描未见异常，提示 CT 扫描正常也不能除外 HA 的诊断。而磁共振成像（MRI）对小脑、脑干显示更为清晰，如有条件，本病患者宜选择性做 MRI 扫描。

四、鉴别诊断

肌电图、神经传导速度、视觉诱发电位（VEP）、听觉诱发电位及体感诱发电位可以帮助诊断及鉴别因其他疾病引起的共济失调，如各种农药中毒、酒精中毒及一些重金属中毒和糖尿病等。常需鉴别的疾病如下：

1. 颅颈结合处畸形。

2. 脑性瘫痪。

3. 原发侧索硬化。

五、治疗

目前尚无有效预防和治疗措施，仍以对症、支持疗法为主。如给予神经营养药物、各种维生素以及按摩理疗等治疗。

对症治疗可用毒扁豆碱、胞磷胆碱、磷脂酰胆碱、巴氯芬、左旋多巴、加兰他敏等，而且肌内注射水杨酸毒扁豆碱的疗效显著高于口服者；鞘内注射胞磷胆碱疗效也远比静脉滴注为佳。其他药物如神经营养药、各种维生素、血管扩张药等均可使用。配合针灸、理疗、按摩，鼓励和帮助患者进行功能锻炼等均能收到一定的疗效。尽管药物治疗有一定的疗效，但都并非特效治疗，对 HA 的根本性治疗有赖于目前正在积极研究的、用限制性片段长度多态性行基因诊断，并获得基因产品，进而给予基因治疗。

六、预防

1. 常染色体显性遗传者应绝育。

2. 进行产前检查，如为患胎应终止妊娠。

第十二章 自主神经系统疾病

第一节 概述

自主神经系统即自主神经系统，由交感神经和副交感神经两大系统组成，主要支配心肌、平滑肌、内脏活动及腺体分泌，属于不随意运动，不受意志所控制，所以称为自主神经。自主神经在大脑皮质及下丘脑的支配和调节下，相互协调、相互拮抗，共同调节正常生理功能，维持机体内环境的稳定。

自主神经系统是神经系统重要组成成分之一，因此中枢或周围神经病变时常常伴有自主神经功能障碍的症状，而全身各系统的病变时也有自主神经功能障碍的表现。本章主要介绍常见的以自主神经功能障碍为突出表现的独立疾病和综合征。

第二节 雷诺病

雷诺病（RD）又称肢端动脉痉挛病，1862年由法国学者Raynaud首先描述，是阵发性肢端小动脉痉挛而引起的局部缺血现象，表现为四肢末端（手指为主）对称性皮肤苍白、发绀、继之皮肤发红，伴感觉异常（指或趾疼痛），多见于青年女性，寒冷或情绪激动可诱发。

一、病因及发病机制

雷诺病病因及发病机制不清。可能与以下因素有关：

1. 交感神经功能紊乱 研究发现，患者末梢神经 α－肾上腺能受体的敏感度增高、受体密度增加及 β－突触前受体反应性增强。当受到寒冷等刺激时，指/趾血管痉挛性或功能性闭塞引起肢端局部缺血，皮肤苍白；血管扩张时局部血液淤滞引起皮肤发绀。

2. 血管敏感性因素 肢端动脉本身对寒冷的敏感性增加所致。

3. 血管壁结构因素 血管壁组织结构改变可引起正常血管收缩或对血中肾上腺素出现异常反应。

4. 遗传因素 某些患者的家属常有血管痉挛现象。

二、病理

早期或病情轻者，指/趾动脉壁可无病理改变。随着病情进展到后期或病情严重者可发现小动脉内膜增生、肌层纤维化、血管壁增厚、管腔狭窄，甚至少数患者管腔闭塞或血栓形成，并伴有局部组织营养障碍，如指/趾端溃疡。随着血栓形成和机化过程进展，毛细血管呈迂曲、扭转，动脉痉挛性狭窄，静脉则呈扩张充血。

三、临床表现

1. 多发生于青年女性，20 ~ 30岁，男女比例为1 ∶ 5。多于冬季发病，起病隐匿，也可突发，每日发作3次以上，每次持续1分钟到数小时，可自行缓解。寒冷、情绪变化可诱发，回到温暖环境、温水浴、揉擦和挥动患肢可缓解。

2. 临床主要表现为间歇性肢端血管痉挛，伴有疼痛及感觉异常，典型临床发作可分为三期：

（1）缺血期：当局部遇冷或情绪激动时，双侧手指或足趾、鼻尖、外耳对称性的从末端开始苍白、变凉、肢端皮温降低，同时皮肤出冷汗，系小动脉痉挛所致。常伴有蚁行感、麻木感或疼痛感，常持续数分钟至数小时。

（2）缺氧期：局部缺血期继续，仍有感觉障碍和皮温降低，毛细血管扩张瘀血，肢端青紫，界限清楚，疼痛，持续数小时至数日后消退或转入充血期。

（3）充血期：动脉充血，皮肤温度上升，皮肤潮红，然后恢复正常。部分患者开始即出现青紫而无苍白或苍白后即转为潮红，也可由苍白或青紫之后即恢复正常。晚期指尖偶有溃疡或坏疽，肌肉可有轻度萎缩。

3. 大多数患者仅累及手指，不到 1/2 的患者可同时累及足趾，仅累及足趾的患者极少。有些患者可累及鼻尖、外耳、面颊、舌、口唇、胸部及乳头等。疾病早期仅 1 ~ 2 个手指受累，后期则多个手指受累并累及足趾。

4. 体格检查　除指 / 趾发凉、手部多汗外，其余正常。桡动脉、尺动脉、足背动脉及胫后动脉搏动均存在。

四、辅助检查

1. 彩色多普勒超声　可发现寒冷刺激时手指的血流量减少。

2. 激发试验

（1）冷水试验：指 / 趾浸入 4℃冷水中 1min，75% 可诱发颜色变化，或将全身暴露于寒冷环境，同时将手浸于 10 ~ 15℃水中，发作的阳性率更高。

（2）握拳试验：两手握拳 1.5 分钟松开手指后，部分患者可出现发作时的颜色改变。

3. 指动脉造影　分别在冷刺激前后做指动脉造影，如发现血管痉挛，可动脉内注射盐酸妥拉唑啉后再次造影，了解血管痉挛缓解情况。造影可以显示动脉内膜增厚、管腔狭窄，偶见动脉闭塞。

4. 其他　血沉应作为常规检查，如增快则支持继发性雷诺现象。微循环检查、C- 反应蛋白、免疫指标检测、神经传导速度及手部 X 线检查有助于鉴别诊断。

五、诊断与鉴别诊断

1. 诊断要点　①典型临床表现、发病年龄、性别、寒冷及情绪改变可诱发，双侧受累，以手指多见，界限分明的苍白、青紫及潮红等变化；②病史 2 年以上；③无其他引起血管痉挛发作疾病的证据。

2. 鉴别诊断

（1）雷诺现象（RP）：是指继发于其他疾病的肢端动脉痉挛现象，常见于血栓闭塞性脉管炎、自体免疫性疾患（硬皮病、皮肌炎、系统性红斑狼疮、类风湿性关节炎及结节性动脉炎）等，也可见于脊髓空洞症、前斜角肌综合征和铅、砷中毒性周围神经炎患者。

（2）肢端发绀症：表现为双手、足肢端对称发绀，寒冷、情绪激动加重，温暖环境可略缓解，不能完全消失，无界限分明的苍白、青紫及潮红变化，不会出现肢端坏死。

六、治疗

治疗目的是预防发作，缓解症状，防止肢端溃疡发生。

1. 预防发作 ①注意保暖，不限于手足，注意全身保暖，尽量减少肢体暴露在寒冷中的机会，最好在气候温暖和干燥的环境工作；②避免精神紧张和情绪激动；③避免指 / 趾损伤及引起溃疡；④吸烟者应绝对戒烟；⑤有条件时可作理疗，冷、热交替治疗；⑥加强锻炼，提高机体耐寒能力。

2. 药物治疗 经一般治疗无效，血管痉挛发作影响患者日常生活或工作，以及出现了指 / 趾营养性病变时应考虑药物治疗。

（1）钙通道拮抗剂：能使血管扩张，增加血流量，为目前最常用的首选药物。①硝苯地平：为治疗首选药物，作用为扩张周围血管，使血管痉挛的发作次数明显减少，甚至可完全消失。口服每次 20mg，3 次 /d。不良反应为面部发红、发热、头痛、踝部水肿、心动过速等。为减轻不良反应可使用硝苯地平缓释剂，如不能应用缓释剂可选用尹拉地平和氨氯地平；②维拉帕米：口服每次 45 ~ 90mg，4 次 /d。

（2）血管扩张剂：长期以来一直作为主要治疗用药，对原发性者疗效较好，对病情较重的患者疗效较差。①草酸萘呋胺：为 5- 羟色胺受体拮抗剂，具有较轻的周围血管扩张作用。用法：口服每次 0.2g，3 次 /d，可缩短发作时间及减轻疼痛；②烟酸肌醇酯：可缩短发作时间及减少发作次数，但服药 3 个月后疗效才明显，用法为 4.0g/d；③利血平：0.25mg/d，分 3 次口服，也可动脉内给药，但疗效并不优于口服；④甲基多巴：可用于痉挛明显或踝部水肿者，250mg，口服，3 次 /d；⑤盐酸妥拉唑啉：口服每次 25 ~ 50mg，3 次 /d，局部如有疼痛或溃疡形成，用药后无不良反应可加至 100mg，3 次 /d，主要不良反应为体位低血压；⑥罂粟碱：口服每次 30 ~ 60mg，3 次 /d。其他如盐酸酚卡明、己酮可可碱等有一定疗效。

（3）前列腺素：前列环素（PGI2）和前列地尔（PGE1）具有较强的扩张血管和抗血小板聚集作用，对难治者疗效较好。PGI2 类药如：依洛前列腺，用法为每分钟 0.5 ~ 2μg/kg，静滴持续 5 ~ 12h，3 ~ 6d 为一个疗程，大多数患者疗效可持续 6 周到半年。此药目前作为治疗的次选。

（4）其他药物治疗：严重坏疽继发感染者，应合理使用抗生素治疗。伴发严重硬皮病的患者可用低分子右旋糖酐静脉滴注。巴比妥类镇静药及甲状腺素也有减轻动脉痉挛作用。

充血期的治疗主要以调整自主神经药物及中药治疗为主，常用药物有 B 族维生素及谷维素等。中药以活血助阳为主，可用温经回阳通瘀汤、复方丹参注射液、毛冬青等。

3. 其他治疗 ①外科治疗：对病情严重、难治性患者，可考虑交感神经切除术，或应用长效普鲁卡因阻滞；②血浆交换治疗；③条件反射和生物反馈疗法等。

第三节　面偏侧萎缩症

面偏侧萎缩症是一种病因未明的、进行性发展的偏侧组织营养障碍性疾病，表现为一侧面部慢性进行性组织萎缩，如范围扩大可累及躯干和肢体，又称为进行性半侧萎缩症。

一、病因与发病机制

病因不明。有学者认为，患者存在某种特定的控制交感神经的基因缺陷，这种缺陷的基因在生长到一定时期时表达，引起交感神经受损导致面部组织发生神经营养不良，继而出现局部面部组织萎缩，也可能与外伤、全身或局部感染及内分泌失调等因素有关。

二、病理

本病首先累及结缔组织，特别是面部皮下脂肪组织最先受累，随后逐渐发展扩大累及皮肤、皮脂腺和毛发，重者可侵犯到软骨、骨骼、肾脏和大脑半球。病变多为单侧，局部组织活检镜下可见皮肤各层，尤其是乳头层萎缩，结缔组织减少，肌纤维变细，横纹减少，但肌纤维数量不减少且保持其收缩力。

三、临床表现

1. 起病隐匿，多在儿童、少年期发病，一般在 10 ~ 20 岁之间，但无年龄限制，女性患者较多见。病情发展的速度不定，有时在进展数年至十余年后趋向缓解，但伴发癫痫者可能持续进展。

2. 病初，患侧面部可有感觉异常、感觉迟钝或疼痛。萎缩过程可以从一侧面部任何部位开始，以眶部、颧部较为多见，逐渐扩展到同侧面部及颈部，与对侧分界清晰，常呈条状并与中线平行。患侧皮肤萎缩、菲薄、光滑，常伴脱发、色素沉着、白斑、毛细血管扩张和皮下组织消失。皮肤皱缩、毛发脱落呈“刀痕样”萎缩是本病特殊表现。后期病变可累及舌肌、喉肌、软腭等；严重者患侧的面部骨骼甚至大脑半球可萎缩，甚至发展到偏身萎缩。

3. 部分患者出现 Horner 征，虹膜色素减少，眼球炎症，继发性青光眼等。

4. 本病常与硬皮病、进行性脂肪营养不良有关或并存，脑组织受累可以有癫痫或偏头痛发作。

四、辅助检查

X 线片可发现病变侧骨质变薄、短小。CT 和 MRI 可提示病变侧皮下组织、骨骼、脑及其他脏器呈萎缩性改变。B 超也可发现病变侧脏器变小。

五、诊断与鉴别诊断

1. 诊断依据　患者典型的单侧面部皮肤、皮下结缔组织和骨骼萎缩特征，而肌力不受影响，可诊断此病。

2. 鉴别诊断　在疾病早期需与局限性硬皮病、面肩肱型肌营养不良、面偏侧肥大症等鉴别。还要注意与两侧正常性不对称相区别。

六、治疗

目前本病尚无有效治疗方法，仅限于对症处理。如有癫痫发作、偏头痛、三叉神经痛等可给予相应治疗。

第四节　反射性神经障碍症

反射性神经障碍症又名躯体性神经病。系由于富于交感神经的周围神经受轻微的损伤后反射性地引起该受累神经支配区及其支配区以外部位的严重神经功能障碍的一种疾病。

一、病因和发病机制

本病主要由于肢端轻微外伤，如刺伤、砸伤、割伤、震伤、针刺或穴位药物注射等，损及富于交感神经纤维的正中神经、桡神经、胫神经等周围神经，在伤处形成恒久的刺激灶，刺激了本体觉和深部痛觉纤维，并发出病理冲动，不断地传至脊髓，在脊髓相应的及邻近的节段形成病理性优势灶。当病理性优势灶波及脊髓前角，以抑制性为主时表现为反射性麻痹，以兴奋性为主时表现为反射性痉挛；病理性优势灶波及侧角自主神经中枢时，可有自主神经功能障碍。此种病理优势灶仅限于一侧脊髓时表现为同侧症状，若同时波及对侧脊髓节段时（泛化现象）。则可表现为双侧症状，但常表现为原发一侧较重。

此外，精神因素、过度紧张在疾病的发生上亦有一定的作用。

二、临床表现

本症临床表现特殊，肢端神经损伤轻微而病理反应重，神经受损范围小而神经功能障碍的范围大，远远超出受伤神经支配范围。其神经功能障碍的特点是：

（一）早期明显的自主神经功能障碍：常在伤后半小时至数小时内出现患肢严重肿胀、肤色发红、发紫或呈大理石纹样改变，有时可有水疱。皮温降低。后期伤部可有色素沉着及皮肤、指甲的营养性变。

（二）严重的运动障碍：多表现为反射性瘫痪，亦可表现为反射性挛缩。较早出现伤肢肌肉萎缩，甚至波及整个患肢。肌肉对机械及电的刺激兴奋性增高。腱反射多亢进，亦可降低或消失。

（三）伤部及其周围严重触压痛及运动性疼痛：伤时即可有伤部严重疼痛或同时向远端放射。客观检查可有套式感觉障碍（减退或过敏）。伤部及其周围触压痛及运动性疼痛。

三、诊断和鉴别诊断

根据临床表现特点诊断不难。但尚须与下述疾病相鉴别。自主神经功能障碍明显者应与红斑性肢痛、蜂窝织炎、过敏性皮炎等鉴别；运动障碍明显者应与周围神经损伤、癔症等鉴别；疼痛症状明显者应与灼性神经痛、肩手综合征等鉴别。

四、病程和预后

发病后如若及时治疗，可在较短期内获得痊愈，预后良好。若未能及时治疗的严重病例，病程可迁延日久，顽固不愈，遗有较严重的运动和自主神经障碍。

五、治疗

首先应积极治疗伤肢刺激病灶。局部可行伤部透热疗法、碘离子或钙离子直流电导入或超高频电场治疗，以消除刺激灶。其次可行神经阻滞，以降低交感神经的兴奋性和解除相应脊髓节段的优势病灶。上肢病变者可行同侧臂丛及颈交感神经节阻滞，下肢病变者可行骶管硬脊膜外及同侧腰交感神经干阻滞，以及相应脊髓节段的透热、普鲁卡因或钙离子导入等疗法。对顽固不愈病例，可行伤部手术探查、切除瘢痕和神经瘤或病灶侧交感神经节切除等。此外，还可采用神经干脉冲电流刺激、针刺及中药等治疗。

第五节 红斑性肢痛症

本病系以肢体远端阵发性血管扩张，皮温升高、肤色潮红和剧烈烧灼样疼痛为主征的一种自主神经系统疾病。

一、病因及发病机制

本病病因未明。可能与寒冷导致肢端毛细血管舒缩功能障碍有关。由于肢端小动脉扩张，血液流量显著增加，局部充血，血管内张力增高，压迫或刺激动脉及邻近神经末梢而产生剧烈疼前。常因气温骤降受寒或长途行军等诱发。

二、临床表现

本病多见于 20 ~ 40 岁青壮年，男性多于女性。起病可急可缓，多同时累及两侧肢端，以双足更为多见。表现为足趾、足底、手指和手掌发红、动脉搏动增强，皮肤温度升高，伴有难以忍受的烧灼样疼痛。多在夜间发作或加重，通常持续数小时。受热、环境温度升高，运动、行立、足下垂或对患肢的抚摸均可导致临床发作或症状加剧；静卧休息、抬高患肢，患肢暴露于冷空气中或浸泡于冷水中可使疼痛减轻或缓解。患者不愿穿着鞋、袜及将四肢放于被内，惧怕医生检查。肢端可有客观感觉减退，指（趾）甲增厚，肌肉萎缩，但少有肢端溃疡、坏疽。病程长及（或）病情重者症状不仅限于肢端，可扩及整个下肢及累及上肢。

三、诊断和鉴别诊断

在一定诱因下，阵发性出现双足红、肿、热、痛等特点，常可做出诊断。但须与冻疮、闭塞性脉管炎、真性红细胞增多症、雷诺现象、糖尿病性神经病、脊髓痨及中毒性末梢神经炎等相鉴别。

四、病程和预后

本病常有缓解、复发、可呈慢性病程。大多预后良好，可自然康复。

五、防治

寒冷季节，注意肢端保温，鞋袜保持干燥；长时间乘车、站立、哨卫、步行时，宜及时更换姿势，定期下车活动，可预防或减少发作，或减轻症状。以对症治疗为主，发作时可给予局部冷敷或冷水浸泡患肢，以减轻症状；抬高患肢、避免过热或抚摸等不良刺激；口服利血平、氯丙嗪、利福平等可能改善症状。骶管内神经阻滞及腰交感神经阻滞有较好疗效。

第六节 发作性睡病

本病是以不可抗拒的短期睡眠发作为特点的一种疾病。多于儿童或青年期起病，男女发病率相似。部分病人可有脑炎或颅脑外伤史。其发病机制尚未清楚，可能与脑干网状结构上行激活系统功能降低或脑桥尾侧网状核功能亢进有关。多数病人伴有猝倒症、睡眠麻痹、睡眠幻觉等其他症状，合称为发作性睡病四联症。

一、临床表现

（一）睡眠发作

病人经常处于觉醒水平低落状态，下午尤为明显，饭后或温暖环境中尤易发病，每次发作持续数秒至数小时，一般十几分钟，可唤醒。一日可发作多次。

（二）猝倒症

约 70% 病人可伴发，尤易在情绪激动时发作，如欢笑、焦虑、恐惧等均可诱发。常突然发生短暂的全身性肌张力降低和运动抑制而跌倒或跪下，轻者可仅有肢体的软弱无力。

（三）睡眠麻痹

约 20% ~ 30% 的病人有睡眠麻痹发作，常于睡醒后或入睡时发生。病人意识虽然清醒，但全身无力和不能活动，一般历时数秒钟至数分钟而恢复。

（四）睡眠幻觉

约 30% 病人有睡眠幻觉，常于入睡时发生。可有各种幻视、幻听，内容多数鲜明，多属不愉快的日常经历，也可和睡眠麻痹伴发。夜间睡眠常多梦和易醒。

二、诊断和鉴别诊断

根据短暂发作性不可抗拒的睡眠或伴有猝倒、睡眠麻痹、睡眠幻觉等典型症状，一般诊断不难。但须与下列疾病鉴别。

（一）癫痫失神发作

多见于儿童或少年，以意识障碍为主要症状，常突然意识丧失，瞪目直视，呆立不动，并不跌倒；或突然终止正在进行的动作，如持物落地，不能继续原有动作，历时数秒。脑电图可有 3Hz 的棘—慢综合波。

（二）昏厥

由于脑血液循环障碍所致短暂的一过性意识丧失。多有头昏、无力、恶心、眼前发黑等短暂先兆，继之意识丧失而昏倒。常伴有自主神经症状，如面色苍白、出冷汗、脉快微弱、血压降低，多持续几分钟。

（三）Kleine-Levin 综合征

又称周期性嗜睡与病理性饥饿综合征。通常见于男性少年，呈周期性发作（间隔数周或数月），每次持续 3 ~ 10d，表现为嗜睡、贪食和行为异常。病因及发病机制尚不清楚，可能为间脑特别是丘脑下部功能异常或局灶性脑炎所致。

三、病程和预后

一般预后尚好，通常持续多年后可缓解。疾病本身不直接引起严重后果，但由于发作性嗜睡可影响学习和工作。

四、防治

此类病人不宜从事高空、水下、驾驶和高压电器等危险工作，以防发生意外。治疗可选用苯丙胺 10 ~ 20mg，利他林 5 ~ 10mg，哌苯甲醇 2mg，苯甲酸钠咖啡因 1 ~ 3g，2 ~ 3 次 /d。猝倒者可选用丙咪嗪 20 ~ 50mg，甲氯酯醒 0.2 ~ 0.4g，2 ~ 3/d 治疗。下午 4 时后尽量不服上述药物，以免影响夜间睡眠。

第七节 其他疾病

一、出汗异常

多汗症是多种病因导致的自发性多汗临床症状，可分原发性多汗症和继发性多汗症两种。前者病因不明，多与精神心理因素有关。后者与神经系统器质性疾病有关。此外全身系统疾病，如甲状腺功能亢进、结核病、慢性消耗性疾病及传染病亦可出现多汗。某些遗传病也可出现多汗症。众所周知汗腺广泛分布于体表，且受交感神经节后纤维支配，任何导致交感神经兴奋性增强的疾病均可导致多汗发生。

1. 原发性多汗症 为自主神经中枢调节障碍所致，也可能与遗传有关。常自少年期开始，青年时期明显加重。平时手心、足心、腋窝及面部对称性多汗，如在情绪激动、温度升高或活动后出汗量比正常明显增多，常见大汗淋漓，可湿透衣裤。

2. 继发性多汗症 ①由某些神经系统疾病引起：如间脑病变引起偏身多汗、脊髓病变引起节段型多汗、多发性神经炎恢复期出现相应部位多汗、颈交感神经节因炎症或肿瘤压迫出现同侧面部多汗；②味觉性局部型多汗：为一种继发性多汗症，多为反射性多汗，当摄入过热和过于辛辣的食物时，引起额部、鼻部、颞部多汗，这种多汗与延髓发汗中枢有关；③面神经麻痹：恢复期可有一侧局部多汗，同时还有流泪和颞部发红，称为鳄鱼泪征和耳颞综合征，系面神经中自主神经纤维变性再生错乱所致；④某些内分泌疾病：如甲状腺功能亢进、肢端肥大症等，也可出现多汗。

3. 无汗症 由于自主神经功能失调所致，包括先天性少汗和无汗症。是由于汗腺变性或先天性汗腺缺失所致。全身无汗症非常罕见。一些皮肤病如先天性手掌角化症可致局部无汗，表现皮肤干燥、脱屑和不耐高温等。

治疗以病因治疗为主。

二、家族性自主神经功能失调症

家族性自主神经功能失调症，或称为 Riley-Day 综合征，为神经系统，特别是自主神经系统先天性功能异常，是以无泪液、异常多汗、皮肤红斑、吞咽困难，偶发高热及舌部菌状乳头缺失为临床特征的一种少见的常染色体隐性遗传病，可伴有智力低下和发育障碍。主要发病在犹太人种，多在婴幼儿期发病，本病无特效治疗，主要为对症处理。

三、神经血管性水肿

神经血管性水肿也称为急性神经血管性水肿或 Quincke 水肿。是一种原因不明的可能与自主神经功能障碍、过敏反应及遗传因素有关的血管通透性增强和体液渗出的疾病。表现为发作性、局限性皮肤或黏膜水肿（面部、颈部和上下肢多见），无疼痛、瘙痒及皮肤颜色改变，水肿部位呈豆大至手掌大，压之较硬，无指压痕迹。起病急，数分钟或数十分钟达高峰，持续数日或数十日，不经治疗可缓解，可反复发作，间歇期正常。抗过敏疗法治疗有效。

四、进行性脂肪营养不良

进行性脂肪营养不良是一种罕见的以脂肪组织代谢障碍为特征的自主神经系统疾患。主要表现为：多数于 5 ~ 10 岁左右起病，女性较为常见；起病缓慢，呈进行性局部或全身性皮下脂肪组织萎缩、消失，由面部开始，继而累及颈肩、臂及躯干，常对称分布，部分患者合并局限的脂肪组织增生、肥大；患者可表现为脂肪消失、特殊肥胖及正常脂肪并存；可合并其他症状如出汗异常、皮温异常、多尿、心动过速、腹痛、头痛、呕吐、精神及性格改变等；有的患者可合并糖尿病、高脂血症、脾肝大及肾脏病变等；个别合并内分泌功能障碍，如生殖器发育不全和甲状腺功能异常等。一般发病后 5 ~ 10 年内症状逐渐稳定。目前尚无特殊治疗方法。

第四篇 神经系统诊疗技术

第一章 神经系统体格检查

神经系统检查是临床医生的基本技能之一，是为了判断神经系统有无损害及损害的部位和程度，即解决病变的“定位”诊断。需要检查者具备相关的基础知识并紧密结合临床。

检查需要准备的工具有叩诊锤、检眼镜、音叉、棉签、大头针、近视力表、电筒、压舌板等。检查应认真仔细，取得患者充分配合。既要全面，又要结合病史有所突出，与全身检查相互结合。

检查应按一定顺序，通常先查意识和精神状态，其后查脑神经，然后为颈、上肢、胸、腹、下肢及后背，最后查站立和步态。先查运动系统，然后查感觉，接下来是深、浅反射和病理反射，最后查自主神经系统。失语、失用、失认等大脑皮质功能障碍，也属于神经系统检查的范畴。

一、一般检查

（一）意识状态

观察患者意识是否清醒，如果有障碍可区分为以下几类：

1. 意识水平下降的意识障碍

（1）嗜睡：是程度最浅的一种意识障碍，患者经常处于睡眠状态，给予较轻微的刺激即可被唤醒，醒后可配合检查和回答问题，刺激停止又复入睡。

（2）昏睡：较嗜睡更深的意识障碍，表现为意识范围明显缩小，精神活动极迟钝，较强刺激方可唤醒，对反复问话仅作简单、模糊的回答，回答时含混不清，刺激停止转入睡眠。

（3）昏迷：意识活动丧失，对外界各种刺激或自身内部的需要不能感知。可有无意识的活动，任何刺激均不能被唤醒。按刺激反应及反射活动等可分三度：

1）浅昏迷：可有无意识自发活动，对疼痛刺激有反应，各种生理反射（吞咽、咳嗽、角膜反射、瞳孔对光反应和腱反射等）存在，病理反射阳性，体温、脉搏、呼吸和血压等生命体征多无明显改变。

2）中昏迷：无意识自发活动减少或消失，重刺激可有反应，各种生理反射减弱或消失，病理反射阳性，生命体征轻度改变。

3）深昏迷：无意识自发活动消失，对各种刺激皆无反应，各种生理反射和病理反射消失，可有呼吸不规则、血压下降、全身肌肉松弛等。

4）不可逆性昏迷：又称脑死亡。是因大脑、小脑和脑干遭受严重的损害，导致全脑功能的严重衰竭和脑的所有整合功能的无恢复可能性的一种严重状态。病人处于濒死状态，无自主呼吸（常需人工呼吸器辅助呼吸），各种反射消失，主要表现为脑干反射消失，伴或不伴脊髓反射消失，生命体征不稳定，脑电图呈病理性电静息，脑功能丧失持续在 24h

以上，排除了药物、低温、内分泌代谢疾病因素的影响。因去大脑强直和去皮质强直发作说明脑干仍有功能，所以不能诊断为脑死亡。

5）植物状态：一种临床特殊的意识障碍，主要表现对自身和外界的认知功能完全丧失，能睁眼，有睡眠—觉醒周期，丘脑下部和脑干功能基本保存。

2. 伴意识内容改变的意识障碍

（1）意识模糊：即朦胧状态，意识轻度障碍，表现为意识范围缩小，常有定向力障碍，对外界感受迟缓，反应不正确，答非所问，突出表现为错觉，幻觉较少。可见于代谢性脑病、系统性感染及发热和高龄术后的病人等。

（2）谵妄状态：较意识模糊严重，定向力和自知力障碍，注意力涣散，与外界不能正常接触。伴有明显的精神运动兴奋，如躁动、喊叫和抗拒行为等。有丰富的视幻觉和错觉。夜间较重，多持续数日。见于感染中毒性脑病、颅脑外伤、阿托品中毒和慢性酒精中毒等。

3. 特殊类型的意识障碍 即瞪目昏迷、醒状昏迷或者睁眼昏迷，包括：

（1）去皮质综合征：为一种特殊类型的意识障碍，它与昏迷不同，是大脑皮质受到广泛损害，功能丧失，而皮质下及脑干功能仍然保存一种特殊状态。患者有睡眠和觉醒周期。觉醒时无目的地睁开眼睛，各种生理反射如瞳孔对光反射、角膜反射、吞咽反射、咳嗽反射存在，对外界刺激无反应，无自发性言语和有目的的动作，上肢屈曲，下肢伸直，可有病理征。有无意识咀嚼和吞咽动作，貌似清醒，但缺乏意识活动，故有“瞪目昏迷”“醒状昏迷”和“睁眼昏迷”之称。常见于严重脑血管病、各种急性缺血缺氧性脑病、癫痫持续状态、脑炎和严重颅脑外伤后等。患者常可较长期存活，多死于肺部、泌尿系感染和压疮等并发症。

（2）无动性缄默：为脑干上部或丘脑网状激活系统及前额叶—边缘系统损害，而大脑半球及其传出通路则无病变。患者对外界刺激无意识反应，四肢不能活动，肌肉松弛，无锥体束征，无目的睁眼或眼球运动，觉醒—睡眠周期保留或呈过度睡眠，貌似觉醒状态，但始终缄默不语，伴自主神经功能紊乱，如体温高、心律或呼吸节律不规则、多汗、尿便潴留或失禁等。

（二）精神状态

有认知、情感和意志行为方面的异常，如错觉、幻觉、妄想、情感淡漠和情绪不稳等。可以根据理解力、计算力、定向力和判断力等认知功能检查，需要时进行简易精神状况检查（MMSE）。

（三）脑膜刺激征

为脑、脊膜和神经根受刺激性损害时，因有关肌群反射性痉挛而产生的体征。

1. 颈强直 颈部被动前屈、接触前胸壁时有抵抗感，严重时头部左右旋转也有阻力感，需排除颈椎病。

2. 凯尔尼格（Kernig）征 患者仰卧位，下肢在髋和膝关节处屈曲呈直角，将其小腿在膝关节处伸直，因屈肌痉挛使伸膝受限，小于 135° 并有疼痛及阻力者为阳性。如颈强，而 Kernig 征称为颈强 –Kernig 征分离，见于后颅凹、环枕部或高颈段肿瘤和小脑扁桃体疝等（见图 4–1–1）。

3. 布鲁津斯基（Brudzinski）征 ①颈征：患者仰卧位，屈颈时引起双侧髋、膝部屈曲（见下图）。②下肢征：患者仰卧位，一侧下肋膝关节倔曲位，检查者使该侧下肢向腹部屈曲，对侧下肢亦发生屈曲。耻骨联合征：叩击耻骨联合时出现双下肢屈曲和内收。

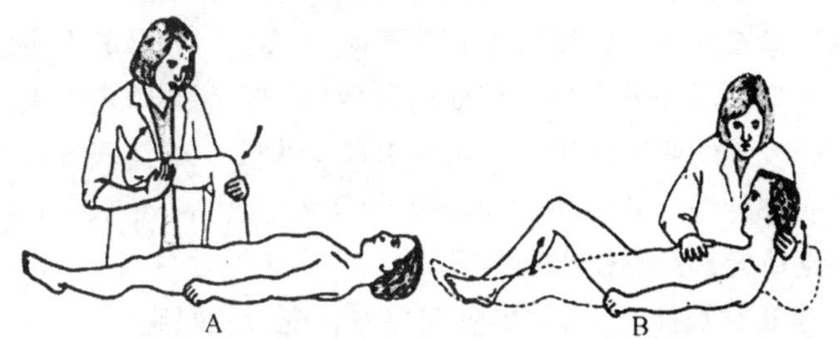

图 4-1-1 Kernig 征和 Brudzinski 征检查方法

脑膜刺激征主要见于脑膜炎、蛛网膜下腔出血、颅内压增高和脑膜癌病等。

（四）头部和颈部

1. 头颅 观察头颅大小，有否大头、小头畸形；外形是否对称，有无尖头、方头和舟状头畸形等；透光试验对儿童脑积水有诊断价值；头部有无压痛、触痛、隆起、颅骨有无内陷等骨折征象，婴儿需检查囟门是否饱满，颅缝有五分离等；头部有无叩击痛，脑积水患儿叩击颅骨有空瓮音；颅内血管畸形、血管瘤、大动脉部分阻塞时，病灶上方可闻及血管杂音。

2. 面部 观察有无口眼歪斜、面部畸形、面肌抽动或萎缩、色素脱失或沉着，有无皮下组织萎缩，面部血管痣见于脑—面血管瘤病患者，面部皮脂腺瘤见于结节性硬化。观察有无帕金森病的面部表情减少，即面具脸征。

3. 五官 观察眼部有无眼睑肿胀、眼睑下垂、眼球内陷或外凸、角膜溃疡、巩膜黄染以及角膜缘绿褐色的色素环（见于肝豆状核变性）等；耳部有无外形畸形、血样液流出和乳突压痛，外耳道有无疱疹等；鼻部有无畸形、鼻窦区压痛，鼻出血；口部有无颜色苍白、青紫或樱桃红色，有无唇裂、疱疹等。

4. 颈部 检查时应光线充足及充分暴露颈部。观察双侧是否对称，有无胸锁乳突肌萎缩，有无疼痛、双侧颈动脉搏动是否对称、颈强、活动受限、姿态异常（如痉挛性斜颈、强迫头位）等。颈项粗短、后发际低、颈部活动受限见于颅底凹陷症和颈椎融合症；强迫头位及颈部活动受限见于后颅窝肿瘤、颈椎病变；颈动脉狭窄者颈部可闻及血管杂音。

（五）躯干和四肢

胸廓有无畸形、腹部有无膨隆，注意有无脊柱前凸、后凸、侧弯畸形、脊柱强直和脊膜膨出；以及棘突隆起、压痛和叩痛等；有无翼状肩胛（见于肌营养不良）；四肢有无肌萎缩、疼痛等；有无指趾发育畸形、弓形足等；触摸桡、足背动脉搏动。有无皮肤颜色改变，有无瘀点、瘀斑、紫癜、带状疱疹和压疮等。神经纤维瘤病人多有多发皮下瘤结节和皮肤牛奶咖啡斑。

二、脑神经检查

脑神经是神经系统的一个重要组成部分。对于脑神经检查的阳性发现并结合其他神经系统体征对疾病定位诊断有重要意义。

1. 嗅神经（第Ⅰ对脑神经） 需两侧分别检查，患者闭目，棉球阻塞一侧鼻孔，用香精和樟脑油等挥发性物质或香烟、牙膏和香皂等置于患者受检鼻孔，使其用力嗅闻，令其说出是何气味或做出比较。由于稀氨溶液、醋酸、乙醇和甲醛等刺激性物质可刺激三叉神经末梢，不是单独检查嗅神经，所以不宜用于嗅觉检查；如鼻腔有炎症或阻塞时不能行此检查。鼻腔局部（嗅神经和鼻本身）病变可导致一侧或两侧嗅觉丧失；中枢病变不引起嗅觉丧失，因左右有较多的联络纤维，但可引起幻嗅发作；嗅沟病变压迫嗅球、嗅束可引起嗅觉丧失。额叶底部肿瘤或蝶骨嵴、嗅沟脑膜瘤可导致 Foster–Kennedy 综合征，即病变侧视神经萎缩和嗅觉缺失，对侧视盘水肿。

2. 视神经（第Ⅱ对脑神经） 主要检查视力、视野和眼底。

（1）视力：先排除眼球本身病变，两眼分别检查。主要检查中心视敏度，分为远视力和近视力，分别用国际远视力表或近视力表检查。①远视力：常用分数表示，分子为实际看到某视标的距离，分母为正常眼应能看到某视标的距离，如 5/10 指病人在 5m 处仅能看清正常人在 10m 处能看清的视标；检查远视力时，被检查者应站在距视力表 5m 远处，先遮盖一只眼，然后换另一只眼，在适宜的光照下，由上而下辨认视力表中字母开口的方向，直到不能辨认为止；②近视力：近视力是用特制的近视力表，放在距离被检查者眼睛 30cm 左右处，检查的方法和记录与远视力的检查相同。如在视力表前 1m 处仍不能识别最大视标，可从 1m 开始逐渐移近，辨认指数或眼前手动，记录距离表示视力；如不能辨认眼前手动，可再用电筒分别检查两眼的光感，完全失明时光感也消失。

（2）视野：是眼球向前方正视时所能看到的空间范围，可反映周边视力。临床常用手动法（对比法）：简单易行，但准确性较差。患者与检查者相距约 1m 对面而坐，两眼分别检查。检查右眼时，让被检查者用眼罩遮盖左眼，检者遮其右眼，两人相互注视，眼球不能转动。然后检者伸出不断摆动的不、中二指，在被检者与检者的中间同等距离处，分别从上内、下内、上外和下外等方位自周围向中央移动，直至患者看到后告知，如果两人同时见到手指，说明被检者的视野是正常的；如果被检者比检者晚发现手指，则说明被检者视野小于正常。正常人视野鼻侧约 65°，颞侧约 91°，上方约 56°，下方约 74°，外下方视野最大。必要时可用精确的视野计检查。

（3）眼底检查：一般在不散瞳的情况下进行，以免影响瞳孔对光反射的观察。检查时患者背光而坐，眼球正视前方，检查右眼时，医生站在患者右侧，右手持检眼镜用右眼观察眼底；检查左眼时，医生站在患者左侧，左手持检眼镜用左眼观察眼底。正常眼底可见视盘呈圆形或椭圆形，边缘清楚，无隆起，色淡红，生理凹陷清晰；动脉色红，静脉色暗红，动静脉直径比例为 2 ∶ 3，动静脉交叉处无压迹。视网膜有否水肿、出血、渗出、色素沉着、剥离和黄斑中心凹是否存在等。

3. 动眼、滑车和外展神经（第Ⅲ、Ⅳ、Ⅵ对脑神经） 共同支配眼球运动，可同时检查。

（1）外观：观察双侧眼裂大小，是否等大。有无眼裂增大或变窄，有无上睑下垂、眼球前突或内陷、斜视、同向偏斜等。

（2）眼球运动：嘱患者头部不动，检查者以手指尖于受检查者眼前 30 ~ 40cm，按向患者左、左上、左下，右、右上、右下 6 个方向的顺序运动，最后检查辐辏动作。观察有否眼球运动受限及受限方向和程度，有无复视和眼球震颤。

（3）瞳孔及反射：观察瞳孔大小、形状、位置及是否对称。正常瞳孔呈圆形，双侧等大，位置居中，边缘整齐，直径 3 ~ 4mm。< 2mm 为瞳孔缩小，> 5mm 为瞳孔扩大。①光反射：检查时嘱患者注视远处，用电筒光从侧方分别照射瞳孔，感光瞳孔缩小称为直接光反射，对侧未感光瞳孔也收缩称为间接光反射。②调节反射：两眼平视远处时突然嘱患者注视近物，出现两眼会聚，瞳孔缩小。

4. 三叉神经（第 V 对脑神经） 是混合神经，主要支配面部感觉和咀嚼肌运动。

（1）运动：观察有无颞肌和咬肌萎缩，再用双手触按双侧颞肌和咬肌，嘱患者做咀嚼动作，感知肌力和肌张力，两侧是否对称等。嘱患者张口，以上下门齿中缝为标准，判定下颌有无偏斜，如下颌偏斜提示该侧翼肌瘫痪，是健侧翼肌收缩使下颌推向病侧的原因。

（2）感觉：用大头针、棉签及盛冷热水试管分别测试面部三叉神经分布区皮肤的痛；温和触觉，两侧及内外对比，观察有无过敏、减退或消失。注意区分周围性与核性感觉障碍，前者呈（眼支、上颌支、下颌支）病变区各种感觉缺失，后者呈葱皮样分离性感觉障碍（见图 4-1-2）。

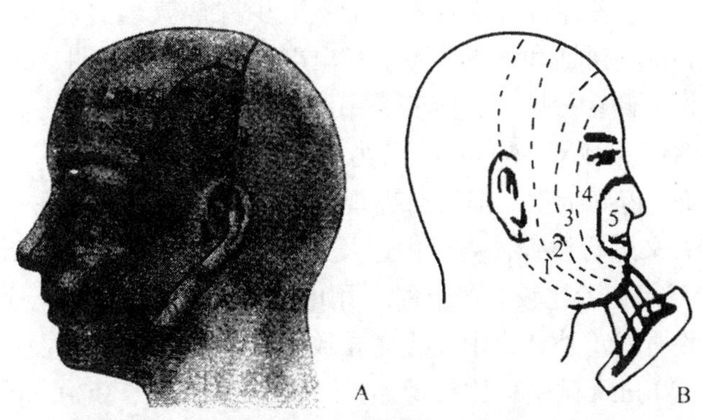

图 4-1-2 三叉神经周围性与核性感觉障碍

（3）反射：①角膜反射：嘱患者向一侧注视，用捻细的棉絮轻触对侧眼角膜，由外向内轻划，避免碰到巩膜或睫毛。正常表现双眼瞬目动作，受试侧瞬目称为直接角膜反射，对侧瞬目为间接角膜反射。角膜反射通路为：角膜→三叉神经眼支→三叉神经感觉主核→双侧面神经核→面神经→眼轮匝肌；如受试侧三叉神经麻痹，双侧角膜反射消失，而健侧受试时双侧角膜反射存在；细棉絮轻触结合膜也可引起同样反应，称为结合膜反射；②下颌反射：患者微张口，轻扣置于其下颌中央的检查者拇指，观察有无下颌上提及其程度。反射中枢在脑桥，传入和传出均经三叉神经。正常人不易引出，双侧皮质延髓束病变时反射亢进。

5. 面神经（第Ⅶ对脑神经） 是混合神经，支配面部表情肌运动为主，尚支配舌前 2/3 味觉。

（1）面肌运动：先观察患者额纹和鼻唇沟是否变浅，眼裂是否增宽，口角是否低垂，有无流涎。然后让患者做睁眼、瞬目、蹙额、皱眉、示齿、鼓腮和吹口哨等动作，观察有无瘫痪及是否对称。面神经核上组核受双侧皮质脑干束支配，下组核仅受对侧皮质脑干束支配。中枢性面瘫（见图 4-1-3）只造成眼裂以下的面肌瘫痪，周围性面瘫（见图 4-1-3）

导致眼裂上、下的面部表情肌均瘫痪。

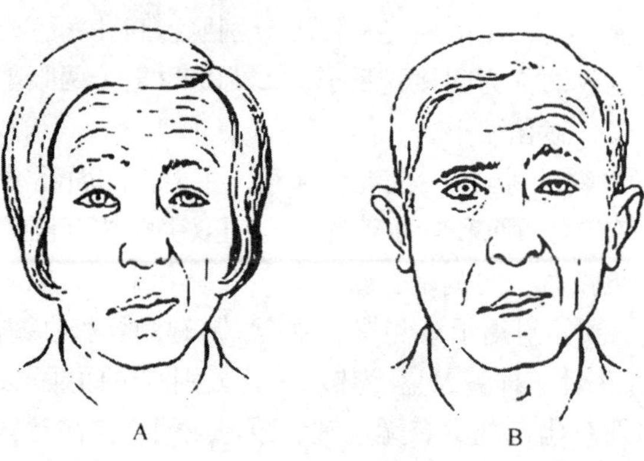

图 4-1-3　面瘫

（2）味觉：嘱患者伸舌，检查者以棉签蘸少许食糖、食盐、醋或奎宁溶液，轻涂于舌前一侧，不能吞咽、讲话和缩舌，用手指出事先写在纸上的甜、咸、酸、苦四个字之一。先试可疑侧，再试另侧，每试一种溶液需用温水漱口。面神经损害可使舌前 2/3 味觉丧失。

6. 前庭蜗神经（第Ⅷ对脑神经） 分为蜗神经和前庭神经。

（1）蜗神经：传导听觉，损害时出现耳聋和耳鸣。用手掩住一侧耳后，对另一侧采用耳语、表音或音叉进行检查，声音由远及近，测量患者单耳能够听到声音的距离，再同另侧耳比较，并与检查者比较。必要时可用电测听进行精细检测。通过音叉（128Hz）检查可以鉴别传导性耳聋（外耳或中耳病变导致）和神经性耳聋（内耳或蜗神经病变导致），常用两种方法。① Rinne 试验，比较骨导（bone conduction，BC）与气导（air conduction，AC），将振动的音叉置于受试者耳后乳突上，至骨导不能听到声音后将音叉置于该侧耳旁，如能听到，则为 Rinne 试验阳性。正常为 AC > BC（约两倍），传导性耳聋 BC > AC，为 Rinne 试验（-）；感音性耳聋 AC > BC，二者时间均缩短或消失，为 Rinne 试验（+）。② Weber 试验，将振动的音叉置于患者头顶或前额部正中，比较双侧骨导。正常为声音居中，传导性耳聋声音偏于病侧，为 Weber 试验（+）；感音性耳聋声音偏于健侧，为 Weber 试验（-）。

（2）前庭神经：损害时出现眩晕、恶心、呕吐、眼球震颤和平衡障碍等。观察患者的自发性症状，眩晕即对自身平衡觉和空间位置觉得自我感知错误，感受自身或外界物体的运动性幻觉，如天旋地转、升降、倾斜或漂浮感。眼球震颤的程度、幅度和眼震方向与眩晕的发生部位有关，有快慢相之分，可表现为水平性、垂直性或旋转性。平衡障碍表现为平衡失调、站立不稳、指物偏向、倾倒。

可进行前庭功能检查，包括冷热水（Barany）试验和旋转试验，通过变温和加速刺激引起两侧前庭神经核接受冲动不平衡而诱发眼震。①冷热水试验：患者仰卧，头部抬起 30°，灌注冷水快相向对侧，热水时眼震快相向同侧；正常时眼震持续 1.5 ~ 2s，前庭受损时该反应减弱或消失。②旋转试验：患者坐在旋转椅上，双眼闭合，头部前倾 30°，向一侧快速旋转 10 次（20s 内）后突然停止，让患者睁眼注视远处。正常出现快相与旋转方向相反的眼震，持续约 30s，如< 15s 提示前庭功能障碍。

7. 舌咽神经、迷走神经（第Ⅸ、Ⅹ对脑神经） 舌咽和迷走神经在解剖与功能上关系密切，常同时受累，故同时检查。

（1）运动：检查时注意患者发音有无声音嘶哑、带鼻音或完全失声，询问有无饮水呛咳和吞咽困难。嘱患者张口，观察双侧腭弓是否对称，悬雍垂是否居中；嘱患者发“啊”音，观察双侧软腭抬举是否一致，悬雍垂是否偏斜；一侧麻痹时，病侧软腭低垂，上提差，悬雍垂偏向健侧；双侧麻痹时，悬雍垂虽居中，但双侧软腭抬举受限，甚至完全不能。

（2）感觉：观察软腭及咽后的感觉，用棉签或压舌板检查。舌咽神经还支配舌后 1/3 味觉，检查法同面神经。

（3）反射：①咽反射：嘱患者张口，用压舌板分别轻触两侧咽后壁，观察有无咽肌收缩和舌后缩（作呕反应），舌咽、迷走神经损害时，患侧咽反射减弱或消失；②眼心反射及颈动脉窦反射：见自主神经功能检查。

8. 副神经（第Ⅺ对脑神经） 副神经为纯运动神经，支配胸锁乳突肌和斜方肌。胸锁乳突肌一侧收缩时，头向同侧倾斜，脸转向对侧，两侧同时收缩使头后仰；斜方肌收缩可将枕部向同侧倾斜，抬高和旋转肩胛并协助臂部的上抬，双侧收缩使头后仰。检查时让患者对抗阻力向两侧转颈和耸肩，检查胸锁乳突肌和斜方肌上部功能，比较收缩时双侧的肌力和坚实度。副神经损害时向对侧转颈及同侧耸肩无力或不能，同侧胸锁乳突肌及斜方肌萎缩、斜颈和垂肩。

9. 舌下神经（第Ⅻ对脑神经） 舌下神经也是单纯运动神经，支配所有舌外和舌内肌群。嘱患者张口，观察舌在口腔内位置及形态，然后观察有否伸舌偏斜、舌肌萎缩和肌肉颤动，有的患者叩击舌体可见肌球形成。核下性病变可见明显的肌束颤动，伸舌时健侧颏舌肌将舌推向病侧，伴该侧舌肌萎缩，双侧舌下神经麻痹舌不能伸出口外；核上性损害伸舌偏向病灶对侧，核性损害也可见肌肉颤动。

三、运动系统检查

运动系统检查包括肌营养、肌张力、肌力、共济运动、不自主运动、姿势及步态等。

1. 肌容积和营养 观察、触摸、两侧对比肢体、躯干乃至颜面的肌肉外形及体积，有无肌萎缩、假性肥大及其分布范围。必要时用软尺测量骨性标志如腕骨、髌、踝上下一定距离处两侧肢体对等位置上的周径。右利手者，右侧肢体略粗，一般不超过 2cm。肌萎缩见于下运动神经元损害和肌肉疾病，失用性肌萎缩见于上运动神经元性瘫痪。进行性肌营养不良可见肌肉假肥大，表现外观肥大、触之坚硬，但肌力弱，常见于腓肠肌和三角肌。

2. 肌张力 是肌肉静止松弛状态的紧张度和关节被动运动时遇到的阻力。检查时嘱患者肌肉放松，按压并触摸感受肌肉硬度，并被动屈伸肢体感知阻力。①肌张力减低：表现肌肉弛缓柔软，被动运动阻力减低，关节活动范围扩大；见于下运动神经元病变（如肌肉病变、周围神经病、后根、后索和脊髓前角灰质炎），小脑病变、上运动神经元性瘫痪的休克期和某些锥体外系病变，如舞蹈症等；②肌张力增高：表现肌肉硬度较大，被动运动时阻力增加，关节活动范围缩小，见于锥体系和锥体外系病变，前者表现痉挛性肌张力增高，上肢屈肌和下肢伸肌张力增高明显，被动运动开始时阻力大，终了时变小，称为折刀样肌张力增高；后者表现为伸肌与屈肌张力均增高，向各方向被动运动时阻力均匀，称为铅管样（不伴震颤）或齿轮样肌张力增高（伴震颤）。

3. 肌力 是指患者主动运动时肌肉的收缩力，一般以关节为中心检查肌群的伸、屈、内收、外展、旋前和旋后等功能，适用于上运动神经元病变及周围神经损害引起的瘫痪。但对单神经损害（如尺神经、正中神经、桡神经、腓总神经）和局限性脊髓前角病变（如脊髓前角灰质炎），需要对相应的单块肌肉分别进行检查。

（1）六级（0 ~ 5 级）肌力记录法：检查时观察患者自主活动时肢体的活动度，依次做有关肌肉收缩运动，检查者施予阻力，或嘱患者用力维持某一姿势时，检查者用力改变其姿势，判断肌力须排除因疼痛、关节强直或肌张力过高所致的活动受限。肌力的六级记录法：0 级：完全瘫痪；1 级：肌肉可收缩，但不能产生动作；2 级：肢体能在床面上移动，不能抬起，即不能抵抗自身重力；3 级：肢体能抵抗重力离开床面，但不能抵抗阻力；4 级：肢体能作抗阻力动作，但不完全；5 级：正常肌力。检查时须排除因疼痛、关节强直或肌张力过高所致的活动受限。

（2）肌群肌力测定：可分别选择下列运动。①颈：前屈、后伸；②肩：内收、外展；③肘：屈、伸；④腕：屈、伸；⑤指：屈、伸；⑥髋：屈、伸、内收、外展；⑦膝：屈、伸；⑧踝：背屈、跖屈；⑨趾：背屈、跖屈；⑩躯干：仰卧位抬头和肩，检查者给予阻力，观察腹肌收缩力量；俯卧位抬头和肩，检查脊旁肌收缩情况。

（3）各主要肌肉肌力检查方法见表 4-1-1。

（4）轻瘫检查法：有些轻度瘫痪不易确定时，可用以下方法检查。

上肢：①上肢平伸试验：双上肢平举，手心向下，轻瘫侧上肢逐渐下垂和旋前（掌心向外）；② Bam 分指试验：相对分开双手五指并伸直，轻瘫侧手指逐渐并拢屈曲；③小指征：双上肢平举，手心向下，轻瘫侧小指常轻度外展；

下肢：膝下垂试验：仰卧位，双膝、髋关节均屈曲成直角，轻瘫侧小腿逐渐下落。

4. 共济运动 共济运动除与小脑有关外，尚有视觉和深感觉参与，故检查时应睁、闭眼各做一次。肌力减退、肌张力异常和不自主运动者，此项检查意义不大。通过观察患者日常活动，如穿衣、系纽扣、吃饭、取物、书写、讲话等是否协调，有无动作性震颤和语言顿挫等，然后再行下列检查：

（1）指鼻试验：嘱患者将一侧上肢外展，以伸直的食指尖触碰自己的鼻尖，用不同方向、速度、睁眼与闭眼反复进行，两侧比较。小脑半球病变可见同侧指鼻不准，接近目标时动作变慢或出现意向性震颤，常超过目标，称为辨距不良。感觉性共济失调睁眼指鼻时无困难或轻微障碍，闭眼时发生严重障碍。

（2）误指试验：患者上肢前伸，用食指从高处指向检查者伸出的固定不动的食指，睁眼、闭眼对比，两侧对比。正常人闭眼后与睁眼时误差不超过 2° ~ 5°，一侧小脑病变时同侧上肢常向病侧偏斜，前庭病变时两侧上肢均向病侧偏斜，感觉性共济失调者，闭眼时常找不到目标。

（3）快复轮替试验：嘱患者前臂快速旋前和旋后，或一手用手掌、手背连续交替拍打对侧手掌，或反复握拳和伸指以及用足趾反复快速叩击地面等。小脑性共济失调患者动作笨拙，节律慢而不协调。

表 4-1-1 主要肌肉肌力检查方法

肌肉	节段	神经	功能	检查方法
三角肌	$C_{5\sim6}$	腋神经	上臂外展	上臂水平外展位，检查者将肘部向下压
肱二头肌	$C_{5\sim6}$	肌皮神经	前臂屈曲和外旋	屈肘并使旋后，检查者加阻力
肱桡肌	$C_{5\sim6}$	桡神经	前臂屈曲、旋前	前臂旋前，之后屈肘，检查者加阻力
腕伸肌	$C_{6\sim8}$	桡神经	腕背屈、外展、内收	对腕背屈、外展、内收动作加阻力
桡侧腕屈肌	$C_{6\sim7}$	正中神经	腕骨屈曲和外展	指部松弛，腕部屈曲，检查者在手掌桡侧加压
指总伸肌	$C_{6\sim8}$	桡神经	2 ~ 5 指掌指关节伸直	屈曲末指节和中指节后，检查者在近端指节处加压
腕屈肌	$C_7 \sim T_1$	正中、尺神经	屈腕、外展、内收	对腕屈曲、外展、内收动作加阻力
肱三头肌	$C_{7\sim8}$	桡神经	前臂伸直	屈肘后再伸直，检查者加阻力
拇伸肌	$C_{7\sim8}$	桡神经	拇指关节伸直	伸拇指，检查者加阻力
拇屈肌	$C_7 \sim T_1$	正中、尺神经	拇指关节屈曲	屈拇指，检查者加阻力
指屈	$C_7 \sim T_1$	正中、尺神经	指关节伸直	屈指，检查者于指节处上抬
尺侧腕曲肌	$C_9 \sim T_1$	尺神经	腕骨屈曲和内收	指部松弛，腕部屈曲，检查者在手掌尺侧加压
髂腰肌	$L_{2\sim4}$	腰丛，股神经	髋关节屈曲	屈髋屈膝，检查者加阻力
股四头肌	$L_{4\sim4}$	股神经	膝部伸直	伸膝，检查者加阻力
股收肌	$L_{2\sim5}$	闭孔神经，坐骨神经	股部内收	仰卧，下肢伸直，两膝并拢，检查者分开之
胫前肌	$L_{4\sim5}$	腓深神经	足部背屈	足部背屈，检查者加阻力
股展肌	$L_4 \sim S_1$	臀上神经	股部外展并内旋	仰卧，下肢伸直，两膝外展，检查者加阻力
拇伸肌	$L_4 \sim S_1$	腓深神经	拇趾伸直和足部背屈	拇趾背屈，检查者加阻力
趾伸肌	$L_4 \sim S_2$	腓深神经	足 2 ~ 5 趾背屈	伸直足趾，检查者加阻力
股二头肌	L4 ~ S_2	坐骨神经	膝部屈曲	俯卧，维持膝部屈曲，检查者加阻力
臀大肌	$L_1 \sim S_2$	臀下神经	髋部伸直并外旋	仰卧，膝部屈曲 90° ，将膝部抬起，检查者加阻力
屈肌	$L_5 \sim S_2$	胫神经	拇指跖屈	拇趾跖屈，检查者加阻力
趾屈肌	$L_5 \sim S_2$	胫神经	足趾跖屈	跖屈足趾，检查者加阻力
腓肠肌	$L_5 \sim S_2$	胫神经	足部跖屈	膝部伸直，跖屈足部，检查者加阻力

（4）反跳试验：嘱患者用力屈肘，检查者握其腕部反向用力，然后突然松手。正常人由于对抗肌的拮抗作用，可立即制止前臂屈曲。小脑病变患者由于缺少这种拮抗作用，屈曲的前臂可击打到自己的身体。

（5）跟膝胫试验：患者取仰卧位，抬起一侧下肢至一定高度，用足跟置于对侧膝盖上，再沿胫骨前缘下移。小脑性共济失调抬腿触膝时出现辨距不良和意向性震颤，下移时摇晃不稳；感觉性共济失调闭眼时足跟难寻到膝盖，下移常偏离胫骨上缘。

（6）无撑坐起试验：嘱患者取仰卧位，双手交叉置于胸前，不用上肢支撑试行坐起，正常人躯干屈曲并双腿下压，小脑病变患者髋部屈曲，双下肢向上抬离床面，起坐困难，称联合屈曲征。

（7）闭目难立（Romberg）征：嘱患者双足并拢站立，双手向前平伸同时闭目。①后索病变：出现感觉性共济失调，睁眼站立稳，闭眼时不稳，称为 Romberg 征（+）；②小脑病变：睁眼闭眼均不稳，闭眼更明显，小脑半球病变向病侧倾倒，蚓部病变易向后倾倒。

5. 不自主运动 就是不自主发生的无目的异常运动。观察患者有无不能随意控制的（静止性、动作性和姿势性）震颤、肌束颤动、手足徐动、舞蹈样动作、颤搐、肌阵挛等，以及出现的部位、范围、速度、幅度、程度和规律，与动作、情绪、饮酒、寒冷等的关系，并注意询问家族史。

6. 姿势步态改变 观察患者坐位、平卧、站立和行走有无异常。上肢瘫痪呈肘部、腕部和手指屈曲，前臂内旋。下肢瘫痪常小腿或大腿外旋。小脑蚓部病变常前后摇晃，半球病变向病侧倾倒。帕金森病患者常头部前倾，躯干前屈，小步前冲。

步态检查时嘱患者正常行走，然后可以直线行走，足尖或脚后跟行走。观察起步和停步情况，步基大小，有无拖步，上肢连带动作，转身情况，行走的节律和方向。常见的步态异常如下：

（1）痉挛性偏瘫步态：患侧上肢通常为内收，旋前，肘、腕和指关节屈曲，下肢伸直、外旋，向外前摆动，行走时呈划圈样步态；轻症病人只表现下肢拖曳步态。见于脑卒中后遗症等。

（2）痉挛性截瘫步态：双侧严重痉挛性肌张力增高，患者行走时双下肢强直内收，交叉呈剪刀样，行走费力，称“剪刀样步态”。常见于脑瘫患儿、脊髓外伤等。

（3）慌张步态：见于帕金森病晚期。行走时头部前倾，躯干前屈，髋、膝和踝部弯曲，起步慢、止步难和转身困难，小步态擦地而行，呈前冲状，易跌倒，上肢协同摆动消失。

（4）小脑性共济失调步态：①小脑半球病变：步态不稳或粗大的跳跃动作，向病侧倾斜，左右摇晃，视觉可部分纠正，常伴肢体辨距不良。见于小脑病变和多发性硬化等。②小脑蚓部病变：躯干性共济失调，步态不规则、笨拙、不稳定和宽基底，转弯困难，不能走直线。见于小脑中线肿瘤和脊髓小脑性共济失调等。

（5）感觉性共济失调步态：患者闭眼站立不能，摇晃易跌倒，睁眼时可部分缓解，即 Romberg 征（+）；行走时下肢动作沉重，高抬脚，落地重，夜间走路或闭眼时加重。见于脊髓亚急性联合变性、Friedreich 共济失调、多发性硬化、脊髓痨和感觉神经病等。

（6）醉酒步态：患者步态蹒跚、摇晃和前后倾斜，似欲失去平衡而跌倒，不能通过视觉纠正。见于酒精或巴比妥类中毒。与小脑性共济失调步态区别是，小脑性共济失调始终为步基较宽，而醉酒者可在窄基底面上行走短距离并保持平衡。

（7）跨阈步态：患者行走时患肢抬高，如跨门槛样。是由于胫骨前肌和腓肠肌无力导致足下垂，见于腓骨肌萎缩症、腓总神经麻痹和进行性脊肌萎缩症等。

（8）肌病步态：行走时脊柱前突，臀部左右摇摆过度，状如鸭步。由于躯干和骨盆带肌无力所致，见于进行性肌营养不良症等。

（9）癔症步态：可表现奇形怪状的步态，如蹲行步态拖拉步态下肢肌力虽佳，但不能支撑体重，向各个方向摇摆而似欲跌倒，搀扶行走时步态拖曳，但罕有跌倒致伤者常伴有其他功能性疾患。见于心因性疾病。

四、感觉系统检查

感觉系统检查是神经系统检查中最为冗长的部分，而且主观性强，易产生误差，应耐心细致，使患者充分配合，避免暗示性提问，才能得到较为准确的结果。检查时患者闭目，进行左右、近远端对比，自感觉缺失部位查向正常部位检查，自肢体远端查向近端，必要时重复检查。

1. 浅感觉 ①痛觉：用大头针轻刺皮肤，询问是否疼痛，如发现痛觉减退或者过敏，需以针尖向外检查，得到较为准确的范围；②触觉：棉签或软纸片在皮肤上轻触，询问有无感觉，可以边划边让患者计数，嘱其说出感到的次数；③温度觉：用装冷水（0 ~ 10℃）和热水（40 ~ 50℃）的塑料或玻璃试管，分别接触皮肤，辨别冷、热感。

2. 深感觉 ①运动觉：患者闭目，检查者用手指轻轻夹住患者手指或足趾两侧，上下移动 5° 左右，嘱其说出移动的方向，如感觉不明显可加大活动幅度或测试较大关节；②位置觉：患者闭目，检查者将其一侧肢体摆成某一姿势，请患者描述该姿势或用对侧肢体模仿；③振动觉：将振动的 128Hz 音叉柄置于骨隆起处，如手指、桡骨、尺骨茎突、鹰嘴、锁骨、肋骨、髂前上棘、膝、胫骨、内外踝、足趾和脊椎棘突等处，询问有无感觉，如有振动感，两侧对比幅度和持续时间。④压觉：用不同钝物交替下压皮肤，令患者鉴别。

3. 复合（皮质）感觉 ①定位觉：嘱患者闭目，以手指或棉签轻触病人皮肤后，让其指出碰触的部位；②两点辨别觉：嘱患者闭目，用钝的两脚规，分开一定距离接触皮肤，如患者能感觉为两点，则再缩小两脚规间距，直至感觉为一点为止，两点须同时刺激，用力相等；正常时全身各部位数值不一：指尖为 2 ~ 4mm，指背为 4 ~ 6mm，手背 2 ~ 3cm，躯干 6 ~ 7cm；③图形觉：嘱患者闭目，用钝针在皮肤上画出简单数字或图形，如 1、2、3 等数字或三角形、圆形等图形，让患者辨出，应双侧对照；④实体觉：嘱患者闭目，将钥匙、纽扣、钢笔、硬币等物品发在患者一侧手中，令其用单手触摸和感觉并说出物品形状和名称。两手比较。⑤重量觉：用重量不同（相差 50%以上）的物体先后放人一侧手中，令患者区别。有深感觉障碍者不做此检查。

五、反射检查

反射是神经活动的基础，是对感觉刺激的一种不随意运动反应，通过神经反射弧完成。反射由感受器、传入神经（感觉神经）、中间神经元、传出神经（运动神经）和效应器（肌肉、腺体等）组成。反射检查须病人合作，肢体放松，叩诊锤叩击力量要均匀适当，双侧一致。检查时可用与患者谈话或嘱患者咳嗽或两手勾住用力牵拉等方法，使其放松，以利反射的引出。反射活动有一定的个体差异，在有明显改变或两侧不对称时意义较大。

反射检查包括深反射、浅反射和病理反射等。

1.深反射 为刺激肌腱和骨膜引起肌肉收缩的一种反应。其强弱可用消失(－)、减弱(＋)、正常（++）、亢进（+++）和阵挛（++++）来描述。

（1）肱二头肌反射（$C_{5\sim6}$，肌皮神经）：患者取坐或卧位，前臂屈曲成直角，检查者左拇指置于患者肘部肱二头肌腱上，用右手持叩诊锤叩击左拇指，反射为肱二头肌收缩，引起前臂屈曲（见图 4–1–4）。

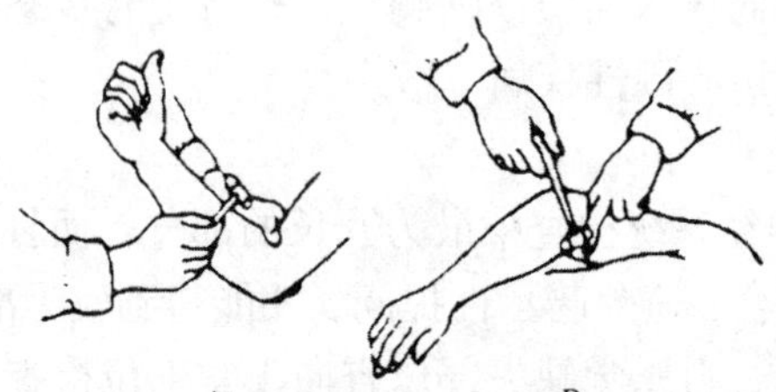

图 4–1–4 肱二头肌反射检查法

A：坐位；B：卧位

（2）肱三头肌反射（$C_{6\sim7}$，桡神经）：患者取坐或卧位，上臂外展，肘部半屈，检查者托持其肘关节，用叩诊锤直接叩击鹰嘴上方肱三头肌腱，反射为肱三头肌收缩，引起前臂伸展（见图 4–1–5）。

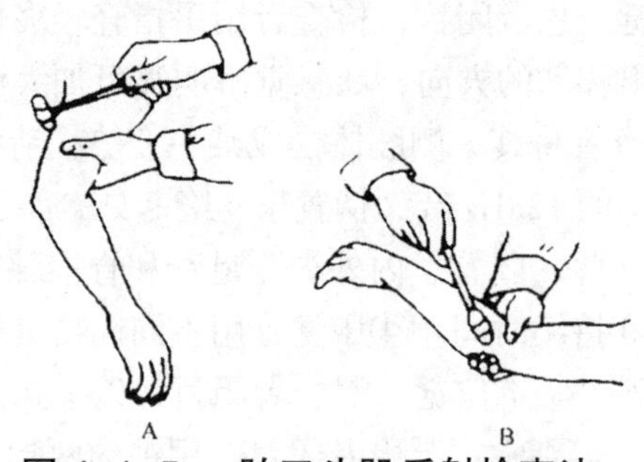

图 4–1–5 肱三头肌反射检查法

A：坐位；B：卧位

（3）桡反射（$C_{5\sim6}$，桡神经）：患者取坐或卧位，前臂半屈半旋前置于胸前，检查时叩击桡骨下端，反射为肱桡肌收缩，引起肘部屈曲和前臂旋前（见图 4–1–6）。

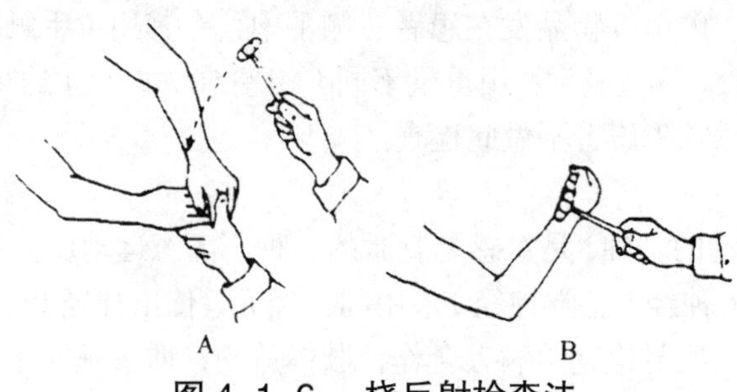

图 4–1–6 桡反射检查法

A：坐位；B：卧位

（4）膝反射（$L_{2\sim4}$，股神经）：患者取座位，小腿松弛下垂与大腿成直角；卧位时检查者用左手托起双膝关节，使小腿屈成 120°，右手用叩诊锤叩击髌骨下股四头肌腱，引起小腿伸展（见图 4–1–7）。

（5）踝反射（$S_{1\sim2}$，胫神经）：又称跟腱反射。患者取仰卧位，股外展，屈膝约 90°，检查者用左手使足背屈成直角，叩击跟腱，反射为足跖屈。如不能引出，令患者俯卧，屈膝 90°，检查者用左手按足跖，再叩击跟腱；或患者跪于床边，足悬于床外，检查者以手推足使之背屈，再叩击跟腱（见图 4–1–8）。

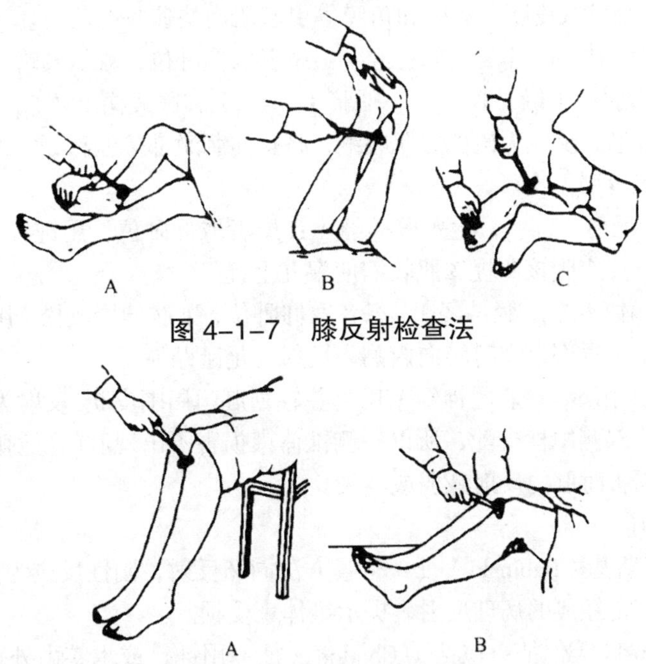

图 4–1–7　膝反射检查法

图 4–1–8　踝反射检查法

A：仰卧位；B：俯卧位；C：跪位

（6）阵挛：是腱反射高度亢进的一种表现，如突然牵拉引出反射的肌腱不放手，使之呈持续紧张状态，则出现该牵拉部位的肌肉发生持续性和节律性收缩，称为阵挛。临床常见：①髌阵挛，嘱患者仰卧，伸展下肢，检查者用拇、食两指捏住髌骨上缘，突然和持续向下方推动数次，髌骨出现连续节律性上下颤动（见图 4–1–9 A）；②踝阵挛，嘱患者仰卧，检查者用左手托住患者腘窝，右手握足前部，突然推向背屈方向不松手，跟腱发生节律性收缩，导致足部交替性屈伸动作（见图 4–1–9 B）。

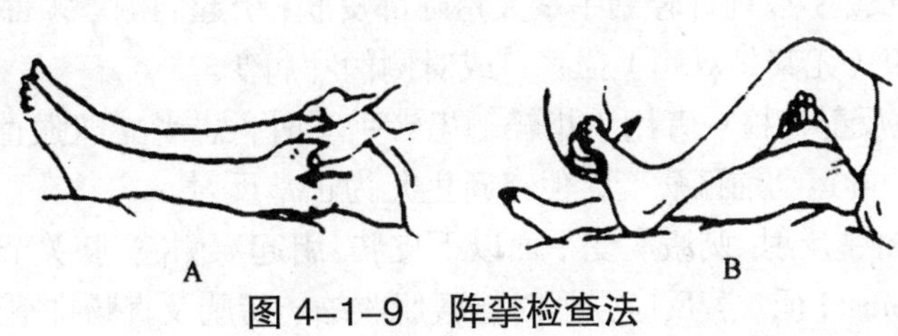

图 4–1–9　阵挛检查法

（7）霍夫曼（Hoffmann）征（C_7 ~ T_1，正中神经）：患者腕部略伸，手指微屈，检查者左手握患者腕部，右手食指和中指夹住患者中指，以拇指快速地向下拨动其中指甲，阳性反应为拇指和其他各指屈曲。该征以往与 Rossolimo 征被列入病理反射，实际上是牵张反射，可视为腱反射亢进表现，也见于腱反射活跃的正常人。

（8）罗索里莫（Rossolimo）征：手征（C_7 ~ T_1，正中神经）：患者手指微屈，检查者左手握患者腕部，用右手指快速向上弹拨中间三个手指尖，阳性反应同 Hoffmann 征。足征（L_5 ~ S_2，胫神经）：嘱患者仰卧，下肢伸展，以手指或叩诊锤叩击足趾跖面，阳性反应为足趾跖屈。

2. 浅反射 是刺激皮肤、黏膜和角膜等引起肌肉快速收缩反应。

（1）腹壁反射（$T_{7 \sim 12}$，肋间神经）：患者取仰卧位，双下肢略屈曲使腹肌完全松弛，用钝针或竹签沿肋弓下缘（$T_{7 \sim 8}$）、平脐（$T_{9 \sim 10}$）和腹股沟上（$T_{11 \sim 12}$）平行方向，由外向内轻划腹壁皮肤，反应为该侧腹肌收缩，脐孔向刺激部位偏移，应重复数次并双侧对比。肥胖者和经产妇可引不出。

（2）提睾反射（$L_{1 \sim 2}$，生殖股神经）：患者取仰卧位，用钝针自上向下轻划大腿上部股内侧皮肤，反应为该侧提睾肌收缩使睾丸上提。

（3）跖反射（$L_{1 \sim 2}$，胫神经）：患者取仰卧位，下肢伸展放松，用竹签轻划足底外侧，自足跟向前至小趾根部足掌时转向内侧，反射为足趾跖屈。

（4）肛门反射（$S_{4 \sim 5}$，肛尾神经）：用竹签轻划肛门周围皮肤，反射为肛门外括约肌收缩。肛门外括约肌受双侧中枢支配，所以一侧锥体束损害不出现肛门反射障碍，但是双侧锥体束或马尾神经损害时肛门反射减弱或消失。

3. 病理反射

（1）巴宾斯基（Babinski）征：检查方法同跖反射，阳性反应为拇趾背屈，可伴其他足趾扇形展开。是经典的病理反射，提示锥体束受损。

（2）Babinski 等位征：包括① Chaddock 征，用钝针或木签由外踝下方向前划至足背外侧；② Oppenheim 征，用拇指和食指沿胫骨前缘自上向下加压下滑；③ Gordon 征，用手挤压腓肠肌；④ Sehaeffer 征，用手挤压跟腱；⑤ Gonda 征，用力下压第 4、5 足趾，数秒钟后突然放松；⑥ Pussep 征，轻划足背外侧缘；阳性反应均同 Babinski 征。

（3）口轮匝肌反射：以叩诊锤轻 pp 上唇或鼻旁，可见同侧上唇肌及口角提肌收缩；如果叩击上唇正中（人中穴处），则见整个口轮匝肌收缩，表现为双唇紧闭并向前撅起。提示双侧皮质脑干束病变。

（4）吸吮反射：轻划患者唇部或轻触口唇，立即出现口轮匝肌收缩，上、下唇噘起作吸吮动作，见于弥漫性大脑病变和假性延髓性麻痹患者。

（5）掌颌反射：以钝针轻划手掌大鱼际部皮肤，引起同侧下须部颏肌收缩、口角上扬。见于皮质脑干束（尤其是双侧）损害，或对侧额叶病变。

（6）强握反射；检查者用手指轻触患者手掌时，患者立即强直性握住检查者手指。见于成人对侧额叶运动前区病变，但在新生儿为正常反射。

（7）脊髓自主反射：刺激病变平面以下皮肤，引起双侧髋、膝关节屈曲、踝关节背屈（三短反射）和 Babinskl 征。若反应强烈时伴腹肌收缩、膀胱及直肠排空，以及病变以下立毛、出汗和皮肤发红等，称为总体反射，见于脊髓横贯性损害时。

六、自主神经功能检查

1. 一般观察

（1）皮肤黏膜：注意观察色泽＜苍白、潮红、发绀、红斑、色素沉着、色素脱失等，温度（发热、发凉），质地（光滑、粗糙、变硬、增厚、变薄、脱屑、干燥、潮湿等），以及水肿、溃疡和压疮等。

（2）毛发和指甲：有无毛发过度增生或脱失，指和趾甲变形松脆、失去正常光泽等。

（3）出汗和腺体分泌：有无全身或局部出汗过多、过少和无汗等。观察有无泪液和唾液的分泌过多或过少。

2. 内脏及括约肌功能　观察胃肠功能，有无胃下垂、腹胀、便秘等；排尿、排便障碍及性质（尿急、尿频、排尿困难、尿潴留、尿失禁、自动膀胱等），有无膀胱膨胀及其程度等。

3. 自主神经反射

（1）皮肤划纹试验：用钝针或竹签在皮肤上适度加压画一条线，数秒钟后出现白色划纹，稍后变为红条纹，为正常反应；如划纹后白线条持续超过 5min，提示交感神经兴奋性增高；红条纹持续较久（数小时）且明显增宽或隆起，为副交感神经兴奋性增高或交感神经麻痹。

（2）竖毛反射：将冰块放置在病人颈后、腋窝或上臂外侧皮肤等处，或给予局部搔划刺激，可引起竖毛肌（由交感神经支配）收缩，局部出现竖毛反应，毛囊隆起如鸡皮状，逐渐向周围扩散，如果有脊髓横贯性损害则扩展到该平面停止，刺激后 7 ~ 10s 最明显，以后逐渐消失。

（3）卧立位实验：在卧位计数 1 分钟脉搏，然后起立后再计 1 分钟脉搏。由卧位到立位脉搏增加超过 10 ~ 12 次为交感神经兴奋性增强。由立位到卧位若减少超过 10 ~ 12 次为副交感神经兴奋性增强。

（4）发汗试验（碘淀粉法）：先将碘 1.5g、蓖麻油 10.0g 与 96%乙醇配制成碘液涂满患者全身，待干后体表撒布淀粉，皮下注射毛果芸香碱 10mg 使全身出汗，汗液与淀粉、碘发生反应使出汗处皮肤变蓝，可指示交感神经功能障碍范围：头，颈及上胸部交感神经支配来自 C_8 ~ T_2 脊髓侧角，节后纤维由颈上神经节（至头）和颈中神经节（至颈、上胸）发出；上肢交感神经来自 $T_{2\sim8}$，节后纤维由颈下神经节发出；躯干交感神经来自 $T_{5\sim12}$，上肢来看 T_{10} ~ L_3；但此节段性分布可以有较大的个体差异。

（5）眼心反射：患者平静休息后闭目，测海分钟脉搏数，检查者用中指与食指对双侧眼球逐渐施加压力 20 ~ 30s，再测脉搏数。正常反应为脉搏可减少 10 ~ 12 次 /min；此反射由三叉神经眼支传入，经迷走神经心神经支传出，引起窦房结的抑制，导致心率减慢。迷走神经麻痹者反射减退或消失，迷走神经功能亢进者反射加强（脉搏减少 12 次以上）。

（6）颈动脉窦反射：检查者用食指与中指压迫一侧颈总动脉分叉处（相当于胸锁乳突肌上 1/3 处）约 5 ~ 30s 内，引起心率减慢，比较按压前后每分钟脉搏敷变化，正常人减慢 6 ~ 10 次 /min。反射由舌咽神经传入，由迷走神经传出；避免同时压迫两侧颈动脉窦，过敏者按压时可引起心率过缓、血压下降和晕厥，甚至心搏骤停，须谨慎行之。

七、昏迷患者的检查

昏迷是一种急危重症，需尽快做出诊断，及早进行抢救。首先应对症急救，稳定生命体征，同时进行详细的全身和神经系统检查，以及必要的辅助检查，尽快明确病因，进行病因治疗。

八、失语症、失用症和失认症检查

检查前需了解患者文化程度、左利手还是右利手。患者在意识清楚、精神状态、智力、注意力、定向力、视听力及发音器官基本正常，并且合作的情况下检查，采能获得可靠的检查结果。

（一）失语症检查

失语症检查包括口语表达、听理解、复述、命名、阅读和书写等。现在，国内广泛采用汉语失语检查法（ABC 法），分为六个方面：

1. 口语表达 通过患者自发谈话或回答问题，观察其自发言语有无增加或减少，注意谈话语量、语调和发音，说话是否费力，有无语法词或结构，有无实质词或错语、找词困难、刻板语言，能否达义等，由这些特点区分流利型或非流利型口语。

2. 听理解 要求患者执行口头指令和单词的听辨认。如简单的“张嘴”，以及含语法的复合句，如“右手摸左耳朵”；听辨认要求患者从几种物品、图画或身体部位中指出检查者说的是哪个词。如肢体瘫痪不能执行指令时可用是或否题检查，对检查者说的话表示“是（对）”或“不是（不对）”；是否句子应包括最熟悉句子，如“你的名字是 x x x 吗？”，以及含语法词的句子，如“马比狗大，对吗？”

3. 复述 要求患者“我说什么，你也说什么”。包括常用词（如红旗、苹果、树木），少用词（赌气、山重水复），抽象词（如劳动、时间），短语（披着羊皮的狼或者吃葡萄不吐葡萄皮），短句（我喜欢你）和长复合句（不害怕痛苦的人永远是坚强的）等，观察有无错字，错语，复述困难、原词句缩短或延长、完全不能复述等。

4. 命名 让患者说出一些常用物品、图画、身体部分或者动作的名称，如患者命名有障碍时却可以说明物品用途。

5. 阅读 通过阅读书报的文字，令其讲出意思；让患者执行写在纸上的指令，判定对文字阅读和理解能力。

6. 书写 要求患者书写姓名、年龄、地址、全家状况，以及听写、抄写等判定书写能力。

（二）失用症和失认症检查

1. 失用症检查 检查可用口头和书面命令。应注意观察患者自发动作，如穿衣、系鞋带和梳头是否有误；是否有序、协调地完成一些简单动作，如伸舌、闭眼、举手、书写和系纽扣等，再做复杂动作，如穿衣、划火柴和点香烟等。做复杂动作常出现时间、顺序障碍，以致不能完成。检查者做一些动作，令患者模仿。

2. 失认症检查

（1）视觉失认：①给病人看一些常用物品，病人可用语言、书写和手势来表达其辨认能力；②辨认颜色或令其将同色者归类；③空间定位如给病人看一些建筑物或风景画片，令其描述；或让其画人形、钟面或小房子等；④让病人辨认印刷符号，如数字、字母和算数符号等。

（2）听觉失认：嘱患者闭目，令其辨认常见的声音，如铃声、抖动纸张声和敲击茶杯声等；有一定音乐知识的人可让其辨认一段乐曲或歌曲。

（3）触觉失认：令病人闭目，让其触摸手中的常用物体加以辨认。

第二章　经颅多普勒超声

经颅多普勒（TCD），是利用多普勒效应进行颅内血管检测的一种有效方法。近年来，该项技术在国内外得到了迅速推广，已成为目前诊断脑血管疾病的重要手段之一。

TCD是利用超声波的多普勒效应原理来实现检测的。当振动源与接收器作相对运动时，所接受的频率不同于振源发出的频率，其频率相差与相对运动的速度有关，这一物理效应称之为多普勒效应。由于运动的红细胞反射超声波产生多普勒效应，TCD通过检测其频率的变化，便可计算出血流速度。随着技术的进步，TCD的结果将更加准确可靠。

一、经颅多普勒的特点

1. 操作简便、安全、无创伤　TCD属于超声波检查的范围，对受检查毫无创伤和痛苦，易被受检查者所接受。

2. 结果可靠，重复性强　由于TCD操作简便、结果可靠，因此可用来对脑血管疾病进行动态监测。

3. 检测全面　TCD能分别检测颅内及颅外各血管及其分支，甚至可对微小的脑动脉瘤进行检测。

4. 检查成本低。

二、方法

（一）检测血管的部位

1. 颞窗　用于检测大脑中动脉（MCA）、大脑前动脉交通前段、大脑后动脉的交通前段和交通后前段颈内动脉终末段，颞窗闭合程度随着年龄的增大而增加。

2. 眼窗　可检测眼动脉及颈内动脉虹吸段以及后交通动脉，在颞窗信号不好时可检测对侧ACA和MCA。

3. 枕窗　通过枕窗检测双侧椎动脉（VA）、小脑后下动脉（PICA）和基底动脉（BA）。

（二）检测血管技术

1. 大脑中动脉（MCA）　经颞窗检测；取样容积深度在30 ~ 65mm范围，主干位于40 ~ 60mm深度，血流为朝向探头，正向频谱。

2. 颈内动脉终末段（1CAt）　沿MCA主干随检测深度增加，在60 ~ 70mm范围，可以获得双向的血流频谱，即ICA末端分叉处，负向血流信号为ACA，正向为MCA，水平调整角度，使ACA血流信号消失，并调整深度，可获得正向的颈内动脉终末段血流频谱。

3. 大脑前动脉（ACA）　在ICAt水平获得双向血流信号后，适当增加检测深度在60 ~ 75mm，使负向血流信号更加清晰，可获得最高的ACA流速。当进一步增加取样容积深度，在70 ~ 85mm范围，可以检测到对侧ACA为正向血流频谱。眼窗探测到对侧ACA为正向血流频谱，MCA为负向血流频谱。

4. 大脑后动脉（PCA）　经颞窗，检测深度在55 ~ 70mm，MCA为参考血流信号，将探头向后枕部、下颌方向调整，随即出现的相对低流速、声频低于同侧半球其他脑动脉的正向血流频。

5. 颈内动脉虹吸部（CSA） 通过增加取样容积的深度，在 55 ~ 75mm 范围内，声束向内下或内上，分别获得 C_4 段和 C_2 段血流频谱。

6. 椎动脉（VA）和基底动脉（BA） 选择深度范围 55 ~ 80mm 通过调整检测角度，分别获得左右侧呈负向血流频谱的椎动脉血流信号血流频谱。检查者应以不间断的椎动脉血流信号为基准，逐渐增加检测深度，在 90 ~ 120mm 范围可以获得负向的基底动脉血流信号。

（三）经颅多普勒超声（TCD）常见参数分析及适用范围

TCD 主要通过以下几方面判断。

1. 取样深度 颅脑内血管的解剖结构决定了动脉血管的不同检测深度。

2. 血流方向 血流方向是判断颅内动脉血流动力学正常与否的重要技术指标。通常根据红细胞运动方向与探头之间的关系确定。当多普勒取样容积位于血管的分支处或血管走向弯曲时，可以检测到双向血流频谱。朝向探头为正向，血流频谱位于基线上方。血流背离探头为负向，频谱位于基线下方。

3. 血流速度 通常血流速度的计量单位是：cm/s。峰值流速（Vp）平均血流速度（Vs）、舒张末期血流速度（Vd）。

4. 血管搏动指数（PI）和血管阻力指数（RI） PI 和 RI 是评价颅内动脉弹性和血管阻力以及脑血流灌注状态高低的指标。PI=Vp−Vd/Vm，RI=Vp−Vd/Vp。

5. 血流频谱形态 血流频谱形态反映血液在血管内流动的状态。正常情况下血液在血管内流动呈层流状态，正常频谱色彩明亮的（如红色或粉黄色）集中在周边，色彩暗淡的集中在中心频窗。

6. 经颅多普勒检测的主要对象

（1）中老年人。

（2）患高血压和动脉硬化者。

（3）糖尿病患者。

（4）各种心脏病患者。

（5）高血脂、肥胖、颈椎病经常出现眩晕

（6）血液黏度增高者。

（7）吸烟、嗜酒及有脑卒中家族史者。

（四）适应证

1. 协助诊断脑底大血管狭窄、闭塞及其程度。

2. 判断脑血管痉挛发生的时间、部位和程度。

3. 探测颅内压增高，动态监测颅内压变化。

4. 协助诊断脑死亡。

5. 评价脑血管病及各种疾病引起脑供血不足的程度。

6. 应用于脑动脉内微栓子监测。

（五）禁忌证

1. 脑局部无感染性病变。

2. 只能检测血流速度无法测量脑血管管径，计算血流。

三、常见脑血管病的 TCD 表现

（一）大脑中动脉（MCA）急、慢性闭塞

急性 MCA 完全闭塞时，主干血流信号消失，降低检测深度，可以检测到低流速双向血流频谱（来源于 ACA 皮质侧支血流信号）。动脉粥样硬化所致的慢性 MCA 闭塞时，TED 在包括主干在内的检测深度都能检测到低水平的血流信号，这些血流信号可能是在 MCA 周围形成的侧支循环，同时伴有 PCA 和（或）ACA 血流速度代偿性增快。

（二）脑血管痉挛

1. 后循环的探测主要在双侧椎动脉，血管痉挛的诊断速度低限是 80cm/s。

2. 基底动脉血管痉挛的诊断速度低限分别是 95cm/s。

3. 前循环多以大脑中动脉为准在深度 50 ~ 65mm 时，平均血流速度在 120 ~ 140cm/s 以上时可以诊断血管痉挛。

（三）脑动静脉畸形

脑动静脉畸形是脑血管畸形最常见的病变，TCD 对脑动静脉畸形的检测具有一定特异性。

1. 血流频谱形态舒张期流速增加，频谱增宽，舒张期下降支血流频谱无平滑线形特征。出现涡流或湍流频谱，频谱内部分布不均。

2. 正常脑动脉收缩期与舒张期血流速度的比值（S/D）为 2 ∶ 1。供血动脉的血流速度表现为收缩期与舒张期流速非对称性增加。收缩与舒张比值（S/D）＜ 2 ∶ 1。

3. 供血动脉血管搏动指数（PI） 明显减低，呈低搏动性改变。

4. 血流声频异常 由于血管的血细胞运动无规律，血流速度不均，因而血流声频紊乱，高低强度声频混杂。

5. 过度换气和屏气试验提示供血动脉血流速度变化不明显，说明脑动静脉畸形供血动脉的血管舒缩功能下降或丧失。

6. 供血动脉的自动调节功能减低或丧失，表现颈动脉压迫试验前后脑血流速度未见无明显变化。

（四）颈动脉、颅内动脉狭窄和闭塞

1. 血流速度的变化 典型血管狭窄的特点是节段性血流速度异常。狭窄段流速升高，狭窄近端流速正常或相对减低，狭窄远端流速减低（狭窄大于 50%）。

2. 据血流速度增高的幅度，结合与狭窄后血流速度的比较及频谱和声频的改变，TCD 对狭窄程度有一定的判断能力，但到目前为止还没有比较一致的判断。

3. 随狭窄程度的增加，出现基线上下出现涡流、湍流以及弧形或索状对称分布的血管杂音所特有的高强度血流信号频谱。

4. 随狭窄程度增加，声频出现低调或高调粗糙杂音以及乐音性或机械样杂音。

（五）脑血流微栓子的检测

1. 微栓子信号出现时可实时记录到血流频谱形态或速度的变化。

2. 探头摩擦可以造成短暂的高强度信号是伪差信号。伪差信号呈双向，出现在基线上下方，声频较低，双深度探头监测时在双深度之间没有时间差。

3. 微栓子信号单方向出现在频谱中；伴有尖短的鸟鸣音；短时程＜ 300mm；信号强度大于或等于背景 3dB；双深度探头在检测时在双深度之间有时间差；应用 M 波功能模式可以观察到微栓子信号留下高强度轨迹信号。

第三章 脑电图

脑电图（EEG）是通过应用电子放大技术将脑部自发的有节律的生物电活动放大后，通过头皮电极记录出的脑波图线，以研究大脑的功能状态。脑电图检查主要用于癫痫的诊断、分类和病灶的定位。此外，对区别脑部器质性或功能性病变、弥漫性或局限性损害以及脑炎、中毒和代谢性原因引起的脑病等的诊断均有辅助诊断价值。

一、检查方法

（一）一般要求

1. 记录环境 必须在安静、舒适的环境下记录，病人取躺或半坐位。

2. 记录中要求 须记录整个描记过程中发生的一切变化，如患者的醒觉状态，咳嗽、吞咽、躯体动作、周围干扰等情况；还应该记录包括睁闭眼、闪光刺激、过度换气等诱发试验。

3. 描记时间 常规脑电图记录时间不应少于30分钟，应该包括清醒脑电图和睡眠脑电图。

4. 其他 脑电图检查的目的是为了明确诊断和指导治疗，对癫痫病人一般不应减药、停药，避免导致病情反复及可能出现的癫痫持续状态。苯二氮䓬类药物可能使脑电图产生大量快波而影响阅图，可在脑电图检查前两天停药，而继续服用其他抗癫痫药物。

（二）电极位置

根据国际脑电图协会的建议，目前10/20系统电极放置法已成为世界通用的标准方法，它可以确保在头皮上不同代表区域包括额（F）、颞（T）、顶（P）、枕（O）、中央（C）区的庙电活动均能被记录到（至少要放置20个电极），偶尔需要在标准部位之间增放电极或需要增加特殊电极如蝶骨电极或鼻咽电极，常规需要放置眼动电极、心电图电极。

（三）导联选择

根据国际脑电协会的要求，最好每种导联方法要记录到21个或以上的部位。导联方法包括参考导联法和双极导联法。参考导联通常选用耳垂做参考电极，而另一电极置于皮质区域，主要用于左右两侧脑波的比较，尤其能更准确地测量脑波的波幅即电压，但其定位性较差；而双极导联把两个相邻的电极安放在两个皮质区，记录其电位差。通常双极导联分为从前到后导联法、从左到右导联法、环导联法，脑电图异常病灶的定位主要依靠双极导联法，因此，在记录脑电图时，应该重点选择双极导联法记录。

二、诱发试验

为了提高脑电图诊断的阳性率，可以采取一些特殊的方法以诱发不明显的异常脑电活动。

（一）过度换气

是检测大脑皮质功能状态的试验，可以诱发癫痫患者的异常癫痫样放电。当过度换气后，使血中的CO_2含量下降，形成相对碱中毒，引起脑血管收缩，脑血流量下降，导致脑缺氧，从而产生脑电的改变。部分正常人在过度换气时，脑波可以没有任何改变；而部分人在过度换气时出现各导慢波逐渐增多，以头前部为主；有些人甚至出现连续性高波幅慢波，尤其多见于儿童。但上述慢波在过度换气停止后一分钟内完全消失。过度换气要求受试者每分钟深呼吸 20 ～ 30 次，共 3min。

（二）闪光刺激

正常人在接受闪光刺激后枕区脑波出现双侧对称的与闪光频率一致或成倍数关系的脑波节律。闪光刺激对光敏性癫痫及肌阵挛性癫痫异常率更高。

（三）睡眠诱发试验

一般清醒脑电图，癫痫样放电只见于 30%左右的病人，而睡眠诱发脑电图的阳性率可以提高到 80%，尤其对儿童良性癫痫。绝大多数儿童良性癫痫的患儿在清醒时脑电图正常，而一旦入睡尤其是在浅睡期即可爆发出单个或成组出现的棘波、尖波、棘慢综合波等异常脑波。很多癫痫发作和睡眠有关，部分患者只在睡眠中发作或在清晨快醒时发作。睡眠可诱发出两侧同步或不完全对称同步的棘慢综合波、多棘慢综合波、单个或成组出现的尖波、棘波或尖慢、棘慢波，还可使清醒时出现的不能肯定或不典型的脑波变的肯定和典型。因此，在常规脑电图检查中增加睡眠脑电图将明显提高诊断的阳性率。睡眠诱发试验分为自然睡眠和睡眠剥夺试验。

三、正常成人脑电图

（一）主要脑波

1. α（alPha）波 是正常人脑电波的主要成分，其频率为 8 ～ 13Hz，但大多数正常人 α 波的频率在 9 ～ 11Hz 之间，双侧半球频率相差在 0.5Hz 以内，并且随年龄的增加而稍微减慢。α 波的波幅为 10 ～ 100μV，在顶、枕区活动最为明显，右侧比左侧波幅稍高，其波幅随年龄的增加而逐渐降低。α 波在清醒、安静及闭目时出现，睁眼、注意力集中、思考问题或接受其他刺激时，α 波消失而出现低波幅快波，为 α 抑制。

2. β（beta）波 频率在 14 ～ 30Hz，波幅 5 ～ 20μV，不超过 501xV，在额、颞和中央区 β 波活动明显。β 波节律不受睁闭眼的影响，当注意力集中、情绪紧张、焦虑不安或服用安眠药时 β 波活动可急剧增多。约有 6%正常人的脑电图以 β 波为主。

3. γ（theta）波 频率在 4 ～ 7Hz，波幅 20 ～ 40μV，9 波的出现与年龄和醒觉状态有关，散在分布于额区、中央区、顶区、颞区，正常成人中 9 波的百分率一般不超过 10% ～ 15%。

4. δ（delta）波 频率为 0.5 ～ 3Hz，波幅 10 ～ 20μV，额区偶见低波幅散在 8 波。正常人可在入睡时出现少量 δ 波，并且随着睡眠逐渐加深，δ 波逐渐增多。

5. 青少年枕部慢波（PSWY）位于枕部夹杂于 α 节律间的 δ 波，其上重叠有低波幅的波，睁眼时消失，两侧可以不对称，也可以不同步，多见于儿童和青少年。

（二）正常脑电图

1. 正常成人脑电图 在清醒、安静和闭眼放松状态下，在两侧大脑半球后部（枕叶以及颞、顶叶的后部）可以记录到节律为 8 ～ 12Hz，波幅为 20 ～ 100μV 的节律；睁眼时消失，闭眼后又恢复出现，为脑电的基本节律。而在额、中央区可记录到频率为 14 ～ 25Hz，波幅为 5 ～ 20μV 的 δ 波。部分正常成人可在半球前部记录到很少量 4 ～ 7Hz 的低波幅的中波，额区偶见低波幅散在 δ 波。

2. 正常儿童脑电图 主要以慢波为主，并且随着年龄的增加，慢波逐渐减少，α 波逐渐增多，14 ~ 18 岁接近于成人脑电图。

3. 睡眠脑电图 正常人一个睡眠周期根据眼球运动可以分为两个阶段即非快速眼动期（NREM）和快速眼动期（REM）。成人每天晚上有 5 ~ 7 个睡眠周期，全夜睡眠中第一个周期最短，以后的周期约为 90min。

（1）非快速眼动期又分为四期：I 期为困倦期：是由清醒状态向睡眠状态过渡阶段，可出现慢的水平性眼球摆动，脑电出现。波解体，表现为 α 节律逐渐变慢，波幅逐渐变低，在额及中央区出现 θ 活动。Ⅱ期：为开始入睡期，仍有水平性眼球摆动，此时，α 波逐渐消失，代之以不规则的低波幅的 θ 活动，在顶部出现高波幅双侧对称的负向波又叫 V 波，可扩展到额、中央、颞区。Ⅲ期：睡眠加深，此时，脑波波幅更低，节律更慢，在后枕区短暂出现正相尖波，双额、中央区出现睡眠纺锤和 K 复合波。Ⅳ期：为深睡期，出现 2Hz 或高波幅的 6 波进一步增多，仍有 K 复合波。

（2）快速眼动期：从高波幅的 6 波变为低电压不规则的。波为主的脑电图，其频率比清醒时的脑电图要慢 1 ~ 2Hz。其间混有 θ 波和少量快波，很像困倦时的脑电图。

四、成人异常脑电图

（一）异常脑波

1. 局限性慢波 高波幅 δ 波或 θ 波散在或节律性出现在某一个或几个电极记录区，则提示大脑皮质或皮质下白质炎性损害。

2. 弥漫性慢波 出现于两侧半球的广泛性非同步性慢波，两侧慢波间没有一致的时间关系，频率也不相同。见于两侧半球弥漫性病变，累及皮质或皮质下白质结构。

3. 两侧同步性慢波 慢波呈节律性出现于两侧半球，常见于额区或枕区，见于代谢性、中毒性、脑血管病性等广泛性脑结构性损害。

4. 三相波 为中到高波幅，2 ~ 3Hz 阵发性出现的、双侧同步的节律波，主波为正相波，波幅较高，其前后各伴有一小的负相波，并伴随基本节律的异常，通常三相波在前头部最明显，并且从头前部到后部有一很短的时间滞后。三相波最常见于代谢性脑病，尤其是肝性脑病。

5. 爆发性波

（1）棘波：上升支陡峭，下降支稍有坡度，时程短于 80ms，波幅高于 100μV，多为负性，明显突出于背景波。棘波是大脑皮质神经细胞过度兴奋的表现，见于局限性癫痫。

（2）尖波：波形与棘波相似，但时程较宽（80 ~ 200ms），明显突出于背景波，出现于局限性癫痫。

（3）棘慢综合波：是由一个棘波和一个慢波组成的复合波，棘波时程短于 80mg，慢波的时程在 200 ~ 500ms 之间，出现于局限性癫痫。两侧对称同步 3Hz 持续的有规律的棘慢节律见于癫痫小发作。

（4）多棘慢波：有两个以上的棘波和一个慢波组成的复合波，见于肌阵挛性发作。

（5）尖慢综合波：由一个尖波和一个慢波组成，尖波时程在 80 ~ 200ms 之间，慢波时程在 500 ~ 1000ms 之间，出现于局限性癫痫。

（6）周期性出现的痫样放电：为节律性出现的形状包括棘波、尖波、棘慢波等复合波，中到高波幅，可单侧或双侧出现，其间夹杂着慢波，可出现于（其频率为 8 ~ 20 次 /10s）和亚急性硬化性全脑炎（其频率为1次/4s ~ 10s），也可出现于由于脑缺氧、脑外伤、心肺复苏后等意识障碍的患者。

（二）异常脑电图

1. 界限性脑电图 脑电图改变超出了正常界限，但又未达到轻度异常者，包括：

（1）α 波不规则，不稳定。

（2）α 波两侧波幅差大于30%。

（3）β 波增多，波幅稍高，达30 ~ 50μV。

2. 轻度异常脑电图 主要指一些非特异性的异常，包括：

（1）α 波不规则，不稳定，频率变化大于2Hz；两侧 α 波波幅不对称，波幅差大于30%；背景 α 波频率稍慢；生理反应不明显。

（2）β 波增多，波幅增高，达50 ~ 100μV。

（3）θ 波增多，波幅增高，阵发出现，达50 ~ 100μV。

（4）δ 波增多，散在出现。

3. 中度异常脑电图 异常稍加严重，并相对具有特异性，包括：

（1）α 波变慢，以8Hz为主，或 α 波消失。

（2）两侧 α 波频率、波幅明显不对称。

（3）背景波以连续出现的中等波幅的 δ 波占优势。

（4）中等波幅的 δ 波成节律性出现。

（5）出现少量的棘波和尖波。

4. 高度异常脑电图 脑波严重异常，并具有高度定位价值，包括：

（1）广泛出现的中高波幅的 θ 或 δ 节律。

（2）频繁出现的各种爆发性痫样放电。

（3）周期性出现的痫样放电，爆发抑制现或低平脑电图。

五、脑电图分析和结果判定

（一）脑电图分析

1. 任何一份脑电图的判定都要结合整个的脑电图变化来整体分析，不能机械和孤立的判断某个或某段波形。

2. 要熟悉各种正常脑电波的变异；熟悉清醒和睡眠脑电波的差异；熟悉各种生理性伪迹或外来性干扰的表现；否则，会将正常脑电误认为异常，将伪迹误认为异常波。

3. 阅图时要一看导联，二看状态（清醒，浅睡眠还是深睡期），三看对称性，四要注意看该出现的波形出来没有，不该出来的波形有没有。

4. 分析异常脑波时，要注意异常放电的同步性、双侧性、局灶性、对称性、节律发放特点，对痫样放电要特别注意是否反复出现、是否明显突出于背景及起始点。

（二）脑电图结果判定

脑电图结果通常包括三部分，即对脑电图记录的客观描述；对正常或异常严重程度的判定；EEC.结果对临床的指导意义。脑电图结果的判定没有严格统一的标准，国内通常根据异常波出现的量和质的变化将其结果分为三个层次：

1. 单纯的界限性和轻度异常脑电图临床意义不大，需要结合临床做出谨慎诊断。

2. 中度以上的脑电异常有明确的临床意义，但需要结合临床具体判定。

3. 发作间期脑电图检查正常，不能除外癫痫；而很少一部分正常人，却有着癫痫样放电，因此，不能仅根据脑电情况诊断癫痫。

4. 脑电图异常并不等于癫痫。

5. 脑波节律越慢，说明结构性损害越明显，但不能定性。

6. 脑电图是脑功能的检查，不能取代影像检查。脑电图异常，并不代表一定要有脑形态学上的异常；而脑形态学上有异常，脑电图也可以正常。

7. 脑电图定侧的价值较大，但具体定位有一定的局限性，尤其对大脑深部病变定位困难。

第四章 肌电图和神经传导速度

肌电图（EMG）是利用神经和肌肉的电生理特性，检测神经和肌肉的电活动，借以判断神经和肌肉的功能状态。广义的肌电图分为针电极肌电图检查、神经传导速度检查（NCV）、重复电刺激（RNS）、运动单位计数（MUNE）、单纤维肌电图（SFEMG）等。它检查的范围主要是周围神经系统，包括周围神经系统的每一个环节，即原发性运动神经元如脊髓前角细胞、原发性感觉神经元如后根神经元，脊神经根，神经丛，周围神经，神经肌肉接头和肌肉本身。其检查的目的主要是确定神经和肌肉损害的部位、性质和范围，为神经和肌肉病变提供更多的有关损害的电生理损害类型、损害程度、病程和预后等方面的信息，从而使临床医生对周围神经系统疾病的诊断和治疗更有目的性。

神经传导速度是用表面电极或针电极记录在神经干受到刺激时神经或肌肉产生的电活动，用于评价周围运动神经和感觉神经的功能状态，有助于鉴别髓鞘损害或轴索损害及损害的程度。包括感觉神经传导速度测定、运动神经传导速度测定、F 波检测、H 波反射、瞬目反射、重复电刺激。

一、检测方法

（一）运动神经传导速度（MCV）

1. 电极位置（见图 4-4-1） 记录电极用表面电极，放在所要测定的运动神经支配的远端肌肉上，参考电极放在肌腱上，在记录电极的远端，和记录电极间距离大约 3 ~ 4cm，地线放在刺激电极和记录电极之间。刺激电极放在神经干上，并使阴极更接近所要刺激神经的记录电极。

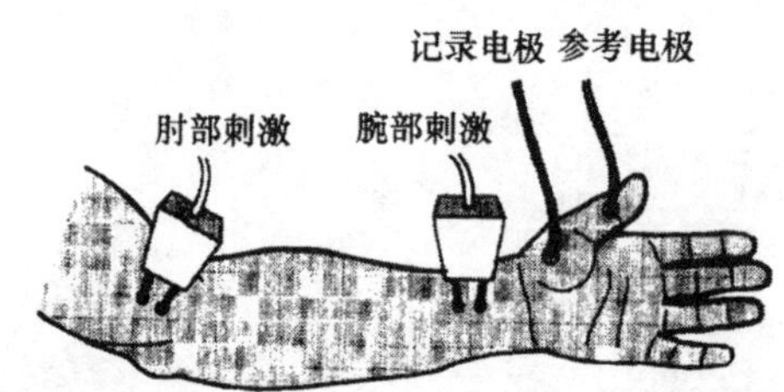

图 4-4-1 正中神经运动传导检查法示意图

2. 测定方法 用超强刺激法分别在神经干远、近端不同点给予刺激，在该神经所支配的肌肉上分别记录远、近端刺激诱发出的负相起始的混合肌肉动作电位，测量其波幅、潜伏时、时程及远、近刺激点之间的距离，求出运动神经传导速度。神经传导速度计算公式为：近、远端刺激点间距离 / 近、远端潜伏时差，用 m/s 来表示。

（二）感觉神经传导速度（SCV）

1. 电极位置 记录电极和参考电极应放在神经干的走行上，两点间距离 2 ~ 3cm，记录电极靠近刺激器，地线放在记录电极和刺激电极之间。顺向记录时刺激手指或足趾末梢神经，在近端顺向收集其感觉神经电位。

2. 测定方法 顺向记录时将刺激电极置于感觉神经远端，在神经干的近端记录，测定感觉神经电位的波幅和潜伏时，用刺激电极和记录电极之间的距离除以潜伏时即为 SCV。

（三）F 波（F-wave）

是神经干在超强刺激下，混合肌肉动作电位 M 波后出现的一个小的动作电位，即为 F 波（见图 4-4-2）。在超强刺激下，电兴奋是先离开肌肉记录电极而朝向脊髓，然后再由脊髓前角细胞返回到远端记录肌肉上来，因此，它反映的是近端神经根的功能状态。F 波测定时，其电极摆放方法同常规运动神经传导检查一样，但需要用超强刺激。重点观察其潜伏时，通常连续测定 10 次 F 波，计算其平均潜伏时及 F 波出现率。

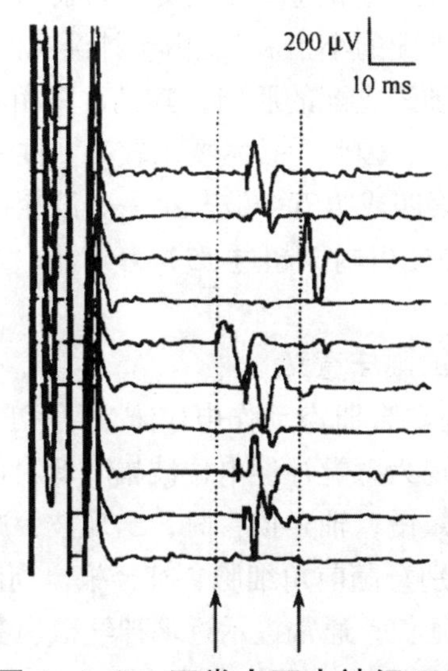

图 4-4-2 正常人正中神经 F 波

（四）H 反射（H-reflex）

和 F 波不一样，H 反射在成人仅能在胫神经上引出。在超强刺激胫神经后，冲动由感觉神经传入，经过突触，再由胫神经运动纤维传出，导致它所支配的腓肠肌收缩，反映了近端神经根的功能状态。在近端神经根病，腰骶神经丛病和骶 1 神经根病变时，都可以出现 H 反射潜伏时延长，周围神经损害如糖尿病周围神经病早期也可以出现 H 反射潜伏时延长。

（五）瞬目反射

瞬目反射主要是用来评估面神经、三叉神经以及延髓和脑桥的功能状态。此反射传入神经是三叉神经第一支眶上支，传出神经是面神经运动支，其中枢传递途径尚不完全清楚。瞬目反射包含两个成分，即早发反应 R_1 和迟发反应 R_2。当刺激同侧三叉神经第一支眶上支时，仅在刺激侧眼可以记录到 R_1 波，而 R_2 波在两眼都可记录到。R_1 波通常比较稳定，而且重复性比较好，在检查时临床上可无任何表现，R_2 波通常为多相波，并且波形多变，在检查时临床上可见有瞬目动作。早发反应 R_1 波被认为是三叉神经感觉主核和同侧面神经核之间的一个单突触反射；而迟发反应 R_2 波则被认为是脑干内三叉神经脊束核和面神经核之间的多个中间神经元多突触反射。

（六）重复电刺激（RNS）

用来评价神经和肌肉接头之间功能状态的一项较有价值的神经电生理检查。它采用的是在连续刺激神经干后，观察该神经干所支配肌肉的动作电位波幅增减情况，来判断是否存在神经和肌肉接头之间病变，通常选用低频重复电刺激。正常情况下，神经干连续受刺激后，肌肉动作电位波幅可有轻微的波动，但降低或升高超过一定的范围均提示神经肌肉接头病变。

1. 测定方法

（1）电极位置：记录电极置于所刺激神经支配的肌肉上，刺激电极放在神经干上。

（2）神经和肌肉的选择：通常选面神经支配的眼轮匝肌、腋神经支配的三角肌、副神经支配的斜方肌和尺神经支配的小指展肌。由于神经肌肉接头病变主要是影响近端肌肉，故此检查通常选用的是近端神经支配的肌肉，其异常率相对比较高，但应该注意近端肌肉在检查时不容易固定，伪迹大，因此，技术要求较高，同时，也容易出现假阳性。

2. 异常判断 通常计算第四或第五个波与第一个波相比波幅下降的百分比，正常人低频刺激波幅递减在 10% ~ 15%以内，超过 15%为异常。重症肌无力病人出现低频刺激时波幅明显递减，超过 15%。

二、异常神经传导速度的临床意义

MCV 的异常主要表现在混合肌肉动作电位末端潜伏时延长，波幅减低，神经传导速度减慢。SCV 的异常主要表现为感觉神经电位波幅降低，传导速度减慢。髓鞘损害时出现末端潜伏时延长和传导速度减慢；轴索损害时，出现波幅减低。神经传导速度检测结果和肌电图结果相结合，可以鉴别脊髓前角细胞、神经根、周围神经和肌源型损害。F 波异常表现为出现率降低及潜伏时延长，通常提示近端神经根病变。H 波异常主要为 H 波潜伏时延长，骶 1 神经根病变时，可出现 H 波潜伏时延长。

三、针电极肌电图检查

针电极肌电图检查是指用同芯针电极插入肌肉后，通过观察在肌肉放松时失神经电位和肌肉随意运动时运动单位电位变化的情况，再结合神经传导速度的变化，可提供肌肉失神经或神经再支配的信息，鉴别神经源性和肌源性损害，反映病变的程度和范围，发现亚临床病灶。

（一）正常肌电图

1. 肌肉放松时 主要观察插入电位和自发电位。当针电极插入肌肉或在肌肉内移动时，产生短暂电活动，即为插入电位，正常的插入电位持续时间很短暂，多在针停止移动后持续时间不超过 300ms；正常自发电位包括来自终板区的终板噪声和终板电位，表现为低波幅终板噪声和高波幅终板棘波，通常伴有疼痛，移动针电极后疼痛消失。

2. 肌肉轻收缩时 观察运动单位电位的时程，波幅，多相电位。由一个运动神经元或一个脊髓前角细胞以及其发出的神经纤维，神经肌肉接头和肌纤维组成一个运动单位，其产生的电位叫运动单位电位。正常时运动单位电位时程为 5 ~ 15ms，波幅为 700μV ~ 3mV，以 2 ~ 3 相波为主。

3. 肌肉重收缩时 观察运动单位电位募集情况，即观察肌肉在用大力收缩时参与收缩的运动单位的多少及发放频率的快慢。正常人在肌肉用大力收缩时，肌电图上呈密集的相互重叠的难以分辨基线的许多运动单位电位，即为干扰相。

（二）异常肌电图

1. 插入电位改变 插入电位延长可见于神经源性和肌源性损害，插入电位减少多见于严重的肌肉萎缩或肌肉纤维化而导致肌纤维数量明显减少时，也可见于周期性瘫痪发作期时。

2. 异常自发电位及临床意义

（1）纤颤电位：是一种起始为正相波而后为负相波的双相波，时程为 1 ~ 5ms，波幅为 10 ~ 100μV，发放频率比较规则，多为每秒 0.5 ~ 10Hz，有时可高达 30Hz。在肌电图检查时，除了在荧光屏上可以看到起始为正相而后为负相的双相波外，还可以同时听到像雨点落到篷布上的声音。出现纤颤电位通常多代表是神经源性损害，但也可见于一些肌源性损害，特别是炎性肌病和一些肌营养不良，主要是由于肌肉坏死后继发失神经改变所引起。

（2）正锐波：正锐波是一个起始部为正相，继之伴随出现一个时限较宽，波幅较低的负相波，它可以伴随插入电位出现，也可以自发发放，它的波幅变化范围较大，从 10 ~ 100μV，有时可达 3mV，同纤颤电位一样，它的发放频率比较规律，在肌电图检查时，可发出比较钝的爆米花声。正锐波通常多和纤颤电位一起出现，但也可单独出现，尤其是在肌肉失神经支配早期，但也可在一些肌源性损害，特别是炎性肌病和一些肌营养不良中出现。

（3）束颤电位：束颤在临床上表现为自发的肌肉抽动，但很少引起关节移动。束颤电位是指一个运动单位里全部或部分肌纤维的不随意自发放电。束颤电位通常发放比较慢，并且不规则，它的发放频率为每秒 0.1 ~ 10Hz，它的形状很像运动单位所发放的运动单位电位，只是它只在放松时才能看到，它可以两或三个连起来发放，它的出现提示神经源性损害。

（4）复杂重复放电：是一组肌纤维自发同步放电，通常是由于一个单个肌纤维去极化而相继传导至相邻失神经支配的肌纤维，产生一组肌纤维循环放电。在肌电图检查时，它表现为突发突止，频率为 20 ~ 150Hz，波幅为 50 ~ 500μV，规律出现，每次发放的形态基本一致，并且会出现持续的像机关枪样的声音，它可以出现在神经源性损害或肌源性损害，但通常它的出现多提示病变进入慢性期。

（5）肌强直电位：它是病理性的持续性肌纤维异常放电的结果，多出现在当针尖插入或移动时，就每个单个肌纤维肌强直放电形状来看，可以是一种正锐波样放电或是纤颤电位样放电，两种电位都有波幅和频率时大时小的变化，波幅在 10 ~ 1mV 之间，发放频率为 20 ~ 150Hz。在检查时，可以听到典型的飞机俯冲样声音，或是像摩托车发动时的声音。出现肌强直电位不一定非要伴有临床上肌强直，可以出现在萎缩性肌强直、先天性肌强直，但也可以出现在低钾麻痹和一些肌病，像多发性肌炎。需要注意的是，在有些失神经支配的神经源性病变中也可以出现较短暂的肌强直放电。

3. 异常运动单位电位及临床意义 对于运动单位电位的研究，主要须根据轻收缩时运动单位电位形状、时程、波幅、位相、稳定性和发放频率及重收缩时运动单位电位的募集形式来共同分析。

（1）神经源性损害：在轻收缩时，可见运动单位电位时程延长，波幅增高，多相波增多。

在重收缩时，由于参加发放的运动单位数量明显减少，仅能看到单个运动单位电位发放，且没有相互重叠，此现象即为募集相减少，即单纯相。

（2）肌源性损害：在轻收缩时，运动单位电位时程缩短，波幅降低，多相波增多。在重收缩时，虽然运动单位正常，但由于大量肌纤维破坏，导致每个运动单位内肌纤维数量明显减少。因此，当患者用很小的力量收缩时，即可以看到很多运动单位电位发放，表现为低波幅干扰相，即病理干扰相。

第五章 中枢神经系统影像学

中枢神经系统包括脑和脊髓，在骨骼包围的颅腔和椎管内，一般物理学检查不容易达到，影像学检查具有重要意义。脑肿瘤、脑外伤、脑血管病、颅内感染和脊髓疾病等，传统的平片检查和造影检查有一定的局限性；现代影像技术如DSA、CT、MRI等提供了高分辨率和高对比度的直观图象，可以明确病变的有无及其位置大小数目和性质，提高了中枢神经系统疾病的诊断水平，颅骨因受透声的限制，USG的应用有一定的限制。

一、颅脑

（一）头颅X线平片

头颅X线平片方法简单、经济、无痛苦，是基本的检查方法。常用后前位和侧位。根据诊断需要有时需采取其他投照位置，如切线位等。

适应证：头颅外伤；先天性畸形；颅骨疾病；发生部位与颅骨密切相关的颅内肿瘤，如脑膜瘤、垂体瘤和听神经瘤等，对颅内肿瘤等病变仅能提示病变存在，大多数不能诊断；颅内容易发生钙化的疾病，如结核、脑囊虫、结节性硬化等，结合临床提示诊断。临床表现明显而X线平片无异常所见是X线平片诊断头颅疾病的限度。

（二）脑血管造影

脑血管造影是20世纪90年代以来广泛应用于临床的一种崭新的X线检查新技术，它是先选一入路动脉，一般选用右股动脉，通过右股动脉放置一动脉鞘，通过该动脉鞘管选用不同导管，在导丝引导下，选进所要显示动脉，注入含碘造影剂。造影剂所经过的血管轨迹连续摄片，通过电子计算机辅助成像为脑血管数字减影造影（DSA）。因为DSA不但能清楚地显示颈内动脉、椎—基底动脉、颅内大血管及大脑半球的血管图像，还可测定动脉的血流量，所以，目前已被应用于脑血管病检查，特别是对于动脉瘤、动静脉畸形等定性定位诊断。其不但能提供病变的确切部位，而且对病变的范围及严重程度亦可清楚地了解，为手术提供较可靠的客观依据。另外，对于缺血性脑血管病，也有较高的诊断价值。DSA可清楚地显示动脉管腔狭窄、闭塞、侧支循环建立情况等，对于脑出血、蛛网膜下腔出血，可进一步查明导致出血的病因，如动脉瘤、血管畸形、海绵状血管瘤等。总之，DSA对脑血管病诊断，不失为一种行之有效的诊断方法。

适应证：①颅内血管性疾病，如动脉粥样硬化、栓塞、狭窄、闭塞性疾病、动脉瘤、动静脉畸形、动静脉瘘等。②颅内占位性病变，如颅内肿瘤、脓肿、囊肿、血肿等。③颅脑外伤所致各种脑外血肿。④手术后观察脑血管循环状态。

（三）脑CT

CT扫描是电子计算机断层扫描的英文简称，它的基本原理是利用头颅对X线的吸收率不同来成像。头颅中的骨骼、脑组织和脑脊液等组织的密度不相同，对X线的吸收就不一致。根据这种差异，以X线束从多个方向，沿着头部某一选定断层层面进行照射，测定透过的X线量，数字化后经过计算得出该层层面组织各个单位容积的吸收系数，然后重建图像的一种成像技术。CT是一种检查方便、迅速安全、无痛苦、无伤创的检查方法，它能清楚地显示颅脑不同横断面的解剖关系和具体的脑组织结构，因而大大提高了病变的检出率和诊断的准确性。CT 的缺点是分辨率不很高，对于小于 1cm 的病灶，对血管畸形往往难以显示，对于颅后窝与颅底的病变，由于骨骼重叠，伪影较多，也常给 CT 片的阅读以及疾病的诊断增加了困难。另外，放射线本身对人体也有一定的损伤，增强扫描时病人也存在对造影剂过敏的可能，而且除横断面外，其他截面像也很难获得，因此限制了 CT 的应用范围。

DTPA，Gd-DTRA），按公斤体重 0.1 ~ 0.2mmol 计算。这种造影剂不能通过完整的血脑屏障，不被胃黏膜吸收，完全处于细胞外间隙内以及无特殊靶器官分布，有利于鉴别肿瘤和非肿瘤的病变。中枢神经系统 MRI 做造影增强时，病灶增强与否及增强程度与病灶血供的多少和血脑屏障破坏的程度密切相关，因此有利于中枢神经系统疾病的诊断。平扫未能显示的细小多发病灶，增强后病灶常常显示更加清楚，通过增强检查可以明确病变的部位和范围，鉴别病变与水肿、肿瘤术后复发与术后改变。

3. MRI 适应证

（1）脑血管病变。

（2）感染与炎症。

（3）脑部退行性病变。

（4）脑白质病变。

（5）颅脑肿瘤。

（6）脑室及蛛网膜下腔病变。

（7）颅脑外伤。

（8）颅脑先天性发育畸形。

4. MRI 禁忌证

（1）置有心脏起搏器者。

（2）术后体内置有大块金属植入者，如人工股骨头、胸椎矫形钢板等。

（3）术后体内置有动脉瘤止血夹者。

（4）心力衰竭、不能平卧者。

（5）昏迷躁动、有不自主运动或精神病不能保持静止不动者。

（6）严重心律不齐者。

（7）人工瓣膜置人术后，应用高场强（≥ 1.0T）扫描机。

（8）疑有眼球内金属异物者。

（9）重症糖尿病胰岛素依赖，用微量泵输入胰岛素者。

二、脊髓

（一）X 线平片检查

常规摄 X 线正、侧位片，若观察椎弓或椎间孔，则需要加拍斜位片。平片对诊断脊椎骨病变或椎管内病变有帮助。

（二）脊髓造影

脊髓造影是将造影剂经过腰椎穿刺或小脑延髓池穿刺注入脊髓蛛网膜下腔，通过改变病人体位，在透视下观察对比剂在椎管内的形态和流动情况，以诊断椎管内病变的一种检查方法。目前多用非离子型水溶性碘造影剂，可以显示脊髓蛛网膜下腔，神经根、马尾及脊髓等，主要用来判断椎管内有无梗阻及梗阻部位，对椎管内肿瘤和蛛网膜粘连有诊断价值。

（三）脊髓 CT

脊髓 CT 平扫常规仰卧位，扫描线垂直于脊柱或平行于椎间盘，层厚 1 ~ 5mm，用软组织窗位和骨窗分别观察，必要时可以行矢状、冠状面重建及 CT 三维重建，增强扫描用于椎管内肿瘤和血管性疾病的诊断和鉴别诊断。脊髓造影 CT 是将 5 ~ 10mm 非离子型水溶性碘造影剂注入蛛网膜下腔，再做 CT 检查，一般在脊髓造影后 1 ~ 2h 内进行 CT 扫描，具有 CT 及脊髓造影的双重优势。CT 平扫可以清楚的显示硬脊膜囊，由硬脊膜及蛛网膜共同绕脊髓而形成，密度均匀，硬脊膜外间隙含有脂肪，显示为低密度，在低密度脂肪的衬托下可以显示类圆形神经根。

（四）脊髓 MRI

一般以矢状面扫描为基础，显示脊髓全程和病变上下平面，辅以病变区横断面，可以显示脊髓大小脊髓内外病变及脊髓移位程度，扫描层厚 3 ~ 5mm。增强检查可以提高病变的检出率和诊断准确率。MRI 对脊髓病变显示最佳，明显优于 CT，在于图 DTPA，Gd-DTRA），按公斤体重 0.1 ~ 0.2mmol 计算。这种造影剂不能通过完整的血脑屏障，不被胃黏膜吸收，完全处于细胞外间隙内以及无特殊靶器官分布，有利于鉴别肿瘤和非肿瘤的病变。中枢神经系统 MRI 做造影增强时，病灶增强与否及增强程度与病灶血供的多少和血脑屏障破坏的程度密切相关，因此有利于中枢神经系统疾病的诊断。平扫能显示的细小多发病灶，增强后病灶常常显示更加清楚，通过增强检查可以明确病变的部位和范围，鉴别病变与水肿、肿瘤术后复发与术后改变。

三、中枢神经系统常见病

（一）颅脑 CT

1. 脑血管病

（1）脑梗死：脑梗死是急性脑血管闭塞引起的脑组织缺血性坏死，病理上分为缺血性，出血性和腔隙性脑梗死，病理学分型不同，其 CT 表现也不同。

1）缺血性脑梗死：缺血性脑梗死主要表现为闭塞血管供应区内低密度病变（见图 4-5-1），增强扫描不强化或者脑回状强化。脑梗死发生的部位、病变的形态及病变内密度的高低是判定其病理学分型的主要依据。强调观察病变的形态及大小，病变密度的高低及发射功能的部位，便于判断其病理学类型，同时，应注意邻近结构有无占位效应，增强扫描注意观察其强化特点，以便于与脑肿瘤鉴别。

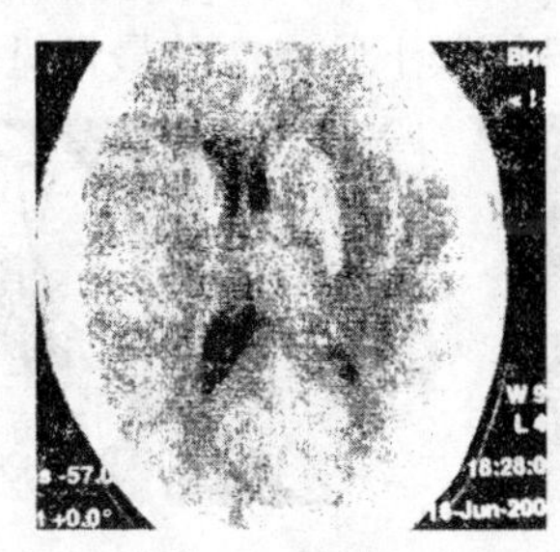

图 4-5-1 左侧大脑半球缺血性脑梗死

CT 显示左侧大脑半球片状低密度病灶伴水肿

2）出血性脑梗死：出血性脑梗死是在缺血性脑梗死基础上同时发生梗死区内的出血，因此，其主要 CT 表现为大片状低密度区内出现斑点状或斑片状高密度灶（见图 4-5-2）。观察 CT 平扫的这种混杂密度改变是正确诊断的关键。

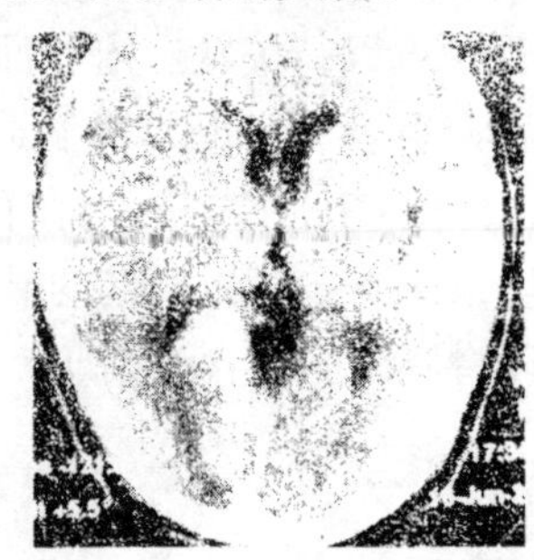

图 4-5-2　右侧枕叶出血性脑梗死

CT 显示右侧枕叶楔形混杂密度病灶，高密度为出血

3）多发腔隙性脑梗死：腔隙性脑梗死为脑穿支小动脉闭塞引起的深部脑组织较小面积的缺血性梗死，表现为基底节区、丘脑及脑干等部位斑点状低密度灶，直径一般小于 1cm，同时注意病变的部位、大小、数目及密度的高低，以便于正常脑血管腔隙、脑软化等相鉴别。

（2）脑出血：脑出血主要是指高血压血性脑出血、动脉瘤破裂出血、脑血管畸形出血等。年龄较大的儿童和青壮年以脑血管畸形多见，中年以上动脉瘤破裂出血多见，而老年人则以高血压性脑出血多见。依不同的疾病，出血可发生于脑实质内、脑室内和蛛网膜下腔，也可同时累及上述部位。

1）急性高血压性脑出血：高血压性脑出血病因主要是高血压和动脉硬化，典型易受累的脑小动脉包括外侧豆纹动脉、丘脑膝状体动脉、基底动脉穿支和供应小脑半球的齿状核的动脉。根据病程可分为急性期、吸收期及囊变期。CT 平扫急性期的表现是边界清楚，密度均匀的团块状高密度灶，CT 值 60 ~ 90Hu，血肿周围有低密度水肿带围绕，并产生占位效应（见下图）。如血肿破入邻近脑室内，则脑室内出现高密度血液（见图 4-5-3），与低密度脑脊液形成的液—液平面，甚至脑室呈高密度铸型。出血吸收期血肿边缘密度减低，边缘变模糊，高密度血肿呈向心性缩小，而周围低密度带增宽，出血后第 3 天至 6 个月增强扫描可于病灶边缘出现环行强化，囊变期原血肿变为脑脊液密度的囊腔即软化灶。

2）动脉瘤破裂出血：动脉瘤破裂后在附近脑实质内形成血肿，可破入脑室内形成脑室内出血，也是颅内非外伤性蛛网膜下腔出血的最常见原因。

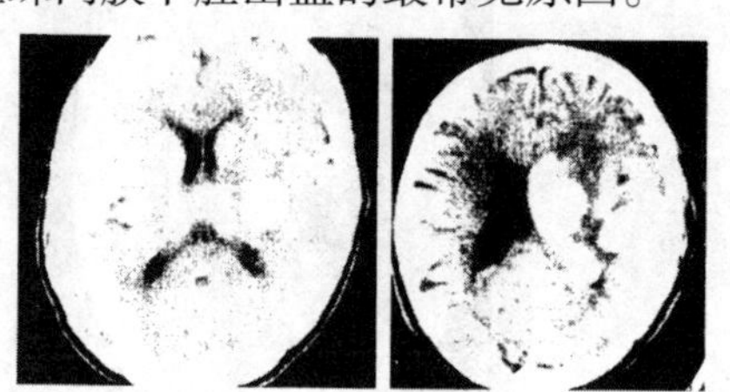

图 4-5-3　高血压脑出血

A：显示左侧基节区类圆形血肿，周围环绕低密度水肿带；

B：显示左侧基节区多发血肿破入左侧脑室内，出现脑室铸型

3）脑血管畸形出血：脑血管畸形出血常见于动静脉畸形出血和海绵状血管瘤出血，动静脉畸形所导致出血常呈不规则团块状不均匀高密度影，位置较表浅，血肿附近有时可见到钙斑，小的软化灶或呈混杂密度的畸形血管病变区，血肿周围有脑水肿和占位表现。海绵状血管瘤出血呈类圆形高密度灶，瘤体体积较未出血时增大，有占位表现。

（3）脑动脉瘤：脑动脉瘤可分为囊性脑动脉瘤和梭形脑动脉瘤，囊形多见，在病理上，囊形脑动脉瘤的载瘤动脉常有粥样硬化，血管内膜相对完整，但内弹力膜和中膜在瘤颈部变薄，消失，90%起自颈内动脉系统，其中起自前交通动脉者占30%～35%，起自后交通动脉起始处及附近颈内动脉者占20%，约10%起自椎—基底动脉系统。约20%病例多发。高分辨力CT扫描可发现直径≥3mm的动脉瘤。梭形动脉瘤在CT上可表现为病变血管明显迂曲扩张，瘤壁常有钙化，无血栓形成时因明显强化而显示更清晰。

脑动脉瘤未破裂时的CT表现与瘤腔内有无血栓有关：无血栓的囊形脑动脉瘤平扫表现为圆形等或稍高密度病灶，边界清楚，增强扫描呈明显均一强化；部分血栓化的囊形脑动脉瘤平扫可呈不均匀等或稍高密度灶，增强扫描瘤壁和偏心的残余瘤腔明显强化，而附壁血栓不强化，形成靶征，具有特征性；完全血栓化的脑动脉瘤平扫可呈等密度，无强化，脑动脉瘤壁可有点状或弧线状钙化，血栓钙化呈斑点状。

（4）蛛网膜下腔出血：蛛网膜下腔出血是由于表面血管损伤和脑撕裂合并脑挫伤的结果。脑内血肿破入脑室系统，随脑脊液流动进入第四脑室，通过第四脑室正中孔和侧孔进入蛛网膜下腔，是蛛网膜下腔出血的另一来源，蛛网膜下腔出血可为弥漫性或局限性（见图4-5-4），弥漫性蛛网膜下腔出血常见于动脉瘤破裂，而外伤性蛛网膜下腔出血通常为局限性，位于挫伤表面或沿大脑半球间裂分布。

蛛网膜下腔出血主要CT表现为脑沟、脑裂、脑池密度增高，范围与出血量有关，纵裂池内蛛网膜下腔出血以形成羽毛状高密度影为特征，常无占位效应。

2. 脑肿瘤

（1）脑膜瘤：脑膜瘤是最常见的颅内脑外肿瘤，其组织来源是脑脊膜蛛网膜帽细胞，好发部位幕上多于幕下，幕上镰旁、大脑凸面、蝶骨嵴、嗅沟、鞍旁、乙状窦旁、颅后窝、小脑脑桥角池及斜坡常见，其他少见部位有脑室内、松果体区及视神经鞘。

脑膜瘤是脑外肿瘤，有脑外肿瘤的特点如脑白质塌陷征，肿瘤与颅骨内板或硬膜广基相连，颅骨骨质的改变，假包膜征，脑脊液间隙，静脉窦闭塞等。CT平扫常为均一略高密度肿块，呈圆形或分叶状，边界清楚光滑，可有钙化，肿瘤以广基与颅骨或硬膜相

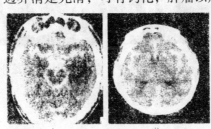

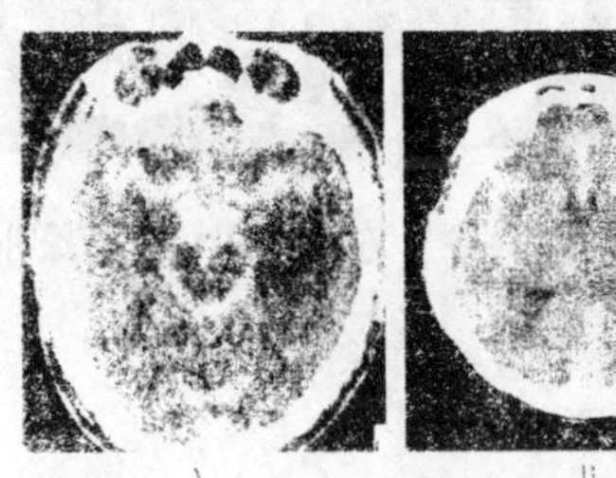

图4-5-4 蛛网膜下腔出血

A：显示弥漫性蛛网膜下腔出血；B：显示双侧外侧裂池局限性蛛网膜下腔出血连，可引起邻近骨质改变，瘤体常较大，有占位效应（见4–5–5），较大肿瘤周围有水肿围绕，增强后肿瘤明显均一强化（见4–5–5），可有脑膜尾征。

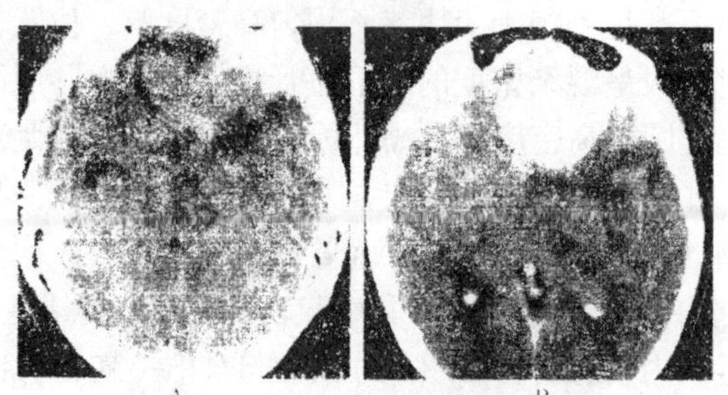

图4–5–5　左侧额部脑膜瘤

A：平扫显示左侧额部等密度肿块，额骨侵蚀，周围水肿；B：增强显示肿瘤明显均一强化

（2）神经胶质瘤：星形细胞瘤是神经胶质瘤的一种，起源于神经胶质细胞，占颅内胶质瘤的75%。世界卫生组织将星形细胞瘤分为1～4级，毛细胞星形细胞瘤属于1级，低级、间变性和多形性胶质母细胞瘤则分别为2～4级。在病理上，低级星形细胞瘤分良性或分化好的星形细胞瘤，多为实体性，可有囊变、钙化，出血少见，无坏死，但多数最终恶变，间变性星形细胞瘤为恶性或为低级星形细胞瘤恶变，肿瘤可有囊变，常有出血，大片坏死少见；多形性胶质母细胞瘤为恶性度最高的星形细胞瘤，质地不均，以明显的出血和坏死为特征。毛细胞星形细胞瘤常常比较局限，生长缓慢且很少恶变。

1）毛细胞星形细胞瘤：见于儿童和年轻人，是儿童常见脑肿瘤之一，多为囊形，好发于第四脑室周围、视交叉、下丘脑、小脑和脑干，后颅凹的肿瘤常伴有梗阻性脑积水，CT平扫多呈类圆形低密度囊性病变，边界清楚光滑，周围水肿轻，增强扫描可见肿瘤壁结节或实体部分有强化。

2）低级星形细胞瘤：主要见于儿童和20～40岁的成人，较多见于大脑半球白质区内，可累及皮质、脑膜，也可发生于小脑和脑干，CT平扫多呈等或低密度病变，病变较为局限，边界较清（见下图），町有囊变或病变呈囊形，无坏死，可有钙化，周围水肿轻，增强扫描常无强化或不规则强化或壁结节强化（见图4–5–6）。

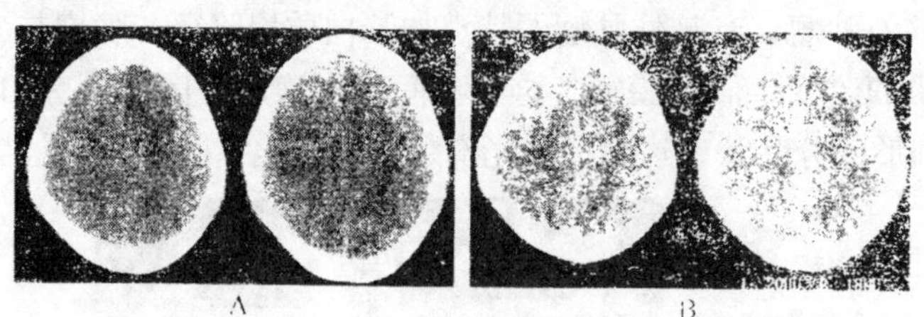

图4–5–6　左侧额叶星形细胞瘤

A：平扫显示左侧额叶低密度肿块，病变较为局限；

B：增强显示肿瘤不规则轻度强化

3）间变性星形细胞瘤：常见于40～60岁成人，好发于大脑半球白质区，小儿及青年多发生于脑干，CT平扫肿瘤密度常呈不均匀，可有囊变，出血，占位效应明显，周围水肿常较显著，增强扫描呈不均匀强化或不规则环行强化。

4）多形性胶质母细胞瘤：多见于50岁以上老年人，30岁以下少见，主要发生于大脑半球白质区，CT平扫常呈不规则形混杂密度团块影，边界不清，常可见到出血灶及坏死，囊变，周围广泛水肿，占位效应明显，多沿胼胝体侵及两侧，增强扫描呈不规则厚环状或结节状强化。

（3）垂体瘤：垂体瘤占颅内肿瘤的8%～15%，是常见的鞍区和鞍旁肿瘤，起自鞍内向鞍上发展进入鞍上池，侵及两侧海绵窦包绕颈内动脉，属于脑外肿瘤，包膜完整，与周围组织界限清晰，分为有分泌激素功能和无分泌激素功能两类，临床症状常为内分泌方面的症状。小于10mm的肿瘤称为微腺瘤，常有功能，大于10mm的肿瘤称为大腺瘤，多无功能。

垂体大腺瘤常引起蝶鞍的扩张，向上生长穿过鞍隔而侵入鞍上池，形成倒雪人征或“8”字征，鞍上池变形乃至闭塞，可有视交叉抬高，海绵窦受累，包绕颈内动脉，常见肿瘤卒中，钙化罕见，CT扫描肿瘤呈边界光滑略高密度的肿块，较大肿瘤可发生出血或中心坏死，囊变，肿瘤常入蝶鞍，可见蝶窦内软组织块影，增强检查可见肿瘤呈现均一明显强化，卒中部分无强化。

（4）听神经瘤：听神经瘤占颅内肿瘤的8%～10%，是成人常见的颅后窝肿瘤，约占后颅凹肿瘤的40%，占桥小脑角肿瘤的80%。病理上，听神经瘤多起源于听神经前庭支的神经鞘膜细胞，起源于耳蜗神经少见，为良性脑外肿瘤，可单发，累及两侧者多与神经纤维瘤病或脑膜瘤并发。

听神经瘤是脑外肿瘤，具备脑外肿瘤的特性，其典型部位是以内听道口为中心生长，同时伴有骨性内听道的扩大，CT平扫上肿瘤为圆形或分叶状略低密度或等密度肿块，边界清楚，与岩骨后缘紧密相连，两者夹角呈现锐角，以此与脑膜瘤鉴别，脑膜瘤以广基与岩骨相贴。大的肿瘤常是混杂密度，钙化少，可有出血、坏死、囊变，增强检查，由于肿瘤无血脑屏障而实性部分有明显强化（见图4-5-7）。

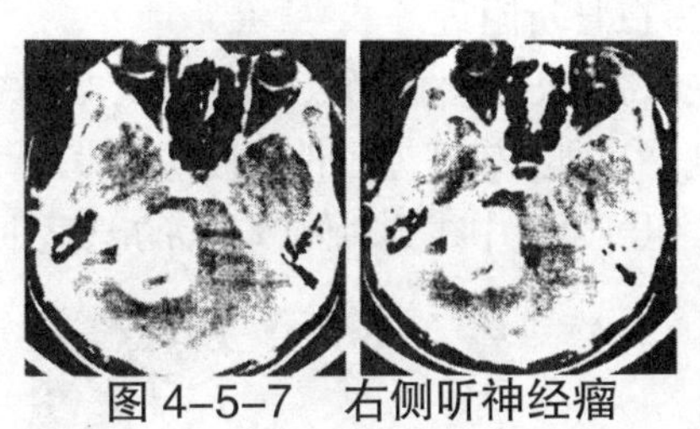

图4-5-7 右侧听神经瘤

增强显示瘤体实性部分显著强化，囊变部分不强化

（5）脑转移瘤：脑转移瘤常见，占脑肿瘤的2%～10%，临床上岁，肿瘤发生脑转移的概率由大到少依次为肺癌、乳腺癌、胃癌、结肠癌、肾癌、甲状腺癌等。肿瘤内有钙化见于结肠类癌、胰腺癌、骨肉瘤转移，亦可见于肺、乳腺、子宫、卵巢及NHL转移。肿瘤内出血常见黑色素瘤、肾细胞癌和绒癌转移，转移部位幕上多于幕下，多位于大脑中动脉供血区皮髓质交界处，次为小脑、鞍区、脉络丛、松果体等部位，少数为单发较大转移。

脑转移瘤常为圆形肿块影，CT平扫表现为低、等或高密度影（见图4-5-8），边界清楚，周围有广泛水肿，幕下者多无水肿，单发大的转移瘤常有坏死及囊变，增强检查病灶多为明显均匀强化或环状强化。

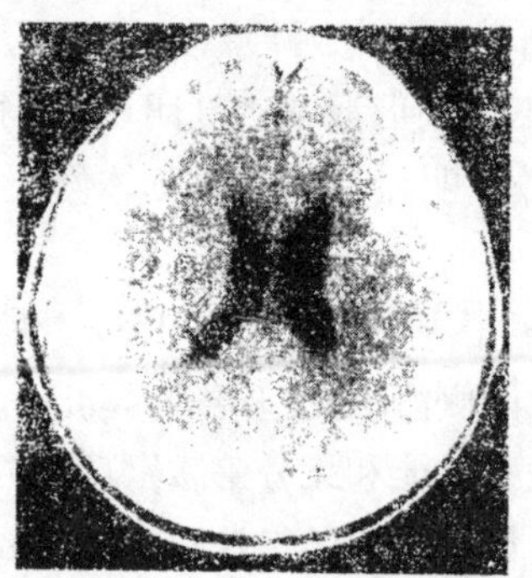

图 4–5–8　左侧额叶单发转移瘤

平扫显示额叶皮质和白质交界区类圆形等密度病灶

3. 颅脑损伤

（1）脑挫裂伤：脑挫伤是外伤引起的脑皮质或更深层散发的小面积出血、脑水肿和脑肿胀。脑裂伤则是脑与软脑膜血管的断裂，两者往往同时发生，故称为脑挫裂伤，多发生于着力点及其附近，也可发生于对冲部位如额极及颞极下面，弥漫性神经轴索损伤是指在重力加速度突然终止情况下，在皮髓质交界处造成髓质剪力性损伤，致弥漫性神经轴索断裂。

平扫脑挫裂伤表现为高密度和低密度影，有占位效应，常伴有骨折。脑挫裂伤发生的部位着力点及其附近也可发生于对冲部位脑组织，CT 典型表现为相邻部位低密度水肿区出现多发散在斑点状高密度出血灶，且可融合，同时临近结构有占位效应。

（2）硬膜外血肿：硬膜外血肿是血液积存于颅骨内板与硬膜之间的潜在的腔隙，硬膜外血肿发生部位与出血来源有密切关系，脑膜血管，特别是脑膜中动脉破裂是常见的出血来源，血肿多位于以颞叶为中心的额颞顶区，静脉窦损伤，于相邻部位形成血肿，如上矢状窦出血可形成单发或双侧矢状窦旁硬膜外血肿，板障静脉与导静脉出血，血液经骨折流人硬膜外间隙，则血肿多在骨折附近。

硬膜外血肿的 CT 表现取决于出血的来源、出血与 CT 检查的时间间隔、出血的严重程度和血凝块机化和分解的程度，其典型表现为颅骨内板与硬膜之间双凸透镜形高密度影，边缘整齐，锐利，一般不越过颅缝，但可越过中线到对侧，较大的硬膜外血肿有占位效应（见图 4–5–9）。

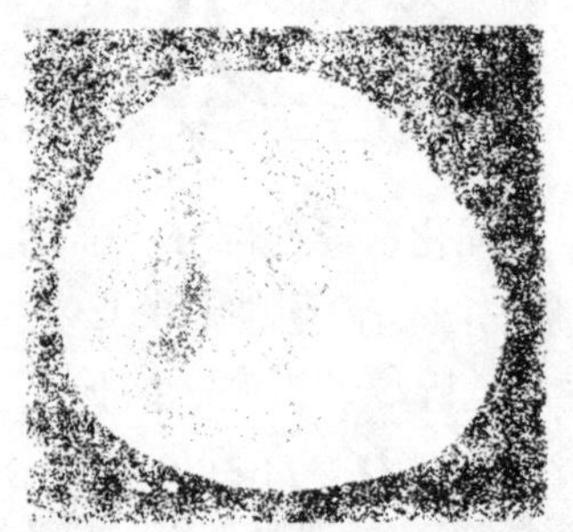

图 4–5–9　左侧颞顶部硬膜外血肿

平扫显示颅骨内板与硬膜之间双凸透镜形混杂高密度影，占位效应显著

（3）硬膜下血肿：硬膜下血肿指血肿位于硬膜与蛛网膜之间，外伤撕裂及蛛网膜与硬膜分离可形成硬膜下血肿，血肿范围不易局限，范围多较广泛，可越过颅缝，覆盖整个大脑半球表面，扩展至半球间裂沿大脑镰分布，但不能超过中线至对侧，硬膜下血肿临床上根据发病时间分为急性、亚急性和慢性三种，其 CT 表现不同。

1）急性硬膜下血肿是硬膜与蛛网膜之间新月形或镰状高密度影，厚度较薄，大量硬膜下出血可引起弥漫性占位效应，致灰白质界面内移，中线结构对侧移位，少数硬膜下血肿在外伤早期为混杂密度，因蛛网膜破裂，脑脊液进入血肿内所导致。

2）亚急性硬膜下血肿表现为硬膜与蛛网膜之间新月形或半月形融合密度或等密度影，如血肿为混杂密度，则上部是低密度区，下部是高或等密度，其间界可清楚或不清。当血肿为等密度时 CT 上仅见占位效应，增强检查一般无强化。

3）慢性硬膜下血肿表现为硬膜与蛛网膜之间新月形，半月形，或双凸状低密度区，但也可为高密度，等密度或混杂密度与血肿较大，吸收缓慢或发生再出血有关，增强后包膜可见强化。

4. 颅内感染性疾病　脑脓肿是化脓菌侵入脑实质所导致，常来自慢性表皮样瘤型中耳炎、化脓性鼻窦炎、肺感染、发绀型先天性心脏病及开放性骨折。发绀型先天性心脏病所导致者常单发，多见于额，颞，顶叶；表皮样瘤型中耳炎多所导致者多在颞叶及小脑，继发于鼻窦炎者则多在额叶，开放性骨折引起的脓肿多在骨碎片或异物部位。

脑脓肿的 CT 表现依脓肿发生阶段而异，在急性化脓性脑炎阶段，病灶表现为边界模糊的低密度区，这与炎性细胞浸润使脑组织充血、水肿有关，有占位表现，低密度区增强后不强化，脑脓肿形成阶段可见低密度区周边等密度完整或不完整，规则或不规则的环行脓肿壁影，脓肿壁外侧又为低密度脑水肿区，脓肿可为多腔，子脓肿形成或化脓区多中心坏死，脓腔又未完全融合，增强检查脓肿壁典型者呈完整，薄壁，厚度均一的明显环状强化（见图 4–5–10），多腔脓肿为多个相连的环状强化。

5. 小儿脑疾病

（1）脑膜膨出：脑膜膨出是颅腔内容物经先天性或后天性颅骨缺损疝出颅外，疝出物为硬膜、蛛网膜及脑脊液。先天性者病变好发于中线，发生于颅盖骨者见于副卤区，发生颅底者则可见于鼻内、眶内和咽部。

脑膜膨出 CT 表现为颅骨缺损和由此向外膨出的脑脊液密度的囊形肿物，如膨出物内可见软组织密度影，则为脑膜脑膨出（见图 4–5–11），应于脑膜膨出鉴别。

（2）新生儿缺氧缺血性脑病：由于新生儿窒息，引起脑血供和气体交换障碍所导致的一种全脑性损伤。在病理上，主要表现为意识状态及肌张力变化。

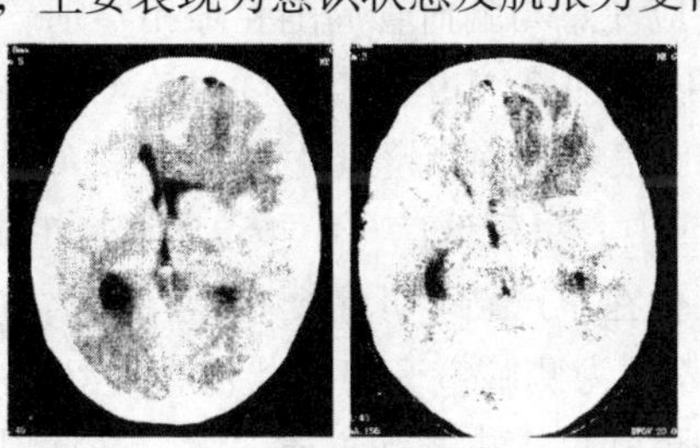

A　　　B

图 4–5–10　左侧额叶脑脓肿

A：平扫可见左侧额叶低密度区周边等密度影；

B：增强检查脓肿壁厚度均一的明显环状强化

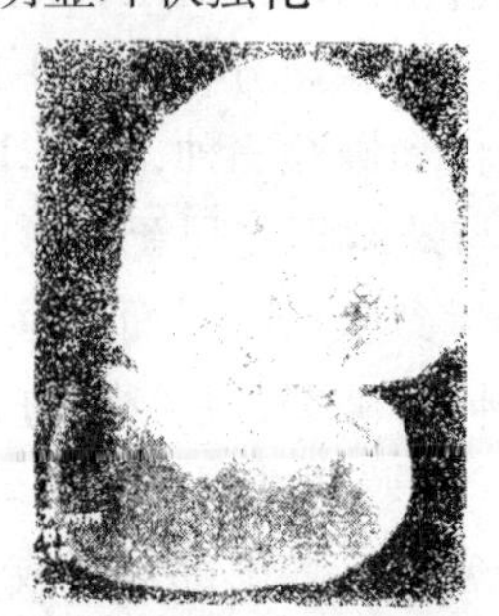

图 4-5-11 脑膜脑膨出

平扫可见枕骨缺损处向外膨出的囊形肿物内可见软组织密度影现为脑水肿、脑缺血和软化，可同时合并侧脑室室管膜下、侧脑室内和脑实质出血，晚期为脑萎缩。

CT 表现大脑半球片状或广泛性密度减低，皮髓质界限模糊或消失，可见白色小脑征，常合并脑实质多发淤血斑、出血点及蛛网膜下腔出血，脑缺血，软化在早产新生儿主要发生在侧脑室周围髓质区，新生儿脑室旁区为血供的分水岭区，CT 表现为侧脑室旁斑片状低密度灶，可多发，尾状核等深部灰质核团常受累，足月新生儿则更常见于皮质和皮质下区，这是因为此时血供的分水岭区已外移到皮质之下；CT 表现为受累区域局部脑沟增宽，相对应处脑室扩大且轮廓不整等脑萎缩改变。

（二）颅脑 MRI

1. 脑血管病

（1）脑梗死

1）缺血性梗死：MRI 平扫缺血性脑梗死表现为片状或扇形长或类圆形长 T_1、长 T_2 信号，可伴有不同程度的占位效应，脑梗死的部位、形态、平扫信号特点及增强扫描所见是诊断本病的主要依据。大面积梗死合并脑水肿或脑肿胀时可产生显著的占位效应，甚至可以引起中线移位，不可误认为脑肿瘤。

2）出血性脑梗死：出血性梗死是在缺血性梗死基础上因在灌注发生的梗死区内出血，因此，其主要 MRI 表现为在片状长 T_1 长 T_2 信号中出现出血信号，其内的出血信号在急性出血一般为短 T_1 短 T_2 信号，亚急性期出血为短 T_1 长 T_2 信号。

3）多发腔隙性脑梗死：腔隙性脑梗死为深部脑组织的小面积梗死，好发部位为基底节、丘脑、脑干、小脑及脑室旁白质区，表现为长 T_1 长 T_2 斑点状信号病灶。应写清病灶的部位、大小、数目，鉴别诊断时应注意与脑血管周围腔隙相鉴别。

（2）颅内出血：颅内出血在 Mill 检查中除具有 CT 的一般形态学表现外，主要表现为出血信号的不同。在出血信号方面，超急性期 T_1WI 呈等或稍低信号，T_2WI 呈现高信号；急性期 T_1WI 呈现低信号或中心呈现低信号，或高信号，T_2WI 呈现低或斑、出血点及蛛网膜下腔出血，脑缺血，软化在早产新生儿主要发生在侧脑室周围髓质区，新生儿脑室旁区为血供的分水岭区，CT 表现为侧脑室旁斑片状低密度灶，可多发，尾状核等深部灰质核团常受累，足月新生儿则更常见于皮质和皮质下区，这是因为此时血供的分水岭区已外移到皮质之下；CT 表现为受累区域局部脑沟增宽，相对应处脑室扩大且轮廓不整等脑萎缩改变。

2. 颅内肿瘤

（1）神经胶质瘤：在 MRI 图像上，病变部位于大脑半球白质内，亦可发生在小脑、脑干或脑室系统，T_1WI 病变多呈低信号或低、等混合信号，若肿瘤内合并出血可出现片状短 T_1 信号，T_2WI 肿瘤呈不均匀高信号，病变多呈现不规则形，境界欠清楚，边缘与正常脑组织肿分界不清，肿瘤周围多伴有不同程度的水肿。由于肿瘤生长而产生占位效应，包括脑沟和脑裂变平，闭塞，脑室受压，变形移位及中线结构移位等征象，增强扫描表现取决于肿瘤的类型及血脑屏障破坏的程度，偏于良性或低血供恶性的肿瘤通常无明显强化或轻度强化，恶性胶质瘤呈现显著不均匀恶化，强化方式通常为片状、团块状、环状或不均匀强化，肿瘤强化的程度与方式主要取决于病理类型、恶性程度或血脑屏障的破坏程度以及肿瘤内内部是否合并坏死、囊变及出血等病理改变。要注意与血管性疾病，炎性病变及脑外病变相鉴别。

（2）室管膜瘤：MRI 平扫呈现不均匀长 T_1 长 T_2 异常信号，增强扫描一般病灶呈现轻中度不均匀强化，室管膜瘤好发于脑室系统，应注意病灶的部位、病灶信号、均匀性及其内是否合并囊变、出血、坏死等改变，脑室系统受累或受压变形及脑积水情况，增强扫描所见对诊断亦有较大帮助。

（3）脑膜瘤：MRI 扫描脑膜瘤多呈圆形或类圆形，部分呈现不规则形，少数呈现扁平型。肿瘤边缘规则，境界清楚，可见伪包膜，肿瘤以宽基底附着于硬脑膜或颅骨。平扫 T_1WI 多数脑膜瘤呈现等 T_1 信号，少数呈长 T_1 或短 T_1 信号；T_2WI 多数脑膜瘤呈现等 T_2 信号，少数呈现长 T_2 或短 T_2 信号。病灶有不同程度的占位效应，临近结构受压，增强扫描瘤体呈现显著强化，且可见邻近脑膜增厚强化。肿瘤附着处颅骨可见破坏或增生。脑膜瘤重点强调好发部位、形态、边缘、广基征、邻近颅骨改变、平扫信号特点、占位效应、瘤周水肿、增强扫描肿瘤强化的方式与程度及有无脑膜尾征等。本病属于脑外肿瘤，应注意与脑内肿瘤相鉴别，鞍结节脑膜瘤应注意与垂体瘤、颅咽管瘤鉴别。

（4）垂体腺瘤：垂体大腺瘤多呈现卵圆形，葫芦状或雪人状，少部分侵袭性垂体瘤呈现不规则形或分叶状，MRI 扫描 T_1WI 呈现长 T_1 或等 T_1 信号，T_2WI 呈现长 T_2 或等 T_2 信号，Gd-DTPA 增强扫描肿瘤实质部分均匀强化，出血、囊变坏死区不强化，此外，尚可见蝶鞍扩大、鞍底下陷、视交叉上抬受压及海绵窦受累等征象。垂体大腺瘤重点观察肿瘤的形态、信号、蝶鞍的改变、海绵窦及视交叉受累情况。此外，还应注意瘤体内部是否合并出血，坏死囊变等改变。诊断时应注意与鞍上肿瘤如颅咽管瘤等相鉴别。

垂体微腺瘤 MRI 平扫多呈现小结节状长 T_1 长 T_2 信号，病变局部垂体上缘膨隆，垂体柄向对侧移位，局部鞍底下陷或骨质破坏，动态增强早期微腺瘤强化不明显，而正常垂体组织强化明显，故增强早期微腺瘤呈现充盈缺损样改变，延迟期可出现轻中度强化，诊断时应密切结合临床，青春期垂体外观较成人饱满，不可盲目诊断为微腺瘤，临床症状、实验室检查和影像学表现要综合考虑。

（5）颅咽管瘤：颅咽管瘤起源于原始口腔形成过程中的拉氏袋残余组织成分，是仅次于垂体腺瘤的常见鞍区肿瘤，本病占颅内肿瘤的 4.7% ~ 6.5%，男性略多于女性，以青少年多见，但成人亦可发病，肿瘤易囊变，囊内含有大量胆固醇和油性物质。此外，瘤体内还含有大量湿性角质蛋白、纤维组织及慢性炎性反应成分，约70%的肿瘤可发生钙化。本病常见的临床表现为颅内压增高症状、视力和视野损害、垂体功能降低、下丘脑症状、精神症状及某些脑神经受损症状。

MR扫描肿瘤可表现为短 T_1、长 T_2 信号，长 T_1、长 T_2 信号，长 T_1、短 T_2 信号及等 T_1、长 T_2 信号，总之，颅咽管瘤的MRI信号呈现多种表现形式，这与肿瘤内含有多种病理组织成分有关，80%的颅咽管瘤位于鞍上，少数位于鞍内，病变可侵入第三脑室内，极少数可侵入蝶鞍内或颅低，肿瘤呈圆形，类圆形或不规则形。增强扫描肿瘤实体部分及囊壁明显强化，囊变部分不强化。

（6）听神经瘤：听神经瘤是发生于第Ⅷ对脑神经的良性肿瘤，占小脑脑桥角区肿瘤80%以上，病理组织学上听神经瘤属神经鞘瘤，质地较硬，有包膜，瘤体内部易发生出血、坏死及囊变，本病早期症状为耳鸣和听力下降，晚期症状为听力丧失、头昏、眩晕、头痛、共济失调、声音嘶哑、吞咽困难、面部麻木等。

MBI扫描表现为桥小脑角区圆形类圆形异常信号肿块，伴听神经增粗或内听道扩大，T_1WI呈现等或低信号，T_2WI呈现显著高信号，其内部合并囊变时瘤体信号常不均匀，增强扫描肿瘤实体部分显著强化，囊变坏死区不强化，注意观察病变的位置在小脑脑桥角区，肿块同侧听神经显著增粗及内听道扩大，平扫的信号特点及增强后表现，除直接征象外，尚需要观察周围结构受压、移位情况及有无脑水肿与幕上脑积水等。要与脑膜瘤、三叉神经瘤和表皮样瘤相鉴别。

（7）脑转移瘤：多发脑转移瘤MBI平扫多发病灶呈等 T_1 或长 T_1，等 T_2 或长 T_2 信号，瘤体内囊变坏死区呈明显长 T_1 长 T_2。T_1WI显示右侧桥小脑角区不规则异常信号肿块并囊变信号，个别具有顺磁效应的转移瘤如黑色素瘤可出现短 T_1 短 T_2 信号，增强扫描病灶一般呈结节状或环状强化，转移瘤周围常有显著的脑水肿。多发脑转移瘤应注意病变的位置发生在大脑、小脑，还是其他部位，病灶具体位于哪个脑叶，病灶是否位于皮，髓质交界区，病灶的形态和数目，平扫 T_1WI，T_2WI信号特点及增强扫描所见，应密切观察瘤体内是否合并坏死、囊变等合并征象，本病需要与多发性脑脓肿、脑囊虫等疾病相鉴别，结合病史和原发肿瘤情况一般鉴别诊断不难。单发脑转移瘤注意病灶的位置、形态和大小，平扫 T_1WI及 T_2WI信号特点及增强扫描时所见，重点要与胶质瘤、脑膜瘤和脑脓肿做鉴别。

3. 脑挫裂伤　MRI平扫挫伤区水肿亦呈现长 T_1 长 T_2 信号，出血灶信号随损伤时间不同呈现各种信号，坏死及液化区呈现明显长 T_1、长 T_2 信号。此外，脑挫裂伤根据损伤范围及水肿轻重可产生不同程度的占位效应。重点是注意脑挫裂伤的部位，出血及水肿的信号及占位效应等。注意有无合并蛛网膜下腔出血及颅骨骨折，结合外伤史一般诊断不难。

4. 颅内感染性疾病

（1）脑脓肿：典型MRI表现为平扫 T_1WI脓肿壁呈现等 T_1 或稍短 T_1 信号，T_1WI为等 T_2 或稍短 T_2 信号，脓肿腔内容物及周围水肿均呈长 T_1、长 T_2 信号；病灶有不同程度的占位效应，增强扫描脓肿壁显著变化。本病在鉴别诊断中重点和脑转移瘤相鉴别。

（2）结核性脑膜炎：结核性脑膜炎是结核杆菌引起的软脑膜的慢性炎症，脑膜炎症可以发生于脑的任何部位，但以基底池和侧裂池为重，脑池内可沉积黏稠的纤维蛋白渗出物，本病可以并发脑实质内结核瘤、结核性肉芽肿或结核性脓肿，结核杆菌侵犯颅底部血管可引起脑梗死和脑软化，结核性脑膜炎通常合并脑积水。

MRI 平扫可见脑室扩大，脑基底池内容物通常呈现等 T_1 等 T_2 信号或稍短 T_1 长 T_2 信号，增强扫描可见脑膜强化，以基底池及侧裂池明显，在基底节梗死通常呈长 T_1、长 T_2 信号，注意观察脑质内有无结核球或结核性脓肿等改变。

（3）单纯疱疹病毒性脑炎：单纯疱疹病毒侵入脑内引起的炎性脑炎，主要病理改变为脑实质内出血性坏死及神经元和神经胶质细胞核内有病毒包涵体存在，本病发病通常无季节性，散在发生，发病急，病情严重，主要受累部位为额叶、岛叶、额叶皮质下区和扣带回，脑干和脑神经亦可受损。

MRI 平扫于双侧或单侧颞叶、扣带回、岛叶等部位见片状长 T_1、长 T_2 异常信号，合并出血时其内可见点状或小斑片状短 T_1 信号，局部脑组织肿胀，增强扫描病灶区可见斑片状或脑回状强化。本病在发病部位上具有一定特征，结合临床表现本病一般诊断不难。

5. 脑白质病

（1）多发性硬化：本病是中枢神经系统脱髓鞘疾病中最常见的类型，患者脑内和脊髓内可出现多发脱髓鞘斑块，病灶呈现散在分布，多位于侧脑室周围白质区和小脑、丘脑、基底节，脑干及脊髓亦可受累，镜下可见髓鞘崩解，病变区水肿，血管周围可见淋巴细胞，浆细胞浸润，随着病程的延长病变区可形成小软化灶，亦可出现胶质增生，晚期出现程度不等的脑萎缩，因病变可累及脑内多个部位。

MRI 平扫病灶呈现长 T_1、长 T_2 异常信号，多见于双侧脑室旁白质区，呈现斑块状或斑点状，病灶大小不一，病变长轴与侧脑室壁垂直，与白质内小血管走行一致，增强扫描新鲜病灶或较新鲜病灶呈现斑片状或环状强化，陈旧病灶无强化，长期反复发作病侧可见程度不等的脑萎缩。本病重点观察病灶的部位，病灶的长轴与侧脑室壁的关系，平扫信号改变，增强扫描所见有无合并脑萎缩等征象。

（2）肾上腺脑白质营养不良：为一种遗传性疾病，由于患者细胞内氧化体内异常，导致脂肪代谢紊乱，体内长链脂肪酸异常增多，本病同时累及脑组织和肾上腺，脑的主要病理改变为顶、枕及颞叶脑白质出现对称性脱髓鞘改变，随着病程的进展，脑的受累区可更加广泛，肾上腺的改变为萎缩或发育不全，本病好发于 3 ~ 12 岁儿童，早期症状为智力减退，随即可出现视力减退、共济失调、听力障碍、抽搐、皮肤色素沉着及低血压等症状。

MBI 平扫可见双侧侧脑室三角区周围白质区对称性大片状长 T_1、长 T_2 异常信号，胼胝体压部亦可呈现长 T_1、长 T_2 异常信号，将两侧大脑半球病变连接成蝶翼状改变，增强扫描病灶边缘部分可见花边样强化，中央部通常无强化。随着病程的延长，脑白质病变又后向前发展，范围逐渐扩大。本病特征性影像表现为双侧侧脑室三角区或枕角周围对称性脱髓鞘，并由胼胝体压部连接成蝶翼样改变，随着病情发展，病变由后向前扩展，上述征象有助于本病与其他脱髓鞘疾病的鉴别。

（3）皮质下动脉硬化性脑病：一种在脑动脉硬化基础上发生的以进行性痴呆为临床特征的脑血管病，主要病因为各种原因引起的脑动脉硬化导致大脑半球深部白质区长穿支动脉透明变性，管壁中层变厚，弹力组织变性，导致半卵圆中心和脑室旁白质局限性或弥漫性脱髓鞘，本病常伴有双侧基底节区腔隙性梗死和脑萎缩，一般胼胝体及皮质下弓状纤维不受累，本病多见于老年人，起病隐匿，主要临床表现为进行性记忆力减退、智力减退、语言障碍等，亦可出现局部神经定位体征。

MRI 扫描表现为脑室旁白质区或半卵圆中心片状长 T_1、长 T_2 异常信号，根据 MRI 表现分三型：1 型脱髓鞘病灶局限于双侧额角旁或枕角旁白质区；2 型脱髓鞘病灶散步于两侧侧脑室体及前后角周围，但病灶间相互融合；3 型病灶发内继续扩大且相互融合，环绕双侧侧脑室周围。本病 MRI 上还可见双侧基底节区及半卵圆中心多发腔隙性梗死，2、3 型病例可有脑萎缩表现。应和多发性硬化相鉴别，本病脱髓鞘病灶一般不与脑室壁呈现垂直关系，一般胼胝体不受累，此两点有别于多发硬化。

6. 颅脑先天畸形与发育异常

（1）胼胝体发育不良：胼胝体是连接两侧大脑半球最重要的联合纤维，胼胝体发育不良病因目前尚未完全清楚，可能与遗传、感染、中毒、外伤等多种因素有关。胼胝体发育不全可分为完全性和部分性两种，完全性胼胝体发育不良绝大多数胼胝体联合纤维缺如，仅仅保留少量前后方向的投射纤维，部分性胼胝体发育不良，胼胝体缺如主要位于压部或嘴部，或两者均缺如。此外，胼胝体发育不良常合并中线区脂肪瘤及颅内其他畸形，本病一般无特异性临床表现，患者的症状多与伴畸形有关，如合并脑积水时可出现颅内压增高症状，合并大脑半球发育不良或脑裂畸形可出现智力障碍、癫痫等症状。

MRI 平扫矢状 T_1WI 可清楚显示胼胝体发育不良的本身情况，结合其他断面可以发现双侧侧脑室前角分离，内侧凹隔，外侧角变尖，双侧枕角扩大，第三脑室上移，若合并脂肪瘤则可见中线区不规则形短 T_1 中等长 T_2 异常信号，合并纵裂蛛网膜囊肿时，可见纵裂区不规则形长 T_1、长 T_2 异常信号，合并脑积水则可见脑室系统扩大，合并颅内其他畸形时则合并相应的影像学改变。本病根据形态学改变平扫即可确定诊断，一般不需要增强扫描，矢状 T1WI 可以明确胼胝体发育不良的部分或类型，结合其他断面图象仔细观察有无其他并发症，如颅内脂肪瘤、脑积水、蛛网膜囊肿、脑裂畸形、灰质异位征、巨脑回、多小脑回畸形等。

（2）小脑扁桃体下疝畸形：亦称 chiari 畸形或 Amold-Chiari 畸形，病因和发病机制迄今尚无定论，根据其病理改变分为 4 种类型，1 型较为多见，主要病理改变为小脑扁桃体与小脑下蚯部向下疝入椎管，诊断标准为小脑扁桃体下端疝出枕大孔平面 5mm 以上，患者常合并脊髓空洞症和轻中度脑积水；2 型为最常见的类型，病理改变在 1 型基础上延髓，脑桥下部向下移位，第四脑室下移延长，大多数患者合并脊髓脊膜膨出，几乎所有患者均合并脊髓空洞和脑积水，本型尚可合并颅内其他畸形；3 型较少见；4 型罕见。

MRI 颈部扫描可清楚显示前后颅凹及颈部的解剖学改变，矢状面图像可以判断小脑扁桃体下疝的程度，脑干、第四脑室是否有下移和变形，有无脊髓空洞症及颅颈联合部是否有发育畸形，如环枕融合、颅底凹陷或扁平颅底等。本病重点观察病理解剖学改变，特别应测量小脑下移的程度和小脑下蚓部，第四脑室位置颅底情况，并做出正确分型，同时应注意描写合并畸形的影像学表现。

（3）灰质异位症：灰质异位症为神经元移行畸形的一种，一般认为本病的发生与中毒、感染、放射线、缺血、缺氧等致病因素有关，本病主要临床表现为癫痫，较大范围的灰质异位可引起头痛、精神呆滞、智力障碍等症状，本病合并颅内其他畸形。

MRI 异位的灰质块在任何扫描序列上均与脑灰质呈现等信号，增强扫描无强化，较大的灰质块可产生占位效应。此外，MRI 扫描还可以发现其他颅内伴发畸形。

（三）脊髓

1. 椎管内肿瘤

（1）髓内肿瘤

1）室管膜瘤：本病占髓内肿瘤的 55% ~ 65%，常见于 20 ~ 60 岁，男性居多，发生于脊髓中央管和终丝室管膜细胞，由于生长缓慢，症状相对较轻，故发现时均较大，室管膜瘤病程上有两个特点：一是易发生脊髓空洞，二是因为肿瘤多发生于脊髓薄弱的后部，易向后侵犯周围组织。

室管膜瘤虽然可发生于脊髓任何节段，但 60% 位于圆锥、终丝和马尾部。肿瘤中心囊变部明显的长 T_1 长 T_2 信号，实性部分有明显的强化，诊断时应注意肿瘤易发生于圆锥、终丝和马尾部位，肿瘤范围较大，一般呈数个椎体节段，肿瘤由囊实变两部分构成，多合并脊髓空洞，种植转移及合并出血等特点。

2）星形细胞瘤：本病约占脊髓内胶质瘤的 30%，为儿童最常见的肿瘤，肿瘤可累及任何年龄，但以 10 ~ 25 岁好发，性别无明显差异，多为良性。

肿瘤易发生于颈胸段脊髓，常为多节段侵犯，多节段分布，可同时累及颈胸段，肿瘤呈浸润性，界限不清，脊髓增粗，常有中心坏死和其上方脊髓空洞，实性部分增强时有强化，强调肿瘤生长于颈胸段，引起脊髓增粗，呈长 T_1 和长 T_2 异常信号，境界不清，多有坏死囊变和脊髓空洞形成。

（2）髓外硬膜内肿瘤

1）神经鞘瘤：最常见的髓外硬膜下肿瘤，占髓外硬膜下肿瘤的 25% ~ 30%。神经鞘瘤多为单发，多位于椎管后外侧，多生长于上中颈段脊髓，有 17% 位于硬膜内外呈哑铃型，7% 完全位于硬膜外，67% 位于硬膜下。肿瘤呈圆形，椭圆形或分叶状。一般为数厘米大小，易发生囊性变，主要的症状为神经根痛。

在 MBI 上肿瘤呈长或等 T_1 长或等 T_2 信号，囊变部分信号异常及明显，增强扫描实质部分有强化，要强调肿瘤由于位于髓外多引起同侧蛛网膜下腔扩大，脊髓移位，肿瘤呈圆形或椭圆形，境界清楚，有包膜包绕，可向椎间孔生长呈哑铃型。

2）脊膜瘤：发生于胸段脊髓，C1 以下少见。呈长 T_1、长 T_2 均等信号，大的脊膜瘤可以有囊变，导致信号不均匀，增强扫描均匀强化，由于瘤体浸润硬脊膜，故硬脊膜也有强化，由于肿瘤位于硬脊膜下方，产生硬膜下征，患侧蛛网膜下腔扩大，特别要注意肿瘤发生的位置，硬膜下征、硬膜尾征。

（3）硬膜外肿瘤：硬膜外肿瘤是指肿瘤位于椎管内硬膜外，转移瘤、淋巴瘤多见。此外，还有恶性组织细胞瘤、脂肪瘤等。

硬膜外脂肪瘤多见于胸段硬脊膜后方，典型表现为和皮下脂肪相似的短 T_1、长 T_2 信号，脂肪抑制序列呈低信号，T_2WI 时可见脂肪瘤和蛛网膜下腔脑脊液高信号间有硬脊膜之低信号，蛛网膜下腔可见狭窄，脊髓向前移位，大的脂肪瘤可以压迫骨骺而使骨变形，应在报告时特别描述肿瘤的短 T_1 和长 T_2 脂肪信号的特点，及和蛛网膜下腔脑脊液长 T_2 信号间的线样低信号，相邻蛛网膜下腔变窄等脂肪、硬膜外的特点。

2. 脊髓空洞　指髓内出现囊腔，包括脊髓中央管扩张和脊髓内囊腔两类，二者 MRI 不能区别。T_1WI时可见脊髓增粗，其内有条状或连珠状低信号；T_2WI时，此低信号明显增高，和脑脊液相似，在水抑制像呈低信号，应注意空洞的形状和信号特点，有的空洞和髓内肿瘤并发，故可同时看到肿瘤的表现。

3. 脊髓炎 急性横贯性脊髓炎常见于自体其他部位的病毒感染后，多发性硬化也可引起横贯性脊髓炎。横贯性脊髓炎脊髓增粗，在T_1WI患病脊髓呈弥漫性低信号，境界不清，T_2WI呈较长条状，单发斑片状或多发条状，斑片状高信号，使原来低信号的脊髓和高信号的脑脊液分界不清。

4. 先天性畸形

（1）脊膜膨出：为硬脊膜和蛛网膜通过脊椎缺损处向中线突出，突出部位有皮肤覆盖，男女发病率近似，虽可发生于鼻腔到骶尾部的任何部位，但以腰部最为常见。

MRI表现为在脊椎缺损处有蛛网膜疝出于皮肤下，表面有皮肤覆盖，疝囊呈现长T_1长T_2脑脊液信号，疝囊中无神经组织。

（2）脊髓脊膜膨出：与单纯脊膜膨出不同之处 为疝囊内会有脊髓或神经根，膨出到皮肤表面，是最为常见的一种神经管闭合不全。MRI表现除疝囊内含神经组织外，其他基本和脊膜膨出相同，应重点注意疝囊内有无脊髓和神经根及是否合并其他畸形，如脊髓栓系和脊髓纵裂等。

（3）脊髓纵裂：是指脊髓、圆锥和终丝被纤维组织、骨或软骨分割为两条脊髓，每个半脊髓各有背腹角与他们各自的神经根相对应，约50%的纵裂脊髓有一个硬膜囊，纵裂脊髓无完整的分隔。另50%纵裂脊髓间有完整的上述结构分隔，纵裂的脊髓各有一个独立的硬膜囊。一般多位于下胸椎及腰骶椎。一般在下端分裂的脊髓又合成一个脊髓，脊髓纵裂常合并其他发育异常，如脊髓栓系、脂肪瘤等。

（4）脊髓栓系综合征：为脊髓、脊椎等结构的先天性发育异常，为脊髓圆锥位置下移并被“栓系”在椎管内，并伴发其他畸形，从而产生一系列神经功能障碍的综合征。

脊髓是长圆柱形神经组织，自颈以下逐渐变细，在颈和腰部两处膨大，下端尖削为脊髓圆锥，呈圆柱状，终于第1腰椎下缘。新生儿脊髓终止于L_5下缘，成人则在$L_{1\sim2}$椎体之间。由于生长速度不等，腰骶神经根需斜行才能达到相应的椎孔内，长的下行神经根形成马尾，且随着脊椎的弯曲，脊髓圆锥的位置可以在一定范围内上下移位，马尾及终丝则不和硬脊膜粘连。当上述发育过程发生障碍时则可导致脊髓圆锥下移及马尾神经丛和椎管后壁的粘连牵拉，使脊髓圆锥位置下降及神经终丝相对固定。不仅局限于脊髓位置下移和粘连，还可见脊髓本身畸形、椎管内脂肪瘤、脂肪脊髓膨出、脂肪脊髓脊膜膨出、脊椎分裂、半椎体、棘突交叉、皮肤窦道等异常。MRI上脊髓圆锥低于$L_{1\sim2}$椎间隙平面以下，即可诊断该疾病。

四、中枢神经系统疾病影像学进展

（一）CT技术新进展

1.CT脑血流灌注成像技术 CT脑灌注成像是近年来开展的一项新的功能成像技术，其方法简便易行，早期诊断急性缺血性脑血管病的敏感性和特异性高，还可观察病变的范围和严重程度，检查脑血流动力学。

CT灌注成像是从静脉团注对比剂后，对选定层面（1层或多层）进行同层动态扫描，以获得该层面内每1像素的时间—密度曲线（TDC），根据该曲线利用数学模型计算脑血流量（CBF）、脑血容量（CBV）、对比剂平均通过时间（MTT）、峰值时间（TTP）和表面通透性图（PS）等参数，通过伪彩处理得到组织灌注功能图，用来表现并评价组织器官灌注状态的功能成像方法。

CT 脑灌注成像在急性缺血性脑血管病中的应用：①脑梗死脑缺血后，作为功能成像手段的灌注 CT 可以早期显示脑缺血灶；②缺血半暗带的研究，有学者认为半暗带脑血液灌注正常或轻度减低而血流通过时间延迟，但并未获得其他研究者的认同。

2. 多层螺旋 CT 脑血管造影（MSCTA） CT 脑血管造影术是以螺旋 CT 扫描技术进行无创性立体血管造影的影像学检查。其主要原理是在周围静脉高速团注造影剂，经时间延迟，至靶血管内造影剂充盈至高峰期，用螺旋 CT 对其进行高速、连续的容积数据采集，然后在工作站做后处理完成二维及三维图像的重建。CTA 图像后处理方法有多种，常用的有 MPR、MIP、表面遮盖法（SSD）和 VR。由于 MSCTA 是一种全颅脑血管造影技术，可对动脉、静脉同时显影，因此用于对脑血管畸形和膪肿瘤的诊断。

（二）MRI 技术新进展

1.MRI 水成像

脊髓水成像（MRH），它是利用重 T_2 加权快速自旋回波序列加脂肪抑制技术，获得脊髓蛛网膜下腔脑积液影像，类似椎管造影效果。由于 MR 脊髓造影具有不需要造影剂，安全可靠、无任何伤痛，已有替代普通 X 线椎管造影及 CT 椎管造影的趋势。

2.MBA 技术 MBA 是磁共振血管造影（MBA）。血管中流动的血液出现流空现象，它的 MR 信号强度取决于流速，流动快的血液常呈低信号。因此，在流动的血液及相邻组织之间有显著的对比，从而提供了 MBA 的可能性。MRA 不需穿刺血管和注入造影剂就可以显示血管影像；MRA 还可用于测量血流速度和观察其特征。目前已应用于大、中血管病变的诊断。

3. 功能磁共振成像

（1）MR 弥散成像：磁共振弥散加权成像是在强梯度场下从微观水平探测生物组织结构，确定活体组织性质的一种成像技术，MRI 弥散成像的基础是水分子自由扩散运动。MRI 弥散加权成像已经成为临床脑缺血病人的常规临床检查项目，弥散成像对于脑缺血的诊断在 6h 内的灵敏度和特异性分别是：100% 和 94%；在 24h 内诊断的灵敏度和特异性分别是：88% 和 95%。DWI-MRI 早期研究主要用于急性脑缺血研究中，现已广泛应用于脑肿瘤、脑白质病、感染性病变等颅脑疾病。

（2）MR 弥散张力成像：弥散张力成像技术是在弥散加权成像的基础上施加 6 ~ 55 个线性方向的弥散敏感梯度而获得的图像，主要用来显示白质纤维束的走行，并观察白质纤维束的空间方向性和完整性，又称白质纤维束成像，以三维图像直观显示脑白质纤维束的走行与交叉。主要应用在脑梗死、脑发育和老化、脑变性疾病、多发性硬化、脑肿瘤、脑外伤及精神分裂症和孤僻症的诊断和研究。

（3）MR 灌注成像（PWI）：随着 MR 成像技术的不断改进，动脉自旋标记和造影剂首过对比技术作为一种 MR 灌注成像新方法已得到应用。它具有无创性、可重复性高和组织对比度较好的优点。MR 灌注成像方法是在常规动态增强检查的基础上结合快速扫描技术 EPI 而建立起来的动态 MRI 技术。在扫描仪上对灌注图像进行分析，组织单位时间内通过的对比剂越多，即灌注量越大，信号变化就越多；反之亦然。目前主要用于脑缺血和脑肿瘤的诊断和鉴别诊断。

（4）MR 脑皮质功能定位　自从 1991 年 Bellivean 提出血氧水平依赖功能磁共振成像以来，功能磁共振得到了广泛应用，为研究人脑的各种功能活动提供了一种新的无创伤的评估手段。当机体完成某一动作（如拇指屈曲）时，支配该功能的脑皮质组织血流增加，导致局部的脱氧血红蛋白相应减少，继而磁共振成像信号就会发生改变。脱氧血红蛋白可被认为是一种内源性的对比增强剂，并且是功能磁共振成像的信号源，利用该原理，通过磁共振信号的改变可以反映的脑的功能的活动皮质，功能磁共振的激活信号反映了脑的高级功能活动，可以为临床医生提供解剖和功能的详细资料，为制定治疗计划提供重要信息。

4.MRS 技术　氢质子磁共振波谱分析（^{1}HMRS）是一种无创地测定活体组织代谢和生理、生化指标并能以数值或图谱表达的磁共振技术，当前以 ^{1}H 应用广泛且都可用于颅脑疾病的研究，但 ^{1}HMRS 在颅脑疾病的代谢方面更敏感。MRS 能早期提供疾病的生化代谢信息。但从整体而言，MRS 的临床研究尚处于起步阶段，初步的研究表明 MRS 在多种疾病的诊断、鉴别及预后评估上有着重要的作用。

第六章 腰椎穿刺术

脑脊液是存在于脑室和蛛网膜下腔内的一种无色透明液体，成人总量为 110 ~ 200ml，平均 130ml，中枢神经系统任何部位发生器质性病变时，如感染、炎症、肿瘤、外伤、水肿和脑脊液循环障碍等，都可引起脑脊液成分发生变化，需行腰椎穿刺术进行证实和判断。

一、适应证

1. 诊断性穿刺 脑脊液动力学检查，压颈及压腹试验，确定椎管梗阻和颅内压异常。脑脊液常规、生化、细胞学、病原学、免疫学检查。鉴别中枢神经系统感染；不能进行 CT 检查时，鉴别脑梗死和脑出血，确诊 CT 阴性的蛛网膜下腔出血；提供诊断依据，如多发性硬化、炎性神经病和多发性神经根病；怀疑脑占位性病变时，腰穿脑脊液检查有时可以找到肿瘤标志物。腰穿注入碘水造影剂进行椎管造影，明确椎管腔梗阻部位、病变性质，或鞘内注射放射性核素进行脑室、脊髓腔扫描。

2. 治疗性穿刺 鞘内注射药物治疗相应疾病; 根据病情注入液体或放出脑脊液以维持、调整颅内压平衡或引流有刺激性的脑脊液以改善症状。

二、禁忌证

1. 严重高颅压，明显视盘水肿。

2. 穿刺部位的皮肤、皮下软组织或脊柱有感染。

3. 处于抢救垂危状态的病人，严重躁动不安、不能配合的患者。

4. 使用肝素或任何原因导致的出血倾向，应该在凝血障碍纠正后行腰椎穿刺。

5. 疑为高位脊髓压迫症做腰椎穿刺时应该谨慎。

三、穿刺方法

1. 体位 病人取侧屈曲卧位，头颈和腰部处于同一水平，躯干与床面垂直，尽量屈颈抱膝，使腰椎后凸，椎间隙充分增宽。

2. 穿刺点选择 一般选择 T_3、T_4 椎间隙（双侧髂嵴最高点连线中点）。

3. 消毒和麻醉 穿刺部位经常规消毒后，操作医师戴无菌手套，铺洞巾。用 1% ~ 2% 的普鲁卡因或 1% 利多卡因 1 ~ 2ml 在穿刺部位注射皮丘，皮下浸润麻醉。

4. 穿刺 操作者用左手固定穿刺部位的皮肤，右手持穿刺针，针头斜面向上刺入皮下，方向与背平面横轴垂直，针头略向头端倾斜，缓慢刺入，刺入韧带时可感受到一定阻力，当阻力突然减低时提示已刺入蛛网膜下腔，可拔出针芯让脑脊液流出。如未见到脑脊液流出，将穿刺针退至皮下更换一个角度后再次进针。成人穿刺深度 4 ~ 6cm，儿童 2 ~ 4cm。

5. 测压 以测压管紧接针柄进行脑脊液压力测定。测压时令病人全身放松、头部和双下肢伸展。如测压管中的脑脊液液面随呼吸、脉搏或腹部加压波动明显表明穿刺针的针尖位置正确。待测压管中的脑脊液液面平稳后，读数并记录其压力（初压）。

6. 收集脑脊液 缓慢放出脑脊液 3 ~ 4ml，分别置 3 ~ 4 个消毒过的小瓶（管）中送检，一般常规脑脊液细胞学检查仅需 0.5 ~ 1.0ml 脑脊液。若脑脊液初压过高则不宜放液，以防脑疝，仅取其测压管内的脑脊液送检。

7. 拔针 留够送检的脑脊液后，重复测定脑脊液压力（终压）以便与初压比较，然后将穿刺针针芯置入针管内，拔除穿刺针。穿刺点消毒，敷盖无菌纱布，并用胶布固定。

8. 术后护理 术后瞩病人平卧至少 4 ~ 6h，酌情多饮水，以减少低颅压反应。

四、并发症

1. 低颅压综合征 腰穿后头痛，坐起后加剧，严重者伴有恶心呕吐或眩晕、昏厥、平卧或头低位时头痛等即可减轻或缓解。少数尚可出现意识障碍、精神症状、脑膜刺激征等，约持续一至数日。故应使用细针穿刺，术后去枕平卧 4 ~ 6h，并多饮开水，或静脉滴汼 0.9% 生理盐水。

2. 脑疝形成 静脉注射 20% 甘露醇 250 ~ 500ml 防止脑疝形成。

3. 穿刺不当发生颅内感染，出血和马尾部的神经根损伤等。

五、脑脊液检查

（一）压力检查

侧卧位成人为 80 ~ 180mmH_2O，儿童为 40 ~ 100mmH_2O。

（二）压颈试验

1. 适应证 怀疑椎管内或横窦内阻塞者。

2. 禁忌证 颅内压增高，颅内肿瘤，颅内出血。

3. 方法 先做压腹试验，手掌深压腹部 10s，压力迅速上升，解除后迅速下降，说明穿刺针在椎管内。用手分别压迫左、右颈静脉，同时压迫双侧颈静脉 10s 后迅速放松，观察压力变化。

4. 结果判断

（1）正常：颈部加压后压力迅速上升，放压后又迅速下降。放压后于 10 ~ 15s 内复原，提示椎管通畅。

（2）完全梗阻：加压后脑脊液压力不见上升，常见于椎管肿瘤。

（3）不完全梗阻：加压后上升慢，放压后下降也慢，有时上升虽快，但放压后下降缓慢或不能复原，常见于脊髓肿瘤、脊膜炎等。压一侧颈静脉时压力不升，压对侧上升正常，提示梗阻侧横窦闭塞。

六、临床意义

1. 常规检查

（1）外观

1）正常脑脊液清亮、透明，久置不凝。

2）出现混浊，提示含有少量红细胞或白细胞、细菌、真菌、瘤细胞等。

3）出现尘埃状微浑，提示细胞轻度增多，见于中枢神经系统急性感染早期。

4）呈毛玻璃状，提示细胞中度增多，见于结核性脑膜炎。

5）呈脓状，提示细胞高度增多，见于各种化脓性脑膜炎。

6）出血：取三只试管分别采集脑脊液，若第一管至第三管逐渐变淡，则为人工损伤出血。

（2）细胞学检查：成人正常细胞数（0 ~ 5）$\times 10^9$/L，约 70% 为淋巴细胞。

（3）蛋白定性：潘氏试验阳性提示脑脊液中球蛋白含量增高。

2. 生化检查

（1）蛋白：正常脑脊液蛋白含量在为 150 ~ 400mg/L。蛋白增高多与细胞增多同时发生，见于各种中枢神经系统感染。蛋白增高而白细胞计数正常或略多，称为“蛋白一细胞分离”，多见于颅内及脊髓肿瘤、椎管梗阻、急性感染性多发性神经炎、甲亢、糖尿病和铅、汞等金属中毒等。

（2）糖：正常含量为 2.5 ~ 4.5mmol/L，约为血糖值的 1/2 ~ 2/3 左右。糖含量降低见于化脓性、结核性或真菌性脑膜炎、恶性脑肿瘤等。糖含量增高见于血糖含量增高（故应同时查血糖量核对）以及中枢系统病毒感染、脑外伤、颅后窝及Ⅲ脑室底部肿瘤和高热等，以上均与血脑屏障通透性增高有关。

（3）氯化物：正常含量为 119 ~ 127mmol/L，较血清氯化物高 15 ~ 20mmol/L。在细菌性（特别是结核性）、真菌性脑膜炎和血液氯化物含量有减少时（如呕吐、肾上腺皮质功能减退）减少，血液氯化物含量增高（如尿毒症、脱水等）时增高。

3. 特殊检查

（1）细菌学检查：包括细菌、真菌涂片和培养。

（2）免疫学检查：常用的有补体结合试验对囊虫、肺吸虫、钩端螺旋体及病毒等感染有一定助诊价值；免疫球蛋白的含量测定 IgG、IgA、IgM、IgD、IgE 以及其他免疫球蛋白，其中以 IgG 铱度最高，IgM 不易查得。如 IgG 增高和查得 IgM 时，提示中枢神经系统有感染、脱髓鞘性疾病或血脑屏障通透性增加。

（3）蛋白质电泳检查：α1、α2 球蛋白增加主要见于中枢神经系统萎缩性与退行性病变。γ 球蛋白增高而总蛋白量正常见于多发性硬化和神经梅毒，两者同时增高则见于慢性炎症和脑实质恶性肿瘤，也与血脑屏障通透性增加有关。

（4）酶学检查

1）乳酸脱氢酶增高见于恶性肿瘤和细菌性脑膜炎。

2）溶菌酶的变化与蛋白、糖、白细胞尤其中性粒细胞的关系密切，在化脓性、结核性和病毒性脑膜炎含量分别不同，且不受药物治疗影响，因此，对鉴别和判断脑膜炎的性质有较大价值。

第七章 锥颅穿刺血肿清除术

一、适应证与禁忌证

2002年11月，微创脑血肿清除术（锥颅穿刺血肿清除术）临床应用研讨会制定了以下适应证和禁忌证。

（一）适应证

1. 高血压性脑出血 ①脑叶出血≥30ml；②基底节区出血≥30ml；③丘脑出血≥10ml；④小脑出血≥10ml；⑤脑室内出血，引起阻塞性脑积水、铸型性脑室积血者；⑥颅内血肿出血量虽未达到手术指征的容量，但出现严重神经功能障碍者。

2. 外伤性颅内血肿 ①急性硬脑膜外、硬膜下血肿，幕上血肿≥30ml，幕下血肿≥10ml，病情较稳定，短期内不至于发生脑疝者；②亚急性、慢性硬脑膜下血肿；③脑内血肿参照对高血压脑出血的手术指征处理；④颅脑损伤并发有脑室出血和阻塞性脑积水者。

在遵循以上原则时，应充分考虑到患者的病情的特殊性，对于出血量不大且神经功能缺损比较轻的患者在选择手术时应慎重考虑，而对于出血量过大的患者，在短时间内有脑疝形成可能者，微创血肿清除术可能在短时间内难以彻底清除血肿，应以开颅清除血肿为首选。而对于难以耐受开颅手术的患者，微创血肿清除术可能为挽救生命、延长治疗时间窗的一个有效途径。

（二）禁忌证

1. 脑功能严重受损者，临床抢救已无实际意义。

2. 凝血功能障碍、有严重的出血倾向。

3. 颅内动脉瘤及动静脉畸形引起的血肿，再出血可能性大，不宜行微创血肿清除术。

4. 合并其他即可危及生命的严重疾病，而目前难以控制的。

二、手术时机

脑出血的手术时机一般分为超早期（发病6h内）、早期（发病6～48h内）、延期手术（发病48h以后）。但由于微创手术不能完全立即清除血肿，且可能存在再出血的可能，所以应根据病情变化情况酌情考虑。一般在发病6～12h比较安全。

（一）自发性脑出血

1. 病情进展迅速，CT示血肿明显增大，有发展成脑疝趋势或已经脑疝者，但脑干功能未完全损害者应立即手术，但需考虑到手术的有限性。

2. 若病情基本稳定，建议手术在发病6h左右进行。条件允许或病情进展的，可进行超早期手术。

3. 部分患者经内科治疗，生命体征基本平稳，但仍持续昏迷，或呈嗜睡状态，复查CT显示颅内血肿仍有占位效应，中线结构移位，也可考虑手术治疗。

（二）外伤性颅内血肿

1. 急性硬脑膜外、硬膜下血肿，原则上应尽早手术。

2. 亚急性、慢性硬脑膜下血肿，可择期手术。

3. 外伤性血肿并脑挫裂伤、脑肿胀严重的颅内血肿，不宜行微创血肿清除术，应选择开颅手术。

三、术前准备

手术前，应全面评估患者的一般情况、能否耐受手术，合理控制血压及颅内压，改善患者的基本状况，使其能顺利完成手术。

（一）一般准备

术前进行必要的实验室检查或特殊检查，以了解患者目前各脏器的功能情况，排除出血倾向。若病情危重，检查应选择重点进行。应充分估计手术可能出现的问题，并提前作好预防和处理措施。

1. 术前检查 常规检查血、尿常规，凝血四项、血糖、血型、心电图、肝、肾功能、电解质等，必要时复查头颅 CT。

2. 术前药物 对疼痛、烦躁者，应使用肌肉速效镇静剂、止痛剂等药物，使其维持安静状态。

3. 剃头备皮。

4. 签署手术同意书 严格选择适应证后，术前应与患者或家属详细交谈，详细说明手术方法、利弊，手术的必要性和可能发生的危险，取得患者及家属对治疗方案的理解和同意。患者或家属签署手术同意书必须在手术之前完成。

（二）药品和器械准备

1. 药品 主要是消毒药品（4%碘酊、75%乙醇）、局麻药（利多卡因）和镇静剂、尿激酶、降血压和降颅压药、急救及心肺复苏类药物。

2. 器械准备

（1）充电式无级变速电钻或颅骨钻。

（2）颅内血肿粉碎穿刺针。

（3）5ml 注射器和 10ml 注射器。

（4）无菌引流袋 1 个。

（5）手术包：包括治疗巾、敷料、弯盘、量杯、剪刀、血管钳等。

四、方案的选择及治疗原则

（一）方案的选择

根据不同的出血形状、部位、出血量，选择单点或多点穿刺。对于多发脑出血和小脑出血应特别慎重。

1. 半球单发血肿，未破入脑室，只做单针穿刺引流。

2. 基底节出血 $<$ 20ml 或丘脑出血 $<$ 10ml，破入脑室者，可只做单侧脑室引流，再根据脑室铸型的情况，决定是否行脑脊液置换术。

3. 丘脑出血 $\geq$ 10ml、基底节出血 $\geq$ 20ml，破入脑室，可做血肿穿刺和（或）同侧脑室穿刺引流，再根据脑室铸型的情况，决定是否行脑脊液置换术。

4. 大量出血或不规则血肿选择双针穿刺引流。

5. 硬膜外或硬膜下血肿，根据血肿量，选择单针或双针穿刺引流。

6. 原发性脑室出血，可行单侧或双侧脑室穿刺引流，必要时行脑脊液置换术。

（二）治疗原则

1. 降低颅内压，适度调控血压，避免一切能引起血压和颅压升高的因素。

2. 根据颅内压情况和尿量，合理使用脱水剂和调整每日补液量，注意防止肾功能损害和电解质紊乱。

3. 密切观察引流情况，及时发现和处理再出血。

4. 注意呼吸道通畅和痰液引流，防治肺部感染。

5. 注意综合治疗，最大程度的促进神经功能的康复。

6. 严格无菌操作原则。

五、定位方法

（一）血肿量的计算

脑血肿体积：（最大血肿层面的长径 × 宽径 × 层面数）× π/6。

（二）选择穿刺点的基本原则

1. 穿刺点应尽量选择在靠近血肿的颅骨部位。

2. 硬膜外及硬膜下血肿穿刺点选择在血肿最厚处。

3. 避开重要血管和功能区。

（三）选择血肿穿刺的靶点

1. 在血肿最大层面上的球形或椭圆形血肿，靶点选择在血肿中心位置，有利于血肿引流。

2. 大量出血或不规则血肿，在血肿上下各选一个靶点穿刺，便于引流。

3. 脑叶、硬膜下或硬膜外血肿靶点应选择在靠近颅骨的血肿最大层面。

4. 小脑血肿穿刺必须避开横窦、枕窦，穿刺点根据复查 CT 确定。

5. 破入脑室或脑脊液循环梗阻者应可侧脑室穿刺引流。

（四）血肿体表定位方法

目前主要有两种方法，包括 CT 片定位法和 CT 下定位法。

1. CT 片定位法

（1）确定颅表基线：常规横断面扫描采用的基线多选眶耳线（OM 线）。若基线不是标准的 OM 线应根据 CT 片的实际结果，以颅底骨性和眼球为参照物，确定基线。

（2）确定血肿穿刺平面：确定血肿穿刺平面选择原则：穿刺平面应选择血肿的最大层面且血肿外侧边缘距颅骨内板相对较近的中间面层。

（3）确定血肿颅表穿刺点及穿刺针长度：血肿颅表穿刺点的选择要注意避开头皮上颞浅动脉主干、脑皮质运动区、侧裂血管、上矢状窦和横窦等。测量和计算力求精确。具体参见相关专业书籍。

2. CT 下定位法　该法是在 CT 扫描同时，按照三维立体定向原则，进行血肿定位。穿刺平面确定后，通过移动标志物摆放的前后方位，来确定穿刺点及靶点在冠状面上的方位；通过 CT 机测量穿刺点与靶点的直线距离而选择穿刺针的长度；在血肿穿刺平面上对靶点进行准确穿刺，来确定靶点在矢状上的方位，即穿刺靶点是水平面、冠状面、矢状面的交汇点。

六、手术操作步骤

1. 根据血肿的部位选择仰卧位或侧卧位。

2. 选择穿刺点。

3. 常规头皮消毒。

4. 穿刺点局麻常用 2% 利多卡因 5ml 做皮内、皮下、肌肉和骨膜下浸润麻醉。

5. 操作方法

（1）将穿刺针的尾部钻轴，夹持在电钻夹具头上，通过穿刺点，根据定位方法画出最大层面线、穿刺点指向靶点的方向线。

（2）钻透颅骨、硬脑膜后，剪断针后部塑料卡环后拔除针芯，插入圆钝头塑料针芯，使针体缓慢进入血肿边缘。

（3）血肿液态部分的处理：穿刺针达到血肿边缘后，用 5ml 注射器抽吸时若遇阻力可原位旋转穿刺针方向，调整针尖部侧孔的方位；抽出血肿边缘液态部分后，可插入针芯缓慢深入穿刺针，直至血肿中心。抽吸出一定量的血肿后，可将注射器取下，抬高连接管，观察管内液平面高度（如无液面，可注入数量的生理盐水进行观察）。若上下波动的液面低于 15cm 时应停止抽吸，否则会颅内积气和诱发再出血。

固态部分的处理：将穿刺针深入血肿中心，取掉针尾盖帽置入针形血肿粉碎器，用 3 ~ 5ml 血肿液化剂（尿激酶 1 万 ~ 5 万 U+ 生理盐水），经针形血肿粉碎器加压注射到血肿的各个部位，液化剂注入后再加注 1 ~ 1.5ml 生理盐水，将存留在管内液化剂全部注入血肿内，关闭引流管。

（4）接无菌引流袋，闭管 4 ~ 6h 后开放引流，穿刺针尾以无菌敷料包扎。

6. 有关抽吸量的掌握

（1）原则上应根据颅内压的变化因人而定，避免颅内压快速下降，引起再出血。

（2）抽吸量的掌握：术中早期抽吸以降低颅内压为目的，特别是超早期手术应避免一次抽吸过多，应分次抽吸，只要颅内压下降到正常水平，应停止抽吸，改用等量冲洗（常用生理盐水冲洗，若有出血倾向的患者可用冰生理盐水 500ml+ 肾上腺素 1mg 的冲洗液）。

七、术后处理

（一）临床观察和引流

通常在术后 6 ~ 12h 内复查 CT，了解穿刺针位置和残余血肿情况，确定下一步治疗方案。如术后患者情况不稳定，应立即复查 CT，调整穿刺针的位置或再次手术。并根据复查 CT 情况，可反复冲洗、液化。血肿引流采取低位，但脑室相通的血肿引流或单纯脑室引流，应注意抬高引流袋高度（引流袋顶端高于穿刺点 15cm）以调控颅内压、避免产生低颅压，一般引流时间 3 ~ 7d。停止引流前，先挂高引流袋或夹闭引流管 1d，若无颅内压增高表现，方可停止引流。留针时间一般不超过 1 周。

（二）拔针的指征与方法

1. 拔针指征

（1）CT 复查血肿基本清除，夹闭引流管 24h，无颅内压增高表现。

（2）引流管与脑室相通时，引流液基本变清，闭管 24h，无颅内压增高者。

（3）慢性硬膜下血肿微创后，临床症状明显好转，引流液已变清，CT 复查，虽受压脑组织并未完全复位，但血肿基本清除，术后 3 ~ 5d 后经闭管 24h，病情稳定者。

2. 拔针方法

（1）严格消毒，无菌下操作。

（2）敞开帽盖，分段拔针。

（3）当发现出现新鲜血时，应立即插入针芯，按再出血处理。

第八章 脑脊液置换术

脑脊液置换术是一项实用的临床操作方法，多用于蛛网膜下腔出血和重症脑室出血及结核性脑膜脑炎的治疗，在腰椎穿刺成功后进行。

一、适应证

1. 蛛网膜下腔出血。

2. 重症脑室出血。

3. 结核性脑膜脑炎。

二、禁忌证

1. 血容量不足、低血压者。

2. 肝肾功能衰竭者。

3. 高渗透压者。

4. 心功能衰竭者。

三、操作程序

1. 腰椎穿刺 病人取侧屈曲卧位，头颈和腰部处于同一水平，躯干与床面垂直，尽量屈颈抱膝，使腰椎后凸，椎间隙充分增宽。一般选择腰 3、4 椎间隙（双侧髂嵴最高点连线中点）。穿刺部位经常规消毒后，操作医师带无菌手套，铺洞巾。用 1% ~ 2% 的普鲁卡因或 1% 利多卡因 1 ~ 2ml 在穿刺部位注射皮丘，皮下浸润麻醉。操作者用左手固定穿刺部位的皮肤，右手持穿刺针，针头斜面向上刺入皮下，方向与背平面横轴垂直，针头略向头端倾斜，缓慢刺入，刺入韧带时可感受到一定阻力，当阻力突然减低时提示已刺入蛛网膜下腔，可拔出针芯让脑脊液流出。如未见到脑脊液流出，将穿刺针退至皮下更换一个角度后再次进针。成人穿刺深度 4 ~ 6cm，儿童 2 ~ 4cm。以测压管紧接针柄进行脑脊液压力测定。测压时令病人全身放松、头部和双下肢伸展。如测压管中的脑脊液液面随呼吸、脉搏或腹部加压波动明显表明穿刺针的针尖位置正确。待测压管中的脑脊液液面平稳后，读数并记录其压力（初压）。

2. 蛛网膜下腔出血和重症脑室出血 严格无菌操作腰穿，腰穿成功后接脑压管测定脑脊液压力后，以每分钟 0.5 ~ 1ml 的速度缓慢放出血性脑脊液 5 ~ 10ml，再以每分钟 1 ~ 2ml 的速度等量注入生理盐水。反复放注进行置换，最后用生理盐水加入地塞米松 5mg 鞘内注入，每次总量 30 ~ 60ml，同时根据出血量的多少来决定脑脊液置换术的间隔时间，如脑脊液颜色较红，提示蛛网膜下腔出血量较多，血管痉挛，脑水肿明显。患者若能很好的配合，宜隔日一次，如出血量小，头痛不明显，患者烦躁不配合，每 2 ~ 5d 一次，经过多次脑脊液置换术，脑脊液由橙红变为淡黄或无色，终止脑脊液置换术。

3. 结核性脑膜炎 常规腰椎穿刺成功后，先测脑脊液的压力，然后缓慢放出脑脊液 5ml 弃掉，再注入等量生理盐水作为置换液，每次置换重复 3 ~ 5 次，每次间隔 10min，每周坚持置换 3 次，直至脑脊液结果正常或接近正常稳定 3 周以上。鞘内注药：具体方法与脑脊液置换同步进行，在最后 1 次放出脑脊液后并弃掉后，将药物注入鞘内，药物为抗结核药加地塞米松（1 ～ 2ms/ 次）+ 玻璃酸酶（1500U/ 次），注入时应反复抽取脑脊液稀释药物并缓慢地（10 ～ 20min 以上）注入鞘内。

第九章 脑血管病介入治疗

脑血管病介入治疗（血管内治疗）是脑血管病的微创治疗，是微侵袭神经外科的重要组成部分，是目前神经疾病治疗两大方向之一（介入治疗和康复治疗）。全世界多中心研究结果表明，血管内治疗接近或已优于手术治疗。由于不需要开颅，创伤小，术后病人的生活质量高，血管内治疗已被越来越多的患者所接受。常见的手术包括以下几种：

一、脑血管造影术

（一）适应证

1. 缺血性脑血管病，包括短暂性脑缺血发作、分水岭梗死、脑梗死等。

2. 出血性脑血管病，包括：蛛网膜下腔出血、脑室出血、脑叶出血和怀疑到血管畸形引起的脑出血。

3. 脑静脉及脑静脉窦疾病。

4. 高血运的颅内肿瘤。

5. 无症状的颅内外血管高度狭窄，或颈动脉不稳定斑块者。

6. 血管管径狭窄程度小于 50%，但有溃疡性斑块形成。

（二）禁忌证

1. 不能控制的高血压。

2. 对造影剂过敏者。

3. 两周内曾发生心肌梗死。

4. 严重心、肝、肾疾病。

5. 血小板计数小于 50×10^9/L。

6. 严重凝血功能障碍。

（三）术前准备及评估

1. 术前 4h 禁食水。

2. 术前 6h 之内碘过敏试验。

3. 双侧腹股沟区备皮。

4. 凝血功能及血常规检查。

（四）操作方法及程序

1. 经股动脉采用 Seldinger 技术穿刺，一般放置 6F 血管鞘，血管鞘连接加压盐水滴注冲洗。

2. 使用 5-F 猪尾造影管后面接 Y 阀或止血阀并与加压盐水连接，在 0.035cm 泥鳅导丝小心导引下将 5-F 猪尾造影管放在主动脉弓，行主动脉弓造影。

3. 使用 5-F 单弯造影管或猎人头造影管后面接 Y 阀或止血阀并与加压盐水连接，在 0.035 泥鳅导丝小心导引下将造影管依次放在双侧颈总动脉、双侧颈内动脉、双侧颈外动脉、双侧锁骨下动脉、双侧椎动脉造影。显示毛细血管期及静脉和静脉窦期。

4. 拔除动脉鞘，局部压迫 15 ~ 20min 无出血，加压绷带包扎，2kg 沙袋压迫。

5. 术后观察足背动脉搏动及下肢血供。

（五）注意事项

1. 操作轻柔，尽量在透视及路图指导下操作。

2. 保证肝素水冲洗管腔，减少血管内操作时间，注意回抽，持续加压输液冲洗。

3. 术前心率在 50 次 /min 以下或伴有慢性心功能不全者，可以预先放置临时起搏器。

（六）术后用药

围术期 3d 可用尼莫地平防治血管痉挛，口服抗生素 3d。

（七）并发症

1. 局部皮下血肿 血肿较大需要吸出重新加压包扎。

2. 穿刺部位股动静脉瘘 轻者局部压迫可治愈，重者需要手术修补。

3. 穿刺部位动脉狭窄或闭塞 轻者血管扩张剂，重者需血管成形或手术治疗。

4. 血栓形成 在确定没有颅内出血或出血倾向时可以作动脉内溶栓。

5. 栓子脱落 无症状者可以不作特殊处理。

6. 血管痉挛 一般不作特殊处理，撤出导丝和导管后痉挛会解除，如果有严重痉挛如远端血流受阻可以局部给予解痉药物。

（八）狭窄血管测量方法

采用北美症状性颈动脉内膜切除协作研究组（NASCET）标准，狭窄率 = 最狭窄直径 / 狭窄远端正常动脉管径。计算由数字减影血管机载软件自动完成。

二、颈动脉狭窄血管成形术

（一）适应证

1. 无症状血管管径狭窄程度大于 80%，有症状（TIA 或脑卒中发作）血管管径狭窄程度大于 50%。

2. 血管管径狭窄程度小于 50%，但有溃疡性斑块形成。

3. 某些肌纤维发育不良者，大动脉炎稳定期有局限性狭窄。

4. 放疗术后或内膜剥脱术后、支架术后再狭窄。

5. 由于颈部肿瘤压迫等受压而导致的狭窄。

6. 急性动脉溶栓后残余狭窄。

（二）禁忌证

1. 3 个月天内有颅内出血，2 周内有新鲜梗死。

2. 不能控制的高血压。

3. 对肝素、阿司匹林或其他抗血小板类药物有禁忌者。

4. 对造影剂过敏者。

5. 颈内动脉完全闭塞。

6. 伴有颅内动脉瘤。

7. 在 30d 以后预计有其他部位外科手术。

8. 两周内曾发生心肌梗死。

9. 无严重心、肝、肾疾病。

（三）术前准备及评估

1. 术前 6h 禁食水。

2. 术前 6h 之内碘过敏试验。

3. 双侧腹股沟区备皮。

4. 术前 3 ~ 5d 口服抗血小板药物噻氯匹定 250mg+ 阿司匹林 300mg 或氯吡咯雷 75mg+ 阿司匹林 300mg。

5. 术前评价，包括颈部血管超声和 TCD 评价。

6. 局部脑血流评价（核磁共振灌注、PET、CT 灌注或 SPECT 其中一项或以上）。

7. 全脑血管造影或 CTA、MRA。

（四）操作方法及程序

1. 经股动脉采用 Seldinger 技术穿刺，一般放置 8–F 血管鞘，血管鞘连接加压盐水滴注冲洗。

2. 使用 8–F 导引导管后面接 Y 阀或止血阀并与加压盐水连接，在 0.035in 泥鳅导丝小心导引下将导引导管放在患侧颈总动脉，头端位置距离狭窄约 3 ~ 5cm。过度迂曲的颈总动脉可以使用交换导丝将导引导管交换到位。

3. 通过导引导管造影测量狭窄长度和直径选择合适支架，并行患侧狭窄远端颅内动脉造影以备支架术后对照。

4. 通过导引导管将保护装置小心穿过狭窄并将其释放在狭窄远端 4 ~ 5cm 位置，撤出保护装置外套后，选择合适的球囊行预扩张，扩张后造影。扩张前静脉给予阿托品 0.5mg，以防心律失常。

5. 撤出扩张球囊后置入支架，造影检查支架术后残余狭窄管径，酌情作支架内后扩张。

6. 最后撤出保护装置，行颈部以及患侧颅内动脉造影与术前对比。

（五）注意事项

1. 狭窄段过度迂曲或高度狭窄保护装置到位困难时，可以选择导丝交换的保护装置或使用小冠脉球囊行扩张。

2. 术前心率在每分钟 50 次以下或伴有慢性心功能不全者，可以预先放置临时起搏器。

3. 对侧颈内动脉完全闭塞其血流完全依赖于患侧者，有条件者尽量选择全麻。

4. 高度狭窄病变，狭窄远端无任何侧支循环者，扩张后要适当控制血压，收缩压维持在基础血压的 2/3，但如果同时还伴有其他血管狭窄在同期手术中不能处理或不适合血管内治疗者，血压不能控制过低。

5. 大量的研究证实，保护装置的使用能够降低栓子脱落所导致的栓塞并发症的产生，在有条件的患者可以尽量使用。

6. 术后不中和肝素。3 ~ 6h 后拔鞘。

（六）术后用药

围术期 3 天抗血小板药物同术前，同时给小分子肝素 0.4ml，每天 2 次。3d 后维持术前抗血小板药物 3 ~ 6 个月，3 个月后酌情减量。

（七）并发症

1. 心律失常 最常见并发症，一般发生在球囊扩张时或支架置入后，可以出现心率下降，可以在扩张前 5min 静脉给予阿托品 0.5 ~ 1mg。术前心率在 50 次以下者或伴有心功能不全者可以在术前置入临时起搏器，术后 3 ~ 6h 左右拔出。

2. 血压下降 如果下降不超过 20mmHg，可以暂不处理，支架置入 6h 内仍然收缩压持续下降低于 100mmHg 者，可以给予肾上腺素或多巴胺治疗。

3. 栓子脱落 无症状者可以不作特殊处理。

4. 血栓形成 在确定没有颅内出血或出血倾向时可以作动脉内溶栓。

5. 过渡灌注 在术前分析有过度灌注高风险的患者（极度狭窄—假性闭塞—狭窄远段没有侧支循环者）在扩张之后要控制血压（收缩压维持在 100 ~ 130mmHg）。有条件者应该做 TCD 检测。

6. 血管痉挛 使用保护装置或较硬的交换导丝（0.018）可能会导致狭窄远端血管痉挛，一般不作特殊处理，撤出导丝和保护装置后痉挛会解除，如果有严重痉挛如远端血流受阻可以局部给予解痉药物。

三、颅内动脉狭窄血管成形术

（一）适应证

1. 症状性颅内动脉狭窄大于 60%。

2. 临床反复发作与狭窄血管供血区域相一致的神经功能障碍（TIA 或脑卒中发作）。

3. 无严重全身性疾病，如心脏、肝脏、肾脏功能衰竭。

4. 狭窄远端血管正常，后循环病变小于 20mm，前循环小于 15mm。

5. 急性动脉溶栓后残余狭窄。

（二）禁忌证

1. 梗死后遗留有严重的神经功能障碍。

2. 无症状狭窄。

3. 慢性完全闭塞。

4. 狭窄段极度成角。

5. 狭窄段血管管径小于 2mm。

6. 颅内动脉弥漫性狭窄。

7. 先天性发育不良。

8. 烟雾病、动脉炎等少数不明原因的病变。

9. 脑梗死后两周内。

10. 两周内曾发生心肌梗死。

11. 严重全身系统性病变。

12. 预计生命周期少于 2 年。

（三）术前准备及评价

同颈动脉支架。

（四）狭窄血管测量方法

同颈动脉支架术。

（五）操作方法及程序

1. 有条件者尽量插管全身麻醉。

2. 经股动脉穿刺，使用 6F 血管鞘。

3. 全身肝素化。术后肝素不中和。

4. 一般使用单导丝技术，导丝要求 0.014in，长度 180 ~ 190cm。导丝头端软头长度大于 10cm。如果狭窄段存在夹层或动脉瘤样扩张，使用微导管技术，超选择造影证实微导管穿过狭窄进入血管真腔后用 0.014in 交换导丝（300cm）交换，然后再置入支架。

5. 可以选择球囊扩张支架，也可选择自膨式支架，选择自膨式支架一定要预扩张。

6. 球扩式支架释放压力为所选支架的命名压。逐步缓慢加压，如果释放后支架内仍有残余狭窄，可以选择扩张球囊行支架内后扩张。

7. 高度狭窄的患者伴有侧支循环不好者，在支架释放前注意控制血压，收缩压在基础血压的水平上下降 20 ~ 30mmHg，支架术后 24h 仍然维持低血压，但如果存在其他血管狭窄，注意血压不能过低，造成低灌注性梗死。

8. 术后不中和肝素。3 ~ 6h 后拔鞘。

（六）注意事项

对于45岁以下的症状性颅内动脉狭窄，动脉粥样硬化证据不足，应该严格掌握适应证。

（七）术后用药

同颈动脉支架。

（八）并发症

1. 血管破裂 发生在球囊预扩或支架置入过程中，补救措施可以先用球囊封闭破裂处，马上中和肝素，酌情给予外科修补。

2. 血栓形成 处理方法同颈动脉支架。

3. 穿支动脉闭塞 可以用扩容、升高血压等方法治疗，谨慎用动脉内溶栓。

4. 再狭窄 评估后可以使用球囊扩张或支架再次置入。

5. 脑出血或蛛网膜下腔出血 酌情给予对症处理。

四、急性动脉血栓形成经动脉内溶栓

（一）适应证

1. 年龄在 80 岁以下，无严重的心脏、肝脏疾患，肾脏功能正常。

2. 有明显的神经功能障碍，且逐渐加重持续 1h 以上。

3.CT 无低密度灶且排外脑出血或其他明显的颅内疾患。

4. 无出血倾向。

5. 颈内动脉系统发病时间在 6h 之内，椎—基底动脉系统在 72h 之内。

（二）禁忌证

1. 临床症状呈明显改善趋势或 NIHSS 评分＜ 4 分。

2. 颅内或其他脏器有出血倾向。

3.2 个月之内有颅内或其他手术外伤史。

4. 重要脏器功能障碍或衰竭。

5. 治疗前收缩压＞ 180mmHg，或舒张压＞ 110mmHg。

（三）操作方法及程序

1. 病人高度怀疑脑梗死后应立即行 CT 扫描，确定有无禁忌证。

2. 进行全面的体检，并了解详细的病史，常规术前血液化验检查。

3. 立即进行血管造影以明确诊断，一般在局麻、全身肝素化状态下进行，给予心、电以及生命体征检测、吸氧并准备必要的抢救措施。如果病人躁动，酌情予以镇静。

4. 确定栓塞的部位及程度（完全闭塞还是部分闭塞）后。立即换导引导管及微导管行选择性溶栓。微导管的头端应该尽量靠近血栓。如果能够穿过栓子，可以行超选择造影，以明确闭塞远端血管和血流状况以及血栓的长度。

5. 如果尿激酶用量超过限度，可以使用机械方法辅助再通，如球囊扩张或使用血栓取出装置。

6. 导丝、导管操作要轻柔，最好在路图下插管，以防动脉粥样硬化斑块脱落，造成新的梗死。

7. 溶栓后有残余狭窄，可以使用球囊扩张或支架成形技术重建血管。

8. 如果动脉迂曲，微导管不能在短时间内到位，应该抓紧时间在上游血管给予溶栓药物。

9. 溶栓过程中，要不断地了解患者的状态，决定继续治疗或终止治疗。

10. 在溶栓的过程中如果患者的临床症状加重，应该判断是否有出血，必要时行检查，一旦有出血，立即停止治疗并中和肝素，酌情予以处理。

（四）术后处理

1. 术后给予抗血小板或（和）抗凝治疗，防止再次血栓形成。

2. 给予钙离子通道拮抗剂防止由于导管或血栓的刺激而引起的血管痉挛。

（五）注意事项

1. 溶栓药物选择、剂量、给药速度

（1）尿激酶：前循环 75 万 U，后循环 100 万 U；1 万 U/min。

（2）r-tPA：一般 20mg；1mg/min。

2. 颈内动脉完全闭塞的患者，在决定打开之前要谨慎，如果准确闭塞时间大于 4 ~ 6h，无任何侧支循环，CT 提示闭塞侧半球肿胀，再通后出血的可能性大。

3. 椎—基底动脉完全闭塞的患者，时间可以适当延长。

（六）并发症

溶栓后出血：最危险的并发症，必须要严格掌握适应证，一旦出血，立即中和肝素，停止抗凝、抗血小板治疗，颅内血肿超过 30ml，应该开颅手术清除血肿，但非常困难。

五、颅外段血管支架血管成形术

（一）适应证

1. 颈总动脉、无名动脉同颈动脉起始段支架术。

2. 椎动脉起始段狭窄

（1）椎—基底动脉系统缺血症状或反复发作的后循环脑卒中，内可抗凝或抗血小板治疗无效。

（2）一侧椎动脉开口狭窄程度超过 70%，另外一侧发育不良或完全闭塞。

（3）双侧椎动脉开口狭窄超过 50%。

3. 锁骨下动脉狭窄

（1）血管狭窄超过 50%，有颅内缺血症状。

（2）血管造影或血管超声提示有“偷流现象”。

（3）双上肢血压相差 30mmHg 以上。

（二）禁忌证

同颈动脉支架术。

（三）操作方法及程序及术后处理

同颈动脉和椎动脉支架术。

（四）注意事项

1. 锁骨下动脉狭窄和椎动脉狭窄支架术时，由于受呼吸的影响，路径图技术往往定位不准，可以不断注射造影剂或实时造影定位。

2. 右侧锁骨下动脉起始段狭窄支架术采用自膨式支架定位较困难，可以选择球囊扩张支架或单纯球囊扩张术。

六、静脉窦血栓形成血管内治疗

（一）适应证

1. 临床表现为高颅压症状者（头痛、恶心、喷射性呕吐等）且逐渐加重。

2. CT、MRI 或 MRV 显示有静脉窦血栓形成。

3. 常规腰椎穿刺压力大于 250mmH_2O。

4. 眼底检查有双侧视盘水肿。

5.DSA 明确诊断为静脉窦血栓形成且动静脉循环时间延长，静脉排空延迟。

（二）禁忌证

禁忌证同动脉内溶栓技术。

（三）操作方法和程序

1. 一般使用局部麻醉，如果患者不能配合或有意识障碍者可以全身麻醉。

2. 常规经股动脉和股静脉入路。

3. 首先行全脑血管造影，观察动静脉循环时间、确定闭塞静脉窦段位置、形态，有无静脉出路的狭窄，静脉侧支循环状况等。

4. 使用 6F 导引导管，在 0.035in 软头泥鳅导丝导引下小心放入颈内静脉，尽量靠近闭塞段，然后使用微导管技术，将导丝导引的微导管放在闭塞段静脉窦内，如果有可能尽量测量闭塞段压力梯度（穿过闭塞段放在闭塞的远端测量静脉窦内压力，然后拉回闭塞近端侧压，二者之差为压力梯度），以作溶栓再通后对照。

5. 然后将微导管放入闭塞静脉窦内行溶栓：技术与动脉内溶栓相似，可以酌情应用机械性如导丝头端塑成螺旋状或不规则形状，也可使用拉栓装置将血栓拉出。

6. 静脉窦内给予溶栓药物的同时，可以在动脉内适当给药（50 万 ~ 80 万 U），促使微静脉栓子溶栓。

7. 如果静脉窦血栓形成是因为流出道狭窄，即血栓远端静脉窦狭窄导致，可以在狭窄段置入支架，方法同颈动脉支架术，但不使用保护装置。

（四）注意事项

1. 对于年龄小于 15 岁，或临床症状逐渐好转者应该谨慎使用，尽量使用内科抗凝治疗。

2. 可以保留微导管在窦内，持续给予尿激酶（2 万 ~ 4 万 U/h），总量小于 400 万 U。

（五）术后处理

同动脉溶栓术。

第十章 脑血管病的康复治疗

脑血管病在我国是常见病、多发病，死亡率、致残率高是其特点。在急性脑卒中存活患者中约有 2/3 遗留不同程度的功能障碍，因此，康复治疗对脑血管病整体治疗极为重要。通过积极的康复治疗，来达到提高患者的肢体运动功能及日常生活能力的目标。绝大多数的患者经过训练后均可达到生活能力自理，回归家庭。因此，应重视早期康复，强调持续康复，同时重视心理康复和重视家庭成员的参与，只有这样才能使康复治疗的效率发挥至最大水平。

第一节 脑卒中康复的基本条件

一、康复专业人员组成及康复病房

（一）专业人员

康复医师、康复护士、治疗师（包括理学治疗师、作业治疗师、言语治疗师、心理治疗师、社会工作者）等专业人员。

（二）康复病房

康复病房内设施应便于偏瘫患者活动，场地应宽敞无障碍物，具备基本的康复设备及器械，如治疗床、姿势镜、作业桌等。病号服应宽松肥大，层次简单，衣着方便，衣扣、裤带的设计应便于患者使用。

二、康复前的准备工作

（一）评估

1. 一般状态 评估患者的全身状态、年龄、并发症、既往史、主要脏器的功能状态等。

2. 神经功能状态 包括意识、智能、言语障碍及肢体功能障碍程度的评定等。

3. 心理状态 评定患者是否存在抑郁症、焦虑状态以及患者个性是否能配合康复治疗的进行等。

4. 个人素质及家庭条件 了解患者爱好、职业、所受教育、经济条件、家庭环境、患者同家属的关系等。

5. 丧失功能的自然恢复情况 根据综合信息进行患者预后的大致判断。

（二）确定康复目标

根据病情制定个体化的目标，可分为近期及远期目标。近期目标是指治疗 1 个月时要求达到的肢体和言语康复目标。远期目标是指治疗 3 个月后应达到的康复目标，也是最终目标（如患者是否能达到独立、部分独立、部分借助、回归社会、回归家庭等）。

康复目标应根据每位患者的功能障碍、一般状况、社会支持及家庭条件等的具体情况来制定。经过一段时间须根据患者情况做修正，评价是否达到目标，分析有利及不利因素，变更目标，修正训练内容。

三、脑卒中的运动功能障碍评定

运动功能评定包括：肌力的评定、肌张力的评定、Brunnstrom 评定法及 Fugle-Meyer 评定法。日常生活活动能力的评定则主要应用 ADL 评分。

1. 肌力的评定 要求患者主动进行肌肉收缩运动，检查者施以一定的阻力，来判断患者肌力情况。Lovett 徒手肌力检查法将肌力分为 6 级。

0 级：未见有肌肉收缩。

Ⅰ级：仅有轻微肌肉收缩，但不能引起关节活动。

Ⅱ级：在减重状态下可使相应关节全范围运动。

Ⅲ级：能抗重力，使相应关节全范围活动，但不能抗阻力。

Ⅳ级：能抗重力及抗一定阻力。

Ⅴ级：能抗重力及抗充分阻力。

2. 肌张力的评定 要求患者完全放松肌肉，检查者被动活动患者肢体时所感受到的紧张度和阻力。一般国际上都用 Ashworth 量表：

0：无肌张力增加。

Ⅰ：肌张力轻度增加，受累部分被动屈伸时，在活动范围之末时出现最小阻力或突然的卡住和放松。

Ⅰ +：肌张力轻度增加，在关节活动范围 50%之内出现突然卡住，然后在关节活动范围 50%后均呈现最小阻力。

Ⅱ：肌张力增加较明显，关节活动范围的大部分肌张力均明显增加，但受累及部分仍能较容易地被动移动。

Ⅲ：肌张力严重增高，被动运动困难。

Ⅳ：挛缩，受累及部分被动屈伸时呈挛缩。

3. Brennstrom 偏瘫恢复理论认为偏瘫恢复会经历六阶段，即：

（1）阶段 1：急性期脑卒中（数日至 2 周），患侧迟缓性瘫痪（锥体束休克）。

（2）阶段 2：脑卒中后 2 周，疾病开始恢复。痉挛出现，无随意运动，主要为基本的联合反应、共同运动。

联合反应是不随意运动，由脊髓控制，是健侧肢体的运动引起的患肢的肌肉收缩，在瘫痪恢复的早期出现。

共同运动是部分随意运动引起，有非随意运动成分，意志不能完全控制，在瘫痪中期出现。当患者意图抬起上肢时，出现肩胛带上举后伸，肩关节屈曲、外展、外旋，肘关节屈曲，前臂旋后，腕关节掌屈，手指屈曲。伸直上肢时，出现肩胛带向前方突出，肩关节内收、内旋，肘关节伸展，前臂旋前，腕关节背伸，手指屈曲内收。下肢屈曲时出现髋关节屈曲外展外旋，膝关节屈曲，踝关节背屈内翻，足趾伸展。下肢伸展时出现髋关节伸展内收内旋，膝关节伸展踝关节跖屈内翻及足趾屈曲。

（3）阶段 3：随意可引起共同运动，痉挛加重（阶段 2 ~ 3 约持续 2 周）。

（4）阶段 4：共同运动模式减弱，开始出现脱离共同运动的部分分离运动，痉挛开始减弱。

（5）阶段 5：以分离运动为主，能完成较难的功能运动，痉挛明显减轻（阶段 4 相当脑卒中后 5 周至 3 个月）。

（6）阶段 6：共同运动完全消失，痉挛基本消失各关节运动较灵活，协调运动大致正常。

4. Pugl-Meyer 评定法　专门应用于脑卒中偏瘫的评定，由运动、平衡、感觉、关节活动度几部分组成；此评定法是在 Brennstrom 评定法的基础上建立的。

5. ADL 评定　ADL 评定是脑血管病功能评定中最为重要的组成部分之一，是多因素综合能力的体现。包括床上活动、行走、洗澡、更衣、大小便等多个方面。对于 ADL 的正确评定有利于训练计划的制定、评定训练效果及预后判断。ADL 评定能力缺陷程度可分五级：

0 ~ 20 分：极严重功能缺损。

25 ~ 45 分：严重功能缺损。

50 ~ 70 分：中度功能缺损。

75 ~ 90 分：轻度功能缺损。

100 分：自理。

四、脑卒中的康复原则

（一）康复应尽早进行

缺血性脑血管病患者只要神志清楚，生命体征平稳，病情不再发展，48h 后即可进行，康复量由小到大，循序渐进。多数出血性脑血管病患者康复可在病后 10 ~ 14d 开始进行。

（二）调动患者积极性

康复实质是“学习、锻炼、再锻炼、再学习”，要求患者理解并积极投入，只有患者的主动积极配合，康复才能达到事半功倍的效果。在急性期，康复运动主要是抑制异常的原始反射活动，重建正常运动模式。其次才是加强肌肉力量的训练。

（三）强调康复是一个整体的治疗

应观察卒中患者有无抑郁、焦虑，这些会严重地影响康复进行和功效。要重视社区及家庭康复的重要性，在进行康复训练的同时，要求患者家属给予积极的配合，有利于保证康复训练的连续性。

（四）影响康复的主要因素

一般来说，康复开始的时间越早、病情较轻或病灶小、患者年龄轻、肢体腱反射及肌张力恢复较早、无认知功能或言语理解障碍、无卒中后抑郁、身体一般状况可以及家庭良好支持，都是脑血管病患者能得到良好康复的有利因素，反之则不利于患者的功能康复。

第二节　主要神经功能障碍的康复

一、运动功能的康复

运动功能的康复包括：①保持良好的肢体位置；②体位的变换；③关节的被动活动；④坐位训练；⑤起坐训练；⑥站立平衡的训练；⑦步行训练；⑧上肢功能性活动等。

1. 正确的卧位姿势　保持良好体位，康复师对患者进行被动运动以及床上运动训练，对于预防患者卧床并发症如压疮、肺部感染、尿路感染、深静脉血栓形成等有非常重要的作用，尤其是防止关节挛缩，为以后的康复训练做准备。

（1）仰卧位：将头向健侧侧屈，患侧肩后放一枕头，伸展肘和腕关节，或前臂旋后靠在身体外侧。髋关节处于内旋中立位，膝关节轻度屈曲，保持踝背屈和外翻。必要时可以楔形垫帮助踝关节保持背屈和外翻。

（2）健侧卧位：健侧肢体位于下方的一种侧卧方式。保持躯干与床面垂直，患侧肩关节屈曲约 100°，上肢由枕头垫起，充分前伸，肘伸展，下肢取自然的半屈曲位。该体位有利于患肢的血液循环，减轻水肿，防止痉挛。

（3）患侧卧位：患侧肢体位于下方。头略前屈，躯干稍后倾，避免患侧肩部受压，背部由枕头支撑。患侧肩部及上肢尽可能地前伸、上肢外旋，前臂旋后，肘伸展，手腕背伸，手心向上，手指展开。患侧下肢髋关节伸展、膝关节稍屈曲。

2. 体位变换 包括翻身、坐起、床上移动。

（1）仰卧翻至侧卧：仰卧屈膝位，双手 Bobath 手位（Bobsth 手位是指双手掌心相对，十指交叉，患侧的手指应依次位于健侧手指上方，屈曲十指握紧），双侧肘关节伸展，双肩屈曲约 90°。向健侧翻身时，由双上肢连同躯干先翻向健侧，然后旋转骨盆，康复师对患侧下肢给予最小限度的辅助。向病侧翻身时，因为可以充分利用健侧上、下肢，所以几乎不需要辅助。

（2）健侧翻身起坐：患者先将健侧足插入患侧足下，带动患足移向床边，患侧上肢放于腹部，然后向健侧翻身，康复师指示患者一边用健侧前臂支撑躯干，一边抬起躯干的上部，这时康复师可以用一侧手在头部给予帮助，另一手帮助患者的下肢移向床边垂下。

（3）患侧翻身起坐：患者取患侧卧位，用健侧手托住患侧上肢的肘部，健侧足插入患侧踝部下方，康复师一手在头部给予向上的辅助，另一手将双下肢移至床边垂下，以髋关节为轴，向上坐起。

（4）坐位至卧位：康复师握住患者的患手，使得患侧上肢处于肩关节屈曲约 90°、外旋、水平外展约 45°，肘关节伸展位，患者慢慢躺下时，用健侧上肢支撑身体，然后患者举起健侧下肢至床上，康复师帮助从膝下抬起患腿。

3. 关节被动活动的训练 应早期开始，不仅可以维持关节的正常活动范围，还可以防止肌肉失用性萎缩，促进全身功能恢复。原则上应做各个关节的所有运动方向最大范围的被动运动。被动运动应注意关节保护。

（1）上肢运动

1）肩关节的活动：偏瘫患者易发生肩痛和肩关节半脱位而使活动受限，故应尽早开始肩关节的被动活动。

屈曲和伸展：康复师一手握住患侧上肢远端进行肩关节的屈曲和伸展运动（0° ~ 90°），另一侧手固定肩关节加以保护。

内收和外展：方法基本同上。活动角度为 0° ~ 90° 左右。

内旋、外旋：肩关节外展 90°，屈曲肘关节，一手扶患者肩关节，另一手握患者上肢远端，进行肩关节内旋、外旋运动。

2）前臂的被动运动：前臂容易出现旋前挛缩即旋后受限。训练时康复师一手固定上臂接近肘关节处，另一手握住患肢腕部，徐缓地、充分地旋转前臂。

3）肘关节伸展活动：患者取仰卧位，屈肘 90°，康复师一手握住患者肘关节上部，另一手握住手腕，将肘关节从屈曲位运动至伸展位并伸直腕关节。

4）腕关节的运动：患者腕关节多处于掌屈位，手指多屈曲，拇指内收、屈曲。故康复师用一只手的拇指伸直患者的拇指，其余四指握在患者的拇指根部与腕部之间，另一只手将患者其余四指伸直，行腕关节背屈。为使关节松动，可牵拉腕关节，边牵张手指的屈肌及韧带，边伸展腕关节，然后进行尺屈、桡屈、环转运动。

5）手指关节：掌指关节和手指关节都是挛缩的好发部位，尤其出现肌紧张以后，要特别注意。充分做好掌指关节 6° 伸展和屈曲运动及拇指外展方向的被动活动，确保拇指的对掌功能。

（2）下肢运动

1）下肢伸展的控制：患者仰卧屈膝位，康复师被动屈曲患者的下肢，直到所有的抵抗力消散后让患者慢慢地有阶段地伸展下肢，一旦康复师感觉到患者下肢的抵抗力，停下并让患者略屈腿，再重复伸展。

2）踝关节主动背屈：被动背屈外翻患者的患侧踝关节，当背屈位阻力消散时，让患者轻轻跖屈。康复师快速抚摸足趾的跖侧可刺激足趾背屈，并进一步可加强踝关节背屈外翻。

3）膝关节分离运动：患者仰卧位，下肢伸展，康复师维持患足背屈外翻，让患者进行小范围的膝屈曲伸展交替运动。

4）患腿从床旁抬至床上：患者仰卧位，患侧下肢屈膝放在床旁，康复师保持患足背屈和外翻，让患者抬起腿将脚放在床上。

5）仰卧伸髋位训练伸屈膝：患侧下肢放在床边，患髋伸展，康复师维持患足于背屈位，让患者进行被动或主动的屈膝伸膝运动。

6）仰卧屈膝位训练伸髋：健侧下肢伸展位，患膝屈曲，患足平放在床上，患者内收患侧下肢和向前旋转患侧骨盆，达到髋伸展和膝屈曲位。

7）髋关节内收和外展的控制：患者仰卧屈膝位，进行患膝交替内收和外展，并准确地控制这些运动的范围。当患者能够控制时，再保持患腿在中立位稳定，内收和外展健腿。

8）桥式运动：为了提高骨盆与下肢的控制能力，早期要给患者进行双腿的搭桥训练。让患者仰卧位，头与躯干保持一致，双下肢屈髋、屈膝，双足全脚掌支撑于床面，康复师一手在患侧膝部稍施加向下压力，另一手托起患者的臀部，从而帮助患者完成桥式运动。在完成此运动时，要尽量保持髋关节充分伸展，膝关节屈曲，踝关节背屈，可有效的控制下肢的伸肌痉挛。同时嘱患者要尽量放松，动作要缓慢。逐渐增加训练难度和强度。

4. 坐位训练 在缺血性脑血管病患者卧床 3d、出血性脑血管病患者卧床 3 周后即可开始坐位的训练。由于患者卧床时间长，体位变化时应当注意患者的血压、脉搏情况，如果出现面色苍白、心率增快或血压下降等情况，应当立即终止坐位的训练，使患者保持平卧位，必要时进行相应处理。若患者无上述表现，可以循序渐进的进行坐位训练。起始角度可由 30° 开始，逐渐增加至 90° 。为此可以用大枕垫于身后，双上肢置于移动小桌上，防止躯干后仰，肘及前臂下方垫枕，以防肘部受压。当患者可身体状况容许，应尽早离床，采取坐位。

（1）正确的坐姿：躯干伸直无扭转，两侧肩关节保持水平，后背紧贴椅背，髋关节、膝关节及踝关节均保持 90° ，必要时可在患足下方垫一楔形板，纠正足内翻。保持患侧小腿与地面垂直，避免患侧髋关节外展外旋。治疗者应该随时观察患者的坐姿，发现不良坐姿并及时纠正。

（2）坐位平衡

1）重心左右转移：患者无靠背坐位，患足在健足后，双侧平均负重，让患者双手交叉，进行重心的侧方转移和骨盆的旋转。康复师也可从腋下抬起患者的肩胛并保持他的上肢外展外旋位，肘关节伸展，腕关节伸展，如果可能指关节伸展，让患者向患侧移动，再回到中立位。

2）重心前后转移：患者坐位，康复师站在患者前面，患者用健侧上肢抱住康复师的胯部，康复师将患侧上肢固定于自己的胯部，让患者身体向前倾斜，患者背部必须保持伸展。

（3）坐位时下肢训练

1）下肢内收的训练：患者坐位，双膝并拢向健侧移动，康复师可以帮助向前旋转骨盆。康复师也可以帮助患者抬起患腿交叉至健腿之上。

2）下肢屈曲伸展训练：患者坐位，康复师屈曲患腿直至完全屈曲没有阻力，让患者缓慢的放下患腿。若此过程中出现明显阻力，可再重复屈曲，直至患足触及地面而无明显阻力，这时再让患者伸展则能较容易抬起患腿。

3）坐位向后移动患足：患者坐位，患足向后移动至椅子下，整个过程足不离开地面。

5. 坐—站立训练　一旦患者坐位耐久能达到 30min 以上时，即可开始站立训练。首先进行患者由坐位转为站立位训练。

（1）辅助患者站起：病人取坐位，康复师的双膝抵住患侧的膝部加以保护，一手托住病人患手的肘部，另一手扶住患者的腰部，让病人的健手搭在自己的肩上扶持病人站起。

（2）训练患者独立站起：为患者以后的站立行走打基础。首先让患者做好起立前的准备：让患者的臀部移向椅子的前部，髋关节屈曲、膝关节屈曲，双膝并拢，双足跟着地；嘱患者双手呈 Bobath 握手，双上肢上举至肩关节屈曲 90°。起立时，嘱患者躯干前屈，重心前移，髋关节和膝关节进一步前屈，使双足负重，然后将髋关节上提，伸展下肢和躯干缓慢的站起。

6. 站立平衡的训练　先进行静态下的站立。患者双足平行，与肩同宽，双下肢必须均等负重，康复师立于患侧加以保护。当患者静态站立平衡可以维持时，可进行进一步动态训练。康复师与患者并排站立，位于其稍后方，一手握住患侧手部，另一手从患者背部伸向健侧躯干加以保护，同时诱导患者将重心向前后、左右方向移动，并要求患者尽可能地保持平衡。

站立比较稳定之后，可以增加一些原地的膝关节小幅度的屈曲和伸展运动，足不离地。最初，仅要求患者的双膝同时屈曲、伸展，逐渐过渡到双膝交替屈曲、伸展。上述动作在确保安全性前提下，可指导患者利用健手支撑扶手或在双杠内进行训练。

7. 步行训练

（1）站立相：当患者独立站立安全时，向患侧移动重心，练习抬起健侧足跟的平衡。患侧下肢完全负重并感觉安全时，练习健侧向前和向后迈步。前后位站立平衡练习，健足在前，前后移动重心。整个练习过程中患侧膝关节放松避免过伸。康复师可以坐在患侧，双手扶住患膝，避免膝盖过伸或因患者力弱而屈膝导致患者摔伤。

（2）摆动相

1）膝关节放松训练：练习健侧下肢完全负重时，放松患侧膝关节并内收靠近健膝。练习足趾着地时小范围交替屈伸膝关节。能够完成这一动作后要求患者向前迈步。在迈步之前先让患者放松膝关节轻轻地屈膝，同时骨盆降低，然后将屈曲的膝关节向前迈。

2）迈步训练：患者双足前后位，健侧尽量向前，髋关节尽量前移至健侧足上，患侧足跟不离开地面。然后患者放松膝关节，屈膝向前，当足跟离地时，足趾应全幅度背屈。然后逆转整个动作，患者将足跟轻轻地放回地面，多次反复练习后患者可向前迈步。

3）着地控制训练：当将患足在前方放下时，患者应学习控制患腿慢慢放下。在患者迈步时治疗师要控制患足于背屈位，一旦治疗师感到患足向下压她的手，要求患者再次抬起一会儿，然后再慢慢放下，用以抑制伸肌痉挛。足着地后不负重，练习不负重时向前向后迈小步。患足可放在小滑车上练习前、后、侧方移动。练习步行时，先让患者足尖轻轻快速点地，立即抬足，然后再正常地着地负重。

4）骨盆和肩胛的旋转：肩胛旋转使上肢可以摆动。骨盆旋转抑制下肢痉挛。旋转使得肩胛的下沉和骨盆的上抬减轻或消失。当患者足着地时向后旋转肩胛可以避免足内翻。

5）前进后退交替：向后步行时患者屈曲膝关节而不必抬骨盆，所以向后步行可以促进向前步行。足尖在身后着地后要慢慢地放下足跟，然后再负重。

8. 上肢功能性活动：坐位，患侧上肢置于桌上，尽量前伸，手指张开，用健侧手摩擦患侧上肢，控制联合反应，自我抑制屈肌痉挛。

患侧上肢抬起，手掌置于头顶。练习交替的肘关节屈曲和伸展。手只是轻轻地放在头顶上，避免向下的压力。肘关节不能向前或向下。患者应像梳头一样轻轻抚摸头发。

上肢向前向上抬起，肘关节屈曲前臂旋后使得手触及嘴。先练习空手，以后练习用调羹等用具。

9. 自动抑制：将患侧手置于桌上，尽量向前，手张开，手掌向下，健侧手进行功能活动如进餐、写字、画画，控制联合反应。

伸展的上肢负重，肩向前。患侧擦桌子，内收比外展容易。从健侧拿起物体放在患侧，旋转肩胛。

二、感觉障碍的康复

很多偏瘫患者在运动障碍同时伴有感觉障碍，出现感觉丧失、迟钝、过敏等，会严重影响运动功能。因此，若将感觉训练、运动训练截然分开收效甚微，必须建立感觉—运动训练一体化的概念。

在偏瘫恢复初期，往往把训练和恢复的重点放在运动功能方面，这是一个误区，康复师应该对运动障碍和感觉障碍给予同等重视并加以训练。

（一）上肢运动感觉功能的训练

经常使用木钉盘，如将木钉盘上的木钉稍加改造，如在木钉外侧用各种材料缠绕，如砂纸、棉布、毛织物、橡胶皮、铁皮等，在患者抓握木钉时，通过各种材料对患者肢体末梢的感觉刺激，提高其中枢神经的知觉能力，就可以使运动功能和感觉功能同时得到训练。

（二）患侧上肢负重训练

是改善上肢运动功能的训练方法之一。这种运动不仅对运动功能有益，对感觉功能也有明显的改善作用。

三、痉挛的康复

痉挛的治疗和康复是综合的，需采取多方面措施。

1. 药物治疗 痉挛的药物治疗主要是使用具有减轻痉挛作用的抗痉挛药。抗痉挛药物按作用部位不同，分为中枢性抗痉挛药及周围性抗痉挛药，前者有地西泮、替扎尼定、巴氯芬；后者有丹曲林钠。

2. 运动疗法 牵张法，反射学抑制肌张力的方法，姿势反射法。

3. 物理疗法 包括温热治疗、寒冷疗法、振动疗法、电刺激等。

4. 生物反馈治疗 临床上常用于促进手关节掌屈和背屈肌治疗，及针对踝关节内翻尖足的胫前肌及腓骨肌的治疗。

5. 痉挛肌神经干阻滞法 在痉挛肢体的末梢神经干或痉挛肌的运动点，经皮注入酚剂阻滞传导。

6. 支具治疗 其中常用支具有针对手指屈曲、腕掌屈曲痉挛的分指板。

7. 手术治疗 目的是矫正因长期痉挛导致的关节挛缩变形，改进运动功能。常用于矫正尖足和矫正足趾屈曲挛缩。

8. 肉毒毒素局部注射法 可根据肌张力增高的肌肉按解剖定位来确定肌内注射部位，大块肌肉选择 3 ～ 4 个注射点。

四、失语症的康复

（一）影响因素

1. 年龄与性别 患者越年轻，恢复的可能性越大，恢复得也越快；女性因两侧大脑半球的语言功能较男性相对均衡，故患失语症时，女性恢复得较男性快而好。

2. 智力和文化水平 脑损伤前智力和文化水平高的患者能获得较好的康复。

3. 病灶性质、侧向和范围 出血性病灶较同样大小的梗死性病灶所产生的失语症恢复快；优势半球（大多数人为左侧半球）病变的言语障碍恢复比非优势半球容易。同样性质病变，优势侧半球的病灶范围越大，预后越差。单个病灶及非颞顶区的病灶，预后好；反之，多个病灶及颞顶区病灶预后差。

4. 失语症的类型及严重程度 命名性失语、传导性失语、经皮质性失语预后好；Wernicke 失语因不能理解医师的指导，使言语训练发生困难，预后差；完全性失语因既不能理解，又不能表达，而且一般病灶范围较大，预后差; Broca 失语一般预后良好，较易恢复;起病时失语症的严重程度与预后密切相关。

5. 病因 外伤后失语症比卒中后失语症恢复得好。初发比复发的失语症预后差。

6. 利手 左利手和混合利手患者较右利手患者恢复得快而完全。

7. 患者的情绪 抑郁和焦虑是失语症恢复的负性因素，反之失语症也可影响抑郁、焦虑的严重程度和持续时间。

8. 发病至语言康复治疗的时间 开始治疗越晚则疗效越差。

9. 社会环境、亲人，同事对患者的关心程度和对语言康复的支持程度，医患关系融洽与否均影响康复治疗效果。

10. 患者对自己的语言错误有自知力及自我纠正能力则预后较好。

（二）失语症语言训练的安排和准备

1. 早期语言康复开始的时间　在患者生命体征稳定，神经学症状不再发展后 48h 即可开始，此时患者的 GCS 评分应＞ 8 分。

2. 正规的语言训练开始时间　患者病情稳定，能够耐受集中训练至少 30min，即可逐渐开始训练。

3. 训练时间安排　最初的训练时间应限制在 30min 以内。超过这个时间的可安排为上下午各 1 次，分次进行。一旦有疲倦迹象及时调整时间，变换训练项目或缩短训练。

4. 失语症训练场所的安排　应考虑以下几方面因素：

①避免噪声，尽可能确保安静；②限制人员的出入；③安排舒适稳定的座椅及高度适当的桌子；④室内照明、温度、通风等要适宜。

5. 训练器材和仪器的准备　包括：①录音机，录音带，呼吸训练器。②镜子和秒表，压舌板和喉镜。③单词卡、图卡、短语和短文卡；动作画卡和情景画卡。④各类报刊、书籍、彩色纸张、颜料、各类笔纸、与文字配套的实物等。

6. 训练前的准备　每日开始训练前应有充分的时间安排训练计划和整理训练用具（如纸、笔、卡片等），注意应尽量减少病人视野范围内不必要物品。

（三）失语症语言康复的具体方法

1. 失语症治疗的训练方式

（1）个人训练：一名康复师对一名患者的一对一训练方式。

（2）自主训练：由语言康复师进行评价和确定训练程序后，让患者利用电脑进行自主语言训练，也可在家庭训练中进行。

（3）小组训练：康复师可根据患者的不同情况，编成小组，开展多项活动。

（4）家庭训练：康复师将制定的治疗计划介绍给患者家属，教会家属掌握训练技术，逐渐过渡到回家进行训练。

2. 失语症治疗的训练课题选择　应按语言模式和严重程度选择课题（见表 4-10-1）。原则上是轻症者可以直接改善其功能为目标，而对重症者则重点放在活化其残存功能或进行试验性的治疗。

4-10-1　不同类型失语症的重点训练课题

失语症类型	训练重点
命名性失语	口语命名、文字称呼
Broca 失语	文字、构音训练
Wemicke 失语	听理解、会话、复述
传导性失语	听写、复述
完全性失语	听理解（以 Wemicke 失语为基础）
经皮质运动性失语	
经皮质感觉性失语	以 Broca 失语课题为基础
经皮质混合性失语	

每次训练开始时从对病人容易的课题入手，一般来说训练中选择的课题应设计在成功率为 70% ~ 90%的水平上。经过一个时期的治疗后要进行再评价，以决定是否维持原训

练计划以及修改部分计划，最终完成长远治疗目标。

五、构音障碍的康复

（一）治疗原则

治疗前详细地评价言语障碍，依据构音障碍的严重程度、损伤部位、范围和性质，对预后做出判断，制定康复方案。在发音的顺序上应遵循由易到难的原则。

（二）治疗方法

1. 松弛训练 脑血管病患者，肢体肌肉张力增高，同时咽喉肌群紧张。可似通过放松肢体的肌紧张使咽喉部肌群相应地放松。治疗时要求保持安静和松弛的气氛。通过一系列的运动达到松弛状态，取放松体位，闭目，精力集中于放松的部位。

（1）足、腿、臀的放松：脚趾向下 3 ~ 5s，然后放松，反复数次。踝关节旋转，然后放松。坐位时双脚平放在地板上，用力向下踏 3s，然后放松，反复数次。双腿膝关节伸直 3s，然后放松。双手置于双膝上（取坐位），躯干向前探，处于即将站起位 3s，坐下放松，反复数次。鼓励患者体验这些肌肉的紧张和松弛。

（2）腹、胸和背部的练习：把注意力集中在腹部、胸部和背部，双脚、双腿、臀部保持放松。在肌肉松弛时，鼓励患者平稳地深呼吸。

（3）手和上肢的放松：把注意力集中在上肢和手，同时要感到双脚、双腿、臀部、腹部和胸背部的松弛。

（4）肩、颈、头的放松：双肩向上耸，保持 3s，后放松反复数次。头向前下垂，然后平稳地向后仰，缓慢地将头由一侧转向另一侧；再慢慢的左转头运动，闭目以防头晕。为了确保头部运动平稳和缓慢，康复师可站在患者背后，用手扶住患者头做上述动作。将眉毛向上调起，皱额，放松，反复数次并注意感觉紧张、松弛的差别。紧闭双唇，保持 3s；放松，嘴张开。反复数次。缓慢平稳地移动下颌，上下左右旋转；放松。尽可能用力皱起脸，保持 3s，然后放松，反复数次。

2. 呼吸训练 呼吸是构音的动力，必须在声门下形成一定的压力才能产生理想的发声和构音。调整坐姿，做到躯干要直，双肩水平，头保持正中位。如果患者呼气时间短且弱，可采取卧位，由康复师帮助进行，这种训练也可以结合发声、发音一起训练。具体方法为：

（1）坐姿训练：在患者自然呼吸情况下进行。双手置于患者两侧第 11、12 肋部，让患者自然呼吸，在呼气终了时，予以适当地挤压，将残留呼气挤压出。

（2）卧位训练：如果患者病情较重，可采用卧位的方式对其进行训练：即患者平卧于床上，双下肢屈曲，腹部放松，平静地呼吸。康复师站在患者的一侧，双手置于患者 11 ~ 12 肋部，在自然呼吸情况下进行，当呼气终了时，予以适当地挤压，此挤压要向上推、向内收，并让患者结合发音进行。要注意力量不要过大。老年人和骨质疏松的患者不宜用此方法。

3. 构音改善的训练

（1）下颌、舌、唇的训练：当口不能闭合时，可用手拍打下颌中央部位和颞颌关节附近的皮肤，促进口的闭合，防止下颌的前伸。利用下颌反射帮助下颌的上抬，逐步使双唇闭合；对于口唇肌肉无力，上、下唇闭合困难的患者，可进行口唇运动功能训练。让患者用双唇夹住吸管或压舌板，保持的时间逐渐加长，以达到口唇闭合时间延长。为了进一步训练口唇的运动功能，可做双唇尽量向前撅起，然后尽量向两边，做呲牙状的反复交替运动。对于舌活动不灵活的患者，可进行舌外伸训练，然后，做舌伸、缩交替训练。为了加强舌的伸出力量，康复师可以用压舌板，抵抗舌的伸出。舌外伸功能改善后，做舌外伸、上抬的运动。当舌后缩回来时，咬合一下牙齿，反复交替进行此项运动。舌外伸能力提高以后，再进行舌尖舔口唇双角的训练，以提高舌的伸展性及运动的准确性。最后用舌尖沿上、下齿龈做环形“清扫”运动。

内发病，高峰在出生后 5 个月。全身或单侧的阵挛、肌阵挛、非典型失神发作，常伴意识障碍，受累儿童有精神运动发育迟缓和其他神经功能缺失。EEG 为双侧棘慢波发放。

（6）West 综合征：又称婴儿痉挛，是发生在婴儿期的一种难治性癫痫。4 ~ 7 个月是发病高峰，可由胎儿期、围生期及出生后的多种原因引起。痉挛可为屈曲性、伸展性、点头样，多数为混合性。每次发作 1 ~ 15s，常连续发作数次到数十次，以睡醒后和临睡前最为密集。多数伴有智力低下。EEG 呈高幅失律，极高波幅的慢波以不规则的形式反复爆发，在长程的爆发中混有棘波、尖波、棘慢复合波或多棘慢复合波。

2. 儿童期常见的癫痫综合征

（1）儿童良性癫痫伴中央—颞部棘波：好发年龄 5 ~ 10 岁，男略多于女，其局部抽搐表现为口、咽、面部肌肉，也可累及一侧肢体；局灶性发作可进展为全身性发作。多在入睡后不久或凌晨清醒前发生。EEG 背景活动通常正常，在一侧或双侧中央区和颞区棘、尖波发放，局灶性的棘、尖波通常在 NREM 的轻睡期明显增多，常成群成组出现。

（2）儿童良性枕叶癫痫：好发年龄 1 ~ 14 岁，是一种以视觉症状（黑矇、闪光、视幻觉）为特征的发作表现，可有呕吐、头痛、头眼偏转，并可以继发复杂部分发作或全面性发作。EEG 背景活动通常正常，发作间期在一侧或双侧枕区有反复频繁呈节律性爆发的 1.5 ~ 3Hz 的棘—慢波复合波放电，仅在闭目时出现，发作期 EEG 在一侧枕区显示持续的棘慢复合波放电。

（3）Lennox-Gastaut 综合征（LGS）：好发于 3 ~ 8 岁。发作形式多样，包括强直性发作、失张力发作、肌张力发作、肌阵挛发作、非典型失神发作和全身强直—阵挛性发作等；智力低下；EEG 示 1 ~ 2.5Hz 棘慢复合波是本综合征的三大特征，易出现癫痫持续状态。预后差，为儿童难治性癫痫之一。

（4）肌阵挛—站立不能性癫痫：也称 Doose 综合征，与 LGS 发病年龄相似，以肌阵挛—站立不能为特征，多有遗传因素。预后较 LGS 好。

（5）失神癫痫：是儿童期最常见的癫痫之一，女性为多，与遗传因素关系密切。常 6 ~ 7 岁起病，表现为频繁的典型失神，每日多次。EEG 为 3Hz 的棘慢复合波。预后良好。

（6）获得性癫痫性失语：又称 Landau-Kleffner 综合征。发病年龄 3 ~ 8 岁，男多于女，隐袭起病，进行性发展，病程中可有自发缓解和加重。最常见的表现是获得性言语功能衰退、失语，以听觉性失认为特征。EEG 示睡眠中连续出现的棘慢波综合，多为双侧性，颞区占优势。有年龄依赖性，青春前期趋于缓解。

（7）慢波睡眠中持续棘慢复合波的癫痫（ECSWS）：多在 3 ~ 10 岁发病，表现为部分性或全面性发作，存在获得性认知功能障碍。EEG 示慢波睡眠中持续性癫痫样放电。

（8）Rasmussen 综合征：多起病于 1 ~ 15 岁，主要影响一侧大脑半球，为难治性癫痫，多为单纯部分性运动发作，易出现持续状态，发作频繁。随病情发展出现认知下降、偏瘫等神经体征，影像学在后期出现一侧或局部大脑半球进行性萎缩。EEG 呈一侧为主的癫痫样放电，背景为不对称慢波活动。

（9）常染色体显性遗传夜发性额叶癫痫：特点为常染色体显性遗传；7 ~ 12 岁为发病高峰；睡眠中频繁的运动性部分发作；EEG 正常或存在额区的痫样放电。

（10）肌阵挛失神癫痫：发病高峰在 7 岁左右，多有遗传背景。发作以失神伴双侧节律性肌阵挛为特点。EEG 上可见到双侧同步对称、节律性的 3Hz 棘慢复合波，类似失神发作。

3. 青少年期常见的癫痫综合征

（1）青少年肌阵挛性癫痫：好发于 8 ~ 18 岁，多在醒后出现肢体的阵挛性抽动，主要累及上敏感，有效强化吞咽反射。反复训练可以使吞咽反射易于发生，吞咽有力。还有其他一些训练方法，如声门上吞咽，也叫自主气道保护法，要求患者在吞咽前和吞咽过程中自主屏住呼吸，然后关闭真声带。屏气发声运动：两手用力推墙同时发声，或坐位，吸气后屏气，此时胸廓固定，声门紧闭，然后突然呼气发声，声门大开，此动作可训练声门的闭锁功能，强化软腭的肌力而且有利于除去残留在咽部的食物。发音训练（吞咽功能的基本训练）：发“a”音并向两侧运动发“yi”，然后再发 wu，再发“f”音或做吹口哨动作，每次每音发 3 次，连续 5 ~ 10 次，每天 2 ~ 3 次。

（3）食管阶段障碍者：该类型临床上较为少见，主要由于脑血管病后导致食管上括约肌功能障碍引起，以痉挛为常见。可通过 Mendesohn 法来减轻痉挛。具体做法是吞咽时自主延长并加强喉上举和前置运动来增强环咽肌打开程度，可于咽头上升的同时用手托住喉头来加强该动作。另外，还可以应用促进吞咽反射手法刺激恢复吞咽肌群的感觉，诱发吞咽反射，方法是用手指沿甲状软骨到下颌上下摩擦皮肤。

2. 直接方法 即直接通过进食来加强吞咽功能训练。适用于可少量进食或呛咳不明显的患者。一旦发现呛咳明显，应尽量拍背防止误吸。

（1）进食体位：如患者为仰卧位，应使其躯干上抬 30°，头颈前屈，偏瘫侧肩部以枕垫起，减少鼻腔逆流的危险，同时也减少误吸的发生；如为坐位，应使其躯干前倾约，颈部稍屈曲，使舌骨肌张力增高，喉上抬，易诱发吞咽反射，同时使食物易进入食管，防止误吸。

（2）冷刺激：在吞咽前使用冷的勺柄触及前咽弓或用冰冻的棉棒蘸少许水，轻轻、长时间地触碰、刺激前、后腭弓、软脬、腭弓、咽后壁及舌后部，方法同前。使触发吞咽反射的区域变得敏感，有效强化吞咽反射，然后做空吞咽动作。在经口摄食前进行冷刺激治疗，可提高食块知觉的敏感度，并能通过刺激提高对摄食、吞咽的注意力，从而减少误吸。如出现呕吐反射则应立即中止，以免呛咳、误吸。

（3）食团性质、入口位置、进食环境：餐前 30min 休息，做好进食的准备。环境宜安静、明亮、舒适。选择患者易接受的食物，如易吞咽、外观能刺激食欲、温度适宜、能刺激吞咽反射的食物，将其做成冻状或糊状，有黏性，不宜松散，通过咽部及食管时不在黏膜上残留。可先确认患者吞咽能力，从米糊、鸡蛋羹、粥等糊状食物开始，逐渐增加捣烂的米饭、煮熟萝卜等固体食物；进液体时果汁比水好。开始喂食时用薄而小的勺子，进食量由少渐增多。喂食时注意食团大小适宜，放入口腔健侧，然后用匙背轻压舌部以刺激吞咽反射，每次应反复吞咽数次，使食物全部通过咽部，食后要喂水冲洗口腔，避免食物残留引起误吸。

3. 代偿性方法 指吞。因时采用某种姿势与方法，来改变食物通过的渠道使吞咽变得安全：

（1）手挤压法：当患者面肌无力时，食物易存留于患侧颊齿间，此时可用手挤压患侧面部，帮助食物在口内搅拌。

（2）仰头法：患者舌肌无力难以将食团送至咽部时，可借助仰头动作协助食团运送，或采取健侧卧位，便于进食。

（3）转头法：即侧方吞咽，出现咽肌麻痹时，可将头转向麻痹一侧，使食物绕过喉前侧，除去咽部两侧梨状隐窝的残留食物，经咽肌正常的一侧通过食管上括约肌进入食管。

（4）下颌下降姿势：吞咽时低头，下颌前伸，能扩大会厌谷的空间，使会厌向后移位，处于更加保护气道的位置。

（5）交互吞咽：即轮换吞咽，不同形态的食物交替吞咽，即固体食物和液体食物交替吞咽，有助于除去咽部残留物。

（6）点头样吞咽：会厌谷是另一处易残留食物的部位，当颈部后屈会厌谷会变得狭小，残留食物可被挤出，继之颈部尽量前屈，形似点头，同时做空吞咽动作，便可去除残留食物。

（7）随意性咳嗽：使进入气道内的食物被咳出来。

（三）进餐时注意事项

只要有可能就让患者自己进食。进食的本身就是最佳的训练。应注意患者一口量，不宜急于求成。原则上食团入口位置应利于舌的感觉与传送。食物应于中线上提供，

（四）癫痫的诊断

1. 传统的癫痫诊断分为三步

（1）首先确定是否为癫痫，发作是否有癫痫发作的共性，发作表现是否具有不同发作类型的特征，并进行脑电图检查提供依据，同时需要排除其他非癫痫性发作性疾病。

（2）明确癫痫发作的类型和癫痫综合征，根据发作前先兆和发作是否伴意识丧失，根据特征性临床表现和脑电图特征来确定发作类型。

（3）确定癫痫的病因。

2. 2001 年，国际抗癫痫联盟提出的新癫痫诊断方案有 5 个步骤

（1）发作期症状学：根据标准描述性术语对发作时的症状，进行详细的不同程度的描述。

（2）发作类型：根据发作类型表，确定患者的发作类型。

（3）综合征：根据已被接受的癫痫综合征，进行综合征的诊断。

（4）病因：如可能根据经常合并癫痫或癫痫综合征的疾病分类确定病因、遗传缺陷，或症状性癫痫的特殊病例基础。

（5）损伤：这是非强制性的，但时常有用的诊断附加指标，主要是关于癫痫造成损伤的程度。

（五）癫痫的鉴别诊断

1. 癔症性发作

（1）类癫痫样症状。

（2）精神刺激史、性格特征。

（3）症状戏剧性，发作时程长。

（4）多无自伤和尿失禁。

（5）无神经系统体征。

（6）暗示治疗有效。

（7）EEG 有助于诊断。

2. 晕厥

（1）多在站立或坐位时出现。

（2）伴有面色苍白、大汗等。

（3）有原发性疾病存在，如心律失常、动脉硬化等。

（4）EEG 发作时可有非特异性慢波。

3. 偏头痛

（1）癫痫头痛程度轻，多在发作前后出现，偏头痛则以偏侧或双侧剧烈头痛为主要症状。

（2）癫痫脑电图为阵发性棘波或棘—慢复合波，而偏头痛主要为局灶性慢波。

（3）简单视幻觉二者都有，但复杂视幻觉为癫痫常见。

（4）癫痫的意识障碍发生突然，很快终止，程度重，基底动脉型偏头痛的意识障碍发生较缓慢，易唤醒。

4. 短暂性脑缺血发生（TIA）

（1）一般表现为神经功能的缺失症状。

（2）症状迅速达到高峰，然后逐渐缓解。

（3）老年病人同时有脑动脉硬化的基础。

5. 过度换气综合征

（1）多由心理障碍所致，不恰当过度换气诱发，临床上表现为发作性躯体症状为特征的综合征。

（2）女性多见。

（3）症状可由过度换气引起。发作间期或发作期脑电图无癫痫样放电。

（4）发作前后血气分析显示二氧化碳分压偏低。

（六）癫痫的药物治疗

1. 癫痫开始治疗的指征

（1）AED 应该在癫痫的诊断明确之后开始使用。

（2）在出现第二次无诱因发作之后应该开始 AED 治疗。

（3）一些特殊情况可以在首次发作后考虑开始 AED 治疗：并非真正的首次发作；有预示再次发作风险的因素；典型的临床表现及脑电图特征符合癫痫综合征的诊断；患者本人及监护人认为再次发作难以接受。

第十一章 脑血管病神经功能缺损评定

第一节 概述

由于脑结构的复杂性和脑功能的多元性，脑血管病后所存在的神经功能损害是一个综合性的功能障碍。涉及运动、感觉、语言、认知、心理、行为等各方面的功能障碍。而且因病变的严重程度不同以及个体差异的存在，其临床表现轻重也不一样，所以对于每一个脑血管病患者都必需进行相关的神经功能缺损评定。

一、神经功能评定的定义和目的

脑血管病神经功能评定是在临床检查特别是神经系统检查的基础上，对患者相关神经功能的状况及其水平和因此导致的心理、行为、日常生活能力等进行客观、定性或定量描述，并对其结果进行合理解释的过程。主要包括临床检查和功能评定两个过程。而功能评定是建立在对正常人群神经功能量化的基础之上的一个相对评估结果。这种结果更重视各功能状态缺损的内涵，比一般临床检查更具体、更具有针对性。这种神经功能评定在康复学上称为康复诊断。

神经功能缺损评定的目的在于：了解导致功能障碍的病变部位；了解功能障碍的程度；了解功能障碍的范围；提供判定临床疗效的根据；提供康复治疗程序和治疗措施的根据；预测患者的预后；提供专业范围内评定的标准。

二、神经功能评定的步骤和内容

神经功能评定的一般步骤，首先根据自己的研究目的选择合适的量表，然后进行临床治资料的收集，包括病史及临床检查尤其是神经系统查体，再根据检查的结果进行填表，最后整理分析量表的结果。在神经康复评定时，一般要对康复对象进行初次、中期、最后评定三期评定。

神经功能评定的内容较多，涉及运动功能（肌力、肌张力、反射活动、共济运动等）、语言（失语、构音障碍等）、神经心理（认知、心理、情绪等）、意识、日常生活能力和社会功能活动等方面。目前对脑血管病感觉功能障碍的评定缺乏有效的方法，可能与感觉障碍较易受病人主观因素的影响有关，对其评定只能做简单的定性评定，不能进一步进行客观的定量评定。

三、神经功能评定量表的分类

神经功能评定量表的种类很多，可以不同的分类标准可分为以下几种：

1. 按照神经功能评定的形式分为他评量表和自评量表

（1）他评量表是专业人员在临床检查的基础上，根据患者的临床症状和体征的情况，以及量表的要求进行的评定，这种量表评定的难度一般比较大、内容较复杂、专业要求较强。较大部分量表均属此类。如脑卒中神经功能缺损程度评定量表、C189Sow-Pittsberg 昏迷量表等。

（2）自评量表是有被评定对象（患者）自己根据量表的项目内容和要求，选择符合自己实际的情况。这种量表评定难度一般较小、内容较简单、专业要求较低。多用于脑卒中患者心理学的检查。如自评抑郁量表、症状自评量表。

2. 按照量表的性质分为定性评定量表和定量表评定量表

（1）定性量表主要是根据被评定的临床表现，按照量表的要求回答是肯定或否定的答案，这种量表一般较少用于神经功能障碍的评定。

（2）定量表是对评定的每一个内容首先进行文字性的描述，每一个描述人为的规定一个数字等级，评定者根据被评定对象的临床检查情况，选择一个数字等级。脑卒中神经功能评定的相关量表一般均属此类。这种量表把每一评定项目数量化和标准化，便于同一研究对象治疗前后进行比较和不同研究对象之间的对比。

3. 按照评定的内容分为运动功能量表、语言功能评定量表、神经心理量表、日常生活和社会功能活动量表等。

4. 按照评定内容的种类分为单一量表和成套量表。单一量表指测定的内容为一个，如常用的有关运动功能量表、语言功能评定量表及一些心理评定量表（抑郁自评量表、焦虑评定量表等）。成套评定量表指评定的内容涉及一个以上的内容。如脑卒中神经功能缺损程度评定量表。

第二节　脑血管病常用神经功能评定量表

一、意识障碍程度的评定

临床对意识障碍程度的评定除了根据患者对各种刺激的反应能力、生理反射的改变、病理反射的出现与消失等临床客观体征来进行意识障碍的粗略评定（嗜睡、昏睡、浅昏迷、中昏迷、深昏迷）外，还可以根据对刺激的反应等情况，进行定量的评定。

1. Glasgow 昏迷量表和 Glasgow-Pittsberg 昏迷量表（见 4-11-1）　Glasgow 昏迷量表由英国学者 Glasgow 于 1994 年编制，用于意识障碍程度评定的量表，主要有睁眼动作、语言、运动三大项内容，总分 3 ~ 15 分，12 ~ 14 分为轻度异常，9 ~ 11 分为中度异常，3 ~ 8 分为重度异常（8 分以下为昏迷），3 分以下大多已属于脑死亡或预后木良。1978 年，经修订增加为 7 项 35 级，称为 Glasgow-Pittsberg 昏迷量表，得分越低，意识障碍越严重。

表 4-11-1　Glasgow 昏迷量表

检查项目		记分	检查项目	1000-seed weight
睁眼	自动睁眼	4	毫无反应	1
	呼之睁眼	3	动作遵嘱动作	6
	疼痛睁眼	2	针刺时有定位动作	5
	从不睁眼	1	针刺时回缩躲避	4
语言	切题	5	针刺时上肢屈曲	3
	不切题	4	针刺时上肢伸直	2
	答非所问	3	针刺时毫无反应	1
	难辩之声	2		

2. 3–3–9 度意识障碍评定法 20 世纪 70 年代由日本脑外科学者提出，在日本应用广泛。此分类方法不考虑意识障碍的内容，只评定意识水平的觉醒程度。

二、脑血管病临床神经功能缺损程度评定

脑卒中神经功能缺损程度评定基本上反映了脑卒中病灶对脑组织的损害程度，是脑卒中最基本的神经功能评定之一，常为综合神经功能评定。临床常用的评定量表：美国国立卫生研究院卒中量表（NIHSS）、加拿大神经病学卒中量表（CNSS）、欧洲卒中量表（ESS）、改良的斯堪的纳维亚神经病卒中量表（MESSS）。四种量表都是对脑卒中患者的神经功能缺损程度进行量化评分，尽管各自的检查内容和评分方法不尽相同，但病残程度的判断结果与 Banhel 指数具有较好的相关性，均可用于脑卒中神经功能缺损程度的评定。有学者推荐临床上使用神经功能缺损程度评分方法依次为 MESSS、NIHSS、ESS 和 CNSS。

1. 欧洲脑卒中评分标准　此标准于 1994 年提出，最初是为了临床研究大脑中动脉卒中而设计的，各项评分采用以功能正常为最高分，功能最差为最低分 0 分，分数愈低，神经功能缺损程度愈严重。现也用于脑卒中临床神经功能缺损评定由于其结构发复杂，至今在临床上未被广泛应用。

2. 美国国立卫生院卒中量表（NIHSS） NIHSS 为临床最常用的脑卒中神经功能缺损评定量表。其包含的内容较为全面，评定方便，信度高。但在卒中急性期评估时不敏感项目偏多。对于昏迷患者的评定应特别注意，当患者对任何有害刺激（摩擦胸骨、压眶等）完全没有反应，仅有反射活动时，1a 项才评为 3 分。若 1a=3 分，其他项目应评定：1b– 意识水平提问：2 分；lc– 意识水平指令：2 分；2– 凝视：根据是否能被头眼反射克服评定，若能被头眼反射克服评 1 分，若不能，评 2 分；3– 视野：运用视威胁进行评定。4– 面瘫：3 分；5、6– 肢体运动：每个肢体给 4 分；7– 共济运动：只有在存在共济失调时才能给予评分，若患者肌力下降无法完成指鼻、跟膝胫等检查，给予 0 分；8– 感觉：2 分；9– 语言：3 分；10– 构音障碍：2 分；11– 忽视：2 分。

3. 加拿大神经病学量表（CNS） 是简化的 CNSS 量表，包括意识、定向力、语言、面部肌力和上肢肌力 5 个检查项目，主要偏重与运动和左半球功能的检查。各项以功能正常为最高分，功能最差为 0 分，积分越多，神经功能损害越轻。但由于未涉及视觉缺失、眼球运动及共济运动等项目，不适用于后循环梗死的诊断评分。

4. 改良的爱丁堡与斯堪的纳维亚研究组标准 1986 年，第二次全国脑血管病学术会议通过的“对脑卒中临床研究工作的建议”中，规定此标准为我国统一的“脑卒中患者临床神经功能缺损评分标准”，目前仍应用此标准来评定脑卒中的病情轻重，以及主要根据治疗前后神经功能缺损程度的积分作为判断疗效的统一标准。

附 1：临床疗效评定标准

临床疗效评定的依据：

1. 神经功能缺损积分值的减少（功能改善）。

2. 患者总的生活能力状态（评定时的病残程度）。

（1）0 级：能恢复工作或操持家务，或恢复到痛前情况。

（2）1 级：生活自理，独立生活，部分工作。

（3）2 级：基本独立生活，小部分需人帮助。

（4）3 级：部分生活活动可自理，大部分需人帮助。

（5）4 级：可站立走步，但需人随时照料。

（6）5 级：卧床、能坐，各项生活需人照料。

（7）6 级：卧床、有部分意识活动，可喂食。

（8）7 级：植物状态。

（9）基本治愈：功能缺损评分减少 91% ~ 100%，病残程度 0 级。

（10）显著进步：功能缺损评分减少 46% ~ 90%，病残程度 1 ~ 3 级。

（11）进步：功能缺损评分减少 18% ~ 45%。

（12）无变化：功能缺损评分减少 17%左右。

（13）恶化：功能缺损评分减少或增多 18%以上。

（14）死亡。附 2：评定脑卒中患者伴发疾病的评分

1. 以下各项积 1 分：肥胖、偶发期前收缩、血脂 1 ~ 2 项增高、轻度气管炎。

2. 以下各项积 2 分：高血压；心脏扩大，心肌肥厚；期前收缩（≤ 5 次 /min）；血脂三项增高；发热，体温 37.5℃左右，不超过三天；颈部杂音。

3. 以下各下积 3 分：频发期前收缩（＞ 15 次 /min）；心电图 ST-T 改变、高血糖、头颅 CT 示双侧病灶、健侧锥体束征（+）、发烧 38℃或以上超过 3d、消化道出血（黑粪）。

4. 以下各项积 4 分、心肌梗死、痴呆、假性延髓性麻痹、肾功能不全、心力衰竭、支气管炎持续 1 周以上、肺水肿、心房颤动、消化道出血（呕血）。附 3：脑卒中患者既往史评分

1. 以下各项积 1 分：年龄在 50 ~ 59 岁、吸烟、慢性气管炎、偶发期前收缩、坐位生活、无规体育活动、高盐饮食、长期饮酒史、高脂食物、家族卒中史、口服避孕药史。

2. 以下各项积 2 分：年龄在 60 ~ 69 岁、糖尿病史、高血压史、心绞痛史、反复支气管感染史、长期大量饮酒史、短暂性脑缺血发作史（1 ~ 2 次）。

3. 以下各项积 3 分：年龄 70 ~ 79 岁、短暂性脑缺血发作史（3 次以上或有 1 次持续超过 3 小时）、持续血压高于 24/ 14.5kPa、肺心病史。

4. 以下各项积 4 分：年龄 80 岁以上。

三、肌力评定

肌力是肌肉在做随意运动时肌肉的收缩力量。肌力的评定可通过徒手肌力检查和定量肌力检查来确定。在脑血管病时，临床上肌力的障碍主要表现为偏侧肢体或单肢的瘫痪，所以常根据肢体关节的活动进行肌群的肌力测定。在昏迷时，常不能进行定量的肌力评定，需根据患者的肢体的位置、自主活动的频度和程度、对刺激的反应能力等进行粗略的判断。在肢体瘫痪程度较轻时，需根据轻瘫试验来检查。各有关单块肌肉肌力的检查在脑血管病的肌力评定中意义不大，其检查的具体方法在此不在列出。

目前，国际上临床最常用的肌力分级方法是 1916 年美国哈佛大学的矫形外科专家 RobertLovett 提出的 6 级分级方法。1936 年，英国巴尔的摩儿科医院治疗师 Henry 和 nerence 提出一种肌力百分数分级方法，分别与 Lovet 的分级相互对应（见表 4-11-2）。

补充肌力分级法（表4-11-3）1983年，美国医学研究委员会（medicalres ~ al'chcouncil）在 lovett 肌力分级的基础上进一步细分，当肌力比标准肌力稍强或稍弱时，根据肢体活动

范围占整个活动范围的百分比，用“+、-”来表示。

表 4-11-2 徒手肌力检查分级法

肌力分级	标准	正常肌力%
0	没有肌肉收缩	0
1	肌肉有收缩，但无关节运动	10
2	关节不抗重力全范围运动	25
3	关节抗重力全范围运动	50
4	关节抗部分阻力全范围运动	75
5	关节抗充分阻力全范围运动	100

表 4-11-3 肌力补充分级法

分级	标准
0	没有可以测到的肌肉收缩
1	有轻微的肌肉收缩，但没有关节活动
1+	有比较强的肌肉收缩，但没有关节活动
2-	去除重力时关节能完成大部分范围活动（ROM > 50%）
2+	去除重力时关节能完成全范围活动，同时抗重力时可完成小范围的活动（ROM < 50%）
3-	抗重力时关节能完成大部分范围活动（ROM > 50%）
3+	抗重力时关节能完成全范围活动，同时抗较小阻力时能完成部分范围活动（ROM < 50%）
4-	抗部分阻力时关节能完成大部分范围活动（ROM > 50%）
4+	抗充分阻力时关节能完成小部分范围活动（ROM < 50%）
5-	抗充分阻力时关节能完成大部分范围活动（ROM > 50%）
5+	抗充分阻力时关节能完成最大范围活动（ROM=100%）

四、肌张力的评定

肌张力指肌肉静止松弛状态下肌肉的紧张度。临床上肌张力障碍有高张力、低张力、游走性肌张力障碍。在脑血管病时，肌张力的改变以痉挛性肌张力增高为主，在脑休克期出现肌张力的减弱，其评定方法主要是通过被动活动关节以牵拉痉挛肌，感觉关节活动阻力出现的强度和时间来判断肌肉痉挛的程度。临床上常用的量表如下：

五、运动功能评定

脑卒中后肢体运动功能的评定是偏瘫康复医疗的重要内容之一，其评定方法可分为两大类：以肌力降低为基础的方法和以运动模式异常为基础的方法。常规的肌力评定方法，虽能对肌力的大小进行测评，但不能评测运动的质量，而且对肌力评测的结果较难解释。而运动模式异常为基础的评定主要测评躯体的联合反应和共同运动，强调的是躯体运动功能的整体协调功能以及瘫痪肢体运动的潜能，目前在康复医学界得到广泛应用。常用的评定方法有 Brunstrom 法、Bobath 法、上田敏法、Fugl-Meyer 法、MAS 评定法等。前三者属定性或半定量的评定方法，后二者属于定量评定方法。以下仅介绍 Bran· strom 法和

中占有重要的地位。语言评定包括失语症评定和构音障碍评定。在此仅介绍失语症的评定。

（一）失语症的分类

临床上失语症的分类一是按心理语言学分类。另一分类是以解剖部位为基础进行分类。后者在临床上较为通用。临床上的失语症分类一般不包括皮质下结构引起的语言障碍（皮质下失语综合征）。按“临床部位—功能”可将失语症分为8类。在国内失语症的研究时也常把其分：外侧裂周围失语综合征（包括Broea失语、Wemicke失语和传导性失语）；经皮质性失语或分水岭区失语综合征（包括经皮质运动性失语、经皮质感觉性失语和经皮质混合性失语）；完全性失语；命名性失语和皮质下失语综合征（包括丘脑性失语和底节性失语）为5类。

（二）失语症评定内容

在进行失语症的检查时，应检查以下内容：自发谈话（注意语量、语调、发音、短语长短、说话的力量、语法错误、错语等）、复述、听理解、命名、阅读、书写等。

（三）失语症的检查方法

目前比较常用的是波士顿失语检查法和西方失语检查法。国内常用的是汉语失语检查法和北医大汉语失语成套测验。

八、反射的评定

反射是神经活动的基础，通过反射弧来完成的。反射弧的中断或功能改变均可引起反射的变化，当反射弧中断时，反射消失；当反射弧未中断时，出现高级中枢抑制释放时，引起反射增强或亢进，出现高级中枢的超限抑制时，反射消失（脑、脊髓休克），也可出现病理反射。按临床刺激部位不同，反射可分为浅反射、深反射和病理反射。反射的减弱或增强属于反射量的改变，而各种病理反射的出现属于反射质的变化。在脑血管病时，反射的变化以深反射的改变和病理反射的出现最为重要。双侧对称性的反射减弱或增强，不一定是神经系统功能损害的表现，而双侧反射的不对称性却是神经系统功能损害的有力证据。目前临床对于深（浅）反射的评定描述为反射消失（-）；减弱（+）；正常（++）；活跃（+++）；亢进（++++）。对于病理反射评定描述为阴性（-）；可疑（±）；阳性（+）。

1. 浅反射　刺激皮肤或黏膜引起的肌肉急速收缩反应，称为浅反射。上、下运动神经元瘫痪时均可出现浅反射的减弱或消失。另外，昏迷、全身麻醉、深睡、1岁以下的婴儿也可减弱或丧失。临床常见的浅反射有角膜反射、咽反射、腹壁反射、提睾反射、足底反射、肛门反射等。

2. 深反射　肌肉受到突然牵拉时引起的急速收缩反应，称为深反射，临床一般叩击肌腱引起深反射，故也称腱反射。腱反射的减弱或消失是下运动神经元瘫痪的一个重要体征。另外，肌肉病变和病人的过度紧张、深昏迷、深麻醉、深睡、大量的镇静药物以及脑、脊髓休克期均可使腱反射减弱或消失。腱反射的增强或亢进是上运动时神经元损害的重要体征，并且常伴有反射区的扩大。在神经症、甲状腺功能亢进等病人反射也可增强，但无反射区的扩大。在脑血管病时，以腱反射的增强或亢进为主要改变，但在脑休克期或深昏迷时常出现腱反射的减弱或消失。临床常见的腱反射有下颌反射、肱二头肌反射、肱三头肌反射、桡骨膜反射、膝腱反射、跟腱反射等。

3. 病理反射　在正常情况下不出现，中枢时神经系统损害时才出现的异常反射，是锥体束损害最重要的体征。在 1 岁以下的婴儿、昏迷、深睡、使用大量镇静剂后也可出现病理反射。在临床上有时在 Bahinski 征不明显时，常进行加强 Babinski 征的检查。临床常见的病理反射主要有巴宾斯基（Babinski）征和其同位征（Chaddock 征、oppenheim 征、Gordon 征、Schaeffer 征、Gonda 征），二者临床意义相同。

九、关节功能评定

主要评定关节活动度（ROM）。在脑血管病时主要由于肌肉瘫痪，早期可引起 ROM 活动过度，后期关节活动减少，关节周围肌肉挛缩引起 ROM 受限，关节功能评定主要在康复诊断和治疗时应用。临床大多用量角器测定，一般以正常关节活动度为依据，只进行粗略估计，并非十分精确。根据各关节 ROM 受限的程度，把关节活动受限级度分为 1 级：25% 以下；2 级：25% ~ 50%；3 级：50% ~ 75%；4 级：75% 以上。主要大关节 ROM 测定的正常值。

十、卒中相关的其他量表

1. Rankin 修订量表 1957 年，由 Rankin 设计而成，用于脑卒中残损程度的评定，主要评定独立生活水平，应用 5 级评分。1988 年，经修改后称为 modifiedrankinscale（mrs）。主要通过询问卒中病人室内外日常生活活动情况，综合判断独立生活能力。一般推荐 MRS 评分≤ 2 作为划分卒中患者是否残疾的分界值。

2. A1berta 早期卒中 CT 评分（见图 4-11-1） Alefta 早期卒中 CT 评分（ASPECTS）是依据发病后头颅 CT 检查结果按缺血累及的解剖部位来评分，对早期缺血性改变（EIC）进行半定量评价的方法，主要预测溶栓治疗的效果和风险。最初仅适用于 MCA 供血区缺血的评分工具，把 MCA 供血区在两个层面上共分成 10 个部分，丘脑、基底节层面占 7 个区（C、L、IC、M1、I、M2、M3），丘脑、基底节核团层面以上层面占 3 个区（M4、M5、M6）。两层面以尾状核头为分界，只要能看到尾状核头就属于丘脑、基底节层面，从能看到尾状核头的最后一个层面的下一个层面开始直到半卵圆中心均属于核团以上层面。10 个供血区中的任何一区域如果有上述 EIC 就减去 1 分，因此 ASPECT 评分 =10 ~ EIC 的总分。ASPECT 评分 =10 分，表明供血区无 EIC；ASPECT 评分：0 分，表明 MCA 供血区广泛缺血，提示 MCA 主干闭塞。目前，主要 ASPECT 评分应用于溶栓病例的选择，大部分学者认为，ASPECT 评分＞ 7 分，患者适合溶栓，ASPECT 评分≤ 7 分时，溶栓治疗不但不能改善转归，反而会增高颅内出血的风险。后经修改增加了 A、P、Po 和 Cb 四个部位，总分 0–14 分，可预测卒中结局。ASPECT 评分与 NIHSS 和 mRS 呈显著负相关，说明得分越低，神经功能缺损越严重，功能转归越差。

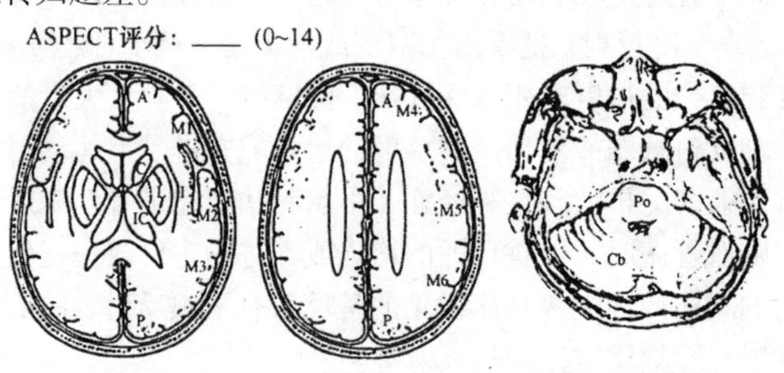

图 4-11-1 Alberta 急性卒中分级 CT 评分

结构区域：①尾状核（C）；②豆状核（L）；③内囊（IC）；大脑中动脉皮质：④大脑中动脉前皮质区（M1）；⑤岛叶皮质（I）；⑥大脑中动脉岛叶外侧皮质区（M2）；⑦大脑中动脉后皮质区（M3）；⑧ M1 上方的大脑中动脉皮质（M4）；⑨ nn 上方的大脑中动脉皮质（M5）；⑩ M3 上方的大脑中动脉皮质（M6）；11 大脑前动脉区（A）；12 大脑后动脉区（P）；13 脑干区，包括延髓，脑桥和中脑（Po）；14 小脑区，刨副、脑半球、蚓部（Cb）。早期缺血改变每累及一个区域记 1 分，ASPECTS 评分 =14– 所有 14 个区域总分和。

3. 动瘤性蛛网膜下腔出血的分级 Botterel 分级标准适用于破裂的颅内动脉瘤；其他分级适用于破裂或未破裂的动脉瘤。

（1）Botterel 分级标准（1956）

Ⅰ级：出血量少，意识清醒，无神经功能系统障碍。

Ⅱ级：出血量少，意识清醒，轻度神经系统功能障碍，如动眼神经麻痹、颈项强直等。

Ⅲ级：出血量中等。嗜睡或意识模糊，颈项强直，有或无神经系统功能障碍。

Ⅳ级 a：出血量中等或多，有明显神经系统功能障碍并进行性加重。

Ⅳ级 b：老年病人，出血量少，神经系统功能障碍较轻，但有严重的心血管疾病。

Ⅴ级：垂危病人，有中枢神经系统衰竭或去大脑强直表现。

（2）Hunt 及 Hess 的分级标准（1968）

0 级：未破裂的动脉瘤，有或无神经系统症状和体征

Ⅰ级；无意识障碍，轻微头痛、项硬，无神经系统功能障碍

Ⅱ级：无意识障碍，中度头痛、项硬、轻偏瘫及脑神经障碍

Ⅲ级：轻度意识障碍，烦躁，轻度神经功能障碍同Ⅱ级

Ⅳ级：中度意识障碍，偏瘫，去大脑强直及自主神经功能障碍

Ⅴ级：深昏迷，去大脑强直，濒死状态

（3）Hunt 及 Kosik 的分级标准（1974）

0 级：未破裂的动脉瘤

Ⅰ级：动脉瘤破裂后症状轻微或无症状

Ⅱ级 a：轻微固定的神经功能障碍（轻偏瘫），无脑膜和脑症状

Ⅱ级 b：中或重度头痛，有脑膜刺激征和脑神经征

Ⅲ级：嗜睡或错乱，轻度神经功能障碍

Ⅳ级：昏迷，中或重度偏瘫

Ⅴ级：昏迷，去脑强直，濒死

（4）Yasargil 的分级标准（1984）

0 级 a：未破裂的动脉瘤，无神经功能障碍

0 级 b：未破裂的动脉瘤，但有神经功能障碍，如动眼神经麻痹、进行性轻偏瘫等

Ⅰ级 a：蛛网膜下腔出血，无神经功能障碍

Ⅰ级 b：蛛网膜下腔出血，清醒定向力正常，无脑膜刺激征，但有长期明显的神经功能障碍；如轻偏瘫、轻截瘫、失语、视野缺损，但没有脑神经麻痹

Ⅱ级 a：蛛网膜下腔出血，清醒，头痛，有脑膜刺激征

Ⅱ级 b：同上，但有明显的神经功能障碍

Ⅲ级 a：蛛网膜下腔出血后有嗜睡，意识模糊，失定向力，但无神经功能障碍

Ⅲ级 b：同上，但有明显的神经功能障碍

Ⅳ级：浅昏迷，对痛刺激有反应，瞳孔对光反应存在，但可有肢体伸肌增强性姿势，有或无单侧性体征

Ⅴ级：深昏迷，瞳孔反应消失，伸性姿势，对痛刺激无反应，上面体征呈衰退表现

第十二章 痴呆的神经心理学评定

【概述】

一、神经心理学检查在老年性痴呆临床诊断中应用

目前痴呆的诊断仍以临床诊断为主。广泛应用于痴呆及老年性痴呆诊断标准主要有三种：国际疾病分类第十版（ICD-10）；美国精神病学会的精神障碍诊断和统计手册（DSM- Ⅲ -R 或 DSM- Ⅳ）；美国神经病学、语言障碍和卒中一老年性痴呆和相关疾病学会（NINCDS-ADRDA）工作小组标准。三种诊断标准均以存在记忆及其他另一种非记忆的认知功能障碍为条件，神经心理学检查（NPT）正是检验和评定认知和行为的心理测验，通过它可以发现病人认知功能损害的范围、程度及损害的部位，从而为建立痴呆的诊断提供临床心理学的证据。另外，通过神经心理学检查，还可提供病因诊断及鉴别诊断的证据；提供疾病严重程度的证据；提供疗效判定及预后判定的证据；为制定高级神经功能的康复治疗程序和康复措施提供心理学的证据。此外，通过神经心理学检查，还可监测治疗患者的心理状态。而各种神经心理学检查量表正是为进行神经心理学检查而设计的，用于了解高级神经功能活动状态，并在临床上经过大量的临床检验，具有很好的信度和效度。目前任何一种神经心理学检查量表的特异性及敏感性达到 100%，所以任何一个神经心理学检查量表的结果均应以临床为基础，作为痴呆辅助诊断而不能代替痴呆的临床诊断。如果在临床上仅以神经心理学检查量表检查结果作为痴呆的诊断标准，则会得出不同的结论。

二、神经心理学检查的内容

根据痴呆的定义，痴呆是一种临床综合征，是一种获得性、持续性的智能障碍，是在无意识障碍的前提下，在记忆、认知、语言、视空间技能、情感或人格等 5 项心理活动中，有记忆、认知和另一项功能缺损，持续 6 个月以上，且影响其社会、生活活动者。所以进行痴呆诊断时，要进行全面的精神状态（神经心理学）的检查，其检查内容应包括：意识（觉醒状态）、语言、视空间技能功能、记忆功能、认知功能、有关皮质功能（如失认、失用）、心境及情感、行为举止及仪表、思想内容（幻觉、妄想等）等。

但为了快速简单地了解患者的精神状态，按检查的灵敏度和可信度进行筛选研究，发现精神状态检查的最低筛选内容及步骤是意识（觉醒、注意力）、语言（命名、写一句话）、记忆（时间、地点定向）、视空间（照画立体图），上述筛选检查中任何一项指征不正常，都需要进行全面而详细的神经心理学检查。痴呆患者常伴有情感障碍、人格变化、行为异常等，这些作为痴呆的附加症状，对于痴呆的病因诊断及痴呆的程度评定具有重要价值，在进行神经心理学检查时应引起重视。

三、神经心理学检查量表在痴呆中应用

神经心理学检查量表是根据神经心理学检查的内容和目的而设计的，按痴呆量表的功用可以把痴呆量表分为检查认知功能的量表（如 WAIS、WMS MMSE 等）、检查因智能减退而影响社会和（或）生活功能的量表（ADL、BBS）、痴呆病因诊断的量表（HIS）和痴呆程度评定量表（CDR、GDS）。而检查认知功能的量表可以进一步分为痴呆筛查量表

（MMSE、HDS、BSSD 等）和痴呆诊断量表（WAIS、WMS 等）。根据检查回答对象的不同，把痴呆量表分为病人问卷量表和知情人问卷量表。根据测验形式的不同；将量表分为

单项测验和成套测验。在临床上常用成套的测验工具，如 Halstead-Reitan 神经心理成套测验（HRB）、Luria-Nebraska 神经心理成套测验（LNNB）、韦氏成人智力量表（WAIS）、韦氏记忆量表（WMS）、临床记忆量表、波士顿诊断性失语检查（BDAE）、西方失语成套测验 （WAB）、北医大汉语失语检查法（ABC）、瑞文测验（RPM）等。这些成套的神经心理测验量表比较全面而准确地反映了各个认知功能的状态，但由于结构、操作复杂、费时、测验技术要求高，作为痴呆研究工具具有很重要的价值，一般不用于痴呆的流行病学调查和门诊初步筛查。成套测验量表既可以全部照用，也可根据研究目的的不同选用其中的部分量表应用。近年来，一些结构简单、检查及评分方便、费时短的痴呆量表，在痴呆的研究和临床工作中越来越得到广泛应用。

痴呆量表具有规范化及数量化两个最大的优点，但这些量表在检查智能障碍时各有侧重，都不能反映痴呆的全貌，至今任何痴呆量表都不能全面满足临床诊断的要求。因此，在临床上应根据研究目的的不同选用不同的量表，而一些较复杂的量表如 WAIS 由于检查复杂、费时，不能作为痴呆的筛查工具。痴呆量表具有一定优点：规范化及数量化，便于比较；具有一定的效度和信度；简便、易行、易推广。但也要认识到缺点：特异度及敏感度达不到 100%；对认知功能水平的综合评估能力有限；不能代替临床诊断。

四、神经心理学检查量表在痴呆中的应用原则

根据研究目的的不同选用不同的量表，两个或两个以上的量表配合应用。确定是否是痴呆，应在认知功能量表和社会或生活功能量表中各选一个或一个以上的量表检查，如患者不能接受检查，则应使用知情人的问卷量表来评定。

1. 鉴别 AD 或 VD，则应用 Hachinski 缺血量表，或 DAT 诊断性临床特征调查表。

2. 进行人群筛查时，一般应先选择简便、易行、省时的筛查量表（如 MMSE）进行筛查，然后对可疑病历进行诊断量表检查。

3. 进行 AD 的纵向随访观察或评价药物的临床疗效，可选用 ADAS-Cog。

4. 注意事项　排除被检查者的心理干扰；尽量减少来自外界的干扰；测验结果应结合临床综合解释。

第十三章 神经内科常用护理技术

一、神经系统疾病一般护理

1. 休息与卧位 一般病人卧床休息，病情危重者绝对卧床休息，慢性退行性疾病者应鼓励下床做轻微活动，意识障碍、呼吸道分泌物增多不易咳出者取头高脚低位或半卧位，头偏向一侧。

2. 饮食营养 给予营养丰富的饮食，增加新鲜蔬菜及水果以利大便通畅。轻度吞咽障碍者宜吃半流质，进食要慢以防呛咳。意识障碍吞咽困难者给鼻饲或中心静脉营养支持。高热及泌尿系统感染者鼓励多饮水。

3. 观察病情 密切观察意识、瞳孔、体温、脉搏、呼吸、血压、肢体活动变化以及有无抽搐等，如有变化随时通知医师。

4. 危重病人 病情危重者做好重症护理及出入液量的记录。备好有关的急救器械和药物，并保持性能良好，呈备用状态。

5. 安全护理 意识障碍、偏瘫症状、癫痫发作者加床档防止坠床。对于视力障碍、瘫痪、认知障碍、年老患者等应防止碰伤、烫伤、跌伤和走失，不要远离病房或单独外出。

6. 排泄护理 尿潴留者给予留置导尿，定期做膀胱功能训练。尿失禁者保持会阴部及尿道口清洁，勤换尿垫和床单。大便失禁者及时清除排泄物，保护肛周皮肤，保持排便通畅。

7. 基础护理 室内定时通风换气，温度适宜。注意口腔、皮肤、会阴部的清洁。协助病人饭前便后洗手，定时洗澡剪指甲，洗脚、洗头、理发等。

8. 瘫痪护理 保持良好肢体位置，各个关节防止过伸或过展。定时进行体位变换，鼓励主动运动，预防肌肉萎缩及肢体挛缩畸形。

9. 心理护理 鼓励病人树立战胜疾病的信心，积极配合医疗和护理。

10. 药物护理 正确、按时指导病人服药。

11. 健康教育 向病人及家属介绍家庭护理技术和巩固疗效、预防复发的注意事项。

二、神经系统疾病护理评估要点

（一）病史评估

1. 患病及治疗经过

（1）发病情况：了解起病方式，注意是突发性还是渐进性，是发作性还是持续性，又无明显的致病或诱发因素；每种症状发生的起始时间、前后顺序及严重程度；病情如何演变发展及有无伴随症状。

（2）检查治疗的经过及效果：是否遵从医嘱治疗；目前用药情况，包括药物的名称、剂量、用法疗效或不良反应；有无特殊饮食及遵从情况。

（3）目前的主要表现：有无头痛、抽搐、瘫痪、麻木、复视、眩晕及其他脑神经损害的表现；有无意识、精神、言语等障碍，有无睡眠异常、营养失调及括约肌功能障碍。

（4）既往史：有无高血压、糖尿病、高脂血症等神经系统相关性疾病，有无外伤、感染、中毒史。

2. 心理社会资料

（1）评估病人对疾病的性质、进展、预防给予后知识的了解程度。

（2）评估病人的心理状态、人际关系与环境适应能力，了解有无焦虑、恐惧、抑郁、孤独、自尊等心理障碍及其程度。

（3）评估社会支持系统。

3. 生活史及家族史

（1）了解病人的生长发育史和主要经历，包括出生地、居住地、职业、工种和工作能力，有无疫水接触史和地方病史，有无动物喂养史。

（2）了解病人的性格特点和生活方式，包括工作、学习、活动、休息、日常生活与睡眠是否规律，生活自理能力及其依赖程度，是否需要提供辅助及辅助程度。

（3）了解病人的饮食习惯，询问有无食品组成及有无烟酒等特殊嗜好，有无生食螃蟹史。

（4）了解家族发病情况。

（二）身体评估

1. 一般状况 意识是否清楚，检查是否合作，生命体征，面容、身体发育、营养状况，有无消瘦、恶病质、肥胖或水肿。

2. 精神状况 有无认知、情感和意志方面的异常如错觉、兴奋、躁动等，有无智障、计算力、理解力、记忆力是否减退。

3. 头面部

（1）头颅大小、形状。

（2）面部：有无血管痣、疱疹和口眼歪斜，额纹和鼻唇沟是否对称，伸舌是否居中，眼睑有无肿胀、下垂，有无突眼、复视和眼震。

（3）有无吞咽困难、饮水呛咳、声嘶及语言障碍。

（4）颈有无抵抗、压痛、颈动脉搏动是否对称，有无痉挛性斜颈及强迫头位。

4. 四肢及躯干

（1）脊柱有无畸形、压痛、叩击痛；皮肤的颜色、质地，有无破损和水肿；肌肉有无萎缩、肥大和压痛。

（2）四肢有无震颤、抽搐、肌阵挛等不自主运动或瘫痪；关节活动是否灵活；站立和行走时的步态和姿势是否异常。

（三）症状和体征的评估

1. 头痛

（1）头痛的部位、性质与程度。

（2）头痛发生与持续的时间。

（3）诱发、加重或缓解的因素。

（4）相关病史：有无外伤、食物药物中毒及类似发作史。

（5）伴随症状和体征。

（6）头痛时的身体反应：生命体征及面色的变化。

（7）头痛时的心理反应：社交是否受限，有无焦虑恐惧、愤怒等情绪反应。

2. 意识障碍

（1）意识障碍的程度：通过与病人交谈了解其思维反应、情感活动、定向力等，必要时做痛觉试验，观察角膜反射、瞳孔对光反应，判断其意识障碍程度，Classow 评分。

（2）意识障碍的身体反应：T、P、R、BP 及瞳孔的变化，评估营养状态，有无大小便失禁，有无口腔炎症、角膜炎症，有无压疮形成，有无肢体肌肉萎缩、关节僵硬、肢体畸形及活动受限。

3. 语言障碍 通过提问，让患者陈述病史、重述、阅读、书写、命名等检测语言表达及对文字符号的理解，发现患者存在语言障碍，则对其进行分类。

（1）提问、复述、自发性语言、命名。

（2）阅读：诵读词句或一段文字或默读一个故事让其说出大意，评价其读音和阅读理解程度。

（3）书写：自发性书写、默写、抄写。

4. 感觉障碍

（1）被评估者意识清楚，合作，能配合闭目测试。

（2）注意左右侧、远近端的比较。

（3）浅感觉主要有痛觉触觉，检查方法略。评价结果为感觉正常、感觉过敏、感觉减退或消失。

（4）深感觉：关节觉、震动觉。

（5）复合感觉：皮肤定位觉，两点辨别觉，实物辨别觉，体表图形觉。

5. 运动障碍

（1）有无随意运动，随意运动功能丧失为瘫痪，进行瘫痪分类。

（2）肌力。

（3）肌张力。

（4）不随意运动：有无手震颤、摸空症、手足搐溺。

（5）共济运动。

（四）实验室检查评估

1. 血液

（1）血常规、血脂、血糖、血钾。

（2）乙酰胆碱受体抗体测定、血清肌酶检测。

（3）其他：酮蓝蛋白测定等。

2. 脑脊液

（1）压力测定。

（2）压颈试验。

（3）脑脊液生化、常规、细胞及免疫学检查。

3. 活体组织检查

（1）肌肉活检。

（2）神经活检。

（3）脑组织活检。

4. 影像学检查 CT、MRI、X 线、脑血管造影。

5. 其他 脑电图、肌电图、诱发电位、经颅多普勒。

三、神经系统疾病常见症状体征的护理要点

（一）头痛

1. 避免诱因

（1）告知病人可能诱发或加重头痛的因素，如情绪紧张、进食某些食物与酒、月经来潮等。

（2）保持环境安静，舒适，光线柔和。

2. 选择减轻头痛的方法 如知道病人做缓慢呼吸，听轻柔音乐和进行气功、生物反馈治疗、引导式想象，或进行冷热敷和理疗及指压止痛。

3. 心理支持 长期反复发作的头痛，病人可能出现焦虑、紧张心理，要理解病人的痛苦，耐心解释，适当诱导，解除其思想顾虑，保持身心放松，鼓励病人树立信心，积极配合治疗。

4. 用药护理 指导病人按医嘱服药，告知药物作用和不良反应，让病人了解药物的依赖性和成瘾性的特点，长期大量使用止痛剂可导致药物依赖。

（二）意识障碍

1. 病情监测 严密观察生命体征及瞳孔的变化，观察有无呕吐及呕吐物的性状与量，预防消化道出血和脑疝形成。

2. 保持呼吸道通畅 平卧位头偏一侧或侧卧位，及时清理口鼻分泌物和吸痰，防止舌后坠、窒息与肺部感染。

3. 日常生活护理

（1）保持床单整洁干燥，定时给予翻身拍背，并按摩骨隆突处和受压部位。

（2）做好尿便的护理，保持会阴部的清洁干燥。

（3）注意口腔卫生，不能由口进食者做口腔护理，每日 2 ～ 3 次。

（4）谵妄躁动者加床档保护，防止坠床，必要时适当约束。

（5）慎用热水袋防烫伤。

4. 饮食护理 给予高维生素高热量饮食，补充足够水分：鼻饲者要定期喂食，保证营养的供给。

（三）语言障碍

1. 心理支持 体贴关心病人，避免挫伤病人自尊心的言行；鼓励病人克服害羞心理，大声说话。当病人进行尝试和获得成功时给予表扬。鼓励家属朋友多与病人交谈，并耐心缓慢的解释每个问题，直至病人理解，营造一种和谐的亲情氛围和语言学习环境。

2. 康复训练 由病人及家属和参与语言康复训练的医务人员共同制定语言康复计划，让病人和家属理解康复目标的设立，并根据病情选用适当的训练方法，原则上是轻症患者直接改善其功能为目标，重症患者重点放在活化其残余功能或进行实验性的治疗上。

（1）对于运动性失语患者，训练重点为口语表达。

（2）对于感觉性失语患者，训练重点为听、理解、会话、复述。

（3）对于命名性失语患者，重点训练口语命名和文字称呼。

（4）对于传导性失语患者，重点训练听、写、复述。

（5）对于完全性失语患者，可根据情况选择其能够理解的语言进行训练，如一起数数、唱歌等。

（6）失读、失写者，可将日常用语、短语、短句或词、字写在卡片上，让其反复朗读、背诵和抄写、默写。

（7）对于构音障碍的病人，训练越早效果越好，训练重点为构音器官运动功能训练和构音训练。

（8）根据病人的情况还可以选择一些实用性的非语言交流，如手势的运用，利用符号、图画、交流画板等，也可利用电脑、手机等训练病人的实用交流能力。语言康复训练是一个由少到多、由易到难、由简单到复杂的过程，训练中应根据病人病情、情绪状态循序渐进的进行。

（四）感觉障碍

1. 生活护理 保持床单整洁无渣屑，防止感觉障碍的肢体部位受压或机械性刺激；避免高温或过冷的刺激，慎用热水袋或冰袋，肢体保暖需要用热水袋时温度不宜超过 50℃以防止烫伤；对痛觉过敏的病人尽量减少不必要的刺激。

2. 知觉训练

（1）每天用温水擦洗感觉障碍的部位，以促进血液循环和刺激感觉恢复。

（2）同时进行肢体的被动运动、按摩、理疗或针灸。

（五）运动障碍

1. 心理支持 给病人提供有关疾病、治疗和预后的可靠信息，鼓励病人正确对待疾病，消除抑郁、恐惧心理和悲观情绪，摆脱对他人的依赖心理。关心尊重病人，和病人多交流，鼓励病人表达自己的感受，避免任何刺激和伤害病人的言行，尤其在喂饭、洗漱和处理大小便时不要流露出厌烦的情绪，营造一种舒适的休养环境和亲情氛围；正确对待康复训练中过程中病人表现出的诸如注意力不集中、缺乏主动性、情感活动难以自制等现象，鼓励病人克服困难，增强自我照顾能力与自信心。

2. 生活护理 指导和协助病人洗漱、进食、如厕、穿脱衣和个人卫生，帮助病人翻身和保持床单整洁，指导病人学会配合使用便器，满足病人基本生活需要。

3. 安全护理 运动障碍的病人要防止跌倒，确保安全。床边要有护栏，走廊、厕所有扶手，地面要保持平整干燥防滑，除去障碍物；呼叫器应置于病人伸手可及处；病人行走时不要在其身旁擦过或在其前面穿过，同时避免突然呼唤病人；步态不稳者可借助手杖，并要有人陪伴。

4. 康复护理

（1）与病人、家属共同制定康复训练计划，并及时评价和修改；告知病人及家属早期锻炼的重要性。

（2）重视患肢的刺激和保护。

（3）指导急性期床上患肢的体位摆放，并正确改变体位。

（4）协助和督促病人早期床上的 Boba 握手、桥式主动运动、床旁坐起及下床进行日常生活活动的主动训练。

（5）鼓励病人使用健侧肢体从事自我照顾的活动，并协助患肢进行主动或被动训练。

（6）教会家属协助病人锻炼的方法和注意事项，使病人保持正确的运动模式。

（7）指导和教会病人使用自助工具。

（8）训练同时可选择理疗、针灸、按摩等辅助治疗。

四、意识障碍的护理常规

（一）定义

意识是指人们对自身和周围环境的感知状态，可通过言语及行动来表达。意识障碍系指人们对自身和环境的感知发生障碍，或人们赖以感知环境的精神活动发生障碍的一种状态。意识障碍多由大脑及脑干损伤所致。

（二）临床表现

意识障碍包括意识内容的障碍和觉醒状态的障碍。意识内容的障碍有精神错乱、谵妄和醒状昏迷。觉醒状态的障碍包括嗜睡、昏睡、昏迷。还有几类特殊类型的意识障碍，包括去皮质综合征、无动性缄默症和闭锁综合征。

1. 嗜睡 是最轻度的意识障碍。病人处于持续睡眠状态，但能被言语或轻度刺激唤醒，醒后能正确、简单而缓慢地回答问题，但反应迟钝，刺激去除后又很快入睡。

2. 意识模糊 其程度较嗜睡深，表现为思维和语言不连贯，对时间、地点、人物的定向力完全或部分发生障碍，可有错觉、幻觉、躁动不安、谵语或精神错乱。

3. 昏睡 病人处于熟睡状态，不易唤醒。经压迫眶上神经、摇动身体等强刺激可被唤醒，醒后答话含糊或答非所问，停止刺激后即又进入熟睡。

4. 昏迷 最严重的意识障碍，按程度不同又可分为浅昏迷、中度昏迷和深昏迷。

（1）浅昏迷：意识大部分丧失，无自主运动，对声光刺激无反应，对疼痛刺激有痛苦表情或肢体退缩反应。瞳孔对光反射、角膜反射、眼球运动、吞咽反射、咳嗽反射等可存在，血压、脉搏、呼吸无明显变化，可有排便、排尿失禁。

（2）中度昏迷：对各种刺激无反应，对剧烈刺激可有防御反应，但减弱。角膜反射、瞳孔对光反射迟钝为其特征。

（3）深昏迷：意识完全丧失，对各种刺激无反应。深浅反射均消失，血压、脉搏、呼吸常有改变，排便、排尿失禁。

（三）护理评估要点

1. 有无与意识障碍相关的疾病病史或诱发因素。

2. 意识障碍程度 可通过与患者交谈，了解其思维、反应、情感活动、定向力等，必要时做痛觉试验、角膜反射、瞳孔对光反射等，判断意识障碍程度。也可按 Glasgow 昏迷评分（GCS）对意识障碍的程度进行评估。

3. 意识障碍进程 通过动态观察或动态的 GCS 评分和记录了解意识障碍演变的连续性。将 3 项记录值分别绘制成横向 3 条曲线，如总分值减少，曲线下降，提示意识障碍程度加重，病情趋于恶化；反之，曲线上升，提示意识状态障碍程度减轻，病情趋于好。

4. 意识障碍的身体反应 定时测量体温、脉搏、呼吸、血压等生命体征，观察瞳孔变化，评估营养状态，有无排便、排尿失禁，有无口腔炎、角膜炎、角膜溃疡、结膜炎，有无压疮形成，有无肢体肌肉挛缩、关节僵硬、肢体畸形及活动受限。

（四）症状护理

1. 当病人出现意识模糊，嗜睡等意识障碍时，严密观察以防其加深而进入昏迷。

2. 昏迷者要绝对卧床休息，保持环境安静，避免各种刺激，并酌情加床档或保护性约束，一般取平卧位，应将头偏向一侧，取下义齿。舌后坠者应用舌钳。

3. 呼吸困难者给吸氧，如呼吸道不畅、缺氧严重时可做气管切开术或使用人工呼吸机，并给予相应的护理。

4. 癫痫发作者要防止跌伤、咬破唇舌。

5. 发热者给予物理降温。

（五）一般护理

1. 病室环境清洁、通风，床单位整洁舒适。

2. 专人护理，密观意识瞳孔变化及生命体征，准确及时记录，发现异常及时通知医生处理。正确按医嘱给药，准确记录 24h 出入量。

3. 保持呼吸道通畅，要将衣领扣子解开，如果病人口腔有分泌物要及时吸出。

4. 保护眼睛，如果病人眼睛不能闭合，应涂上眼药膏，用消毒的纱布湿敷于眼睛上，防止角膜干燥。

5. 预防肺炎和压疮，定时翻身、拍背、吸痰，口腔护理一日两次，保持床铺的清洁卫生，尿湿的床单及时更换，每日于床上擦浴一次，注意保暖。可用诺顿评分对病人发生压疮的危险因素进行量化评估。

6. 预防泌尿系感染，冲洗会阴每日一次，留置导尿者每日冲洗膀胱、消毒尿道口两次。保护肛周皮肤，做好便秘和大便失禁的护理。

7. 给予营养丰富、高热量、易消化的流质鼻饲，保证营养的供给。

8. 病人体温不升时，可使用热水袋。注意避免直接接触病人的皮肤。水温不宜超过 50℃，使用时热水袋加套避免烫伤病人。

9. 长期昏迷病人应按时给病人活动关节，防止关节强直。有肢体瘫痪者，应防止病人足下垂，并按瘫痪病人进行护理。

（六）健康指导

1. 积极治疗原发病，防治高血压、糖尿病、动脉硬化及各种感染。

2. 合理饮食，适量运动，戒烟限酒。

3. 定期体检。

诺顿评分小于 14 分的患者，是压疮发生的高危人群，必须严格执行预防措施。

五、气管切开的护理

（一）术后护理

1. 将患者安置于安静、清洁、空气新鲜的病室内，室温保持在 21℃，湿度保持在 60%，气管套口覆盖 2 ~ 4 层温湿纱布，室内经常洒水，或应用湿器，定时以紫外线消毒室内空气。

2. 手术之初患者一般取侧卧位，以利于气管内分泌物排出。但要经常变换体位，以防止压疮和肺部并发症。

3. 备齐急救药品和物品，某些物品应置床头。同号气管套管、气管扩张器、外科手术剪、止血钳、换药用具与敷料、生理盐水和饱和碳酸氢钠液、导尿包。吸引器、氧气筒、呼吸机和手电筒等都应备齐，以备急需。

4. 谨防气管导管引起阻塞 阻塞原因一是气囊滑脱堵塞，二是分泌物黏结成痂阻塞，如突然发生呼吸困难、发绀、病人烦躁不安，应立即将套管气囊一起取出检查。为预防气囊滑脱，应注意将气囊扎牢固，将线头引出气管切开伤口处，并经常牵扯检查是否牢固，及时清除结痂。另外，在更换导管清洗消毒时，防止将棉球纱条遗留在导管内。

5. 及时吸痰 气管切开的病人，咳嗽排痰困难，应随时清除气道中的痰液，吸痰时要严格遵守操作规程，注意无菌操作。

6. 充分湿化 气管切开的病人失去湿化功能，容易产生气道阻塞、肺不张和继发性感染等并发症。常采用下列方法湿化：①间歇湿化，生理盐水 500ml 加庆大霉素 12 万 U，每次吸痰后缓慢注入气管 2 ~ 5ml，每日总量约 200ml，也可间断使用蒸汽吸入器、雾化器做湿化；②持续湿化法，以输液方式将湿化液通过头皮针缓慢滴入气管内，滴速控制在每分钟 4 ~ 6 滴，每昼夜不少于 200ml，湿化液中可根据需要加入抗生素或其他药物。

7. 预防局部感染 气管内套管每日取出清洁消毒 4 ~ 6 次，外套管一般在手术后 1 周气管切口形成窦道之后可拔出更换消毒。气管导管的纱布应保持清洁干燥，每日更换。经常检查创口周围皮肤有无感染或湿疹。内套管用清水冲洗后用 75% 的乙醇浸泡 30min 后用生理盐水冲洗后即可使用。

8. 关心体贴病人，给予精神安慰 患者经气管切开术后不能发音，可采用书面交谈或动作表示，预防病人因急躁而自己将套管拔出，必要时可设法固定双手。

（二）气管切开常见并发症

1. 脱管 常因固定不牢所致，脱管是非常紧急而严重的情况，如不能及时处理将迅速发生窒息，呼吸停止。

2. 出血 可由气管切开时止血不彻底，或导管压迫、刺激、吸痰动作粗暴等损伤气管壁造成。患者感胸骨柄处疼痛或痰中带血，一旦发生大出血时，应立即进行气管插管压迫止血。

3. 皮下气肿 为气管切开术比较常见的并发症，气肿部位多发生于颈部，偶可延及胸及头部。当发现皮下气肿时，可用甲紫在气肿边缘画以标记，以利观察进展情况。

4. 感染 亦为气管切开常见的并发症。与室内空气消毒情况、吸痰操作的污染及原有病情均有关系。

5. 气管壁溃疡及穿孔 气管切开后套管选择不合适，或置管时间较长，气囊未定时放气减压等原因均可导致。

6. 声门下肉芽肿、瘢痕和狭窄 气管切开术的晚期并发症。

（三）吸痰时的注意事项

1. 吸痰动作要轻柔迅速，减少对气管壁的损伤。一般选用硬度适中、表面光滑、内径相对大的 12 或 14 号橡胶或硅胶导管，或用专制的吸痰管，如患者感胸骨柄处疼痛及痰中带血，要警惕有出血的可能，一旦发生大出血，要立即实施气管插管，同时进行止血等抢救措施。

2. 吸痰时注意无菌操作，操作前洗手，导管严格消毒，一根导管只用一次，吸痰时坚持由内向外的原则，先吸气管内分泌物，然后再吸鼻、口腔内分泌物。

3. 吸痰前应深呼吸 3 ~ 5 次，使用呼吸机者，需过度通气 2 ~ 3min，以提高肺泡内氧分压，然后快速、准确、轻柔地用吸痰管抽吸分泌物。禁忌将痰管上下提插。一次吸痰时间不超过 15 秒，尤其是呼吸衰竭患者，较长时间的负压吸引，可引起缺氧、呼吸困难而窒息。如分泌物过多，一次吸不净，应再次行过度换气或深呼吸再吸引。

4. 吸痰管一定要达到气管深度才能启动吸引器，或者启动吸引器时，用手将吸痰管与玻璃接头处反折，使之不漏气，将吸痰管伸入气管达一定深度再放开吸痰。

5. 吸引负压以 6.7kPa（50mmHg）为宜。

6. 在吸痰过程中病人常有咳嗽反射，这有利于排痰和痰液的吸出。

（四）拔管的护理

拔管应在病情稳定，呼吸肌功能恢复，咳嗽有力，能自行排痰，解除对气管切开的依赖心理时，才能进行堵塞试验。堵管时，一般第一天塞住 1/3，第二天塞住 1/2，第三天全堵塞，如堵 24 ~ 48h 后无呼吸困难，能入睡、进食、咳嗽即可拔管。拔管后的瘘口用 75%乙醇消毒后，用蝶形胶布拉拢 2 ~ 3d 即可愈合。

六、机械通气的护理

（一）机械通气的治疗准备

1. 备好清洁、功能完好的呼吸机、供氧设备。

2. 接模拟肺，按病情需要和医生的要求设置好通气参数。

3. 向意识清醒病人解释用呼吸机的重要意义，使病人意识

到接受呼吸机辅助治疗可帮助他转危为安，指导病人如何配合机械通气和如何以非语言表达方式表达其需求等事项。

（二）机械通气治疗中的病情监测与护理

1. 临床监测

（1）呼吸：监测有无自主呼吸，自主呼吸与呼吸机是否同步，呼吸的频率、节律、幅度类型及两侧呼吸的对称性；开始应每隔 30 ~ 60min 听诊肺部，观察两侧呼吸音质，有无啰音。

（2）心率、血压：机械通气开始刀刃分钟可出现血压轻度下降，如血压明显持续下降伴心率增快，应及时通知医生处理。

（3）意识状态：行呼吸机治疗后病人的意识障碍程度减轻，表明通气情况改善；若有烦躁不安，自主呼吸与呼吸机不同步，多为通气不足；如病人病情一度好转，胸廓起伏一直良好，如突然出现兴奋、多语，甚至抽搐应警惕碱中毒。

（4）皮肤、黏膜及周围循环情况：注意皮肤的色泽，弹性，温度及完整性。

（5）腹部胀气及肠鸣音情况。

（6）体温：发热常常提示感染。

（7）液体出入量：准确记录 24h 液体出入量，注意尿量、呕吐物和大便情况。

（8）痰液：仔细观察痰液的色、质、量和黏稠度，为肺部感染的治疗和气道护理提供重要依据。

2. 仪器及实验室检查结果监测

（1）胸部 X 线检查：床旁胸部 X 线检查能及时发现肺不胀、气压伤、肺部感染等机

械通气引起的并发症，亦可了解气管插管的位置。

（2）呼吸机参数：密切观察呼吸机及各种仪器的工作情况，及时记录监测仪器上显示的主要参数，分析并解除呼吸及警报的原因。

（3）血气分析：是监测机械通气治疗效果的最重要的指标之一。

（4）呼气末二氧化碳的浓度。

（5）心电、血流动力学。

3. 气道的护理

（1）加强气道的湿化：方法：①蒸汽加温湿化，即将水加热后产生蒸汽混入吸入空气中，达到加温和加湿的效果，一般呼吸机均有此装置。吸入气的温度需维持在35 ~ 37℃，不可超过40℃，注意湿化罐内只能加无菌蒸馏水，禁止生理盐水或加入药物。②直接向气管内滴入生理盐水或蒸馏水，可以采用间断注入或持续滴注，方法为将安装好的输液装置用头皮针直接刺入气管插管导管或将输液器直接连接在气管切开导管，滴速为4 ~ 6滴/min，亦可应用输液泵持续滴注，速度为15 ~ 25ml/h，每日湿化液总量和速度需根据病情、痰液黏稠度调整，以病人分泌物易吸出为目标。气道湿化液总量每日300 ~ 500ml左右。③雾化吸入，有些呼吸机本身有雾化装置，雾粒直径3 ~ 5μm，可到达小支气管和肺泡。

（2）人工气道病人痰液的吸引：吸引频率应根据分泌物量而决定，严重缺氧者在吸引前应适当增加氧气浓度和通气量，以防止因吸痰加重缺氧和通气不足。吸引时应注意无菌操作，手法正确，避免产生肺部感染、支气管黏膜损伤以及支气管痉挛等不良后果。

（3）预防感染和防止意外：①妥善固定气管插管或气管切开套管，防止移位、脱出和阻塞，气管套管位置不当、气管外囊脱落，加之坏死黏膜组织、黏液、呕吐物等落入气管内，极易造成气道阻塞。②气管套囊充气恰当，应用最小压力充气技术，即不让导管四周漏气，又使气管黏膜表面所承受的压力最小，气囊压力不宜超过15mmHg，气囊应定时放气，若是用橡胶气囊时，每2 ~ 4h放气一次，如为低张气囊每4 ~ 8h放气一次，每次3 ~ 5min，使局部受压处供血得到改善。放气时，先抽吸气道内分泌物，在缓慢抽吸囊内气体，尽量减轻套囊内压力下降对气管黏膜产生的刺激。③及时倾倒呼吸机管道中的积水，防止误吸入气管内引起呛咳和肺部感染。④做好气管切开处的皮肤护理，每日更换气管切开处的敷料和清洁气管套管1 ~ 2次。⑤定期翻身叩背，防止压疮，促进痰液引流，预防肺部并发症的发生。⑥做好口腔护理和留置导尿、胃肠减压护理。

（4）改善营养状态：供给足够的热量，可采用鼻饲、全肠胃外营养方法，应准确记录出入量，按时完成补液计划，并注意维持水电解质平衡。

（5）心理社会支持；对机械通气病人，无论意识清醒与否，均应尊重与关心，要主动亲近病人，与其交谈，给予精神鼓励，要让病人学会应用手势，写字等非语言表达方式表达其需求。

（三）停机前后护理

1. 帮助病人树立信心。

2. 按步骤有序撤机。

（1）调整呼吸机参数，如逐渐减少进气量及给氧浓度。

（2）间断使用呼吸机或调整呼吸机模式。

（3）当病人具备完全脱离呼吸机的能力后，需按以下四个步骤进行：撤离呼吸机→气囊放气→拔管→吸氧。

3. 呼吸机的终末消毒和保养 呼吸机使用后要按说明书要求进行拆卸，彻底清洁和消毒，然后按原结构重新安装调试备用。

七、腰椎穿刺的护理常规

（一）适应证

1. 诊断性穿刺 抽取脑脊液作常规及生化细胞学免疫学测定用来诊断脑脊髓病变，可确定蛛网膜下腔出血，可通过脑脊液的细菌真菌培养找出病原体，观察椎管内有无阻塞；注入造影剂诊断脊髓内外占位性病变。

2. 治疗性穿刺 椎管内注射治疗药物。

（二）禁忌证

1. 颅内压明显增高，疑有早期脑疝的患者。

2. 怀疑颅后窝肿瘤。

3. 穿刺部位有皮肤病或皮下组织感染者（如脓肿，毛囊炎，脊柱结核等）。

4. 全身有感染性疾病，如败血症。

5. 血液系统疾病。

6. 应用肝素等药物导致出血倾向及血小板＜ 50×10^9/L。

7. 脊髓压迫症的脊髓功能处于即将丧失的临界状态。

（三）护理要点

1. 穿刺前护理

（1）向病人解释腰椎穿刺的目的、方法与注意事项，征得病人和家属的签字同意。

（2）备好穿刺包及压力表包等用物，用普鲁卡因局麻时先做好过敏试验。

（3）指导病人排空大小便，放松情绪，配合检查。

2. 穿刺中护理

（1）指导和协助病人保持腰椎穿刺的正确体位。

（2）观察病人呼吸、脉搏及面色变化，询问有无不适感。

（3）协助医生留取所需的脑脊液标本。

3. 穿刺后护理

（1）嘱病人去枕平卧 4 ~ 6h，告知卧床期间不可抬高头部，可适当转动身体。

（2）观察病人有无头痛、腰背痛，有无脑疝及感染等并发症。穿刺后头痛最常见，多发生在穿刺后 1 ~ 7 天，可能为脑脊液放出较多或 CSF 外漏所致颅内压降低。应给予静脉注射生理盐水，多饮水，并延长卧床休息时间。

（3）保持穿刺部位的纱布干燥，观察有无渗液、渗血，24h 内不宜淋浴。

八、神经放射介入治疗的护理

（一）术前护理

1. 术前 1 ~ 2 天进易消化食物，以防便秘，练习床上排便。

2. 检查手术野的皮肤，术前一天备皮：双侧股动脉周围 30cm 以上，会阴部及大腿上 1/3。

3. 药物过敏试验 碘过敏试验。

4. 术前 12h 禁饮食，6h 禁饮水。

5. 术前询问女病人月经史。

6. 术前心肺、肝肾功能，血常规，出凝血时间，凝血酶原时间，输血全套，心电图，颈部血管的超声检查是否完整，对患者的神经功能进行简要评定。

7. 了解患者的心理情况，必要时给予心理护理。

8. 术前遵医嘱给药物治疗。

（二）手术当日护理

1. 测量患者的生命体征，患者双侧足背动脉搏动、肢体皮肤温度并记录。

2. 术前留置套管针于患者左上肢或左下肢；建立两路静脉输液。

3. 给予留置尿管。

4. 遵医嘱给术前针。

5. 准备 沙袋（2kg）1 个，患者的病历、CT、MRI 等相关资料。

6. 手术中由主管医生全程陪同。

7. 更换被服，给患者更换病员服，嘱患者取下项链，义齿（假牙）和其他饰物。

8. 准备，核对手术中用药（遵医嘱）。

（三）术后护理

1. 监测意识瞳孔、生命体征、术侧足背动脉搏动、术侧足背皮肤温度、颜色，2h 内 15min 记录一次；（全麻患者观察至清醒，以后 1 小时观察并记录，特殊情况特殊处理）遵医嘱控制血压。

2. 坚持服用抗血小板凝集药物，禁忌做头颈部按摩，注意保持情绪稳定，劳逸结合，监测出凝血时间。

3. 术后 2h 后进饮，4h 后进食。少食多餐清淡易消化食物，（全麻病人在清醒后 4h 进饮，6h 后进食，少食多餐）。嘱患者多饮水，以促进造影剂排出，勿饮牛奶以防胀气。

4. 拔鞘后半小时腹部皮下注射低分子肝素 4000U，一天两次，连续 3d（遵医嘱给药）。

5. 观察排尿情况，避免尿液打湿伤口。

6. 定时巡回，及时发现问题及时处理。

7. 股动脉穿刺部位避免增加负压动作，如咳嗽及呕吐时协助按压穿刺伤口，以免穿刺点出血。

（四）鞘管护理

1. 拔鞘后压迫止血 15 ~ 30min，抬手不出血，盖上 5 ~ 8 块纱布，十字交叉绷带加压包扎 24h；24h 候拆除加压绷带。2kg 盐袋局部压迫 8h。

2. 观察穿刺部位有无渗血、血肿，脚趾有无麻木发绀，出现时及时报告医生。

3. 术后平卧，患肢伸直制动 24h，避免术肢髋关节屈曲，48h 限制活动，防止过度活动造成大出血。

（五）常见并发症

1. 穿刺部位血肿：常见原因：压迫不当、咳嗽、打喷嚏、过早下床活动等。

2. 血管痉挛：局部疼痛，嘱卧床、可局部热敷、抬高患肢，或遵医嘱给药。

3. 血管内血栓形成：多在术后 1 ~ 3h 内出现，栓塞以下肢体皮肤温度下降、皮肤苍白、疼痛、动脉搏动减弱或消失。

4.TIA 发作：斑块松动脱落或操作不当。

5. 脑过度灌注综合征：栓塞术后可发生急性脑肿胀、脑出血、头痛、癫痫发作。

（六）造影剂常见的过敏反应

1. 荨麻疹、皮肤黏膜潮红、水肿。

2. 心动过速或过缓、心室颤动、心搏骤停、心肌损伤和心肌梗死。

3. 头痛头晕、寒战高热、血压降低、四肢皮肤温度下降或意识丧失、肾功能衰竭。

4. 出血或血肿、喉头水肿。

第十四章 神经外科常用护理技术

第一节 生命体征监测技术

神经外科生命体征监测内容主要包括意识、血压、呼吸、脉搏、瞳孔、体温，是人对疾病的应激反应和身体功能障碍的反应，由生命体征的变化可以判断患者病情轻重的程度，认真观察，及时记录病人生命体征，对神经外科工作有重要的指导意义。

一、意识

1. 清楚 是指对外界刺激反应正常，各种生理反射存在，能正确回答问题。

2. 嗜睡 是指在足够的睡眠时间以外，仍处于昏睡状态，对周围事物淡漠，对环境识别能力较差，各种生理反射存在，但较迟缓，对物理刺激有反应，唤醒后可以正确回答问题，但合作欠佳。

3. 朦胧 是指病人轻度意识障碍，定向力部分降低，对外界刺激反应迟钝。瞳孔、角膜及吞咽反射存在，蜷卧或轻度烦躁，能主动变换体位，对检查不合作，呼之能应，不能正确回答问题。

4. 昏迷 是指病人意识完全丧失，运动、感觉和反射功能障碍，不能被任何刺激唤醒，

昏迷分为三度：轻度、中度、重度。

（1）轻度昏迷：意识迟钝，反复呼唤偶尔能应，但不能正确回答问题，对强烈疼痛刺激有逃避动作，深浅反射存在。

（2）中度昏迷：意识丧失，常有躁动，强烈疼痛刺激反应迟钝，浅反射消失，深反射减退或消失，角膜和吞咽反射尚存。

（3）重度昏迷：对外界一切刺激均无反应，深浅反射、瞳孔对光反射、角膜和吞咽反射均消失，四肢肌张力消失或极度增强。

（一）检查目的

观察病情，及时发现病情变化。

（1）呼叫患者姓名，与其进行一般性沟通交流。

（2）用针或手刺激眶上神经、耳垂、胸大肌外侧。

（3）观察患者吞咽动作，检查各种反射消失情况。

（二）操作要点

（1）脑组织因各种因素受到损伤而出现颅内压增高，进而发生脑疝，就可引起意识改变，患者逐渐出现意识障碍，早期出现嗜睡、朦胧、躁动、中晚期处于昏迷状态。

（2）尤其对中脑、后颅凹病变患者重点观察。

（3）去大脑皮质综合征：由于大脑皮质严重缺氧所致，表现为语言、运动、意识丧失，但瞳孔反射、角膜反射、咀嚼反射和吞咽运动等都存在，对痛刺激有逃避反射。

（4）运动不能缄默症：由于损伤额叶前方和边缘系统或间脑和中脑网织结构所致。

表现为缄默不语、四肢不动，对痛刺激有反应，能睁眼但眼球固定，面无表情，大小便失禁等。

（5）闭锁综合征：由于脑桥腹侧双侧皮质脊髓束和皮质延髓束受损所致表现为神志清楚，但无语，面无表情、吞咽反射消失，可出现瘫痪，包括头面部、咽喉部。

（6）持续性植物状态：主要指去大脑皮质综合症状持续 3 个月以上不见好转者。

二、血压

血液在血管内流动时血管壁侧压力称血压，一般情况下是指肱动脉血压。它包括收缩压、舒张压、脉压三个数值。

（1）收缩压：当心脏收缩时，血液被射入主动脉，冲击管壁所产生的压力。

（2）舒张压：当心脏舒张时，动脉壁弹性回缩所产生的压力。

（3）脉压：收缩压和舒张压之差。

（4）正常血压：成人安静时 12 ~ 18.7/8 ~ 12kPa（90 ~ 140/60 ~ 90mmHg），脉压 4 ~ 5.3kPa（30 ~ 40mmHg）。

（5）异常血压：成年人安静时高于 18.7/12kPa（140/90mmHg）为高血压，低于 10.7/6.67kPa（80/50mmHg）为低血压。

（6）颅脑外伤初期时血压可以下降，当血压升高、脉压加大时，表示出现颅内压增高症状。此时容易发生脑疝。脑疝初期、中期血压短暂升高，而到了晚期，可以因生命中枢衰竭而血压下降。

（一）检查目的

（1）测量、记录患者的血压，判断有无异常情况。

（2）监测血压变化，间接了解循环系统的功能状况。

（二）操作要点

1. 评估患者

（1）询问、了解患者的身体情况。

（2）告诉患者测量血压的目的，取得患者的配合。

（3）告知患者测血压时的注意事项。

（4）根据患者实际情况，可以指导患者或者家属学会正确测量血压的方法。

2. 检查血压计。

3. 协助患者采取坐位或者卧位，保持血压计零点、肱动脉与心脏同一水平。

4. 驱尽袖带内空气，平整地缠于患者上臂中部，松紧以能放入一指为宜，下缘距肘窝 2 ~ 3cm。

5. 听诊器置于肱动脉位置。

6. 按照要求测量血压，正确判断收缩压与舒张压。

7. 测量完毕，排尽袖带余气，关闭血压计。

8. 记录血压数值。

（三）注意事项

（1）血压计袖带宽窄、长度要适中：成人的袖带宽 12cm、长 24cm，儿童的袖带宽 6cm、长 12cm，若太窄测得血压值偏高，若太宽则测得的血压值偏低。按照要求选择合适袖带。若衣袖过紧或者太多时，应当脱掉衣服，以免影响测量结果。

（2）同一血压计腘动脉测得血压比肱动脉高 20 ~ 30mmHg。

（3）病人坐位测血压时肱动脉应与第四肋软骨平齐，卧位时应与腋中线平齐。保持测量者视线与血压计刻度平行。

（4）测血压时做到四固定：定时间、定部位、定体位、定血压计。

（5）当病人出现躁动、癫痫发作时，应在病情平稳 30 分钟后测量，避免误差。

（6）颅内压增高时，血压升高，晚期血压下降。

三、呼吸

机体与外界环境之间的气体交换过程称呼吸，包括频率、节律、幅度、方式。

（1）频率：正常安静状态下，新生儿 44 次 /min，成人 16 ~ 20 次 /min。成人大于 24 次 /min 为增快，小于 10 次 /min 为减慢。当出现疼痛、发热、缺氧等可增快，在颅内压增高初期可减慢。

（2）节律：正常是有规律的，当发生酸中毒时可加深加大，发生休克、昏迷、脑疝初期可变浅、变慢，当出现间歇时为呼吸停止的先兆。

（3）幅度：正常是适中的，当中枢神经系统兴奋或烦躁时可增大，当缺氧时可变浅，呼吸困难时出现三凹征：即胸骨上窝、锁骨上窝、肋间软组织凹陷。

（4）方式：有胸式、腹式两种。

当呼吸困难时频率、节律、幅度都发生改变时，可表现为发绀、鼻翼翕动、肋间隙凹陷，呼吸浅而急促；当脑疝发展到中期时，呼吸深而慢；而到了晚期出现潮式或叹息样呼吸。

（一）检查目的

（1）测量患者的呼吸频率。

（2）监测呼吸变化。

（二）操作要点

（1）评估患者：询问、了解患者的身体状况及一般情况。

（2）观察患者的胸腹部，一起一伏为一次呼吸，测量 30s。

（3）危重患者呼吸不易观察时，用少许棉絮置于患者鼻孔前，观察棉花吹动情况，计数 1min。

（三）注意事项

（1）呼吸的速率会受到意识的影响，测量时不必告诉患者。

如患者有紧张、剧烈运动、哭闹等，需稳定后测量。

（3）呼吸不规律的患者及婴儿应当测量 1min。

（4）颅内压增高时，早期呼吸深、慢，晚期出现潮式呼吸继而停止。

（5）尤其延髓、脑桥病变的患者应重点观察。

四、脉搏

随着心脏的收缩和舒张，在皮肤表面可触到表浅的搏动称脉搏。正常时心率和脉搏是一致的，包括频率、节律和强弱。

（1）脉率：成人安静时 60 ~ 100 次 /min，当超过 100 次 /min 为心动过速，小于 60 次 /min 为心动过缓。脉率可因年龄、性别、活动、情绪不同而有差异。婴幼儿较快，老年人较慢，女性比男性快，剧烈活动和情绪激动时较快，休息和睡眠时较慢。脉率还可受其他因素影响，高热时较快，脑疝发生时无论小脑幕切迹疝或枕骨大孔疝，早期脉搏有轻微减慢，而到了中期慢而有力，晚期则快而弱。

（2）节律、强弱：正常是均匀、有力的，且间隔时间相等。脑桥损伤时出现呼吸紊乱，呈现节律不整、陈施呼吸或抽气样呼吸。

（3）异常脉搏：间歇脉，二联律、三联律、脉搏间歇。

1）间歇脉：称期前收缩，在一系列正常均匀的脉搏中，出现一次提前而较弱的脉搏，其后有一正常的延长间歇。

2）二联律：每隔一个正常心脏搏动出现一次过早的搏动。

3）三联律：每隔两个正常心脏搏动出现一次过早的搏动或每隔一个正常心脏搏动后连接出现两个期前收缩。

4）脉搏短绌：又称为无规律的不整脉，单位时间内脉率少于心率，心率快慢不一，心音强弱不等。

（一）检查目的

（1）测量患者的脉搏，判断有无异常情况。

（2）监测脉搏变化，间接了解心脏的情况。

（二）操作要点

1. 评估患者

（1）询问、了解患者的身体状况。

（2）向患者讲解测量脉搏的目的，取得患者的配合。

（3）告知患者测量脉搏时的注意事项。

（4）根据患者实际情况，可以指导患者学会正确测量脉搏的方法。

2. 协助患者采取舒适的姿势，手臂轻松置于床上或者桌面。

3. 以食指、中指、无名指的指端按压桡动脉，力度适中，以能感觉到脉搏搏动为宜。

4. 一般患者可以测量 30s，脉搏异常的患者，测量 1min，核实后，报告医师。

（三）注意事项

（1）如患者有紧张、剧烈运动、哭闹等情况，需稳定后测量。

（2）脉搏短绌的患者，按要求测量脉搏，即一名护士测脉搏，另一名护士听心率，同时测量 1min，并记录。

（3）颅压增高时，早期脉搏有力，晚期可出现心跳停止。

五、体温

通过体温调节中枢的调节，使产热和散热保持动态平衡，使人体温度保持在相对恒定状态。常用测量部位有三种：腋下、口腔舌下、肛门。正常体温腋下为 36.5 ~ 37.4℃，口腔舌下温度较腋下温度高 0.5℃，而肛门温度较口腔舌下温度高 0.5℃体温调节中枢位于丘脑下部，靠前区域为散热中枢，靠后区域为产热中枢。

（二）影响体温因素

（1）时间：凌晨 3 ~ 5 时最低，下午 5 ~ 7 时最高。

（2）年龄：儿童较高，老年人偏低。

（3）性别：女性比男性稍高。

（4）运动、情绪、饮食：剧烈运动、情绪激动、摄入大量蛋白质时偏高。

（5）环境：外界温度升高时体温可偏高。

（6）生理因素：女性排卵至经期前，妊娠早期，体温轻度上升。

（三）异常体温

1. 体温升高 腋下温度超过37.5℃为低热，超过38.5℃为中等发热，超过39℃为高热。

（1）原因

1）病原微生物侵入机体所致，如颅内感染等。

2）各种致热源所致，如颅脑手术等。

3）体温调节中枢受损，如脑干损伤引起的中枢性高热等。

（2）三个阶段

1）体温上升期：表现为畏寒、寒战、皮肤苍白等。

2）高热持续期：表现为皮肤发红、干燥、呼吸、脉搏加快。

3）体温下降期：表现为大量出汗，体温降至正常，但如果下降过快，可出现虚脱，甚至休克，应严密观察。

（3）神经外科常见发热的类型

1）中枢性高热：体温常骤然升起、高达41℃，甚至42℃，且无炎症及中毒表现解热剂亦无效。原因为丘脑下部体温调节中枢损伤所致。

2）不规则热：颅脑手术后体温正常后突然上升，且体温变化不规则，持续时间不定，应考虑是发生颅内或伤口感染。

2. 体温过低腋下温度低于35℃以下为体温过低。常见原因：

（1）机体散热过多，如低温麻醉。

（2）机体产热不够，如脑垂体功能低下。

（3）体温调节中枢受损，如丘脑下部严重受损等。

（四）机体散热方式

（1）辐射散热：以热射线形式散热。降低环境温度、冰块、冷水浴可降低皮肤表面温度。

（2）传导散热：深部热量传至体表，体表传给接触的衣物，如物理降温中的冰袋降温。

对流散热：借助于空气散发热量，如风扇降温。

（3）蒸发散热：外界温度高于体温时，借助汗液蒸发散热，人体每蒸发1g水要吸收0.6kcal热量，但室温过高则影响蒸发。

（五）目的

（1）测量、记录患者体温。

（2）监测体温变化，分析热型及伴随症状。

（六）操作要点

1. 评估患者

（1）询问、了解患者的身体状况，向患者解释测量体温的目的，取得患者的配合。

（2）评估患者适宜的测温方法。

2. 测量体温方法部位为腋窝正中，时间为5 ~ 10min，是神经外科最常用的测体温法。

3. 洗手，检查体温计是否完好，将水银柱甩至35℃以下。

4. 根据患者病情、年龄等因素选择测量方法。

5. 测腋温时应当擦干腋下的汗液，将体温计水银端放于患者腋窝深处并贴紧皮肤，防止脱落。测量7 ~ 10min后取出。

6. 测口温时应当将水银端斜放于患者舌下，闭口3分钟后取出。

7. 测肛温时应当先在肛表前端涂润滑剂，将肛温计的水银端轻轻插入肛门3 ~ 4cm，3min后取出。用消毒纱布擦拭体温计。

8. 读取体温数，消毒体温计。

（七）注意事项

（1）婴幼儿、意识不清或者不合作的患者测体温时，护理人员应当守候在患者身旁。

（2）如有影响测量体温的因素时，应当推迟30min测量。

（3）发现体温和病情不符时，应当复测体温。

（4）极度消瘦的患者不宜测腋温。

（5）如患者不慎咬破汞温度计，应当立即清除口腔内玻璃碎片，再口服蛋清或者牛奶延缓汞的吸收。若病情允许，食用富含纤维食物以促进汞的排泄。

（6）测量体温前后清点体温计数目。

（7）腋下表：应擦干腋窝再放置体温表。

（8）体温计用前、用后要清洁、消毒，防止交叉感染。

（9）颅内压增高，晚期体温下降。

六、瞳孔

虹膜中央的圆孔称瞳孔，是光线进入眼球的通路。瞳孔括约肌收缩使瞳孔缩小，瞳孔开大肌收缩使瞳孔开大。瞳孔改变如双侧瞳孔的对光反射，瞳孔的大小、对称性、等圆几方面，对判断病情和及时发现颅内压增高危象如小脑幕切迹疝非常重要。正常情况下瞳孔直径大小为2 ~ 3mm，两侧等大等圆，对光反射灵敏。

（一）检查目的

1. 及时发现颅内压增高、脑疝情况

（1）早期：瞳孔略微缩小，但时间很短，很难观察到，继而患侧瞳孔中度扩大，对光反射迟钝或消失，对侧正常。

（2）中期：患侧瞳孔散大，眼球固定，对侧瞳孔中度扩大，对光反射迟钝或消失。

（3）晚期：两侧瞳孔散大，眼球固定，表示濒危状态。

2. 其他情况瞳孔时大时小，双侧交替变化，对光反射消失，并伴有眼球歪斜时，表示中脑受损，若双侧瞳孔极度缩小，对光反射消失，并伴有中枢性高热时为脑桥损伤。

（二）操作要点

观察瞳孔的方法：将手电光源照在眉心，迅速移向瞳孔，并迅速移开，然后用同样的方法照射对侧。

（1）眼球局部受损可出现伤侧瞳孔散大，对光反射消失，但病人神志清楚，与脑疝表现不一致。

（2）患过虹膜睫状体炎，瞳孔可因虹膜粘连而不规则，对光反射迟钝。

（3）瞳孔不等大应排除用过散瞳药物或影响瞳孔的药物，如阿托品、吗啡、水合氯醛等。阿托品中毒时双侧瞳孔散大，吗啡、水合氯醛中毒时双侧瞳孔缩小。

（4）颅内压增高时同侧瞳孔逐渐散大，对光反射迟钝、消失；晚期则双侧瞳孔散大，对光反射消失，眼球固定。

七、血氧饱和度监测技术

（一）检查目的

监测患者机体组织缺氧状况。

（二）操作要点

1. 评估患者

（1）了解患者身体状况、意识状态、吸氧流量。

（2）向患者解释监测目的及方法，取得患者合作。

（3）评估局部皮肤或者指（趾）甲情况。

（4）评估周围环境光照条件，是否有电磁干扰。

（5）告知患者不可随意摘取传感器。

（6）告知患者和家属避免在监测仪附近使用手机，以免干扰监测波形。

2. 准备好脉搏血氧饱和度监测仪，或者将监测模块及导线与多功能监护仪连接，检测仪器功能是否完好。

3. 清洁患者局部皮肤及指（趾）甲。

4. 将传感器正确安放于患者手指、足趾或者耳郭处，使其光源透过局部组织，保证接触良好。

5. 根据患者病情调整波幅及报警界限。

6. 洗手、签字、记录。

（三）注意事项

（1）观察监测结果，发现异常及时报告医师。

（2）周围环境光照太强、电磁干扰等因素可影响监测结果。

（3）观察患者局部皮肤及指（趾）甲情况，定时更换传感器位置。

八、微量泵的使用技术

控制输液速度，使药物速度均匀、以动力推送，避免高黏性溶液形成栓塞。监测静脉输液，避免空气进入血管。用量准确并安全地进入患者体内发生作用。

（二）实施要点

1. 评估患者

（1）了解患者身体状况，向患者解释，取得患者合作。

（2）评估患者注射部位的皮肤及血管情况。

2. 操作要点

（1）核对医嘱，做好准备。

（2）安全准确地放置输液泵。

（3）正确安装管路于输液泵，并与患者输液器连接。

（4）按照医嘱设定输液速度和输液量以及其他需要设置的参数。

（5）使用微量输液泵应将配好药液的注射器连接微量输液泵泵管，注射器正确安装于微量输液泵。

3. 注意事项

（1）告知患者使用输液泵的目的，输入药物的名称、输液速度。告知患者及家属不要随意搬动或者调节输液泵，以保证用药安全，告知患者有不适感觉或者机器报警时及时通知医护人员。

（2）正确设定输液速度及其他必需参数，防止设定错误延误治疗。

（3）护士随时查看输液泵的工作状态，及时排除报警、故障，防止液体输入失控。注意观察穿刺部位皮肤情况，防止发生液体外渗，出现外渗及时给予相应处理。

第二节 基础护理技术操作

一、翻身法

（一）目的

（1）评估病人的意识状态，肢体肌力级别，合作程度。

（2）改变姿势，满足卧床病人床上活动的需要，增加舒适感。

（3）预防压疮。

（4）便于更换床单位及进行背部护理。

（二）操作要点

1. 向病人及家属讲解翻身的目的、过程、注意事项。

2. 单人翻身法

（1）护士站在病人一侧，撤去垫枕，松开床尾，将病人身体平放床上。

（2）将左右手分别伸入病人肩胛及髋、臀下，双手抬起病人的头肩部、背部移至护士侧床边，再将病人的臀部及双大腿向护士侧移动。

（3）曲起双下肢，将病人翻转到对侧，将背部置一枕，两腿间置一枕，两腿抬高，两上肢放在胸前腹部摆放姿势舒适。

3. 双人翻身法

（1）护士两人站在病人一侧，撤去垫枕，松开床尾，将病人平放床上。

（2）护士一人双手伸入肩背下，另一人双手伸入髋臀部及双膝下，将病人头及双下肢保持同一水平，同时向护士侧床边移动。

（3）由平卧翻转到对侧，将背部、两腿间、足下分别垫上软枕、双上肢放于胸前腹部，姿势要舒适。

4. 轴线翻身法

（1）目的

1）协助颅骨牵引、脊椎损伤、脊椎手术、髋关节术后的患者在床上翻身。

2）预防脊椎再损伤及关节脱位。

3）预防压疮，增加患者的舒适感。

（2）评估患者

1）了解患者病情、意识状态及配合能力。

2）观察患者损伤部位、伤口情况和管路情况。

3）告知患者翻身的目的和方法，以取得患者的配合。

（3）核对患者，帮助患者移去枕头，松开被尾。

（4）三位操作者站于患者同侧，将患者平移至操作者同侧床旁。

（5）患者有颈椎损伤时，第一操作者固定患者头部，沿纵轴向上略加牵引，使头、颈随干一起缓慢移动，第二操作者将双手分别置于肩部、腰部，第三操作者将双手分别置于臀部、腋窝，使头、颈、肩、腰、髋保持在同一水平线上，翻转至侧卧位。患者无颈椎损伤时，可由两位操作者完成轴线翻身，第一操作者的手置于颈、腰；第二操作者的手置于臀、腘窝。

（6）将一软枕放于患者背部支持身体，另一软枕放于两膝之间并使双膝呈自然弯曲状。

（7）整理用物，洗手，记录。

5. 注意事项

（1）向病人及家属解释翻身目的、过程、注意事项。

（2）将病人抬起，勿拖拉，以免蹭破皮肤。

（3）翻身后注意卧位是否舒适，并询问病人以得到舒适认可。

（4）翻身过程中应注意保护各种管道，如脑室外引流管、胃管、尿管、氧气吸入管、胸、腹腔闭式引流管，以防脱落。

（5）大小便失禁病人，应保持床单平整、干燥有污渍时应立即更换。

（6）注意加床挡，躁动病人应给予约束带约束。

（7）翻身时应注意病人的全身情况，如有无尿潴留、分泌物、呕吐物，病人全身皮肤情况，有无皮疹、压红、呼吸情况，有无呼吸困难，间歇、过快、过慢。

（8）脊髓术后病人应采取轴式翻身，即搬动时应将头、肩、背、臀保持同一水平。应注意保持脊椎平直，以维持脊柱的正确生理弯度，避免由于躯干扭曲，加重脊柱骨折、脊髓损伤。患者有颈椎损伤时，勿扭曲或者旋转患者的头部，以免加重神经损伤引起呼吸肌麻痹而死亡。

（9）翻身时注意为患者保暖并防止坠床。

（10）翻身后及时记录，内容包括皮肤、关节活动情况、翻身时间，护理活动。

二、“过床易”的使用技术

（一）目的

搬运不能自行活动的患者。

（二）操作要点

（1）评估患者，了解患者病情、意识状态、肢体肌力、配合能力。

（2）移开床旁桌、椅。

（3）推平车与床平行并紧靠床边，平车与床的平面处于同一水平，固定平车。

（4）护士分别站于平车与床的两侧并抵住，站于床侧护士协助患者向床侧翻身。

（5）将“过床易”平放在患者身下三分之一或者四分之一，向斜上方 45° 轻推患者。

（6）站于车侧护士，向斜上方 45° 轻拉协助患者移向平车。

（7）待患者上平车后，协助患者向车侧翻身。

（8）将“过床易”从患者身下取出。

（三）注意事项

（1）搬运患者时动作轻稳，协调一致，确保患者安全、舒适。

（2）尽量使患者靠近搬运者，已达到节力。

（3）推车时车速适宜。护士站于患者头侧，以观察病情，下坡时应使患者头部在高处一端。

（4）在搬运患者过程中保证输液和引流的通畅。

三、患者约束法

（一）目的

（1）对自伤、可能会伤及他人的患者应限制其身体或者肢体活动，确保患者安全，保证治疗、护理顺利进行。

（2）防止患儿过度活动，以利于诊疗操作顺利进行或者防止损伤肢体。

（二）操作要点

1. 评估患者

（1）评估患者病情、意识状态、肢体活动度、约束部位皮肤色泽、温度及完整性等。

（2）评估需要使用保护具的种类和时间。

（3）向患者和家属解释约束的必要性，保护具作用及使用方法，取得配合。

（4）告知患者及家属实施约束的目的、方法、持续时间，使患者和家属理解使用保护具的重要性、安全性，征得同意方可使用。

2. 肢体约束法

（1）暴露患者腕部或者踝部。

（2）用棉垫包裹腕部或者踝部。

（3）将保护带打成双套结套在棉垫外，稍拉紧，使之不松脱。

（4）将保护带系于两侧床沿。

（5）为患者盖好被，整理床单位及用物。

3. 肩部约束法

（1）暴露患者双肩。

（2）将患者双侧腋下垫棉垫。

（3）将保护带置于患者双肩下，双侧分别穿过患者腋下，在背部交叉后分别固定于床头。

（4）为患者盖好被，整理床单位及用物。

（三）注意事项

（1）实施约束时，将患者肢体处于功能位，约束带松紧适宜，以能伸进一两根手指为原则。

（2）密切观察约束部位的皮肤状况及肢体血液循环情况。

（3）保护性约束属制动措施，使用时间不宜过长，病情稳定或者治疗结束后，应及时解除约束。需较长时间约束者，每 2h 松解约束带 1 次并活动肢体，并协助患者翻身，对受压部位进行按摩。

（4）准确记录并交接班，包括约束的原因、时间，约束带的数目，约束部位，约束部位皮肤状况，解除约束时间等。

四、冰毯的使用技术

（1）降低体温，可同时对两位病人进行治疗。

（2）降低基础代谢率，降低脑耗氧量。

（二）操作要点

（1）使用时需向机器内的水箱加水：将加水管与机器侧板上接头连接，注意要把一个管接头旋紧，其余侧管上管接头用堵头堵死，缓慢加水，水位应达到红线处。

（2）放置毯面：将毯面平铺于病人背下（大单下面），铺设时避免毯面出现折叠或皱褶。用连接管将主机与毯面连接好，避免连接管扭曲。

（3）置传感器：将温度传感器插入主机侧板的传感器插口。将肛温传感器头置于肛门内。传感器温度的稳定在肛门内一般需 15min 左右，用加肛套的导丝用液状石蜡润滑后插入肛门。

（4）根据病人具体情况调节水温。

（5）具体操作可参考操作流程图。

（6）洗手、签字、记录。

（三）注意事项

（1）向病人及家属讲解使用冰毯的目的及注意事项。

（2）主机的背板与两侧板没有通风孔，机器运行过程中应与墙壁或其他物体保持 10cm 以上的距离。

（3）使用过程中水位计的水位提示不低于绿线处。

（4）在使用一个毯面时，请将水路其他接口封闭，以免掉入杂物。

（5）运行过程中毯面应平整铺放，避免折叠或皱褶，不得硬拉，以免损坏。

（6）开始降温后，由于毯面温度低于环境温度，可出现结露，注意保持干燥。

（7）当机器报警时，检查机器是否出现故障。

（8）使用过程中密切观察病人体温的变化，并随时观察冰毯温度。

（9）护士交接班时，应查看冰毯的使用情况。使用完毕后更换肛套，将冰毯整理好备用。

五、跌倒的预防

（一）目的

防止患者摔伤，确保患者安全。

（二）操作要点

1. 评估

（1）评估患者意识、自理能力、步态、肌力、视力视野等。

（2）评估环境因素：地面、各种标志、灯光照明、病房设施、患者衣着等。

2. 用药、既往病史、目前疾病状况等。

3. 定时巡视患者，严密观察患者的生命体征及病情变化，合理安排陪护。

4. 遵医嘱按时给患者服药，告知患者服药后注意事项，密切观察用药反应。

5. 加强与患者及其家属的交流沟通，关注患者的心理需求。给予必要的生活帮助和护理。

6. 创造良好的病室安全环境：地面保持干净无水迹。走廊整洁、畅通、无障碍物、光线明亮。

7. 呼叫器、便器等常用物品放在患者易取处。

8. 对患者进行安全宣教。

（三）注意事项

（1）保持病室干净、整齐。

（2）护理人员加强保护患者安全意识。

六、压疮的预防

（一）目的

加强皮肤护理，防止压疮发生。

（二）护理要点

1. 评估患者

（1）病情、意识、肢体活动情况、感觉等。

（2）患者营养状态、局部皮肤状态。

（3）压疮的危险因素。

2. 对活动能力受限的患者，定时被动变换体位，每两小时 1 次。

3. 受压皮肤在解除压力 30min 后，压红不消退者，应该缩短翻身时间。

4. 长期卧床患者可以使用充气气垫床或者采取局部减压措施。

5. 骨突处皮肤使用透明贴或者减压贴保护。

6. 躁动者有导致局部皮肤受伤的危险，可用透明贴膜予以局部保护。

7. 对大小便失禁者应及时清理，保持局部清洁干燥，肛周涂保护膜，防止大便刺激。

8. 感觉障碍者慎用热水袋或者冰袋，防止烫伤或者冻伤。

9. 加强营养，根据患者情况，摄取高热量、高蛋白、高纤维素、高矿物质饮食，必要时，少食多餐。

10. 洗手、签字、记录。

（三）注意事项

（1）教会患者及家属预防压疮的措施。

（2）指导功能障碍患者尽早开始功能锻炼。

（3）认真记录患者皮肤情况并做好交接班。

第三节 颅脑手术术前常规护理

（一）心理护理

有针对性地做好病人的心理护理，消除病人对手术的紧张、恐惧心理，如给病人讲解手术方法，让其探望同期住院患相同疾病的成功病例，让病人心中有数，树立信心。

（二）饮食护理

给予营养丰富、易消化食物。对有营养不良、脱水、贫血、低蛋白血症等情况的患者，遵医嘱术前适当补液、输血，为患者创造良好的手术条件。

（三）呼吸道准备

对吸烟患者劝其戒烟，以减少对呼吸道的刺激。

（四）检查准备

手术前做好各项检查，如血常规、尿常规、肝肾功能检查、心肺功能检查、磁共振、CT 等。

（五）护士指导病人床上排粪、排尿。

（六）特殊手术准备，垂体瘤经蝶入路的病人，术前三日开始用氯麻滴鼻液滴鼻、多贝尔液漱口，术前一日剪鼻毛。

（七）手术前一日

（1）配血或自体采血，以备术中用血。

（2）做抗生素皮试，以备术中、术后用药，预防感染发生。

（3）常规备皮、剪指甲、洗澡、更衣，检查头部是否有毛囊炎、头皮是否有损伤。

（4）嘱病人术前夜 12 点开始禁食水，以免麻醉中误吸。

（5）对术前睡眠差的病人及心理紧张的病人，按医嘱给予镇静剂。

术前晚上剃头，肥皂水洗头，清水冲洗。

（八）手术晨准备

（1）测体温、脉搏、呼吸、血压，如有异常及时与医生联系。

（2）按医嘱给予术前用药。

（3）嘱病人脱去内衣，换上干净的病服，并让病人排空膀胱。

（4）若病人发生异常情况，如女病人月经来潮，体温发热，及时通过医生。

（5）准备好病历、CT、磁共振片等以便带入手术室。

（6）手术室护士接病人时和当班护士共同查对床号、姓名、护送病人进手术室。

第四节　颅脑手术后麻醉苏醒期间常规的护理

手术结束后，麻醉药物对机体的作用仍将持续一段时间。在此苏醒过程中其潜在的危险发生并不亚于麻醉诱导时，因此，手术后必须加强对病人的护理。神经外科病人麻醉苏醒期间的护理重点在以下几方面：

（一）生命体征的观察

病人术毕转回术后观察室，立即量血压、脉搏、呼吸、瞳孔向麻醉师了解手术中的情况。以后每隔 15 ~ 30min 测量血压、脉搏、呼吸一次，同时注意观察意识、瞳孔及肢体的变化。如发现瞳孔不等大、血压偏高、脉搏、呼吸减慢，应及时报告医生，可能是出现术后血肿或脑水肿。如为后颅凹开颅的病人，要密切观察呼吸的变化，测量呼吸次数时要数 1min。

（二）保持呼吸道通畅

术后病人取平卧位，头偏向健侧；口中放置通气道，并将肩部抬高，头向后仰，可防止舌后坠。有气管插管的病人要注意观察病人出现有不耐管或咳嗽反射时，及时通知医生拔除气管插管，及时清除口腔及上呼吸道的分泌物，并注意观察呼吸的幅度和频率，观察有无呼吸困难、发绀、痰鸣音等，发现异常及时通知医生。

全麻清醒前的病人容易出现舌后坠、喉痉挛、呼吸道分泌物堵塞、误吸呕吐物等引起呼吸道梗阻。如果突发梗阻性呼吸停止，应立即行气管插管或采用16号针头做环甲膜穿刺，再行气管切开，呼吸机辅助呼吸。

（三）保持循环系统的稳定

麻醉药和手术创伤对循环系统的抑制不因为手术结束而消除。因此，麻醉后应继续对循环系统进行监测。术后要准确记录出入量，观察皮肤的温度、颜色和湿润度。根据血压、脉搏、尿量及末梢循环情况，调节输液量及速度，防止输液过多或不足。术后麻醉苏醒期间，

病人心率可能有所加快，血压有不同程度的升高，对血压过高者应静脉用药维持正常血压，避免因血压波动造成术后出血。

（四）体温的观察

因术中暴露太久或大量输液、输血，全麻后病人多伴有体温过低，有的出现寒战，术后要注意保暖。小儿由于体温调节中枢不健全，随着室温或覆盖过多而体温升高，应给予物理降温，半小时后重复测量体温一次。

（五）伤口的观察

手术后应严密观察伤口渗血、渗液情况。如渗血、渗液多，应及时更换敷料，大量渗液要报告医生，检查伤口有无裂开，对于椎管内脊髓手术的病人，术后伤口剧烈疼痛，提示有术后出血的可能，应予以重视。

（六）引流管的观察

各种引流管要妥善固定好，防止脱出，翻身时注意引流管不要扭曲、打折，应低于头部。

注意引流袋的高度，一般脑室内引流时引流袋固定高度为高出脑室平面15cm左右，硬膜外、皮下引流时引流袋高度与头颅平齐；注意观察引流液的颜色、量；交接班时要有标记，不可随意调整引流袋的高度，引流管内液面有波动说明引流通畅，如发现引流不通畅时及时报告医生处理。

（七）密切观察，早期发现病情变化

麻醉恢复过程中病人可出现兴奋、躁动不安，为防止病人坠床及其他意外事故的发生，注意约束好四肢，必要时肌内注射镇静剂，但为观察病情变化，一般不静脉使用地西泮等药物。异常兴奋、躁动的病人，往往提示有术后脑水肿、颅内血肿等严重并发症，应及早发现并处理。手术前有癫痫、手术部位在中央回及颞叶附近者，术后应观察有无癫痫发作，按医嘱定时给予抗癫痫药物；对于突发癫痫发作病人，除通知医生、静脉用药外，首先要注意病人的呼吸，及时解除口腔及呼吸道梗阻。

（八）做好基础护理

每2h翻身一次，脊髓、高颈髓术后要采取轴式翻身法，按摩受压部位，防止压疮发生；深静脉穿刺的病人，应及时观察静脉输液是否通畅，穿刺部位有无渗血、渗液，及时更换

敷料；留置导尿的病人，保持尿管通畅，观察尿量、性质，注意尿道口清洁，防止泌尿系感染。

第五节 颅脑手术术后的常规护理

（一）卧位

手术后转入术后观察室，麻醉未清醒前平卧，头转向健侧，清醒后可取头高位，休克病人要取头低位，躁动不安者要约束四肢，或加床档。

（二）呼吸道管理

保持呼吸道通畅，放置通气道者应等病人有吞咽反射后才能拔除，有缺氧征象应给氧气吸入。

（三）观察生命体征

（1）全麻未清醒者测意识、呼吸、脉搏、瞳孔每半小时一次，清醒后按医嘱每小时或每两小时一次，同时要注意观察肢体活动的变化，并记录在特护记录单上。

（2）若病人意识由清醒转入昏迷、瞳孔双侧不等大、对侧肢体偏瘫、血压升高、脉搏和呼吸慢等，有发生血肿或水肿的危险，应立即报告医生，并做好抢救准备工作。

（3）体温高者每日测体温 4 次，并及时给予降温处理，如药物、物理降温或人工冬眠。

（四）饮食护理

加强营养，给高蛋白、高热量、高维生素的饮食，术后 1 ~ 2d 给流食，以后逐渐改半流食、普食。昏迷及吞咽困难者，术后 3 ~ 5d 开始给鼻饲饮食，暂时不能进食者或入量不足者，按医嘱给予补液。

（五）药物治疗

术后要按时输入脱水剂，20% 甘露醇 250ml，半小时内输入，合理应用抗生素，防止感染。若颅内有感染者，应行细菌培养和药物敏感试验，以利选择合适药物及决定有效剂量。

（六）高颅压治疗

有头痛、烦躁不安的患者，要查明原因后再给止痛药或镇静药。后颅凹、脑室系统肿瘤开颅后，出现颅压高时，患者表现剧烈头痛，意识障碍，脉搏、血压改变甚至呼吸停止，应立即准备脑室穿刺，必要时做持续脑室外引流，并遵医嘱按时给予脱水剂。

（七）伤口护理

术后应严密观察伤口渗血，渗液情况，若过多时应及时更换外层敷料。并报告医生，检查伤口有无裂开。

（八）癫痫的观察

手术前有癫痫或手术部位在中央回及颞叶附近者，术后应观察有无癫痫发作，注意患者安全，定时给抗癫痫药物。

（九）并发症的护理

（1）昏迷、半昏迷病人和不能进食者要加强口腔护理，预防口腔炎的发生。

（2）术后病人注意翻身叩背，按摩受压部位皮肤，防止压疮和肺炎的发生。

（3）如有深静脉穿刺的病人，注意静脉穿刺部位的皮肤，每天更换穿刺部位敷料，应尽早拔除以防止静脉血栓的发生，如周围静脉循环不良者，应在对侧重新穿刺。

（4）术后老年人要注意活动下肢，防止下肢静脉血栓形成或静脉炎发生，注意观察下肢皮肤的色、温及有无水肿形成，发现异常及时进行处理。

（5）术后有肢体偏瘫，要保持肢体功能位置，防止足下垂，神经功能不全者可采用针灸、理疗、体疗等。

（6）听神经瘤术后的病人，眼睑闭合不全，应注意保护眼睛，防止角膜溃疡，也可暂时行眼睑缝合术。